中华医学百科全书

军事与特种医学

航天医学

国家出版基金项目
NATIONAL PUBLICATION FOUNDATION

中国协和医科大学出版社

图书在版编目 (CIP) 数据

航天医学 / 姜国华主编 . —北京：中国协和医科大学出版社，2017.6
（中华医学百科全书）
ISBN 978-7-5679-0596-2

Ⅰ.①航… Ⅱ.①姜… Ⅲ.①航空航天医学 Ⅳ.① R85

中国版本图书馆 CIP 数据核字 (2017) 第 117354 号

中华医学百科全书·航天医学

主　　编：姜国华

编　　审：孙　海

责任编辑：左　谦

出版发行：**中国协和医科大学出版社**
　　　　　（北京东单三条九号　邮编 100730　电话 010-6526 0431）

网　　址：www.pumcp.com

经　　销：新华书店总店北京发行所

印　　刷：北京雅昌艺术印刷有限公司

开　　本：889×1230　1/16 开

印　　张：20.5

字　　数：560 千字

版　　次：2017 年 6 月第 1 版

印　　次：2017 年 6 月第 1 次印刷

定　　价：245.00 元

ISBN 978-7-5679-0596-2

《中华医学百科全书》编纂委员会

总顾问　吴阶平　韩启德　桑国卫

总指导　陈　竺

总主编　刘德培

副总主编　曹雪涛　李立明　曾益新

编纂委员（以姓氏笔画为序）

许 媛	许腊英	那彦群	阮长耿	阮时宝	孙 宁	孙 光
孙 皎	孙 锟	孙长颢	孙少宣	孙立忠	孙则禹	孙秀梅
孙建中	孙建方	孙贵范	孙海晨	孙景工	孙颖浩	孙慕义
严世芸	苏 川	苏 旭	苏荣扎布	杜元灏	杜文东	杜治政
杜惠兰	李 龙	李 飞	李 东	李 宁	李 刚	李 丽
李 波	李 勇	李 桦	李 鲁	李 磊	李 燕	李 冀
李大魁	李云庆	李太生	李曰庆	李玉珍	李世荣	李立明
李永哲	李志平	李连达	李灿东	李君文	李劲松	李其忠
李若瑜	李松林	李泽坚	李宝馨	李建勇	李映兰	李莹辉
李继承	李森恺	李曙光	杨 凯	杨 恬	杨 健	杨化新
杨文英	杨世民	杨世林	杨伟文	杨克敌	杨国山	杨宝峰
杨炳友	杨晓明	杨跃进	杨腊虎	杨瑞馥	杨慧霞	励建安
连建伟	肖 波	肖 南	肖永庆	肖海峰	肖培根	肖鲁伟
吴 东	吴 江	吴 明	吴 信	吴令英	吴立玲	吴欣娟
吴勉华	吴爱勤	吴群红	吴德沛	邱建华	邱贵兴	邱海波
邱蔚六	何 维	何 勤	何方方	何绍衡	何春涤	何裕民
余争平	余新忠	狄 文	冷希圣	汪 海	汪受传	沈 岩
沈 岳	沈 敏	沈 铿	沈卫峰	沈心亮	沈华浩	沈俊良
宋国维	张 泓	张 学	张 亮	张 强	张 霆	张 澍
张大庆	张为远	张世民	张志愿	张丽霞	张伯礼	张宏誉
张劲松	张奉春	张宝仁	张宇鹏	张建中	张建宁	张承芬
张琴明	张富强	张新庆	张潍平	张德芹	张燕生	陆 华
陆付耳	陆伟跃	陆静波	阿不都热依木·卡地尔		陈 文	陈 杰
陈 实	陈 洪	陈 琪	陈 楠	陈 薇	陈士林	陈大为
陈文祥	陈代杰	陈红风	陈尧忠	陈志南	陈志强	陈规化
陈国良	陈佩仪	陈家旭	陈智轩	陈锦秀	陈誉华	邵 蓉
邵荣光	武志昂	其仁旺其格	范 明	范炳华	林三仁	林久祥
林子强	林江涛	林曙光	杭太俊	欧阳靖宇	尚 红	果德安
明根巴雅尔	易定华	易著文	罗 力	罗 毅	罗小平	罗长坤
罗永昌	罗颂平	帕尔哈提·克力木		帕塔尔·买合木提·吐尔根		
图门巴雅尔	岳建民	金 玉	金 奇	金少鸿	金伯泉	金季玲
金征宇	金银龙	金惠铭	郁 琦	周 兵	周 林	周永学
周光炎	周灿全	周良辅	周纯武	周学东	周宗灿	周定标
周宜开	周建平	周建新	周荣斌	周福成	郑一宁	郑家伟
郑志忠	郑金福	郑法雷	郑建全	郑洪新	郎景和	房 敏
孟 群	孟庆跃	孟静岩	赵 平	赵 群	赵子琴	赵中振

赵文海	赵玉沛	赵正言	赵永强	赵志河	赵彤言	赵明杰
赵明辉	赵耐青	赵继宗	赵铱民	郝 模	郝小江	郝传明
郝晓柯	胡 志	胡大一	胡文东	胡向军	胡国华	胡昌勤
胡晓峰	胡盛寿	胡德瑜	柯 杨	查 干	柏树令	柳长华
钟翠平	钟赣生	香多·李先加		段 涛	段金廒	段俊国
侯一平	侯金林	侯春林	俞光岩	俞梦孙	俞景茂	饶克勤
姜小鹰	姜玉新	姜廷良	姜国华	姜柏生	姜德友	洪 两
洪 震	洪秀华	洪建国	祝庆余	祝陳晨	姚永杰	姚祝军
秦 川	袁文俊	袁永贵	都晓伟	晋红中	栗占国	贾 波
贾建平	贾继东	夏照帆	夏慧敏	柴光军	柴家科	钱传云
钱忠直	钱家鸣	钱焕文	倪 鑫	倪 健	徐 军	徐 晨
徐永健	徐志云	徐志凯	徐克前	徐金华	徐建国	徐勇勇
徐桂华	凌文华	高 妍	高 晞	高志贤	高志强	高学敏
高金明	高健生	高树中	高思华	高润霖	郭 岩	郭小朝
郭长江	郭巧生	郭宝林	郭海英	唐 强	唐朝枢	唐德才
诸欣平	谈 勇	谈献和	陶·苏和	陶广正	陶永华	陶芳标
陶建生	黄 峻	黄 烽	黄人健	黄叶莉	黄宇光	黄国宁
黄国英	黄跃生	黄璐琦	萧树东	梅长林	曹 佳	曹广文
曹务春	曹建平	曹洪欣	曹济民	曹雪涛	曹德英	龚千锋
龚守良	龚非力	袭著革	常耀明	崔 蒙	崔丽英	庾石山
康 健	康廷国	康宏向	章友康	章锦才	章静波	梁显泉
梁铭会	梁繁荣	谌贻璞	屠鹏飞	隆 云	绳 宇	巢永烈
彭 成	彭 勇	彭明婷	彭晓忠	彭瑞云	彭毅志	
斯拉甫·艾白		葛 坚	葛立宏	董方田	蒋力生	蒋建东
蒋建利	蒋澄宇	韩晶岩	韩德民	惠延年	粟晓黎	程 伟
程天民	程训佳	童培建	曾 苏	曾小峰	曾正陪	曾学思
曾益新	谢 宁	谢立信	蒲传强	赖西南	赖新生	詹启敏
詹思延	鲍春德	窦科峰	窦德强	赫 捷	谭仁祥	裴国献
裴晓方	裴晓华	管柏林	廖品正	谭先杰	谭先杰	翟所迪
熊大经	熊鸿燕	樊飞跃	樊巧玲	樊代明	樊立华	樊明文
黎源倩	颜 虹	潘国宗	潘柏申	潘桂娟	薛社普	薛博瑜
魏光辉	魏丽惠	藤光生				

《中华医学百科全书》学术委员会

主任委员　巴德年

副主任委员（以姓氏笔画为序）

汤钊猷　　吴孟超　　陈可冀　　贺福初

学术委员（以姓氏笔画为序）

丁鸿才	于是凤	于润江	于德泉	马　遂	王　宪	王大章
王文吉	王之虹	王正敏	王声湧	王近中	王邦康	王晓仪
王政国	王海燕	王鸿利	王琳芳	王锋鹏	王满恩	王模堂
王澍寰	王德文	王翰章	乌正赉	毛秉智	尹昭云	巴德年
邓伟吾	石一复	石中瑗	石四箴	石学敏	平其能	卢世璧
卢光琇	史俊南	皮　昕	吕　军	吕传真	朱　预	朱大年
朱元珏	朱家恺	朱晓东	仲剑平	刘　正	刘　耀	刘又宁
刘宝林（口腔）		刘宝林（公共卫生）		刘桂昌	刘敏如	刘景昌
刘新光	刘嘉瀛	刘镇宇	刘德培	江世忠	闫剑群	汤　光
汤钊猷	阮金秀	孙　燕	孙汉董	孙曼霁	纪宝华	严隽陶
苏　志	苏荣扎布	杜乐勋	李亚洁	李传胪	李仲智	李连达
李若新	李济仁	李钟铎	李舜伟	李巍然	杨　莘	杨圣辉
杨宠莹	杨瑞馥	肖文彬	肖承悰	肖培根	吴　坤	吴　蓬
吴乐山	吴永佩	吴在德	吴军正	吴观陵	吴希如	吴孟超
吴咸中	邱蔚六	何大澄	余森海	谷华运	邹学贤	汪　华
汪仕良	张乃峥	张习坦	张月琴	张世臣	张丽霞	张伯礼
张金哲	张学文	张学军	张承绪	张洪君	张致平	张博学
张朝武	张蕴惠	陆士新	陆道培	陈子江	陈文亮	陈世谦
陈可冀	陈立典	陈宁庆	陈尧忠	陈在嘉	陈君石	陈育德
陈冶清	陈洪铎	陈家伟	陈家伦	陈寅卿	邵铭熙	范乐明
范茂槐	欧阳惠卿	罗才贵	罗成基	罗启芳	罗爱伦	罗慰慈
季成叶	金义成	金水高	金惠铭	周　俊	周仲瑛	周荣汉
赵云凤	胡永华	钟世镇	钟南山	段富津	侯云德	侯惠民
俞永新	俞梦孙	施侣元	姜世忠	姜庆五	恽榴红	姚天爵
姚新生	贺福初	秦伯益	贾继东	贾福星	顾美仪	顾觉奋
顾景范	夏惠明	徐文严	翁心植	栾文明	郭　定	郭子光
郭天文	唐由之	唐福林	涂永强	黄洁夫	黄璐琦	曹仁发
曹采方	曹谊林	龚幼龙	龚锦涵	盛志勇	康广盛	章魁华

梁文权　　梁德荣　　彭名炜　　董　怡　　温　海　　程元荣　　程书钧

程伯基　　傅民魁　　曾长青　　曾宪英　　裘雪友　　甄永苏　　褚新奇

蔡年生　　廖万清　　樊明文　　黎介寿　　薛　淼　　戴行锷　　戴宝珍

戴尅戎

《中华医学百科全书》工作委员会

军事与特种医学

总主编

    孙建中   军事医学科学院

军事与特种医学编纂办公室

主 任

    刘胡波   军事医学科学院卫生勤务与医学情报研究所

副主任

    吴 东   军事医学科学院卫生勤务与医学情报研究所

学术秘书

    王庆阳   军事医学科学院卫生勤务与医学情报研究所

本卷编委会

主 编

    姜国华   中国航天员科研训练中心

副主编

    李莹辉   中国航天员科研训练中心

学术委员

    姜世忠   中国航天员科研训练中心

编 委（以姓氏笔画为序）

    王 丽   中国航天员科研训练中心

    王林杰   中国航天员科研训练中心

    王春慧   中国航天员科研训练中心

    白树民   中国航天员科研训练中心

    刘 芳   中国航天员科研训练中心

    刘伟波   中国航天员科研训练中心

    李勇枝   中国航天员科研训练中心

吴　萍	中国航天员科研训练中心
吴　斌	中国航天员科研训练中心
吴大蔚	中国航天员科研训练中心
何新星	中国航天员科研训练中心
汪德生	中国航天员科研训练中心
陈　斌	中国航天员科研训练中心
陈章煌	中国航天员科研训练中心
周　鹏	中国航天员科研训练中心
郭双生	中国航天员科研训练中心
郭志峰	中国航天员科研训练中心
梁　宏	中国航天员科研训练中心
彭远开	中国航天员科研训练中心
谢　琼	中国航天员科研训练中心
虞学军	中国航天员科研训练中心
谭映军	中国航天员科研训练中心

统稿人　梁　宏

学术秘书　李　娜

前　言

《中华医学百科全书》终于和读者朋友们见面了！

古往今来，凡政通人和、国泰民安之时代，国之重器皆为科技、文化领域的鸿篇巨制。唐代《艺文类聚》、宋代《太平御览》、明代《永乐大典》、清代《古今图书集成》等，无不彰显盛世之辉煌。新中国成立后，国家先后组织编纂了《中国大百科全书》第一版、第二版，成为我国科学文化事业繁荣发达的重要标志。医学的发展，从大医学、大卫生、大健康角度，集自然科学、人文社会科学和艺术之大成，是人类社会文明与进步的集中体现。随着经济社会快速发展，医药卫生领域科技日新月异，知识大幅更新。广大读者对医药卫生领域的知识文化需求日益增长，因此，编纂一部医药卫生领域的专业性百科全书，进一步规范医学基本概念，整理医学核心体系，传播精准医学知识，促进医学发展和人类健康的任务迫在眉睫。在党中央、国务院的亲切关怀以及国家各有关部门的大力支持下，《中华医学百科全书》应运而生。

作为当代中华民族"盛世修典"的重要工程之一，《中华医学百科全书》肩负着全面总结国内外医药卫生领域经典理论、先进知识，回顾展现我国卫生事业取得的辉煌成就，弘扬中华文明传统医药璀璨历史文化的使命。《中华医学百科全书》将成为我国科技文化发展水平的重要标志、医药卫生领域知识技术的最高"检阅"、服务千家万户的国家健康数据库和医药卫生各学科领域走向整合的平台。

肩此重任，《中华医学百科全书》的编纂力求做到两个符合：一是符合社会发展趋势。全面贯彻以人为本的科学发展观指导思想，通过普及医学知识，增强人民群众健康意识，提高人民群众健康水平，促进社会主义和谐社会构建；二是符合医学发展趋势。遵循先进的国际医学理念，以"战略前移、重心下移、模式转变、系统整合"的人口与健康科技发展战略为指导。同时，《中华医学百科全书》的编纂力求做到两个体现：一是体现科学思维模式的深刻变革，即学科交叉渗透/知识系统整合；二是体现继承发展与时俱进的精神，准确把握学科现有基础理论、基本知识、基本技能以及经典理论知识与科学思维精髓，深刻领悟学科当前面临的交叉渗透与整合转化，敏锐洞察学科未来的发展趋势与突破方向。

作为未来权威著作的"基准点"和"金标准"，《中华医学百科全书》编纂过程中，制定了严格的主编、编者遴选原则，聘请了一批在学界有相当威望、具有较高学术造诣和较强组织协调能力的专家教授（包括多位两院院士）担任大类主编和学科卷主编，确保全书的科学性与权威性。另外，还借鉴了已有百科全书的编写经验。鉴于《中华医学百科全书》的编纂过程本身带有科学研究性质，还聘请了若干科研院所的科研管理专家作为特约编审，站在科研管理的高度为全书的顺利编纂保驾护航。除了编者、编审队伍外，还制订了详尽的质量保证计划。编纂委员会和工作委员会秉持质量源于设计的理念，共同制订了一系列配套的质量控制规范性文件，建立了一套切实可行、行之有效、效率最优的编纂质量管理方案和各种情况下的处理原则及预案。

《中华医学百科全书》的编纂实行主编负责制，在统一思想下进行系统规划，保证良好的全程质量策划、质量控制、质量保证。在编写过程中，统筹协调学科内各编委、卷内条目以及学科间编委、卷间条目，努力做到科学布局、合理分工、层次分明、逻辑严谨、详略有方。在内容编排上，务求做到"全准精新"。形式"全"：学科"全"，册内条目"全"，全面展现学科面貌；内涵"全"：知识结构"全"，多方位进行条目阐释；联系整合"全"：多角度编制知识网。数据"准"：基于权威文献，引用准确数据，表述权威观点；把握"准"：审慎洞察知识内涵，准确把握取舍详略。内容"精"："一语天然万古新，豪华落尽见真淳。"内容丰富而精炼，文字简洁而规范；逻辑"精"："片言可以明百意，坐驰可以役万里。"严密说理，科学分析。知识"新"：以最新的知识积累体现时代气息；见解"新"：体现出学术水平，具有科学性、启发性和先进性。

《中华医学百科全书》之"中华"二字，意在中华之文明、中华之血脉、中华之视角，而不仅限于中华之地域。在文明交织的国际化浪潮下，中华医学汲取人类文明成果，正不断开拓视野，敞开胸怀，海纳百川般融入，润物无声状拓展。《中华医学百科全书》秉承了这样的胸襟怀抱，广泛吸收国内外华裔专家加入，力求以中华文明为纽带，牵系起所有华人专家的力量，展现出现今时代下中华医学文明之全貌。《中华医学百科全书》作为由中国政府主导，参与编纂学者多、分卷学科设置全、未来受益人口广的国家重点出版工程，得到了联合国教科文等组织的高度关注，对于中华医学的全球共享和人类的健康保健，都具有深远意义。

《中华医学百科全书》分基础医学、临床医学、中医药学、公共卫生学、军事与特种医学和药学六大类，共计144卷。由中国医学科学院/北京协和医学院牵头，联合军事医学科学院、中国中医科学院和中国疾病预防控制中心，带动全国知名院校、科研单位和医院，有多位院士和海内外数千位优秀专家参加。国内知名的医学和百科编审汇集中国协和医科大学出版社，并培养了一批热爱百科事业的中青年编辑。

回览编纂历程，犹然历历在目。几年来，《中华医学百科全书》编纂团队呕心沥血，孜孜矻矻。组织协调坚定有力，条目撰写字斟句酌，学术审查一丝不苟，手书长卷撼人心魂……在此，谨向全国医学各学科、各领域、各部门的专家、学者的积极参与以及国家各有关部门、医药卫生领域相关单位的大力支持致以崇高的敬意和衷心的感谢！

《中华医学百科全书》的编纂是一项泽被后世的创举，其牵涉医学科学众多学科及学科间交叉，有着一定的复杂性；需要体现在当前医学整合转型的新形式，有着相当的创新性；作为一项国家出版工程，有着毋庸置疑的严肃性。《中华医学百科全书》开创性和挑战性都非常强。由于编纂工作浩繁，难免存在差错与疏漏，敬请广大读者给予批评指正，以便在今后的编纂工作中不断改进和完善。

刘德培

凡　例

一、《中华医学百科全书》（以下简称《全书》）按基础医学类、临床医学类、中医药学类、公共卫生类、军事与特种医学类、药学类的不同学科分卷出版。一学科辑成一卷或数卷。

二、《全书》基本结构单元为条目，主要供读者查检，亦可系统阅读。条目标题有些是一个词，例如"航天员"；有些是词组，例如"航天医学工程"。

三、由于学科内容有交叉，会在不同卷设有少量同名条目。例如《生理学》《航天医学》都设有"静水压"条目。其释文会根据不同学科的视角不同各有侧重。

四、条目标题上方加注汉语拼音，条目标题后附相应的外文。例如：

hángtiān yīxué
航天医学（space medicine）

五、本卷条目按学科知识体系顺序排列。为便于读者了解学科概貌，卷首条目分类目录中条目标题按阶梯式排列，例如：

航天重力生理学 ……………………………………………………………

　　航天超重生理学 ……………………………………………………………

　　　超重耐力 ……………………………………………………………

　　航天失重生理学 ……………………………………………………………

　　　失重生理效应 ……………………………………………………………

　　　航天运动病 ……………………………………………………………

六、各学科都有一篇介绍本学科的概观性条目，一般作为本学科卷的首条。介绍学科大类的概观性条目，列在本大类中基础性学科卷的学科概观性条目之前。

七、条目之中设立参见系统，体现相关条目内容的联系。一个条目的内容涉及其他条目，需要其他条目的释文作为补充的，设为"参见"。所参见的本卷条目的标题在本条目释文中出现的，用蓝色楷体字印刷；所参见的本卷条目的标题未在本条目释文中出现的，在括号内用蓝色楷体字印刷该标题，另加"见"字；参见其他卷条目的，注明参见条所属学科卷名，如"参见□□□卷"或"参见□□□卷□□□□"。

八、《全书》医学名词以全国科学技术名词审定委员会审定公布的为标准。同一概念或疾病在不同学科有不同命名的，以主科所定名词为准。字数较多，释文中拟用简称的名词，每个条目中第一次出现时使用全称，并括注简称，例如：甲型病毒性肝炎（简称甲肝）。个别众所周知的名词直接使用简称、缩写，例如：B 超。药物名称参照《中华人民共和国药典》2015 年版和《国家基本药物目录》2012 年版。

九、《全书》量和单位的使用以国家标准 GB 3100～3102—1993《量和单位》为准。援引古籍或外文时维持原有单位不变。必要时括注与法定计量单位的换算。

十、《全书》数字用法以国家标准 GB/T 15835—2011《出版物上数字用法》为准。

十一、正文之后设有内容索引和条目标题索引。内容索引供读者按照汉语拼音字母顺序查检条目和条目之中隐含的知识主题。条目标题索引分为条目标题汉字笔画索引和条目外文标题索引，条目标题汉字笔画索引供读者按照汉字笔画顺序查检条目，条目外文标题索引供读者按照外文字母顺序查检条目。

十二、部分学科卷根据需要设有附录，列载本学科有关的重要文献资料。

目　录

航天医学 ……………………………………… 1

　载人航天 …………………………………… 5

　　航天环境 ………………………………… 8

　　载人航天器 …………………………… 11

　　　环境控制与生命保障系统 ………… 13

　　　　受控生态生命保障系统 ………… 14

　　　载人航天器医学要求 ……………… 16

　　　载人航天器工效学要求 …………… 18

　　航天服 …………………………………… 19

　　　航天服医学要求 …………………… 20

　　　航天服工效学要求 ………………… 22

　　航天员飞行任务规划 ………………… 23

　航天医学工程 …………………………… 25

　　航天医学设备 ………………………… 27

　航天医学循证研究 ……………………… 31

　航天环境医学 …………………………… 33

　　航天器乘员舱大气环境生理 ………… 36

　　　航天低压生理反应 ………………… 38

　　　航天低氧生理反应 ………………… 39

　　　航天耳气压功能 …………………… 40

　　　乘员舱压力应急 …………………… 41

　　　舱外活动生理 ……………………… 42

　　　航天吸氧排氮 ……………………… 44

　　　航天减压病 ………………………… 45

　　空间辐射生物效应 …………………… 46

　　　空间电离辐射 ……………………… 47

　　　空间辐射剂量学 …………………… 48

　　　空间辐射剂量监测 ………………… 50

　　　空间辐射防护 ……………………… 51

　　航天毒理学 …………………………… 52

　　　乘员舱有害气体污染 ……………… 54

　　　乘员舱污染物监测 ………………… 55

　　　乘员舱污染物控制 ………………… 55

　　航天温度生理学 ……………………… 58

　　　航天环境热舒适性 ………………… 60

　　　航天高温应激 ……………………… 61

　　　航天服温度环境 …………………… 62

　　乘员舱噪声环境 ……………………… 64

　　　航天噪声环境效应 ………………… 65

　　　航天噪声测量 ……………………… 66

　　　航天噪声防护 ……………………… 67

　　　航天通话效果评价 ………………… 67

　　乘员舱振动效应 ……………………… 68

　　　乘员振动响应 ……………………… 70

　　　赋形缓冲减振座垫 ………………… 70

　　乘员舱冲击效应 ……………………… 71

　　　乘员冲击响应 ……………………… 72

　　　乘员舱冲击测量 …………………… 74

　　航天环境因素复合效应 ……………… 75

航天重力生理学 …………………………… 78

　航天超重生理学 ………………………… 78

　　超重耐力 ……………………………… 80

　航天失重生理学 ………………………… 81

　　失重生理效应 ………………………… 83

　　　航天运动病 ………………………… 85

　　　失重心血管效应 …………………… 86

　　　　静水压 …………………………… 88

　　　　失重血液重新分布 ……………… 89

　　　　立位耐力不良 …………………… 91

　　　失重骨丢失 ………………………… 92

　　　失重肌萎缩 ………………………… 94

　　　失重神经系统效应 ………………… 95

　　　失重内分泌效应 …………………… 96

　　　航天贫血症 ………………………… 97

　　　失重免疫效应 ……………………… 98

　　失重生理效应研究方法 …………… 100

　　　头低位卧床 ……………………… 102

　　　抛物线飞行 ……………………… 102

　　　失重动物模型 …………………… 103

　　　失重生理效应对抗防护 ………… 105

在轨锻炼 ……………………………………… 107

太空跑台 ……………………………………… 109

太空自行车功量计 …………………………… 110

企鹅服 …………………………………………… 110

下体负压 ………………………………………… 111

人工重力 ………………………………………… 112

空间时间生物学 ………………………………… 113

空间生物节律 …………………………………… 116

空间睡眠失调 …………………………………… 117

航天细胞分子生物学 …………………………… 118

空间环境细胞学效应 …………………………… 120

航天细胞生物学实验技术 ……………………… 122

空间细胞培养 …………………………………… 124

空间微流控芯片技术 …………………………… 125

空间组织工程 …………………………………… 126

空间细胞学效应模拟技术 ……………………… 127

细胞回转器 ……………………………………… 128

航天生物信息学 ………………………………… 128

空间发育生物学 ………………………………… 130

航天心理学 ……………………………………… 132

航天心理应激 …………………………………… 134

航天感知错觉 …………………………………… 135

航天心理适应 …………………………………… 137

航天员心理健康 ………………………………… 138

航天员心理健康评估 …………………………… 139

航天员心理咨询 ………………………………… 141

航天员心理卫生 ………………………………… 142

航天员心理支持 ………………………………… 143

航天飞行前心理支持 …………………………… 144

航天飞行中心理支持 …………………………… 144

航天飞行后心理支持 …………………………… 145

航天飞行安全心理 ……………………………… 146

航天工效学 ……………………………………… 146

航天员人体测量 ………………………………… 148

航天员人体尺寸特性 …………………………… 150

航天员生物力学特性 …………………………… 151

失重状态下中性体位 …………………………… 152

航天员特性 ……………………………………… 152

太空视觉特性 …………………………………… 155

太空听觉特性 …………………………………… 156

太空本体感觉特性 ……………………………… 158

航天员认知特性 ………………………………… 159

航天员工作负荷 ………………………………… 160

航天员可靠性 …………………………………… 162

航天员–航天器关系 …………………………… 164

航天器内空间布局 ……………………………… 165

航天员–显示器适配性 ………………………… 166

航天器舱内装饰 ………………………………… 168

航天器舱内照明 ………………………………… 168

航天员–控制器适配性 ………………………… 169

航天员手动控制 ………………………………… 171

航天员–舱载计算机交互 ……………………… 172

航天员–航天器功能分配 ……………………… 173

舱外活动 ………………………………………… 174

舱外作业能力 …………………………………… 175

舱外活动辅助装置 ……………………………… 176

舱外活动辅助工具 ……………………………… 177

舱外作业路径规划 ……………………………… 177

航天员 …………………………………………… 178

航天员乘组 ……………………………………… 179

乘组异质性 ……………………………………… 179

乘组凝聚力 ……………………………………… 180

航天活动人际关系 ……………………………… 181

乘组–地面人际交互作用 ……………………… 182

航天员选拔 ……………………………………… 183

预备航天员选拔 ………………………………… 185

任务航天员选拔 ………………………………… 186

航天员医学选拔 ………………………………… 187

航天员临床选拔 ………………………………… 188

航天员生理选拔 ………………………………… 189

航天员心理选拔 ……………………… 190
航天员训练 ……………………………… 191
航天环境适应性训练 ………………… 193
超重耐力训练 ……………………… 194
前庭功能训练 ……………………… 195
血液重新分布适应性训练 ………… 196
模拟失重水槽训练 ………………… 197
失重飞机训练 ……………………… 198
航天员体质训练 ……………………… 199
航天员心理训练 ……………………… 200
航天员心理放松训练 ……………… 202
航天员心理表象训练 ……………… 202
航天员乘组心理相容性训练 ……… 203
航天员狭小隔离环境适应性训练 … 205
航天员跳伞训练 …………………… 206
航天员作业能力训练 ………………… 207
航天员救生训练 ……………………… 208
航天员野外生存训练 ……………… 210
航天员发射场待发段紧急撤离训练 … 211
航天员自主出舱训练 ……………… 212
航天员救生装备训练 ……………… 213
航天实施医学 …………………………… 214
航天员医学监督 ……………………… 214
航天飞行医学监督 ………………… 216
航天医学监督技术 ……………… 218
航天远程医学 …………………… 219
航天员医学鉴定 …………………… 221
航天员医学检查 …………………… 222
航天员生理功能检查 ……………… 222
航天员头低位检查 ……………… 224
航天员立位耐力检查 …………… 225
航天员下体负压检查 …………… 226
航天员运动心肺功能检查 ……… 227
航天员医学保障 …………………… 229
航天员检疫 ………………………… 230

乘员舱致病微生物 …………………… 231
航天药物 ………………………………… 233
航天药箱 …………………………… 235
航天员飞行后恢复 …………………… 236
航天员飞行后生理恢复 …………… 238
航天员飞行后心理恢复 …………… 239
航天疾病 ………………………………… 239
航天中医药 …………………………… 241
航天营养 ………………………………… 242
航天膳食 ………………………………… 245
航天能量代谢 ……………………… 247
航天蛋白质代谢 …………………… 249
航天脂质代谢 ……………………… 250
航天碳水化合物代谢 ……………… 250
航天维生素代谢 …………………… 251
航天水代谢 ………………………… 253
航天矿物质代谢 …………………… 254
航天员营养评价 ……………………… 257
航天员康复期营养 ………………… 258
航天员训练期营养 ………………… 259
航天肠道微生态 ……………………… 259
航天食品 ………………………………… 261
航天食品类型 ………………………… 262
航天营养素补充剂 ………………… 263
航天食品包装 ………………………… 264
航天食品安全 ………………………… 265
航天食品污染 ……………………… 267
航天食品安全要求 ………………… 268
航天饮水 ………………………………… 269
航天饮水安全要求 ………………… 270

索引 ……………………………………… 272
条目标题汉字笔画索引 ……………… 272
条目外文标题索引 …………………… 277
内容索引 ………………………………… 282

hángtiān yīxué

航天医学（space medicine）

针对载人航天飞行中影响航天员安全、健康和降低航天员工作效率的医学问题开展理论与应用研究的综合性学科。是医学科学的分支，与基础医学、临床医学、预防医学、生物学、生理学、心理学、工效学、环境医学、营养学以及电子工程学、生命保障和防护救生工程等诸多学科均有密切的联系。

航天医学是发展载人航天事业的重要学科之一。航天活动中航天员受到多种环境因素的作用，重力变化、辐射、狭小密闭环境等，均会对人体产生不利影响，引起一系列的生理、心理乃至病理变化，进而影响航天员的工作能力。航天医学通过研究、阐明空间特殊环境的生理效应及其作用机制，研发维护航天员身心健康的有效手段，并为航天器工程设计提供相关依据，是载人航天工程的主要支撑学科之一。

学科形成和发展 航天医学是从航空医学的基础上随着载人航天飞行的发展而逐步发展形成的，是航空医学的自然延伸和深化。其发展起步于20世纪40年代，经历了三个发展阶段。

准备阶段 载人航天前的生物医学试验阶段。20世纪40年代到20世纪50年代末，研究者用高空火箭和生物卫星开展了大量动物实验，以探讨生物，特别是高等动物在失重环境中生存的可能性，研究各种航天因素对机体影响的规律，探讨防护措施，发展生命保障系统、回收救生技术和生物遥测技术。1946～1947年间，美国首先采用了生物火箭进行猴失重飞行的研究，失重时间仅2～3秒。1948～1959年，美国

共发射了14枚生物火箭，用11只猴和数批小鼠作为实验对象开展了航天医学雏形研究。美国在"水星"号载人飞行前，共进行了21次测试和鉴定试飞，其中11次无人、2次载人亚轨道飞行，其余为动物（猴和黑猩猩）和假人飞行。苏联1949年开始在火箭上进行一系列研究，至1959年的10年间，进行了26次火箭实验，对狗、小鼠、果蝇及其他生物样品进行了实验。1957年，将小狗莱伊卡送入亚地球轨道，进行了为期1周的飞行，研究了失重对动物的影响。这一具有历史意义的动物太空飞行，宣告了航天医学研究时代的到来。之后，1960～1961年还成功发射了4艘带狗的卫星式飞船。这些研究为人类进入太空奠定了基础。20世纪50年代末期，航天医学（或"空间医学""宇宙医学"）已具雏形，"航空航天医学"（或"航空与空间医学""航空宇宙医学"）等名词出现。

形成阶段 短期载人航天阶段。从1961年4月12日首次载人航天飞行到1972年12月美国完成"阿波罗"计划为止，美、苏共发射了45艘飞船，其中美国27艘，苏联18艘，先后共91人次遨游太空，其中12名航天员登上月球。这一时期，利用飞船和地面模拟环境进行了大量生物医学实验，广泛积累了航天员在飞行前、中、后发生的生理变化数据，航天医学得到了迅速发展。1975年美、苏航天医学和生物学家合著《航天生物学和医学基础》一书，汇集了该阶段的研究成果，展示了发展前景，标志着航天医学从理论到实践形成了一门独立学科。

发展阶段 中长期载人航天

暨航天医学系统研究阶段。自20世纪80年代初至21世纪初，航天医学持续发展。自"礼炮"号空间站、"和平"号空间站、"天空实验室"、航天飞机到国际空间站，随着在轨飞行时间的延长、飞行人数的增加及乘员舱环境的增大，空间科学实验的范围也不断拓展，航天医学研究从地基到天基系统开展，训练有素的航天员和医学载荷专家，在太空中进行了从细胞水平到整体水平的医学研究，获取了大量的医学数据。这一阶段航天医学的主要成就有：加深了对失重生理效应规律性的认识，寻找了一些防护措施；航天实施医学发展趋向成熟，表现为各类医学标准严格，训练要求规范，飞行中航天员医学监督与航天员医学保障技术、设备日趋完善；航天心理学、航天工效学得到高度重视，人在飞行中的工作能力和作用得到进一步证实等。

中国航天医学的发展 中国航天医学萌发于20世纪50年代建国初期的宇宙医学研究。1964年首次发射生物火箭，探讨飞行因素对机体的影响，开展生命保障和回收的医学与工程研究。1965～1966年先后5次成功地将狗、大鼠及其他生物样品发射到70km的高空并安全回收。在几十年的发展历程中，初步形成了中国航天医学研究体系，建立了一系列具有航天医学特点的实验模型和研究方法，对失重生理效应的内在机制、短期飞行对抗防护措施、航天员医学监督与保障、航天心理学、航天工效学等方面已开展了较深入系统的研究，并在"神舟"5号、6号、7号、9号、10号载人飞船等系列载人飞行任务中得到了检验。

研究范围及应用 航天医学

主要研究载人航天器从发射到返回着陆全过程可能出现的各种医学、心理学问题，对载人航天工程系统提出医学、工效学设计要求，制订医学防护、对抗措施及心理支持方案，选拔并训练航天员，对航天员进行医学监督与保障等。其学科构成主要包括航天环境医学、航天重力生理学、航天细胞分子生物学、航天心理学、航天工效学、航天员选拔与航天员训练、航天实施医学、航天营养与航天食品等。

航天环境医学 主要研究航天环境因素作用于人体所产生的生理学和病理学效应、作用机制及其防护措施。研究结果将为载人航天器和航天服工程设计提供医学支持，并为航天员提供辅助的防护方法和措施。

航天重力生理学 主要研究航天飞行中微重力和超重的生理效应、作用机制及其防护措施。通过研究，阐明人在重力变换条件下各生理系统间的内在协同调节机制，建立人体在重力变换条件下的防护调节模式，为航天员在不同重力环境因素下的正常生活和工作提供保障。

航天细胞分子生物学 主要研究中长期航天活动中，各种空间环境因素导致的有机体生理、病理变化的规律及其内在机制，致力于发展分子靶点型对抗防护措施。研究结果将为重力生理学研究提供理论支撑。

航天心理学 主要研究航天飞行对航天员心理活动的影响及其变化规律，将心理学的理论和方法应用于航天员心理选拔、心理训练、心理健康维护与支持以及工程设计等方面。研究结果将为航天员心理选拔、心理训练、载人飞行任务航天乘员组心理支持等技术的发展提供理论和实践依据。

航天工效学 主要研究和解决航天员、载人航天器与载人航天飞行过程中所遇到的环境三者之间的相互关系，使三者达成协调统一，充分发挥航天员的能力和特长，提高航天员的工作效率。研究结果将为载人航天器工程设计、提高航天员在轨飞行工作能力提供依据。

航天员选拔与训练 主要针对载人航天飞行环境和任务对人的要求，研究航天员选拔与训练的方法、标准和程序等。相关研究结果将直接应用于航天员选拔与训练实践中。

航天实施医学 主要针对航天员健康维护、医学鉴定、医学监督等相关技术开展研究。其研究成果直接应用于载人航天工程的医学监督与保障，为航天员提供健康监测和保障手段。

航天员营养与食品 主要研究航天环境下的物质代谢规律以及航天食品加工、包装和安全管理等内容。研究结果将直接应用于载人航天飞行航天员的营养保障中，并为航天器生命保障系统设计提供必要的输入。

研究方法 航天医学以人为中心，以实现载人航天任务中航天员的安全、健康和高效工作的需求为目标，在明确的任务牵引下，遵循应用基础研究、应用技术攻关、应用技术工程化实践的发展规律和科学的方法体系，综合集成生物学、医学、数学、力学等多学科知识、理论和技术，通过交叉融合，形成了以确保航天员安全、维护航天员健康、提高航天员工作能力为目标的实施体系。航天医学的研究方法包括实验法、模拟法、数学模型法、调查法及观察法等。这些研究方法各有其特点和作用，在航天医学研究中相辅相成，互为补充，各自用于解决不同的研究任务。

实验法（航天医学研究） 实验法是航天医学研究最基本、最常用的研究方法。是通过人为地控制一些条件与因素，对研究对象施加一定的考核要素，如防护措施或环境因素，观察或观测由此引起的结构、功能、行为、生理、生化甚至疾病过程的变化，通过相应的效应指标揭示考核要素与机体变化间的固有关系及事物发生、发展的规律，为航天员医学防护与支持措施、产品设计等提供依据。实验研究方法最突出的特点是可以严格控制某些条件参数，强化重点因素作用效果研究，得出相应的结论。但在应用这些结论时，必须认真考虑实际环境条件与实验条件的任何差异，防止实验结论不当地应用或外延。根据实验实施的条件，航天医学实验又可分为地基实验研究和天基实验研究。地基实验是在地球重力环境下，通过与模拟法相结合，模拟航天飞行环境要素或其作用特点，利用动物或人体等开展的一系列研究。天基实验则是利用航天飞行环境，在真实失重、辐射或狭小环境中叠加考核要素而开展的一系列研究。地基航天医学实验与天基航天医学实验的有机结合、相互补充和促进将推动航天医学的发展。

模拟法 随着模拟技术发展起来的较灵活、先进的研究方法，在航天医学研究中得到了广泛的应用。是利用各种模拟技术，对飞行环境、装置、设备或系统以及人体进行模拟，然后利用模拟系统对被模拟对象进行相应的实验研究，因此模拟法实际上是创造实验条件和工具的方法。利用实物模型、物理模型、机械模型及计算机仿真技术或这些技术的综合，模拟被研究对象的特性，揭示各变量间的关系，可以得到重要的研究结果。航天医学研究中，因为载人航天环境对人体影响因素十分复杂，而个体差异又很大，必须通过反复研究才能发现其规律，而飞行设备又十分复杂昂贵，所以必须用灵活、便捷的方法开展地面模拟研究，这样既安全又经济，还可保证灵活地改变各种参数，以求解结果。航天医学研究中最常用的模拟法为失重环境模拟技术，其次为环境模拟技术。

失重环境模拟技术 主要是通过模拟重力减少对生物体产生的影响，来预测航天中机体的适应性变化和返回后的再适应变化，还可用于航天防护措施研究等，在航天医学研究中得到了深入的发展和广泛的应用。根据实验目的和要求不同，可采用不同的方法。常用方法为地面模拟失重模型，即人体卧床试验、鼠尾部悬吊法，可用于长期失重生理效应、飞行后立位耐力不良、工作能力下降、肌肉骨骼改变及代谢紊乱研究；另外，湿浸法常用于短期失重生理效应研究；抛物线飞行法可用于研究即刻的生理反应和体验失重感觉；慢回转器法用于研究短期失重时动植物细胞对重力的感知机制；限制动物活动法或头低位，固定法用于模拟失重时间较短的实验研究等。

环境模拟技术 应用机械、真空、制冷、暖通空调、光学工程、自动控制、计算机等多项通用应用技术，模拟载人航天飞行中的真空、冷黑、太阳辐射等环境的技术，用于航天员的选拔、训练，航天环境医学研究，防护装备性能试验及评价等。

数学模型法 利用数学公式开展的模拟研究，是航天医学研究中十分必要的方法。飞行中医学研究的条件有限，代价很高，而地面实验研究具有较强的针对性和局限性，因此借助于数学模型的方法对空间环境系统设计、多生理系统相互间的联系进行系统的逻辑分析，定量描述系统对不同参数的敏感性，有利于了解航天飞行环境作用于人体的规律、人体各生理系统变化间的关系，探讨其变化规律并做出适当的预测。建立数学模型的方法有两种：①实验归纳的方法，即根据测试数据，按照一定的数学方法分析归纳出系统的数学模型。②理论分析的方法，即在调查研究、建立物理模型的基础上，通过理论分析确定模型的输入、输出变量和参数，建立各变量之间的数学式，并用数学工具求解。数学模型建立后用已有的数据或飞行、地面实验进行验证。美、俄已将数学模型应用于航天医学研究中。经过长期研究和实践，目前建立的比较成熟的数学模型有：模拟长期飞行生理反应的 Guyton 模型（用于模拟循环、体液和电解质调节的变化）、红细胞调节模型（用于研究航天中红细胞的丧失、血量的调节等）以及钙稳定模型（用于模拟卧床和失重状态下骨钙、尿钙的变化等）；模拟短期飞行生理反应的脉动性心血管模型（用于失重飞行后立位耐力降低机制的探讨、返回超重加血量减少的影响等）、呼吸模型（用于模拟运动的反应，研究失重状态下肺功能的变化）及体温调节模型（用于研究人的热负荷和水平衡等）。此外，还有用于航天运动病研究的神经前庭模型、药物在体内代谢过程的药代动力学模型等。

调查法 航天医学研究的常用方法，尤其多用于航天心理学及航天工效学。调查法与实验法相区别的最重要特征是在调查中，所研究的现象及其相关特征是客观存在的，不施加干预措施，不能采用随机分配的方法平衡或消除非研究因素对研究结果的影响。对调查资料和数据通常借助标准化法、分层分析法以及多因素统计分析法对混杂因素进行调整。调查法的一般步骤为根据研究目的，确定调查对象和对象的选择方法，将研究指标转化为调查项目，进而设计成调查表或问卷，然后确定资料的收集方法、整理的计划和统计分析等。

观察法 航天医学研究的常用方法之一，常用于航天心理学、航天工效学、航天实施医学中诊断技术及疗法的效果观察、对抗防护措施效果评价等。基本原理为根据研究目的和客观条件，选择适当的研究对象，针对要评价的处理因素，包括诊治方法、防护措施、系统性能等，通过直接或间接的观察记录实际情况下被观察对象的各项效应指标，然后比较或鉴别这些指标的差异，并进行分析，以此评价处理因素的效果。根据目的，观察法可以事先让被观察对象知道观察内容，也可以不告知对方。根据观察的连续与否，又可分为连续观察法和抽样观察法。

与其他学科关系 航天医学是以载人航天任务为背景，为适应载人航天发展需要而形成和建立起来的多学科交叉集成的综合性应用学科。它利用现代科学技术以及与之相适应的方法体系，研究载人航天活动对人体的影响及其特征规律，探索有效的对抗防护措施，提出科学合理的人机环境要求，确保航天活动中航天员的安全、健康和高效工作。它与航空医学、空间生命科学、空间生物学、航海医学等学科既有许多共同点，又具有鲜明的自身特色。

航空医学 与航天医学是一对血缘关系十分相近的姊妹学科。航天医学是在航空医学的基础上发展而来，两者间既有共性，又有各自的特殊性。两者分野的依据是所保证的航行高度的不同。航天医学是在航空医学基础上，由于载人航天需要的牵引和学科发展的动力驱动而产生的一门学科，是航空医学的自然延伸。反之，航天医学又丰富了航空医学的内容，并促进其发展。

空间生命科学 是生命科学的一个特殊分支，伴随着载人航天活动而产生和发展。其研究范畴包括航天医学、空间生物学、空间生态学等。美国国家航空航天局将空间生物学与航天医学均归属于空间生命科学。其中空间生物学作为空间生命科学的基础学科，包括重力生物学和辐射生物学，主要研究重力变化和辐射对生物体作用的机制。其研究是对地面生物学的延伸，也将为航天医学提供理论基础。航天医学研究的发展必将极大地丰富空间生命科学，带动相关领域学科的进一步发展。

航海医学 是研究航海条件下出现的各种特殊医学问题的一门边缘性综合学科。它有针对性地将基础医学、临床医学、预防医学等相关理论和方法应用于海上、密闭环境和水下作业条件对人的影响研究中，其在高气压生理学、高气压医学、潜水生理学、潜水医学、高压氧医学、航海心理学、航海生理学、航海特殊环境人作业耐力措施研究等方面的成果均对航天医学的发展具有重要的借鉴意义。

意义及应用 长期载人航天飞行、载人登月和火星探测已成为 21 世纪世界载人航天发展的热点，从近地轨道飞行到深空探测，飞行任务的不同特点和要求为航天医学带来新的任务和挑战。

为了保障空间站长期飞行任务的实施，航天医学必须重点开展长期飞行条件下航天员健康保障总体技术、航天员在轨医学处置技术、重力生理效应与防护技术、航天员营养与食品保障技术、微生物监测与控制技术、有害气体检测技术、空间站医学和卫生学要求等关键技术研究，发展的主要目标是建立较为完善的中长期飞行航天员选拔训练及健康维护技术，构建中长期飞行中航天特因环境效应的防护技术，完善空间站医学和工效学设计评价技术和标准，建立航天医学空间实验研究平台。

为实现载人登月和建基月球的梦想，航天医学将重点针对登月和月球居留可能面临的异常重力环境、辐射危害与防护、空间时间环境的生理适应、心理健康维护、人机工效学等问题，开展载人登月航天员健康保障关键技术研究，开展长期月球居留中辐射生物学、月球重力环境生理效应特征及防护措施以及长期飞行密闭环境中心理、行为反应特点及其机制研究；开展空间时间生物学研究，探讨生物节律变化对人体心理、行为的影响特征及节律导引措施等是载人登月任务航天医学研究的重点问题。

为了实现载人登陆火星，航天医学将重点探索和建立针对登陆火星长期飞行的自主航天员健康维护体系。为此，必须开展长期飞行密闭隔离环境心理健康评估与心理支持技术研究，以维持健康稳定的心理状态、乘员间关系和行为能力；开展长期飞行航天员健康监测与维护技术研究，发展在轨自主处置技术；开展火星探测辐射监测与防护技术体系研究，开展以人工重力为主的失重防护体系研究；研究建立火星环境医学和工效学设计评价标准体系等。

长期载人航天飞行、载人登月和火星探测也是中国载人航天发展的目标。航天医学必将随着中国后续载人航天技术的发展而得到进一步应用、丰富和发展，同时航天医学的发展必将为载人航天提供有力的支撑，进一步促进载人航天技术的发展。

长期关注的重要课题 面对从空间站到载人登月继而开展载人深空探测这一世界航天发展的新趋势，必须深入开展航天医学研究，解决长期飞行、深空探测中的航天医学关键问题，为中国载人航天战略建立理论和技术储备。其主要研究课题聚焦在以下几个方面 ①长期飞行中微重力/变重力生理效应及对抗措施研究：由单因素、单效应孤立研究向多因素、系统研究方向发展。②在轨医学监测与保障技术研究：国际在轨医学监测技术的发展，充分利用了科学发展新技术，以轻型化、无创、微创、遥测为基本思路，强调对生理系统功能、结构的全面深入检测；健康防护技术的整体发展思路为小型、高效、多功能，在健康保障技术上侧重于在轨医学自主治疗、紧急救护技术的发展。③长期空间飞行的心理学研究：从早期着重开展个体化研究向乘员组团体研究、从单纯心理效应向生理心理综合作用下绩效及行为动力学效应研究过渡；心理健康维护方法的研究也从以地面为主的支持技术向在轨心理自我调节和管理能力技术发展。探索长期狭小密闭空间、多重文化、混合性别环境对个体情感、心境、认知、人际关系、乘员组合作和绩效等的心理影响效应，寻找有效的心理支持、心理自主治疗方案是国际心理学研究的脉络。④以预测和降低航天员健康风险，发展科学的风险评估和防护策略为研究重点的空间辐射研究。辐射地面技术已由以往的单粒子、单方向、单能量的研究平台向太阳粒子射线场、银河射线场模拟技术发展。⑤人的作业能力研究：人在太空中的作业能力是实现载人航天发展战略的主要支撑，是制约长期载人航天任务发展的瓶颈，也是直接影响飞行任务成败的重大科学问题。

（吴大蔚）

zàirén hángtiān

载人航天（human spaceflight; manned space flight）

有人参与的探索、开发和利用太空以及地球以外天体的空间飞行活动。是航天领域的一个重要组成部分，由于人在空间活动中的独特作用，载人航天在人类探索宇宙、开发空间资源的实践中具有十分重要的地位和作用。从苏联/俄罗斯、美国、中国以及欧洲、日本等前期开展的载人航天飞行活动来看，载人航天体现了人类突破地球局限而进行探索和开发空间的追求，集中展示了一个国家的综合实力和民族威望，因而从来就不是一个单纯的科技活动，而是集政治、经济、军事、社会和科技为一体

的综合性活动。

发展历程　世界载人航天的发展大体上可以分为三个阶段。

第一阶段　20世纪60年代初到70年代初，主要成果是突破了载人天地往返技术。1961年4月12日苏联航天员尤里·加加林乘坐"东方"1号载人飞船实现了人类首次飞天壮举，紧接着美国发射了"水星"号载人飞船，约翰·格林成为第二个登上太空者。不久，苏联航天员列昂诺夫于1965年2月实现人类首次空间舱外活动。为了取得竞争优势，美国实施了"阿波罗"载人登月计划。1969年7月"阿波罗"11号飞船首次载人登月成功，尼尔·阿姆斯特朗和爱德温·奥尔德林踏上月球表面，完成拍摄、取样、安放科学仪器之后，与环月飞行器会合后顺利返航。至1972年，除"阿波罗"13号因故返航外，总计有6艘飞船12名航天员登月成功。苏联因运载火箭故障失去登月先机后，取消登月计划，转向研制载人空间站。

这一阶段载人航天的特点是：美苏发射的载人航天器均为载人飞船，飞行时间1~15天，属于短期飞行。本阶段工程方面的主要目标是突破载人航天天地往返技术；医学方面，主要研究空间环境对人的影响和发射、返回的安全救生问题。科学家通过研究及飞行实践发现，载人航天飞行历经的航天发射/返回过程、航天器环境、宇宙空间环境等对航天员的健康有很大的不利影响，会引起航天员一系列的生理、心理乃至病理变化，进而影响航天员的工作绩效。航天员出现的典型症状包括：心血管功能失调、前庭功能紊乱、骨丢失、立位耐力下降、脱水引起的体重减轻等，

这些问题引起航天医学专家的重视，逐步采取了一系列的防护和对抗措施，保障了载人航天飞行前、中、后航天员的健康和安全。

第二阶段　20世纪70年代初到80年代，这一阶段的主要成果是探索空间站建造和运营技术。包括突破和掌握航天员中长期驻留、环境控制、生命保障和利用货运飞船对在轨航天器实施推进剂补加注等空间站关键技术，开展空间应用探索，进一步验证天地往返运输系统的性能和功能，管理和运营试验性空间站，为大型空间站建造积累经验。人类要想更加充分地开发利用太空，必须显著地延长航天员在轨时间，20世纪70年代以来，作为空间站建设的前奏，发射了多个试验性空间站/空间实验室，航天员太空驻留时间延长到两百多天，同时，持续改进天地往返载人工具。1971年4月19日，苏联成功发射第一座空间实验室"礼炮"1号，之后发射与之类似的"礼炮"2~5号，均为单模块构型，规模较小，重20吨级，由运载火箭一次送入轨道，仅有一个对接口，由"联盟"号飞船往返运输航天员与少量物资，采用短期有人驻留模式，不能连续长期载人。1973年起，美国发射了"天空实验室（Skylab）"空间实验室，实施了3次载人飞行，其规模比"礼炮"1~5号大，但功能上两者相当。1975~1987年，苏联成功运行了"礼炮"6号和7号，在结构与功能上有较大改进，提高了安全性与可靠性，具备了空间站的主要特征：①设置两个对接口，能同时对接两艘飞船，可以实现乘员组轮替和货运飞船补给物资；②工作寿命增至4~9年，延长了空间站工作寿命和航天员在轨驻

留时间，航天员连续飞行达 237 天；③航天员舱外活动技术实用化，航天员可以在外太空环境中安装大型构件、维修舱外设备；④应用价值明显增加，完成了许多对地观测、空间材料加工、生命科学、地球物理学和天文科学等方面的实验研究。美国在发射"天空实验室"之后，转向研制可重复使用的航天飞机。1981 年 4 月 12 日，"哥伦比亚"号首飞，之后美国又建造了 4 艘航天飞机，其中，"挑战者"号和"哥伦比亚"号先后失事。航天飞机采用人货混运的方式，能够搭乘 5~7 名航天员，垂直起飞、滑翔着陆，可以完成卫星回收、大型构件运输等任务。苏联"暴风雪"号航天飞机仅于 1988 年 11 月 15 日进行了一次飞行，苏联解体后计划中止。

这一阶段载人航天飞行的特点是：由载人飞船发展到试验性空间站，载人航天器的规模和空间扩大，携带的物资更多，航天员在轨停留的时间更长，能够完成更加复杂多样以及要求时间周期更长的任务。停留时间的加长，对航天器的长寿命、高可靠性提出了更高的要求，要求其能够安全、可靠地在轨运行数年之久。同时，载人飞行时间的延长，对航天医学也提出了更大的挑战。经过多年载人航天飞行实践，通过生物医学和航天医学的研究，科学家逐渐弄清了航天中各种环境因素对人体的危害，采取了越来越有效的措施，保障航天员的健康和安全，从被动防护向主动对抗、预防的方向迈进。航天生物医学和航天实施医学取得了长足的进步。

第三阶段　20 世纪 80 年代到 21 世纪初，主要的任务和成果是载人航天器规模和内部空间大大扩展，进驻空间站的乘员组人数和航天员的驻留时间大大增加，空间站的应

空间站应用。1986 年，苏联开始建造"和平"号空间站，率先发射的核心舱，其节点舱带有 5 个对接口，之后发射并对接 5 个专用舱："量子" 1 号舱（1987 年）、"量子" 2 号舱（1989 年）、"晶体"舱（1990 年）、"光谱"舱（1995 年）、"自然"舱（1996 年），构成大型空间站，总重量约 127 吨，具有完备的导航、通信、乘员支持、物资补给、环境控制与生命保障（环控生保）等功能。至 2001 年陨落，15 年运行期间共有 110 个航天器的对接和停靠，接待了来自 12 个国家的航天员共计 137 人次进驻，共有 36 名航天员完成了 80 次舱外活动，累计舱外工作 359 小时。俄罗斯航天员波利亚科夫创造了连续飞行 438 天的世界纪录，阿夫杰耶夫创造了在太空累计停留 742 天的世界纪录；美国女航天员露西德在"和平"号上创造了连续逗留 188 天的女子航天最高纪录。这些载人飞行实践活动都证明了人类可以在太空长久生存、生活。1998 年，由美国、俄罗斯牵头，欧洲空间局、日本、加拿大和巴西参加的 16 国合作研制的"国际空间站（international space station，ISS）"正式开工建造，至 2010 年基本建成。"国际空间站"采用桁架挂舱式结构，对接了 10 多个舱体，以"曙光"多功能舱为核心，构建出满足航天员在轨工作、生活、实验、货物管理、对接停靠等功能完备的永久性空间站，总重量超过 300 吨，能够长期支持 6 名航天员驻留。

这一阶段载人航天飞行活动的特点是：由于新一代空间站的规模和内部空间大大扩展，进驻空间站的乘员组人数和航天员的驻留时间大大增加，空间站的应

用能力显著提高，取得了丰硕的科研成果。"和平"号空间站开展的应用项目涉及了几乎所有需要"上天"开展的现代科学领域，包括深空探测与研究、地球和近地空间研究、空间生命活动（包括人对太空的适应性）、空间材料加工等，特别是对人在长期航天飞行中的生理、心理变化的研究积累了丰富的数据。"和平"号空间站取得的应用成果与经验，为国际空间站的科学与技术实验活动奠定了坚实的基础。国际空间站在建设过程中采取了"边建造，边应用"的发展模式。2000 年首批航天员乘组进驻国际空间站，开始科学与技术研究实验活动，相继开展的空间应用项目主要包括：医学与生物学研究、生物工程、空间技术、材料科学、地球物理学对地观测等方面。

中国的载人航天飞行活动
20 世纪 70 年代开始启动，以"曙光"号载人飞船的研制为标志。1971~1978 年，完成"曙光"号载人飞船的方案设计工作后暂停，但技术基础研究工作从未间断。1992 年 9 月，中国载人航天工程正式启动，代号为"921"工程。截至 2014 年，已经成功实施了 11 次飞行任务，其中 5 次为载人飞行任务。

无人飞行验证　1999~2002 年，中国连续发射成功 4 艘无人飞船（"神舟" 1 号、"神舟" 2 号、"神舟" 3 号、"神舟" 4 号），验证了飞船发射、在轨控制、返回基本技术；考核了载人环境控制能力和系统的安全可靠性。

"神舟" 5 号首次载人航天飞行　2003 年 10 月 15 日，航天员杨利伟搭乘"神舟" 5 号飞船进入太空，环绕地球飞行了 14 圈，

圆满完成了各项科学实验任务，于 10 月 16 日在内蒙古中部地区安全着陆。这次为期 21 小时的短暂的太空之旅，标志着中国已经突破了载人航天技术，成为继俄罗斯、美国之后世界上第三个能够独立自主进行载人航天飞行的国家。

"神舟" 6 号载人飞行　2005 年 10 月 12～17 日，中国进行了第二次（"神舟" 6 号）载人飞行。航天员费俊龙、聂海胜在太空飞行 115 小时 33 分，成功完成了多项科学实验，圆满完成飞行任务，实现了多人多天载人航天飞行技术的突破。

"神舟" 7 号出舱活动任务 2008 年 9 月 25～28 日，中国成功实施了第三次载人航天飞行试验，圆满完成首次出舱活动任务。"神舟" 7 号航天乘员组由翟志刚、刘伯明、景海鹏 3 名航天员组成。2008 年 9 月 27 日 16 时 41 分，在身着 "海鹰" 舱外航天服的航天员刘伯明辅助下，航天员翟志刚身着 "飞天" 舱外航天服执行出舱活动，舱外活动时间约 19 分钟，完成了出舱、舱外通话、国旗展示、有效载荷回收、舱外行走任务后回到轨道舱内，实现了中国空间技术发展史上具有里程碑意义的重大跨越，标志着中国成为世界上第三个独立掌握空间出舱关键技术的国家。

交会对接飞行任务　从 2006 年开始，中国启动了航天器交会对接项目，使用 "天宫" 1 号作为目标航天器、"神舟" 系列飞船作为追踪航天器，突破载人航天器空间交会对接技术。2011 年 9 月，"天宫" 1 号目标航天器发射；2011 年 11 月，"神舟" 8 号无人飞船发射，飞行试验期间完成了两次自动交会对接任务；

2012 年 6 月 16～29 日，中国成功进行了首次载人交会对接任务。6 月 16 日，由航天员景海鹏、刘旺、刘洋（中国第 1 名女航天员）组成的 "神舟" 9 号乘组，驾乘 "神舟" 9 号载人飞船进入预定轨道，分别于 6 月 18 日与 6 月 24 日与 "天宫" 1 号目标航天器对接，圆满完成一次自动和手动交会对接，航天员进入目标航天器试验舱生活了十余天，分别标志着中国已成功突破了载人航天器交会对接技术和组合体驻留技术。2013 年 6 月 11～26 日，中国又成功进行了第二次载人交会对接任务。6 月 11 日，由航天员聂海胜、张晓光、王亚平（中国第 2 名女航天员）组成的 "神舟" 10 号乘组，驾乘 "神舟" 10 号载人飞船进入预定轨道，分别于 6 月 13 日、6 月 23 日与 "天宫" 1 号目标航天器对接，圆满完成一次自动和手动交会对接，航天员进入目标飞行器试验舱生活了十余天，期间在 6 月 20 日，航天员王亚平在聂海胜和张晓光的配合下，为全国 6000 多万中小学生进行了 50 分钟的太空科学普及授课，标志着中国已成功突破了太空实时传输技术。

中国载人航天工程后续还将继续发射载人飞船和空间实验室，为中国空间站的建造和运营进行探索和技术积累。预计到 2020 年，中国的空间站、载人飞船、货运飞船将构成完整的载人航天器体系，成为空间技术研究和应用的平台。

载人航天飞行中人的作用

人（航天员）在航天活动中有着自动化系统所不能取代的独特作用。与机器相比，人虽然有易疲劳、易受外界干扰、反应速度不如机器快、记忆和信息处理能力

有限等缺点，但是人也具有主观能动性、机动灵活性、预见性、适应性和分辨本领等机器所不具备的长处。人的精细观察和操作能力，对异常及事先未预料到的事件的及时应变能力，创造性的判断、分析和决策能力，提高了载人航天飞行完成复杂、未知任务的可靠性，提高了空间观测、空间操作的效率，并且极大拓展了航天应用的深度和广度。关于航天员在飞行任务中的重要作用，既往的载人航天活动中有很多生动的案例，哈勃空间望远镜的修复便是一个最典型的例证。

1990 年发射的哈勃空间望远镜，是天文史上最重要的仪器，但是刚一投入使用，科学家就发现直径 2.4m 的主镜头存在严重的球面像差，以后的几年时间里，哈勃空间望远镜一直以有缺陷的状态运行，直到 1993 年 12 月，美国航天员从航天飞机上出舱，为其安装了一个具有相同的球面像差但功效相反的光学系统，从而纠正了之前的缺陷，哈勃空间望远镜才真正充分发挥出其强大的能力。截止到 2010 年，航天员共对哈勃空间望远镜进行了 5 次维护，为其更新了大量的先进科学仪器。正是由于航天员们对哈勃空间望远镜的不断维修、维护，它才能够在太空运行长达 20 年，帮助天文学家解决了许多根本上的问题，使其对宇宙有了更为深刻的了解。

进入 21 世纪以来，长期载人航天飞行、载人登月和火星探测已经成为世界载人航天发展的热点，也是中国载人航天发展的目标。各国研究机构竞相开展先进的登月飞船、登月航天服的预先研究工作，提出了多种月球居住系统方案构想，试图在月球建立

永久性的基地，以进一步开发利用月球资源，拓展人类生存空间，并探索以月球作为前进基地进一步开展星际航行的可行性。在载人登陆火星方面，2010 年美国新启动了载人登陆火星和小行星的星际探索计划；俄罗斯联合了欧洲联盟及中国、美国等多个国家，于 2010～2011 年间完成了"Mars500"地面研究试验，研究火星往返和短期驻留长达 520 天的远航历程中航天员所面临的医学和心理学问题，这些都是载人登陆火星飞行的前奏。

（王立东）

hángtiān huánjìng

航天环境（space environment）

航天器在飞行过程中所遇到的并对之有影响的环境条件。通常包括三个方面　①自然环境（航天）：主要包括大气环境、真空、温度、电离辐射、非电离辐射、流星体等环境；②诱导环境（航天），主要包括超重、失重、冲击、振动、噪声等环境；③人工环境（航天）：主要是太空碎片环境。航天环境是诱发航天器异常和故障的主要原因之一。航天器方案设计、工程研制、在轨运行以及事后分析，都需要了解航天环境特性参数。在载人航天活动中，航天环境因素还会直接或间接地作用于人体，因此，航天环境因素也成为航天医学研究中需要了解和关注的内容之一，尤其是地球大气、热、空间电离辐射和非电离辐射、超重、失重、振动、冲击、噪声、微流星体与太空碎片等环境因素。

自从 1957 年第一颗人造地球卫星进入太空以来，人们开始关注和研究航天环境。航天环境的研究发展大致经历了以下几个阶段：第一阶段重点研究高层大气环境、微流星环境和辐射环境；第二阶段主要关注等离子体环境对航天器的充电效应，以及高能带电离子对航天器微电子芯片的影响；第三阶段侧重于深空环境和月球、火星等地外星体环境研究。随着航天技术的发展，航天活动越来越频繁，人造航天器也越飞越远，人类对浩渺宇宙环境的研究和认识也将逐步深入。

大气环境（atmospheric environment）　地球引力场和磁场所束缚，围绕地球周围的混合气体层。地球大气总质量的 90% 集中在地表 15km 高度以内，总质量的 99.9% 在 50km 高度以内。2000km 高度以上大气极其稀薄，逐渐向行星际空间过渡，无明显的上界。地球大气由干洁空气、水气和微尘等组成，在低层大气中，干洁空气基本成分是氧、氮、二氧化碳、甲烷、氢、臭氧、氖和氦等，其中主要成分是氮和氧，所占容积分别为 78.08% 和 20.95%。海平面上大气质量密度的标准值 $d_0 = 1.225 \times 10^{-3}$ g/cm³，由于地球引力作用，越往高空大气密度越低，基本按指数规律下降，如从地面到 18km，大气密度降低 1 个数量级即 $d_0 \times 10^{-1}$，高度到 33km，密度降为 $d_0 \times 10^{-2}$，高度到 245km，密度已降为 $d_0 \times 10^{-10}$。大气密度不但随高度变化，而且也随着季节、昼夜、纬度和太阳等而变化。海平面大气温度标准值为 15℃，即 288.15K。其他各高度大气温度见表 1。300km 以上的空间大气十分稀疏，已无温度意义，具有与太空相似的特性，成为航天活动的主要区域。

随着高度的增加，大气压呈现近似指数函数的方式下降，高度每增加 5km，大气压大约降低原来数值的 1/2，350km 高度以内大气压变化规律见表 2。在载人航天中，从地球大气层到太空的过渡区内，有三个高度对人体防护和航天器设计有特殊意义：①大约在 20km 高空，由于低压和缺氧，是人体的生理耐受极限，需穿着航天服和用密闭乘员舱保护人体；②大约在 80km 高度，称为冯·卡曼线，空气动力学开始失效，由此高度再向上则需喷气气流控制航天器的方向；③180～200km 高度，是力学边缘，此高度以上空气阻力可忽略不计，大气力学功能已基本消失，是载人航天器的常用轨道高度。

太空热环境（space thermal environment）　太空中由太阳辐射、地球反照辐射、地-气系统辐射与冷黑环境产生的热环境。通常用太阳常数来描述太阳电磁辐射能量，一个太阳常数等于 (1353 ± 21) W/m²。入射到地球大气中的太阳辐射能一部分会反射回宇宙空间，即地球反照辐射。地-气系统辐射是指地球、大气的热辐射，其平均值为 (237 ± 7) W/m²，随季节变化为 ±30%。当不考虑太阳及其附近行星的辐射时，宇宙各处在各个方向上具有相同的辐射能量，约为 5×10^{-6} W/m²，它相当于温度为 3K 的绝对黑体辐射出的能量，通常称为"3K"背景辐射。载人航天器、舱外活动航天员服装表面辐射出的能量全部被太空吸收，没有二次反射，这种环境称为冷黑环境。

太空电离辐射（space ionizing radiation）　太空中能使物质产生电离效应的辐射。太空电离辐射环境由能够引起电离的带电粒子（质子、电子、α 粒子和重离子等）、不带电粒子（中子）和高能电磁辐射（γ 射线、X 射线等）组成。太空电离辐射按其

表1　大气温度随高度的变化

高度（km）	大气温度（K）	高度（km）	大气温度（K）
0	288.15	250	1400
11	216.65	300	1500
20	216.65	400	1500
90	190.65	500	1600
150	780	700	1600
200	1200	1000	1600

表2　大气压随高度的变化

高度（km）	气压（kPa）	高度（km）	气压（kPa）
0	101.31	13	16.577
1	89.862	15	12.110
2	79.488	20	5.531
3	70.109	31	1.013
4	61.650	48	1.013×10^{-1}
5	54.038	65	1.013×10^{-2}
6	47.210	80	1.013×10^{-3}
7	41.098	92	1.013×10^{-4}
8	35.646	108	1.013×10^{-5}
9	30.795	135	1.013×10^{-6}
10	26.495	220	1.013×10^{-7}
11	22.696	350	1.013×10^{-8}
12	19.396	520	1.013×10^{-9}

来源可分为人工辐射源及天然辐射源两类。其中主要的是天然辐射源，主要包括银河宇宙辐射、地球捕获辐射和太阳粒子辐射3个主要类别。

银河宇宙辐射　起源于银河系除太阳以外的宇宙射线，是来自银河系并被星际间磁场加速的带电粒子流，主要组成是质子、α粒子等。在太空中，银河宇宙辐射是各向同性的，能量高达 10^{14} MeV。注量率较大的粒子能量范围为 $10^{2} \sim 10^{5}$ MeV，穿透力极强，难以防护。

地球捕获辐射　在地球周围存在的被地球磁场捕获而形成大约6个地球半径的高能带电粒子

区域，又称范艾伦辐射带（Van Allen belts），可分为内、外两个辐射带。内辐射带是赤道面上距离地心 1.2~4.5 个地球半径之间的辐射带部分，主要由能量为1MeV以上的质子组成，强度比较稳定。在非洲和南美洲之间的南大西洋上空，内辐射带距地面的高度降至最低，称为南大西洋辐射异常区，是影响近地轨道载人航天飞行的一个重要辐射源。

太阳粒子辐射　又称太阳宇宙线，是从太阳发射出来的带电粒子，如质子、α粒子和电子。太阳质子事件，是大的太阳耀斑爆发期间，从太阳活动区域喷射出大量高能质子的事件，又称太

阳爆发，其喷射的粒子依能量大小不同，在数十分钟至几小时内到达地球空间，并持续数小时至数天。太阳质子事件的发生和规模与太阳活动周期有关，大约为11年的太阳活动周期中通常有30~50次重要的质子事件，其中特大质子事件有2~3次，因其总剂量大，对电子设备和元器件的损伤严重，尤其对航天员空间活动的影响更大，是高轨道飞行或深空探测的危险辐射源。

太空非电离辐射（space non-ionizing radiation）　太空中不引起物质产生电离效应的辐射，包括光辐射和电磁波，主要来自太阳发出的辐射以及载人航天器雷达、通信系统使用的射频辐射。在非电离辐射中，波长在 100nm~1mm 的辐射为光辐射，可见光是其中的一部分（波长 400~760nm），波长小于和大于可见光的光辐射分别称为紫外辐射和红外辐射。波长大于 1mm 的电磁辐射称为电磁波，频率在（3~30000）$\times 10^{7}$ Hz 的电磁波称为微波，频率在（0.001~3）$\times 10^{7}$ Hz 的电磁波称为短波，微波和短波统称为射频辐射。紫外辐射可引起皮肤红斑、加速皮肤老化，也可能诱发角膜炎和白内障。过强的可见光可以损伤视力。红外辐射主要引起致热效应。射频辐射可使组织产生热效应，长期的射频辐射可使中枢神经、心血管、感觉器官等产生不良效应，甚至引起染色体畸变。

超重（hypergravitation）当物体受外力作用而做加速运动时，地球引力与物体加速运动的惯性力合力超过平常地球表面上物体所受到的地球引力的作用。

失重（weightlessness）物体所受的重力被与其方向相反

的惯性力所抵消，物体重量呈现为零的状态。在微重力环境下的物理现象与重力环境下有较大差别，如物体运动特性发生变化，物体在太空可以随意停留；流体静压力消失，液体由表面张力和液体与物体表面之间的附着力所束缚，使浸润现象和毛细现象加剧；液体中由于物质密度不同引起的沉浮和分层现象消失；气体自然对流基本消失，对流换热量微小，分子扩散过程成为传热的主要过程。

振动（vibration） 机械系统运动或位置的量值相对于某一平均值或大或小交替地随时间变化的现象，是围绕平衡位置的往复运动。航天飞行中，与航天员有关的振动环境是常重力、加速、减速与微重力背景下的振动环境，如发射上升段需经历加速，振动是在超重背景下发生的；轨道运行段振动是在微重力环境下发生的；而返回段振动是在减速环境下发生的；塔架上待发段的振动是常重力背景下的振动。

冲击（impact） 系统受到瞬态激励，其运动状态发生突然变化的现象。载人航天中的冲击问题主要是人-舱系统着陆冲击对人体的影响及其防护。有了软着陆技术后，一般采用人-舱系统整体着陆，人体主要承受胸-背向冲击加速度（+Gx）。人体对冲击的反应主要表现为内脏牵拉痛、胃部不适、呼吸困难及头痛、眩晕等，严重时还会出现内脏出血。

噪声（noise） 不同频率和不同强度的声音无规律的杂乱组合。一般用声压或声压级、频率和时间等物理参数来描述噪声的特征。噪声分为稳态噪声和非稳态噪声，前者是指在观察时间内，具有可忽略不计的小的声压级起伏的噪声；后者是指在观察时间内，声压级变化很大的噪声。实际中常遇到的起伏噪声、间断噪声、脉冲噪声都是非稳态噪声。强噪声反复作用会对人体听觉和非听觉造成不良影响，应采取措施加以限制或防护。

微流星体（micrometeoroid） 微流星体通常是指直径在1mm以下、质量在1mg以下的固体颗粒。微流星体在太阳引力作用下运动，其相对于地球的平均速度为10~30km/s，最大速度可达72km/s。绕太阳公转、轨道相近的许多微流星体会形成流星群。航天器与微流星体发生碰撞可能使航天器表面部分穿透、剥落，甚至失效；微流星体对航天器表面材料有砂蚀作用，使航天器表面粗糙，破坏表面温控涂层特性，也可能影响光学器件、太阳电池帆板性能。

太空碎片（space debris） 太空中废弃的人造物体，包括工作寿命终止或因故障不再工作的航天器、废弃的运载火箭末级、航天器发射或工作时丢弃的物体、人造物体碎裂产生的碎片等。截至1997年底，记录在册的、尚在太空运行的尺寸在10cm以上的太空碎片约8500个；尺寸在1~10cm的约30万个；2000km以下的近地轨道上的微小碎片估计高达400万个。太空碎片相对于航天器以每秒几千米以上的速度运动，一旦发生碰撞可能对航天器造成严重损伤，还可能威胁舱外活动航天员的安全。

昼夜节律（circadian rhythm） 白天和夜晚周期性变化的节奏或规律。例如，地球表面的昼夜节律周期是24小时；月球的昼夜节律与其自转周期基本相同，约为28天；火星的昼夜节律与地球基本相同，约为24小时37分钟。载人飞船、空间站等航天器通常在离地面300~500km高度的轨道上飞行，绕地球飞行一周约为90分钟。因此，航天员在一天24小时内，可有16个昼夜变化。由于航天员已习惯了地面的昼夜节律，飞行初期对这种90分钟的短昼夜节律会不习惯，可能出现睡眠不好、易醒、易疲劳和工作效率降低等情况。

月球环境 月球距地球约 3.8×10^5 km，表面气压是 1.3×10^{-10} kPa。月球白天阳光刺眼，温度高达127℃，夜晚温度降至-183℃。月球表面的重力加速度为0.17g，约为地球的1/6。月球没有全球性的偶极磁场，与近地轨道辐射环境相比，月球没有捕获辐射带。但由于没有磁场保护和大气的阻挡，银河宇宙辐射和太阳粒子辐射可以直接到达月球表面，尤其在太阳质子事件期间，辐射环境会进一步恶化。月球表面地貌复杂，且布满月尘。月尘浓度较大且粒子细小（直径40~130μm），易附着于暴露外表。

火星环境 火星表面的重力加速度约0.39g。火星大气密度不到地球的1%，表面平均气压接近600Pa。大气成分主要是二氧化碳（约占95%）、氮气（约占3%），以及少量的氢气、氧气、水汽等。大气中充满悬浮尘埃，使其呈橘褐色。火星表面温度白天可达27℃，夜晚可低至-133℃，平均-57℃。由于大气环流的影响，易形成尘暴和尘卷风等恶劣天气。火星的辐射主要来自银河宇宙辐射和太阳粒子辐射。火星缺乏足够强的磁场以偏转带电粒子，没有类似于地球的捕获辐射带，且大气层稀薄，无法阻挡高能带电粒子，因此火表面的辐射环境比较恶劣。

（陈金盾）

zàirén hángtiānqì

载人航天器（manned spacecraft） 在绕地球轨道或太空按受控飞行路线运行的载人的飞行器。载人航天器可划分为两类，第一类是天地往返载人运输工具，包括载人飞船、登月飞船和航天飞机等，供航天员进入太空短期生活和工作并返回地面；第二类是轨道站，包括空间实验室、空间站等，供多批次航天员巡访、长期工作和居住的大型载人航天器，能够充分利用太空资源开展空间科学和应用研究。与卫星等无人航天器相比，载人航天器最鲜明的特点是有人参与，屏蔽了真空、极端温度、辐射等危险因素，创造出人类生存、生活必需的环境，保障航天员的安全；同时，载人航天器又是航天员驾乘、操作的对象，进行了充分的"适人性"设计，能够充分发挥航天员的作用，保证飞行任务成功。"人"具有强大的想象力、应变能力和主观能动性，可以完成复杂的科学实验和观测活动，可以处理无法提前预想的问题和故障。载人航天器的设计建造，必须满足医学和工效学要求，并通过专项试验进行验证和评价，以证明其安全性和"适人性"，从这个角度看，航天医学研究是载人航天器设计的源头之一。

发展历程 从20世纪50年代末苏联和美国互相竞争，开始载人航天活动以来，载人航天器的发展已有几十年的历程，从发射无人飞船开始到建立长期性空间站，大致经历了以下发展阶段①无人飞船：搭载哺乳动物（如狗、猩猩等）或拟人代谢装置，探索人在宇宙空间生存的可行性，突破飞船安全发射和返回技术，为载人飞行做准备。②单人飞船：检验飞船载人飞行能力，研究人对航天飞行的适应能力，突破航天环境控制与生命保障技术，全面验证飞船的各个基本系统，包括前苏联的"东方"号和美国的"水星"号。③多人飞船：一般载2~3人，试验人的出舱活动，飞船的轨道机动、交会对接，人在两艘航天器之间进行转移等技术，是后续载人空间应用的基础，包括美国的"双子星座"号载人飞船，以及苏联/俄罗斯的"上升"号、"联盟"号系列载人飞船等。④试验性空间站：一般是单舱式空间站（或一个生活舱加一个后勤舱），进行空间科学、微重力应用、对地观测等试验，包括美国"天空实验室（Skylab）"、苏联"礼炮"1号~"礼炮"7号空间实验室（图1）。⑤长期性（永久性）空间站：一种模块式、可在轨组装的大型空间基地，一般由一个核心舱和多个试验舱段对接而成，具有完备的导航、通信、物资补给、环境生命保障、乘员支持等功能，空间应用能力相对于试验性空间站得到了极大的加强，包括苏联/俄罗斯的"和平"号空间站（图2）和美俄联合14个国家建成的国际空间站（图3）。此外，美国还利用航天飞机（图4）进行大型空间结构的组装与展开、卫星的回收与维修、从轨道平台上发射卫星等试验。1961~1972年，美国实施的载人登月计划，基于"水星"号和"双子星座"号的技术成果，研制"阿波罗"登月飞船，成功实施7次载人登月。

中国发展历程 1971~1978年，中国完成"曙光"号载人飞船的方案设计工作后暂停；1992年9月中国载人航天工程正式启动，确定了三步走的发展战略：①由载人飞船起步，突破天地往返技术；②建立短期有人照料的空间实验室，突破出舱活动和交会对接技术；③建立长期在轨运行的空间站。"神舟"飞船设计方案直接瞄准第三代载人飞船，采用推进舱、返回舱、轨道舱三舱构型，可搭载3名航天员飞行5天，具备自主飞行、交会对接、停靠救援等功能。1999年11月20日，"神舟"1号试验飞船的成功发射，验证了发射、在轨控制、返回基本技术；2000~2002年连续发射3发无人飞船，验证了载人环境、安全可靠性；2003年10月15日，航天员杨利伟搭乘"神舟"5号首飞成功，标志着中国已经突破了载人航天技术，航天医学研究成果经过了飞行检验；2005年11月，"神舟"6号载人飞船实现多人多天飞行，验证载人飞船生活支持技术，并首次开展有人参与的在轨科学试验；2008年9月，"神舟"7号载人飞船搭乘3名航天员，由翟志刚穿着中国研制的"飞天"舱外航天服，实施首次出舱活动；2011年10月和11月，相继发射"天宫"1号目标飞行器和改进型"神舟"8号飞船，完成中国首次载人航天器自动交会对接；2012年和2013年，相继发射"神舟"9号和"神舟"10号，均搭乘3名航天员，实现载人航天器手动交会对接，并进行组合体驻留，开展多项医学和应用实验（图5、图6）。至此，突破了载人飞船天地往返、空间交会对接、空间出舱活动三大基本技术。之后，将发射"天宫"2号空间实验室，验证推进剂空间补加注、在轨维修、长期运行管理等技术。不久的将来，中国的空间站、载人飞船、货运飞船将构成完整的载人航天器体系，成为航天技术研究和应用的平台。

其他国家的载人航天器研制 限于国力和国情，美、俄、中之外的其他国家目前都还没有独立的载人航天计划，但众多国家曾采取不同方式开展载人航天器的研制：欧洲联盟为国际空间站研制了"哥伦布"号试验舱，开发出货运飞船"自动转移飞行器"；日本为国际空间站研制了"希望"号试验舱，开发出货运飞船"H2转移轨道飞行器"；加拿大为国际空间站研制了遥控机械臂；印度正在开发载人飞船。

组成和功能 载人航天器是复杂的工程系统，其主要功能是将航天员安全地送入轨道，为航天员提供适宜的生活和工作环境，支持有效载荷和科学实验，并使航天员安全返回地面。载人航天器通常由结构系统、制导导航和控制、热控、环境控制与生命保障、推进、测控与通信、数据管理、电源、回收着陆、仪表与照明、应急救生、对接机构、乘员

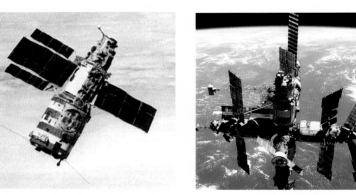

图1 "礼炮"号空间实验室　　图2 "和平"号空间站

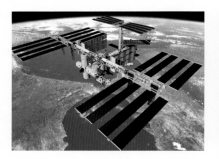

图3 国际空间站

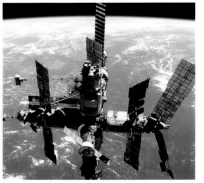

图4 航天飞机

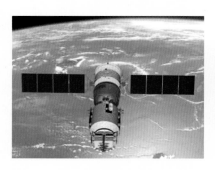

图5 "神舟"飞船

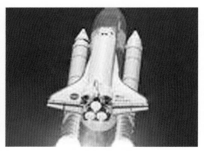

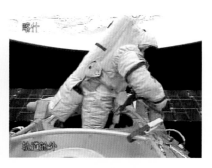

图6 舱外活动

支持、出舱支持、有效载荷等功能模块构成。载人航天器结构系统包括多个密封舱和非密封舱。密封舱通常是乘员舱，又称压力舱，能够在太空保持舱内大气压力，屏蔽宇宙辐射，防止热量散失，是航天员生存的安全屏障，需要航天员监视、控制、操作和使用的仪表、设备和物品都安装在乘员舱内，乘员舱之间连通，扩大航天员活动范围。航天制导导航和控制系统，可测量航天器运动参数及其误差，能够进行修正和控制，引导航天器按预定的轨道和姿态运动；热控系统负责调整航天器内部、航天器与空间的热交换，保障仪器设备处于规定的温度范围，载人航天器通常采用主动流体回路和被动热防护相结合的热控系统；航天环境控制与生命保障系统为航天员正常生活和工作提供适宜的舱内气体环境，供应氧气和水，回收管理人体产生的粪、尿、二氧化碳等废物；推进系统为航天器轨道控制和姿态控制提供所需的推动力；测控与通信系统可与地面测控网配合，进行航天器测量定位、注入指令和数据，实现天地间远程通信。数据管理系统提供飞行时间基准，对航天器各系统状态和遥测指令等数据进行统一管理，协调各系统的运行。电源系统负责产生、存储、变换、调节和分配电力资源，通常采用太阳能电池、燃料电池作为电力来源。回收着陆系统保障载人飞船的返回舱安全回收和软着陆，防止过载和冲击损伤航天员，载人飞船着陆通常使用降落伞减速和着陆缓冲机构，航天飞机着陆使用机翼滑翔和减速伞着陆。仪表与照明系统为航天员提供显示信息、提供手动操作装置和航天照明，是

人机信息交互的主要设备。载人飞船为提高安全性，还配备有应急救生系统，出现致命性故障时，具有逃逸、紧急返回、地面和海上生存和联络等功能，能够确保航天员安全；对接机构是两个航天器在空间连接一体的机构，能够锁紧、密封，也能控制脱离。乘员支持系统直接为航天员服务，配备舱内航天服、航天医监医保设备、锻炼设备、生活设施，以及航天食品和饮水、卫生用品和工作用品等生活物资，保障航天员工作、生活和安全。出舱支持系统主要包括气闸设备和舱外辅助设备两部分，为航天员出舱活动提供过闸、通信、照明、辅助移动等支持功能。有效载荷系统提供空间科学实验和新技术应用实验的支撑平台，是空间应用的主要载体。

载人航天器由运载火箭推动，摆脱重力束缚，加速到7.8km/s，进入近地椭圆轨道，开始自主飞行。载人飞船作为追踪航天器，入轨后经过多次变轨，进入预定轨道，进行机动调相和导引，与目标航天器（空间实验室、空间站等）交会，由飞行电子计算机自动控制或航天员人工控制，与目标航天器完成对接；航天乘员组即可进入航天器组合体，开始一定时期的在轨飞行，从事空间科学研究，航天员可穿着舱外航天服，到舱外从事航天器建设、维修、实验等任务。航天乘员组完成预定任务后，进入载人飞船，脱离空间站，飞船推进器制动减速，进入大气层，降落在预定地点；空间站还可接受货运飞船对接，定期补给推进剂和航天员消耗品，维持自身运行，保障航天员生活所需。

应用　载人航天器是人类探索、开发和利用太空的实验室平台。人与航天器的结合，创造出了独特的太空研究平台，可以利用失重、洁净真空等特有太空资源，从更高的层次认识空间和地球，探索世界和生命的起源，更好地为人类服务。"和平"号空间站运营15年，开展大规模太空应用，进行了4万多个应用和科学实验，主要包括：对地观测、蛋白质晶体生长实验、航天医学实验、材料科学实验、流体力学研究、空间辐射研究、特种工艺技术研究、地球物理学研究、生物学研究、天文学研究等。国际空间站正式服役后，每年接待多批航天乘员组进行长期考察和短期访问，开展医学与生物学、生物工程、空间技术、材料科学、教育活动、地球物理、对地观测等方面的应用和研究工作；国际空间站科学研究的重点是医学和生物学研究，分别占43%和32%，大量采集人体在空间环境下的生理数据，研究人体对空间环境的适应性及应对措施，改进航天员健康保障技术，这些是人类研究自身的基础工作。美国利用航天飞机维修哈勃太空望远镜（图7），挽救了这台价值10亿美元的仪器，服役超过20年，才有诸多激动人心的科学发现；航天飞机扫描制成了最精细的地球三维地形图。中国载人航天器历次发射中，均安排适度规模的应用载荷实验，利用微重力环境，开展失重生理效应研究、体液成分检测、成骨细胞和心肌细胞培养、蛋白质晶体生长、润滑材料舱外暴露等实验项目。载人航天器还搭建起航天员与民众沟通的平台，激发国民热爱科学、热爱航天、探索宇宙的激情。

（刘伟波）

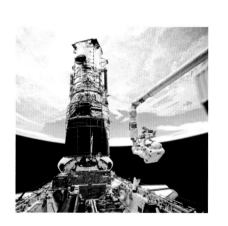

图7　出舱维修哈勃太空望远镜

huánjìng kòngzhì yǔ shēngmìng
bǎozhàng xìtǒng

环境控制与生命保障系统（environmental control and life support system，ECLSS）

航天器乘员舱中用于创造载人环境，保障航天器内与人相关的物质流和能量流平衡的系统。简称环控生保系统，是最具载人特色的航天器技术之一。脱离了地球上自然生存环境，它要保证人在太空的生存和安全，主要功能是提供合适的大气总压和氧分压，维持适宜的环境温度和湿度，清除人体代谢产生的二氧化碳和乘员舱内有害气体，收集管理人体排出的尿便。

发展历程　伴随着载人航天技术进步，已发展出三类环控生保技术，构建不同类型的载人航天器环控生保系统。

非再生式环控生保技术　乘员舱大气压力控制设备、温湿度控制设备等环境控制硬件在各舱段配置，氧气、水、二氧化碳吸收剂、有害气体净化剂等消耗品均由地面携带，一次性使用后废弃；于20世纪70年代发展成熟，适用于短期飞行的载人航天器，如载人飞船、登月飞船、航天飞机等，舱外航天服使用的便携式环控生保系统也属于非再生技术。

物理化学再生式环控生保技术 随着载人航天器飞行时间延长数月甚至数年，地面发射运送消耗品的代价高昂，使用物理化学方式实现部分消耗品的再生循环使用：尿液经净化处理生成水，再电解产生氧气供航天员呼吸；冷凝水经净化处理生成航天员饮用水；二氧化碳吸收剂进行脱气，回收二氧化碳，与氢气反应生成水供航天员使用；将卫生水清除洗涤剂后循环使用；有害气体吸收剂经脱气处理后循环使用。物化再生式环控生保技术实现了水、氧等主要生命保障物质的循环利用，适用于长期在轨飞行的载人航天器，经过空间实验室、航天飞机、"和平"号空间站的飞行试验和应用实践，目前是国际空间站的主流技术，仍在不断完善发展中。

受控生态生保技术 又称生物再生式环控生保技术，主要通过植物光合作用、微生物降解，吸收人体代谢产出的二氧化碳、排泄物，分解生活垃圾，产出氧气和纯净水，植物根茎和果实作为食物来源。这种技术以太阳能和电力作为能源，实现了水、氧、食物的封闭循环，不依赖地面补给，适用于在未来月球基地、地外殖民的太空基地等建立受控生态生保系统。目前正处于基础研究和概念设计阶段，中国、美国、俄罗斯、加拿大、日本等国，都建成了一定规模的地面演示验证系统，在南极和北极均建立了受控生态生保技术实验基地。在国际空间站上安装的小型温室可生产少量蔬菜供航天员食用。

技术基础 载人航天器环控生保技术与航天医学的联系最为紧密，以在宇宙空间创造适宜的人工环境、维持与人相关的物质流和能量流平衡为目标。①要与人体代谢参数匹配：人每天正常活动会产生 10465～11720kJ（2500～2800kcal）热量，消耗 0.8~0.9kg 氧气，饮水约 3kg，呼出约 1kg 二氧化碳，呼吸道和皮肤会排出约 1.6kg 水分，排尿约 1.5kg，环控生保系统就要供应相应的有用物质，回收相应的废物。②乘员舱环境控制必须满足人的安全和工作要求：无论在正常运行还是应急情况下，乘员舱总压不得低于安全要求的下限，压力变化不得造成耳气压不适，并减少高空减压病发生概率；氧分压控制范围要保证人的氧摄入量和血氧饱和度，还应避免氧浓度过高导致氧中毒；二氧化碳分压超过限值会造成意识和认知功能下降；温度和湿度控制应保证人体热舒适性，持续超过限值会导致人的热应激反应；清除乘员舱大气和水中的微量有害物质，防止其在人体中沉积影响健康等。③要解决气、液两相流体的微重力适应性问题：在空间环境中不能再借助重力作用实现气液分离，需要利用毛细原理、离心分离和膜技术等，开发特种材料和专门装置，实现微重力环境中气、液流体的有效管理，开发出在地面进行微重力适应性评价的实验方法和合格判据。④工效学设计和可维修性设计是环控生保技术设计的重要环节，环控生保系统的运行和维修是航天员的重要工作内容。据统计，环控生保在轨维护时间占用国际空间站总维护时间的 40%，需要设计合理的人机界面，方便在轨检测和故障定位，在微重力环境中能够更换可维修单元。

应用领域 环控生保技术应用于载人飞船、载人空间站、舱外航天服等载人航天器。相关技术也可广泛应用于航空飞行、水下航行、特种医疗等涉及人在密闭、特殊环境中生存、工作的场所。载人航天事业开发出的先进环控生保技术，也将极大改善人类日常生活。

（刘伟波）

shòukòng shēngtài shēngmìng bǎozhàngxìtǒng

受控生态生命保障系统（controlled ecological life support system，CELSS）

人工建成的包括若干关键生物部件的密闭生态系统。又称生物再生式生保系统（bio-regenerative life support system，BLSS）。简称受控生态生保系统。关键生物部件包括粮食蔬菜等高等植物、螺旋藻和小球藻等微藻以及微生物等。长时间、远距离和多乘员的载人空间飞行、深空探测和星球定居是未来航天事业发展的必然趋势，为实现这些目标，必须依靠能实现物质完全闭合循环的受控生态生保系统提供长期的食物和物质供给。

简史 受控生态生保系统是实现未来长期载人航天和月球/火星定居与开发所必备的生命保障系统。目前世界上各航天大国都已经开展了相关的研究工作，取得了一定进展。

20 世纪 60 年代，苏联科学院生物物理研究所成立受控生态生保系统国际研究中心，开展了"BIOS"计划，并先后建成BIOS-1、BIOS-2 和 BIOS-3 等试验系统。其中，设计并建立的大型实验复合体"BIOS-3"，容积达 $315cm^3$，包括两个高等植物栽培室、一个藻类培养室和一个容纳 3 名乘员的居住室。该试验系统中用来栽培植物和培养微藻的面积为 100m²，初步形成了一个"人-植物-微藻"的密闭生保系统。在随后开展的 2~3 人、120~180 天的载人模拟实验中，进行了 10~12 种作物的栽培试验，发现在整个试验期间实现了良好的物质再生，其中氧气和水达到 100% 的再生，食物最好的时候能达到 80% 再生。目前，该所已考虑建立"BIOS-4"实验系统。

美国在 20 世纪 70 年代后期，提出并开始实施受控生态生命保障系统实验模型计划（CELSS breadboard project）。NASA 约翰逊航天中心实施的高级生保计划，将生物再生式生保系统和物化再生式生保系统结合起来，建成载人综合再生式生保系统。目前已经建成月球-火星生保技术整合试验装置，并进行了 4 人 90 天物化与生物再生技术相结合的物质闭环试验。整个试验过程中，氧气和水达到 100% 再生，食物再生率达到 1 人的 25%；通过微生物反应器的降解作用使生物可降解废物循环率达到 80%。实验结果表明：栽培面积为 11.2m² 的小麦平均能够产生 1.1 个人所需的氧气，4 个人所需的纯净水和 1 个人所需食物的 25%（将小麦制成面包）。

欧空局下属的欧洲空间研究与技术中心（European Space Research and Technology Center, ESTEC）于 1989 年启动了微生态生保技术综合系统项目（micro-ecological life support system alternative, MELISSA）。ESTEC 开展了大量的微藻光生物反应器技术、微生物废物/废水/废气处理技术研究，并进行了密闭环境中高等植物栽培技术等多项关键技术的试验研究和小型动物（小老鼠）与系统的物质闭合循环试验。通过 15 年的研究和发展，欧空局形成了一套用于研究 MELISSA 循环的有效途径。

日本环境科学研究院建成了密闭生态实验系统（closed ecological experimental facility, CEEF），占地面积约为 350m²，用于模拟密闭环境内氧气和二氧化碳等气体在植物/藻类、人类和动物之间的循环。已经进行了多次 2 人 7 天的"人-植物/藻类-动物"整合技术试验，取得了许多重要的研究成果。

中国在 20 世纪 90 年代制定了受控生态生保技术研究的计划，经过二十余年的努力，建成了受控生态生保技术综合实验系统并进行了相关的生物部件筛选研究。目前，中国航天员中心已经进行了 2 人 30 天的受控生保系统密闭整合实验，取得了良好的效果。实验结果表明 CELSS 内大气、水和食物的闭合度分别达到 100.0%、84.5% 和 9.3%；系统能效比达到 59.56g/（kW·m²·d）；种植面积为 13.5 m² 的 4 种植物可以满足 1 人的呼吸需氧量。

原理　受控生态生保系统的生态学原理如图所示。其中，高等植物和微藻通过光合作用和蒸腾作用为航天员生产食物、氧气和水等基本生保物资；微生物通过呼吸降解作用，将可降解废物转化为植物、微藻或人可以利用的物质，从而实现系统内物质的闭合循环和生保物资的持续再生。同时，为了提高环控生保系统的稳定性、安全性和可靠性，受控生态生保系统必须与物理/化学再生技术以及部分非再生技术相结合，后者主要进行氧气和水的补给及应急供应。

受控生态生保技术是未来航天事业发展的必然要求，不仅可以在长期载人航天中降低空间飞行费用，还能在遥远深邃的太空为航天员营造一个生机勃勃的环境，减轻航天员因孤独、寂寞和恐惧等因素等造成的心理压力，保障航天员的身心健康和工作效率。目前的受控生态生保技术研究虽然已经成为各航天大国的研究重点，但还处于实验研究阶段，尚无在空间应用的实例。将来，受控生态生保系统发展的重点主要集中在两个方面：首先，筛选、整合最优的生物部件和支持系统，进行长期载人的地面基地模拟实验，探索生保系统内物质流的动态平衡调控机制等一系列关键技术和科学问题；其次，在地基模拟成功后，逐步利用空间站等航天器开展受控生态生保系统的在轨验证，以提高其匹配性、可靠性与安全性，从而为其在月球基地等的应用奠定基础。另外，受控生态生保技术不仅在载人航天

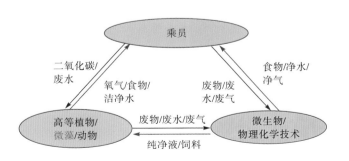

图　受控生态生保系统的生态学原理

中至关重要，而且在极地科考站和高级温室农业等民用科技中也有重要推广应用价值。

（郭双生）

zàirén hángtiānqì yīxué yāoqiú

载人航天器医学要求 （medical requirements for spacecraft）

载人航天器内乘员工作和生活环境控制工程设计所需要达到的环境要求。是根据载人航天器执行任务的目标，以航天环境因素作用于人体所产生的生理学和病理学效应为依据制定的。制定医学要求的同时需要明确对航天器内环境进行医学评价的方法，从而保证载人航天器满足航天员健康生活、高效工作、完成航天任务的顶层设计准则和建造完成达标评价的实施依据。

提出载人航天器工程设计的医学要求是将航天环境医学研究成果应用于工程实践的过程。前提是必须深刻认识航天环境（如乘员舱内人工气体环境、力学环境、电离和非电离辐射环境等）的特点和对人体的生理效应，从保证航天员生命安全和完成任务的角度，依据任务和目标，提出适合中国载人航天器工程设计的医学要求。此项工作影响到整个工程的质量甚至成败，是整个系统工程研制中的一个重要环节。

基本原则　制定载人航天器工程设计的医学要求的指导思想和原则如下。

安全性原则　保证航天员的安全是制定载人航天器工程设计医学要求与评价分系统方案的首要原则。"安全性"指不发生危及航天员生命和永久性机体损伤的保证能力。工程设计医学要求应充分考虑工程系统运行时因调整而出现的波动以及潜在的环境因素危险源，同时，为防止误决策

和误操作，有些技术要求需保证航天员的工作效率。

工程可行性原则　整个工程的安全性将医学要求和工程实现维系于一体。工程可行性即医学要求与评价的合理性。所提出的工程设计要求必须考虑工程实现的可能性并与当时国家经济技术状态相适应，既考虑工程设计医学要求所带来的利益，也考虑为此而付出的代价，不能单一地追求高水平和舒适性。在考虑工程可行性时，还应考虑与之相关的安全性问题，在医学要求、工程实现和安全性所构成的整体上有一个合理的整合。

完备性、相容性原则　对工程设计提出的医学要求应具有：①完备性：在工程设计医学要求的链条上不能有严重的脱节或漏项，以致工程设计无所依据或带有任意性。影响航天员安全的医学技术要求还应考虑报警或应急返回等情况；②相容性：各项工程设计的医学要求应是相容的，不能出现相互矛盾的要求而影响工程设计或系统功能的实现。相容性原则还应考虑到与后期型号和国际合作要求的相容性。

依据的充分性原则　所提出的医学技术要求和数据需有充分而有效的实验依据和科学的理论推算，这关系到医学要求的安全性问题。医学要求和数据不能依据个别的或不确定的实验结果，而应采用经实践检验和普遍认同的结论。理论推算应是科学的，并考虑推算中带来的误差。引入其他国家数据应反复核实和比较分析，审核是否适合于实际。

医学要求内容　主要有 9 项要求。

总压、氧分压医学要求　载人航天器内的人工大气环境（ar-

tificial atmospheric environment）提供航天员维持生命所必需的压力和氧气等。苏联载人航天器一直采用 1 个大气压、常氧浓度（21% O_2）的大气环境。美国曾使用 1/3 大气压、100% O_2 的大气环境，结果导致飞船地面实验时发生火灾、3 名航天员遇难的悲剧。中国根据相关的研究成果结合工程研制目标，制定了相应的国家军用标准《飞船乘员舱大气环境医学要求与评价方法》作为中国载人飞船工程设计的依据。美国和俄罗斯对航天器舱内的大气环境均提出了明确的要求。经过多年的载人航天实践，大气环境的主要参数如总压、气体成分、氧分压等各国趋于一致，均采取接近地面的常压、常氧大气环境。

但结合航天飞行时间的长短、技术能力及任务特点，部分指标从系统最优角度出发，又有所调整。例如，在提出飞船舱内总压医学要求时，既要考虑供气调压的工程实现方式，也要考虑到待发段打开舱门应急撤离等安全方面的要求。因此，总压范围有必要涵盖发射场当地的大气压。除此之外，返回舱着陆或水面溅落后的舱内总压、氧分压、二氧化碳分压均需系统考虑。

温度、湿度医学要求　载人航天器舱内大气环境的温度、湿度涉及航天员工作效率、身体健康，甚至生命安全。人体的产热和产湿、舱载设备散热及舱壁与外界的换热均对舱内温度、湿度产生影响。虽然各国总体上对舱内温度的要求基本相同，均在 17~27℃ 之间，湿度范围是 25%~75% 相对湿度，但结合到工程实际制定医学要求，其复杂程度大大增加。考虑到温度、湿度的耦合和缓变特点，中国对飞船舱内

温度、湿度的波动及持续时间给出了明确的要求。载人航天历史上已发生多起温度应急事件，从不同角度说明医学和工程部门对温度、湿度关注的必要性。此外，为了保证失重状态下人与大气环境的对流热交换，驱除呼吸区的二氧化碳蓄积，还需要对舱内气体流动的风速提出要求。

有害气体医学要求　载人航天器舱内使用的非金属材料和人体不断释放污染物。美国和俄罗斯对飞行器内的气体检测发现有上百种有机物，并针对该国航天器舱内使用材料和实际时间等情况，提出了相应的非金属材料和舱内有害气体的医学要求。美国在提出28种污染物最大容许浓度的基础上，将空气质量分为合格与不合格两个等级，并引入毒性指数和族类别毒物最大容许浓度的概念。俄罗斯在提出109种污染物最大容许浓度的基础上，使用毒性指数的概念，对载人航天器舱内空气质量进行评价。中国对飞船7天短期飞行舱内挥发性强且具有毒理学意义的19种有害气体和总悬浮颗粒物提出了限值要求，制定出了相应的国家军用标准。为从源头控制舱内产生污染物，中国也同时提出了载人航天器舱内非金属材料的选用要求。

振动医学要求　振动可影响乘员的工作效率，引起人的应激和疲劳，降低警觉和工效，产生生理和生物动力学作用及主观烦恼。因此，振动医学要求的出发点是控制振动的产生和传导，保证不引起人的疲劳、损伤等。中国提出的振动医学要求是以人体振动的国际标准ISO2631为基础，结合航天器飞行特点，与美、俄的要求基本一致。

噪声医学要求　噪声在载人航天器舱内时刻伴随着航天员，对噪声的要求既要考虑对航天员工作和生活的影响，又要切合经济、技术可行性。为避免航天器发射等各阶段的高强噪声对乘员听觉器官的损伤和舱内联络及天地通信的影响，美国对噪声暴露限按听觉保护要求、通信要求和居住要求提出；俄罗斯标准分工作和睡眠状态，随飞行时间延长提出了不断加严的噪声要求。中国的舱内声环境的医学要求充分借鉴了美、俄标准，结合国情及研究成果而提出。这一要求不仅充分考虑了噪声对航天员通话和在轨工作、休息的不同情况，也分析了飞船不同阶段的噪声源，按稳态、暂态（间断和脉冲）噪声分别加以规定。如能满足要求，可保证航天员所需的通话功能，并能对航天员听力进行有效保护。

过载医学要求　以中国的研究成果为基础，适当参考其他国家经验，对一些有疑虑的问题进行试验验证后提出，符合中国航天员的实际。飞船过载医学要求还考虑了过载对人体工效学和病理生理学的影响以及失重（30天）对过载效应的影响。如能满足飞船正常飞行医学要求，可保证人体在飞船正常飞行的上升段和返回段不出现病理性损伤；能满足飞船上升段逃逸救生医学要求，可保证人体在这种情况下不出现较严重的病理性损伤或不可逆性损伤，符合逃逸救生要求；能满足飞船轨道段应急返回医学要求，可基本保证人体不出现严重的病理性损伤或不可逆性损伤，符合应急返回要求。

冲击医学要求　冲击为作用持续时间<1秒的加速度。应急着陆时的医学要求关系到航天员的生命安全。关于人体对冲击的耐受性问题，各国虽然进行了大量的理论和试验研究，但是还没有统一的标准。美国标准规定Gz方向的冲击限值为15G（G值增长率500G/s）；Gx、Gy和离轴45°（任何轴）方向均为20G（G值增长率1000G/s）。俄罗斯也进行了大量的研究，提出了自己的理论。在吸收借鉴其他国家研究成果的基础上，中国开展了相应的研究和验证实验工作，按峰值、作用时间和增长率三要素分别提出了无损伤、轻度损伤、中度损伤等不同层次的医学要求。

电离辐射医学要求　太空电离辐射是载人航天活动无法避免的有害航天环境因素。中国利用返回式卫星多次测量了飞行高度为$300\sim500km$的卫星舱内空间辐射剂量学数据，研究了屏蔽效能、剂量分布、剂量预估模型和剂量率随空间位置的变化规律及生物效应，提出了航天员电离辐射剂量限值的医学要求，并形成短期近地轨道《飞船乘员舱电离辐射安全防护要求》国家军用标准，按三日内（<0.15Sv）、七日内（<0.20Sv）和一日急性照射（<0.15Sv）的皮肤当量剂量给出，便于剂量的监测量和评价，并提出飞船放射性核素的使用和防护要求。美国按电离辐射对人体特殊器官效应给出标准。在实际飞行中只能监测到体表剂量，器官剂量需要通过人体模型进行计算，但算法尚未建立相应的标准。俄罗斯国家标准根据飞行时间不同也规定了辐射当量剂量限值，如飞行1个月的辐射当量剂量为105mSv。

非电离辐射医学要求　空间非电离辐射对航天员的影响主要是来自太阳的紫外光和源于航天器的通信和遥测设备的射频辐射。

舱内的航天员因飞船乘员舱对紫外光的有效屏蔽，不会受到紫外辐射伤害。为避免航天期间的射频辐射对航天员的健康造成不良影响，中国对飞船舱内的脉冲波和连续波提出航天员活动区域非电离辐射环境的医学要求。这些要求是基于大量的研究工作和形成的三个国家军用标准而提出的，具有很强的针对性。

医学评价　依据载人航天器工程设计的医学要求，制定出对其乘员舱进行医学评价的标准和方法是航天环境医学应用于中国载人航天的重要手段。医学评价的标准源自医学要求，评价的方法则要针对被评价的工程产品特点制定出适宜的测量和分析方法，并确定合格判据。通过对无人飞行和地面试验进行尽可能完善的医学评价，最终得出科学有据的评价结论是医学评价的目的。

"神舟"号飞船无人飞行试验的主要目的之一，是对飞行全过程的舱内环境进行医学评价。基于无人飞行时飞船舱内环境因素的有效测量、传输或记录和回放，获取客观真实的实验数据是进行飞船无人飞行医学评价的先决条件。飞船舱内大气环境指标对航天员的生命安全至关重要，因此采用全过程监测，并将结果通过实时传输方式传至地面进行评价。对飞船舱内的有害气体，也可以采用飞行前后对舱内气体采样分析的比对方法进行评价。对舱内力学环境指标实施定时分段监测，飞船返回后对测量信号回放以获得评价所需数据。飞船舱内和航天员所受电离辐射照射的测量与评价则是通过在飞船上搭载专门研制的电离辐射监测系列产品来实现的。

利用飞船在地面的性能测试现场，是对飞船舱内环境实施针对性医学评价的有效途径。舱载仪器设备是飞船舱内非电离辐射的主要来源，因此可利用飞船地面测试舱内所有电子设备运行条件，对非电离辐射因素进行医学评价。此外，利用"人－船"联试和"人－船－箭－地"联试等有人参与的地面试验，分析人体耗氧、产二氧化碳、产热和排湿对舱内大气环境的影响，也是获取医学评价资料的良机。

（虞学军）

zàirén hángtiānqì gōngxiàoxué yāoqiú
载人航天器工效学要求（ergonomic requirements for spacecraft）　根据航天员的人体参数和作业能力，为载人航天器工程研制部门提出单机级和系统级的设计依据和评价标准。

单机级层面工效学要求　主要针对载人航天器内外安装的，需要航天员监视操作的单机产品提出。一般包括　①控制器的分类及选择原则：防误操作与运动方向，编码，按键/钮的尺寸、大小、操作力，拨动开关的形状、尺寸、操作力，指捏式旋钮的直径、力矩、方向，手轮的抓握直径、槽距、厚度、启动力、标识，操纵手柄的杆长、握径、启动力，用于精细控制操纵手柄的极性定义、启动力、回位、手柄转动范围，键盘的尺寸、安装位置及角度等以及其他类控制器的设计要求。②显示器的页面设计：数值及表格显示要求，指针显示的指示方式、刻度标记、数字、零位，汉字显示的字符高度、宽高比、笔画宽度、字符间距、颜色、刷新频率页面等，显示器的亮度及对比度，菜单的深度、广度等。③舷窗的数量、形状大小，玻璃对可见光的透光率、畸变。④瞄准镜的中心视场和边缘视场的形状，显示屏大小、视场角、畸变等。⑤报警/通报信号的分级及优先权，信号呈现形式，报警/通报短语内容、解除和复位，灯光报警信号的颜色编码、位置与大小、亮度，事件通报报警的显示方式、颜色、闪烁频率，多功能显示器报警/通报信息显示、短语内容、显示颜色编码，声报警中报警声的选择、音量，语音报警/通报中语声语音、报警结构参数、音量、播报方式等。⑥舱门的标识、开启方式、防误措施、尺寸、形状、把手尺寸、舱门开关力、双手抓握的间距等。⑦座椅的基本尺寸、束缚系统与人体的适配性。⑧通信头戴的头戴音量与航天员头耳的适配性，佩戴的舒适性。⑨舱内航天服的舒适性、穿脱性、关节活动性、头盔面窗的光学特性、视野等。⑩操纵棒的外形尺寸，手抓握的握径、施力特性、与手的适配性等。⑪组包类产品的打开方式、操作力、标识，包内物品的布局、束缚方式等。

系统级层面工效学要求　主要针对载人航天器舱内外的空间、布局等整体结构提出。主要包括：①工作空间的设计应充分考虑航天员着装（着舱内工作服、舱内航天服）后的基本形态及体位受限状态的特征尺寸、施力特性、反应特性、活动范围、作业工况以及舱内主要设备的结构尺寸。即控制器、显示器、乘员舱空间布局、显示照明及报警特性，应与航天员着服工况相匹配，航天员的任务分配及控制运动应与其着航天服状态下对作业任务的限制相匹配。应考虑工作空间中仪表板安装位置与座椅的相对关系、安装角度，座椅安装位置、角度与仪表板、控制器、舷窗等的相对关系，控制器和操作设备的布局位置、操作空间、可操作性、相互关系等，辅助装置扶手的横截面、颜色、间距，限制器的设置区域、数量、使用方式、承受力、颜色等。还应注意生活空间中睡眠区的大小、私密性、照明，个人卫生区的大小、私密性、相关设备的布局，就餐区的空间大小、就餐方式及时间，锻炼区的大小与其他功能区的关系等以及舱内移动通道的有效通径、航天员及物品的通过性。②载人航天器人机界面中各部件的设计特性应满足航天员的认知及控制能力，应保证航天员人工控制输入–输出运动关系的一致性。显示器与控制器的布局应统一考虑，尤其在两者有关联关系时。③正常和紧急状态下，航天员之间以及航天员与装船设备之间应有充足的视觉、听觉及其他形式的联系，保证正常工况和应急工况下信息的可视、可读与可懂。④应提供航天员被束缚在座椅内调整身体姿态、远距离操作仪表板、失重环境下身体移动或操作设备时限制体位的助力软绳、操纵棒、扶手和脚限制器等辅助装置。⑤应确保航天员在失重和超重状态下安全有效地执行任务。为防止人员伤害、装备损坏和航天员定向能力障碍应提供安全措施，重要操作设备应采取防护和防误操作设计。⑥载人航天器舱内显示器的显示内容、显示形式的设计应满足航天员视觉判读的要求。应利用颜色编码、大小编码、形状编码和位置编码等方法，使信息清晰可读。⑦航天员在轨执行操作、控制、锻炼、试验、维修或阅读时，应在载人航天器舱内提供可调式照明，不同区域设计不同照度水平和照度分布，以保障舱内

良好的视觉环境。舱内装饰应考虑物体颜色、反射性、眩光等因素，使航天员在密闭狭小的空间内尽量有良好的心理感觉。还应考虑舱内及其设备表面的反射，灯具的安装位置、开关方式、维修更换，光源的色温、显色性等。⑧应提供简明清晰的报警系统及报警信号分级，同级报警按优先权显示，报警信号应有充分的冗余。报警形式可采用灯光和信息显示报警、声报警、语音报警。⑨应提供必要的、响应操作的信息（声、光）显示，包括预备动作/选择有效和成功发出指令等状态提示，指令开关/按键以及对应的操作信息提示应进行分类、组合设计。⑩舱内外应设置路径、警示、设备标识，需要航天员操作或使用的设备应有中文标识。还应考虑标识的方向和位置、标准化、标识内容、显示特征、一致性、标识寿命、标识特征、不同类产品的标识设置等。

按照工效学要求，在工程研制的方案、初样、正样等不同阶段，开展工效学评价。工效学评价亦分单机级和系统级两个层次。单机级工效学评价一般在工效学研究实验室开展，通常采用可用性测试、物理测试、专家打分等方法进行，工效学评价不合格的单机级产品，不能带入系统级评价。系统级工效学评价一般在工程研制的总装阶段、电测阶段以及航天员与航天器联试现场开展，通常采用层次任务分析、仿真模型、人在回路等方法进行。无论是单机级评价还是系统级评价，均是一个迭代的评价过程，在评价中发现问题，解决问题，再评价，直至完全满足工效学要求为止。工效学评价的目的是确保载人航天器与航天员的人机界

面良好，航天员顺利地完成飞行任务。

（王 丽）

hángtiānfú

航天服（space suit） 在载人航天活动中保障航天员生命安全和工作效率、供航天员穿戴的个体防护与保障装备。航天服包括两大类：舱内航天服（intravehicular space suit），又称舱内压力应急救生服，可穿着并束缚在舱内座椅上，具有气密、承受余压、关节活动和视野功能，是用于隔绝乘员舱低压或真空环境对人体危害的个人防护救生装置；舱外航天服（extravehicular space suit），航天员舱外活动时穿着，配备便携式环控生保系统、独立的电源和通信设备，可自主控制服内环境，在外太空极端环境中，能够保护航天员免受真空、极端温度、射线的危害，保证航天员生存、机动能力和工作效率，是用于隔绝宇宙空间环境对人体危害的个人防护作业装置。

发展历程 舱内航天服是从战斗机飞行服发展而来的，20世纪60年代定型后变化不大，航天飞机和载人飞船都使用舱内航天服，属软体结构，后背、臀部与飞行座椅赋形，发射和返回时航天员能够舒适地固定身体（图1）。

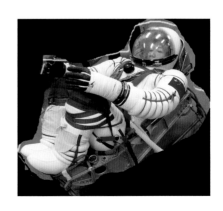

图1 "神舟"飞船的舱内航天服

早期使用的舱外航天服，是利用舱内航天服改进而来的，采用加长的乘员舱供气与通信脐带来保证服内环境。20世纪60年代初期，苏联的列昂诺夫和美国的怀特都是穿着简易舱外航天服来展示人类舱外活动的可行性。"阿波罗"计划中，AL-7B型舱外航天服使用软体服装和便携式环控生保背包的构型，充分展示人类在月面活动和考察的壮举（图2）。随着空间实验室和空间站的建设，基于在微重力环境中方便航天员穿脱的需求，半硬式舱外航天服成为主流，美国研制的舱外机动单元（extravehicular maneuvering unit，EMU）系列舱外航天服，采用腰部断接结构，头盔可拆卸，穿脱方式与地面相近，上肢、下肢、手套均按航天员的身材配置，可方便在轨更换。苏联/俄罗斯研制的海鹰（Orlan）系列舱外航天服，采用背后开门方式，便携式环控生保背包也作为航天员进出服装的门，在微重力环境中可自主穿脱；服装的上肢、下肢和裆部都安装有尺寸调节机构，配置了不同型号的舱外手套，一套服装可供身材不同的航天员穿用。两者都是国际空间站的舱外活动装备，舱外工作时间达7小时，自重超过100kg，能够完成大型构件舱外组装、舱外维修等作业任务。中国研制的"飞天"舱外航天服，采用了当代先进的工程材料技术、加工技术、电子和通信技术，达到了当前空间站在用舱外航天服水平（图3）。

技术基础　舱内航天服由气密层、限制层复合而成，使用载人飞船座舱资源，可传输航天员生理信号和话音；正常飞行时，使用舱载风机保证服内航天员通风、散热，出现座舱泄漏等危险情况时，可自动将座舱通风切换为供氧模式，在接近真空的环境中，保持服内39kPa大气压力，同时可清除人体排除的二氧化碳和湿气，保证航天员安全着陆。舱外航天服的技术更复杂，融合了服装工程、环控生保工程、通信电子技术，包括本体结构、环控生保、电子通信三大模块。目前国际上舱外航天服基本结构相似，主要技术特征是　①采用30~40kPa低压纯氧压力制度，保障四肢活动范围和舱外手套的操作工效。②采用双气密层、主份+备份+应急供氧三重压力防护，保证航天员安全。③采用硬式躯干和滤光面窗，防止太空辐射对人体重要器官的损害。④真空屏蔽热防护、液冷服主动流体回路、水升华式散热等热控技术相结合，保证服内适宜的温湿度环境。⑤使用全双工无线通信，可实时遥测监视出舱航天员生理数据、为航天员舱外活动提供医监服务。面向未来近地轨道舱外活动和载人登月、星际探险等需求，未来发展趋势可概括为：①小型化和轻量化；②提高可靠性；③提高机动性能和作业能力；④发展生命保障消耗品再生技术；⑤发展智能化诊断技术等。

应用　基于航天服工程发展出的个体防护技术，在民用和军用特种防护领域已广泛应用。例如，航天头盔集成了良好的机械防护、通信、隔声等功能，在装甲兵新型装备中推广；穿着贴身、制冷效率高的液冷服，在抗击"非典"中为医护人员防暑降温；为航天服配套开发出的尿收集装置，已转化为应用广泛的商品（纸尿裤）。

（刘伟波）

hángtiānfú yīxué yāoqiú

航天服医学要求（medical requirements for space suit）　航天服卫生生理学和医学工程设计所需要达到的数据条件要求。是为航天服工程设计、研制和评定提出的，用以确保航天服对航天员在航天飞行任务中的安全、健康和工作效率的保障功能。

在载人航天过程中，必须为航天员构建一个具有一定总压、氧分压、温湿度，并能有效控制有害污染物的适宜人生活和工作

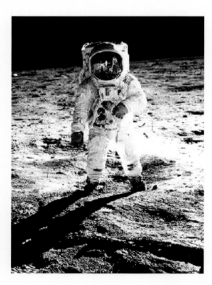

图2　美国"阿波罗"AL-7B登月服

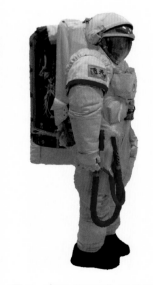

图3　中国"飞天"舱外服

的密闭人工大气环境。正常情况下，这种人工大气环境主要由载人航天器（包括飞船、航天飞机、空间实验室和空间站等）保障；但在载人航天器舱内环境出现乘员舱压力应急，或航天员进行舱外活动（见出舱活动生理），载人航天器不能有效保障航天员的生命安全时，航天员需穿着航天服，通过航天服的低压（真空）、缺氧等防护功能保障航天员的生命安全和工作效率。航天服是载人航天过程中乘员舱压力应急个人救生和实现航天员舱外活动的必备装备。航天服是否真正具有保障航天员安全健康的功能，取决于航天服的低压、缺氧、有害气体和温湿度等环境因素的防护性能，取决于航天服工程设计医学要求是否科学合理，还取决于航天服的医学评价是否以航天服医学要求为依据，其医学评价结果是否满足航天服医学要求。航天服医学要求是航天服工程设计、研制和评定的重要输入条件，航天服医学评价是航天服工程设计的质量保证，它们对于确保航天服的保障功能具有重要的作用。

发展历程 早期的航天服医学要求主要在航空密闭压力飞行服的医学生理要求基础上，结合载人航天实际情况制定出来。随着载人航天技术的发展和载人航天任务的特殊要求，通过有针对性的航天服医学环境实验的大量研究、航天服的医学评价和航天服的飞行实践总结，航天服医学要求已形成了完整的体系，并在不断地丰富、完善和发展之中。设计研制的航天服性能也随着航天服医学要求的发展也在不断提高，例如俄罗斯的航天服经历了SK-1、鹰型、鹞型、奥兰、奥兰-D、奥兰-DM、奥兰-DMA 和奥

兰-M 等一系列型号的发展，美国的航天服也经历"水星"、"双子星座"、"阿波罗"、航天飞机航天服的发展过程。

制定原则 科学合理的航天服医学要求对航天员生命保障和航天任务的完成至关重要，航天服医学要求研究工作是航天服工程设计、研制工作中的最重要的一环，研究制定航天服医学要求需遵循以下原则：①保证航天员的生命安全，满足载人航天任务要求；②有充分的试验依据或科学的理论估算，试验数据一定要科学、合理、准确；③必须考虑航天服工程技术的可行性，对航天服医学与航天服工程设计进行科学系统整合和技术协调；④具有系统性、相容性和完备性，对影响航天员生命安全的医学要求数据要从生理学角度划分正常范围、安全耐受限度和报警等几个层次，以利于航天服工程的实施。在具体制定航天服医学要求时，要开展必要的理论分析和试验研究：①对航天器飞行环境条件（舱内条件、舱外条件）及载人航天飞行任务进行分析与研究，明确航天服医学保障功能及使用要求；②分析、借鉴现有航天服相关医学要求的成果，针对不同航天服的医学保障功能要求，开展必要的医学试验研究，提出合理可行的航天服医学要求；③针对载人航天低压缺氧、减压病、热平衡等航天服生理学关键医学问题，进行相关的航天服医学试验，或医学要求验证性试验，确保提出的压力制度、热生理等医学要求科学合理；④以航天服医学要求为依据，开展航天服医学评价试验，并不断修订、补充和完善现有的医学要求。

基本内容 根据航天服的使

用环境和功能不同，航天服医学要求分为舱内航天服和舱外航天服医学要求，它们分别用于相应的航天服工程设计、研制和评定，下表列出了两种航天服医学要求的主要内容。其中，航天服压力制度是航天服医学要求最根本的内容之一，制定航天服压力制度医学要求的原则主要有以下3个方面 ①航天服压力制度应保证航天员无低压缺氧，无不良的高氧、二氧化碳和有害气体的毒副作用。②航天服压力应与载人航天器座舱压力合理匹配，以利于减压病的预防控制。③航天服的压力制度能有效保障航天员的工作效率（对于舱内航天服，要确保航天员必要的活动；对于舱外服，在保证航天员安全的前提下，尽可能减少出舱活动吸氧排氮时间，增加航天服的活动性能）等。随着航天服工程技术的提高和航天任务的特殊要求，不同航天服的医学要求在不断地更新、完善和发展，其具体内容也在不断增加和更新。航天服的医学评价对航天服医学要求的补充、完善和发展非常重要，它也是航天服医学要求研究的内容之一。通过科学合理的航天服医学评价试验，一方面验证航天服是否满足航天服医学要求，确保航天服工程设计的质量，另一方面通过观察试验中人体的生理反应，判断航天服医学要求是否科学合理，并为修改、补充和完善航天服医学要求提供试验依据。

功能 航天服医学要求的作用主要体现以下两个方面 ①作为航天服工程设计、研制的基本依据：航天服的主要功能是保障航天员的安全、健康和工作效率。而要实现航天服的功能首先必须通过理论分析和试验研究，确定

表 航天服医学要求主要内容

医学要求项目	医学要求内容	
	舱内航天服	舱外航天服
一般要求	①自主穿脱方便，适体 ②着服装时，无明显压痛和不适感 ③有尿收集装置，并具有除臭功能	①自主穿脱方便，适体 ②着服装时，无明显压痛和不适感 ③有尿收集装置，并具有除臭功能 ④满足舱外活动程序的要求
非金属材料选用要求	符合航天服选用材料相关标准，满足非金属材料有害气体脱气种类和量的要求	符合航天服选用材料相关标准，满足非金属材料有害气体脱气种类和量的要求
压力环境医学要求	①服内总压 ②服内气体成分包括：氧、二氧化碳、有害气体等 ③服内增压、减压速率	①服内总压 ②服内气体成分包括：氧、氮、二氧化碳、有害气体等 ③服内增压、减压速率
温度环境医学要求	①非压力应急状态下航天服通风流量及航天服各部位的通风流量比值 ②压力应急状态下航天服的供氧流量 ③航天服（含内衣）不通风静态总隔热值	①航天服通风流量 ②允许人体皮肤可接触的航天服内表面温度 ③人体手部温度 ④允许热积蓄 ⑤航天服内气温 ⑥航天服内湿度
航天员代谢参数	①代谢产热率 ②耗氧量 ③二氧化碳排出率 ④人体排湿率	①代谢产热率 ②耗氧量 ③二氧化碳排出率 ④人体排湿率
其他医学要求	①航天服内噪声水平 ②通信头戴要求	①航天服内噪声水平 ②通信头戴要求 ③头盔防护紫外光等电子辐射医学要求 ④防电离辐射医学要求 ⑤航天服内出现压力、温度等应急时的医学要求等

航天环境因素（低压、缺氧、高氧、温湿度、噪声、有害气体等）对人体的不良影响及防护措施，掌握各种环境因素对人体影响的生理限值（包括安全、工效保证、耐受等），并在此基础上提出航天服生理学要求和航天服工程设计参数数据，作为航天服工程设计、研制和试验的依据并使航天服满足这一要求。②作为航天服医学评价的依据：设计、研制出来的航天服是否能保障航天员训练和在载人航天中的生命安全和工作效率，需要以航天服医学要求为依据开展科学合理的医学评价试验，根据评价试验的数据资料分析，对照航天服医学要求的内容逐项评价，得出综合评价结果。

不满足航天服医学要求的航天服不能用于地面航天服低压训练和航天飞行任务中。航天服医学要求是航天服工程设计、研制和评价的关键依据，是确保航天服对航天员生命保障功能的重要技术支撑，对于载人航天安全和航天任务的完成具有重要意义。

（彭远开）

hángtiānfú gōngxiàoxué yāoqiú

航天服工效学要求 （ergonomics requirements for space suit）

根据航天员的人体参数和作业能力为航天服工程研制提出的各项指标。既是航天服的设计依据，也是航天服适用性的评价标准。用于在轨飞行的航天服主要包括①舱外航天服：是航天员进行

舱外活动时必须穿着的小型航天器，主要功能是保障航天员在舱外太空环境下，免受真空、辐射、微流星体等的伤害；提供航天员舱外活动的生命保障；必须具备良好的工效，确保航天员穿着舱外航天服在舱外能够进行操作任务。②舱内航天服：是供航天员在舱内穿戴的航天服，包括舱内压力服、通风服、通信头戴、航天服循环系统和尿收集装置等。乘员舱发生失压危险时，航天服是航天员生命安全的重要保障，同时必须具备良好的工效，确保航天员穿着舱内航天服的操作任务顺利完成。

基本内容 主要包括 ①穿脱性：应穿脱方便，航天员可以

独立穿脱，穿脱时间不超过5分钟。②适体性：即与航天员人体的匹配性。尤其是手套的适体性，应满足航天服加压40kPa工况下，主要操作手指（拇指、示指、中指）的脱指量不大于10mm，穿着后全身无明显压痛；③活动性：包括航天员着航天服后各个关节的活动角度、力矩以及上肢的可达域，确保航天员着航天服后可以完成规定的各项操作任务；④头盔面窗的观察区域：应确保航天员穿着航天服后上、下、左、右视野满足观察要求；⑤头盔面窗的光学性能：包括透光率、角偏差、畸变、防雾功能等；⑥显控设备的人-机界面：主要针对舱外航天服提出，包括显示器的安装位置、显示信息字符的大小、亮度对比度、字符背景颜色等；控制器的形式、状态标识、操作力、操作空间、开关方式等；⑦照明：舱外航天服应配备专门的照明装置，照明灯的安装位置和角度应合理，并提供足够的照度；⑧报警：对舱外航天服而言，必须具备报警系统。而舱内航天服可以通过载人航天器舱内的报警系统获取报警信息。报警内容及呈现方式、优先级顺序，以及显示报警的闪烁频率、灯光报警的闪烁频率、语音报警的音量、语速、句间隔等；⑨标识：标识的大小、安装位置、方向等，需考虑航天员目视不到的区域利用其他方法（如镜子）观察的要求。

评价方法 按照工效学要求，在工程研制的方案、初样、正样等不同阶段，逐步开展工效学评价。工效学评价是一个迭代的过程，在评价中发现问题、解决问题、再评价，直至完全满足工效学要求为止。工效学评价一般采取以下方法进行 ①文档评价：对某些指标，在工程研制初期，利用研制方的测试文档进行文档评价，判断该指标是否满足工效学要求。②工效测试分析：利用工效学专用测试仪器和设备，对客观指标进行工效测试，评价是否满足工效学要求。③人在回路的评价：对某些定性指标需进行有人参与的主观评价，通过设计科学的主观评价量表，确定是否满足工效学要求。参试者应满足以下条件：①身体形态参数在航天服尺寸调节范围内，身体健康，矫正视力在1.0以上，无色弱，具有耐受泄/复压的能力；②参试者在试验前必须经过培训，包括对航天服知识及其相关操作的培训，以及对工效学评价试验目的、内容、流程、步骤等的培训，直至参试者对航天服的操作非常熟练，对工效学评价试验的目的、主观评价量表内容等非常熟悉，掌握主观感受评定标准，准确回答主观评价量表内容，正确填写主观评价量表为止。

（王 丽）

hángtiānyuán fēixíng rènwu guīhuà

航天员飞行任务规划（astronaut flight mission layout） 对航天员参与执行的载人航天飞行任务进行的具体规划。该规划是根据国家航天发展战略和长期载人航天计划，在明确的飞行任务和应达到的总目标的基础上制定的，并明确每次任务对航天员的具体要求和指标。

自从1961年4月12日苏联航天员尤里·加加林实现了人类首次载人航天飞行以来，苏联、美国等国家根据该国的政治、军事、经济、社会发展和科学技术发展情况，制定了适合该国的太空发展战略和载人飞行计划。纵观各国载人飞行历史，载人航天飞行大致分为以下几个阶段：第一阶段，主要是发展天地往返基本技术，解决把人送入地球轨道并安全返回的问题；第二阶段，主要是发展交会对接和舱外活动等基本技术，实现飞船轨道机动飞行、航天器在轨交会对接及舱外活动等；第三阶段，是发展空间站技术，进一步观察和研究人在太空环境下长期生活和工作的能力；第四阶段，建设月球基地、开展载人火星探索等。

从尤里·加加林的118分钟的首次人类太空之旅，到国际空间站的运行，航天员的任务难度、复杂度、精细度等不断提高，对航天员的飞行任务规划越来越复杂，要求也越来越高。美国、苏联/俄罗斯、中国、欧洲等在前期开展的载人航天飞行活动中，在航天员飞行任务规划方面取得了一定经验。航天员飞行任务规划从方法和手段上在不断创新和发展，也随着任务的深入开展而不断进步。

思路与方法 在确定某次航天飞行中航天员的任务内容和要求时，会综合考虑以下几个方面的因素 ①任务总目标的要求，即航天员的任务必须与航天任务总目标一致，必须建立在保证总目标实现的基础上。②航天器的特点和要求，即航天员的任务和作业设计应根据航天器设备的特性、运行状态和要求、操作频度、时间和数量、负荷及与设备间的相互关系等确定。③人的生理和心理特点和要求，即人体的生理和心理素质是影响人的业务水平及操作效率的重要因素，在确定航天任务时，必须考虑正常及异常两种情况下航天员的生理和心理承受能力，合理控制航天员工作负荷，优化操作时间和程序，优化航天员在轨作息及生活制度。④此外还需要考虑乘员组组成与分工以及人的可靠性等要素。所有设计要素体现在航天员飞行程序和飞行手册的设计中，最终飞行手册提供给航天员作为在轨操作依据。

基本内容 以下从航天员飞行任务、乘员组组成与分工、航天员在轨作息与生活制度设计、航天员飞行程序和飞行手册设计等方面的工作进行具体说明。

航天员飞行任务 各个国家在确定了载人飞行任务总目标后，每次任务还需要明确航天员的具体飞行任务。载人航天初期，航天员在飞行中的主要任务是监视飞船仪表、控制和管理飞船上的各种仪器和设备。随着航天技术的发展以及人们对航天环境因素对人的生理、心理影响认识的深入，航天员的任务增加了交会对接、舱外活动、大量的科学实验（包括对地观测、天文气象研究、特殊材料加工、生命科学实验等），航天员在飞行中的任务逐渐增加且日趋复杂。航天员主要有四个方面的任务：航天器系统运行管理，航天员生活与健康管理，载荷试验与管理，交会对接与舱外活动。

乘员组组成与分工 载人航天任务乘员组的人数应与整个任务目标及航天器特性相匹配。每名航天员承担的工作任务、作业内容不会完全相同，其中还包括紧急情况处置或新增的临时性任务。乘员组的每名航天员必须各司其职、协同配合，共同完成飞行任务。纵观载人航天史上历次载人飞行任务，虽各次飞行任务不同、目标殊异，但其航天乘员组组成却有着共同之处：飞船的乘员组一般由 2~3 人组成，分别

是指令长兼驾驶员和随船工程师或指令长兼驾驶员、随船工程师和载荷专家；航天飞机乘员组一般由 5 名航天员组成，包括指令长 1 名、驾驶员 1 名、执行有关任务的任务专家和载荷专家 3 名。航天飞机乘员组人数最多时达 8 人，而其额定人数为 10 人。研究及飞行实践表明，选拔合适的航天员，建立合适的乘员组结构，处理好乘员组内部、乘员组与地面飞行控制组及其他支持人员的关系，形成合理有效的分工协作、沟通理解机制，是圆满完成飞行任务的关键之一。在构建航天乘员组时，主要考虑的因素包括任务要求、航天员个人综合素质、乘员组成员差异互补、乘员组人际相容性等。

航天员在轨作息与生活制度设计 科学、合理的作息制度有利于航天员保持良好的身体状态和精神状态，有利于航天员提高工作效率，更好地完成飞行任务。根据相关资料，航天员在轨飞行时每天实际睡眠的时间只有 4~6.5 小时，睡眠时间比在地面时的正常睡眠时间要少，睡眠质量有所下降。影响航天员睡眠的因素包括太空飞行的精神紧张与兴奋、噪声、对失重环境的不适应等。考虑到人的生物钟特点，一般安排航天员每人每天睡眠 8 小时左右。在短期航天飞行任务中，由于任务紧，航天员的时间安排紧张，航天员生活作息会受到一定的影响。在中长期飞行中，可安排在轨作息制度与地面同步，按照地面统一时间安排航天员白天工作、晚间睡眠休息，提高航天员睡眠质量。另外，这种与地面作息同步的安排，也有利于地面飞行控制人员开展工作。如果飞行任务中包含了航天员舱外活动

或者交会对接等专项工作，相应地，航天员的作息制度也要围绕专项任务时间来安排。在生活方面，按"一日三餐"安排航天员就餐。在工作间隙航天员可以自由安排娱乐、聊天或休息。

航天员飞行程序和飞行手册设计 航天员飞行程序包括航天员在整个飞行任务的操作程序、作息制度、生活程序、天地协同程序等内容。航天员飞行程序不仅包括正常飞行程序，还包括各种应急情况下的飞行程序和各种飞行预案。飞行程序中需要规定航天乘员组的任务分工、岗位职责、协同关系等。航天员程序设计重点是要保证航天员科学、高效、健康地完成飞行任务，在程序设计中要充分考虑航天员安全，以人为本；同时，在程序的安排上给航天员留有充分的自主性和灵活性。

航天员飞行手册是航天员飞行程序的载体，有纸质版和电子版两种形式。在飞行过程中，航天员按照飞行手册操作，完成飞行任务。飞行手册内容安排是否科学、合理，直接影响到航天员执行飞行任务，进而影响到飞行任务的成败。飞行手册内容信息量大，涉及飞行器、舱外航天服、航天医学、航天测控、航天应用等方面的信息，而且不能有任何差错，往往需要集中精通医学、工程各方面的高端人才，采用运筹学和系统论方法进行科学设计。完成航天员飞行手册之前，需要在地面对飞行程序进行反复验证，并最终在飞行任务中得到验证。飞行手册的版面设计、文字、颜色、装订方式等需满足工效学要求，且需要考虑航天员在失重环境下是否方便使用。飞行手册在用于飞行任务之前，除了对手册

的内容开展地面专项验证，还需要将飞行手册提供给航天员开展地面训练，使航天员在地面就能熟练掌握飞行手册使用方法。在实际飞行任务中，对航天员飞行手册内容进行飞行验证，必要时需要对手册内容进行调整，以保证任务的圆满完成。

（吴文才）

hángtiān yīxué gōngchéng

航天医学工程（space medico-engineering）

为满足载人飞行活动和发展的需求，通过实践和发展形成的医工结合、多学科、多技术交叉集成综合型应用技术。航天医学工程的总体概念是由中国航天员中心总结了建国至今的航天医学实践而提出的。它以系统论为指导，利用现代科学技术以及与之相适应的方法体系，基于载人航天活动对人体的影响及其特征规律研究成果，研制可靠的工程对抗防护措施，设计和创造合理的人机环境，实现载人航天系统中人（航天员/载荷专家）、机（载人航天器及运载器）和环境（航天环境和航天器内环境）之间的优化组合，确保航天活动中航天员的安全、健康和高效工作。

简史 中国航天医学工程技术的发展伴随中国载人航天事业的发展，经历了4个发展阶段。

第一阶段（建国初期～1967年） 形成航天医学工程技术基本雏形。20世纪50年代，中国载人航天工程技术的研究探索从初期的宇宙医学研究，拓展为宇宙医学及工程技术研究，到20世纪60年代末70年代初，中国基本上把该类技术称为航天医学工程技术。该阶段主要开展探索性研究，重点跟踪美、苏生物飞行探空研究进展。1960年至1967年期间，主要开展了以动物实验为主的探索性研究工作，包括研究模拟飞行中噪声、振动、冲击、超重、缺氧等因素影响下，动物中枢神经系统、心血管系统以及内分泌系统的反应变化，研究制定生物电测量方法和设备等；利用"T-7A"火箭开展首次生物探空试验，研究生物火箭搭载狗临床健康指标等选拔基本条件以及高级神经分类选拔，研究主动段加速度、振动、噪声对实验动物的影响，实验动物在舱内的生理反应、存活率及生命保障系统的工作状态，短期飞行生物舱内电离辐射的强度以及返回段过载对实验动物的影响等。同时建成了中国第一台6m半径的人用离心机、低压环境试验舱、高低温实验室、人用秋千、转椅、振动台等部分空间生物探索的模拟实验设备。通过这些研究，初步探索了飞行环境对生物体安全与健康的影响，形成了涉及生命保障医学、起飞返回救生医学防护、医用电子仪器等的航天医学工程技术基本雏形。

第二阶段（1968～1992年） 航天医学工程技术核心概念形成。依托1968年组建的宇宙医学及工程研究单位，开展生命保障医学、生命保障工程设计、宇航活动效率、起飞返回救生医学防护、医用电子仪器（设备）设计和机务保障、选拔训练、医务监督和总体技术等研究。依托1970年启动的中国第一次载人航天型号"曙光"号载人飞船任务以及生命保障系统和环境控制系统研制工作，主要开展航天特因环境对人体的影响及其防护措施、航天环境中工作效率、航天医学基础理论与应用、载人飞船中航天员的生命保障系统的医学数据和医学要求、飞船乘员舱环境控制与生命保障系统、选拔与训练预备航天员、航天员医学监督与保障、航空航天救生医学、相关地面模拟设备和试验条件保障、技术测试手段等技术研究，同步建立起环境模拟试验设备和实验室，促进了航天医学工程技术的发展。通过研究探索归纳提出"医工结合"研究和应用方法以及"人机环境系统工程"核心概念，全面梳理了影响航天员生命安全、身体健康和工作效率相关的医学和工程问题，提出了航天医学工程这一综合性应用技术研究和应用的对象、任务、内容、方法等。

第三阶段（1992～2002年） 航天医学工程技术范畴确定。依托1992年9月中国"载人航天工程"正式启动，利用航天员系统和飞船环境控制和生命保障分系统研制平台，开展了航天医学工程总体技术、环境控制和生命保障技术、航天员选拔训练与实施医学、航天服技术、航天营养与食品技术、航天环境模拟技术等具有明确工程意义的课题研究，并应用于地面研制以及无人飞行试验。这些研究和实践促进了多技术交叉融合及在型号任务中的应用，航天医学工程技术内涵和范畴已确定。

第四阶段 航天医学工程技术应用与发展。利用中国2003年首次载人飞行任务至2012年"神舟"9号载人飞行任务，航天医学工程技术得到了有效检验，日趋成熟。应用该技术选拔训练了优秀的航天员队伍和合格的航天乘员组，为航天员进行健康监测、医学鉴定、在轨疾病诊断与处置等医学保障，提供了航天器环境控制与生命保障装备、舱外航天服装备以及航天服装备、舱载医监设备、航天食品及饮水等乘员装备，实施了对航天器的医学工效学评价和放行，以系统论为指导确定并实现了以人为核心的舱外活动作业能力、出舱装备、出舱方法的系统总体设计和综合集成，强化以人为本，突破了舱外航天服研制技术、舱外活动航天员训练技术、气闸舱环境控制技术等相关技术，解决了舱外活动复杂的医学工程问题。

基本内容及应用　航天医学工程技术包括：航天员选拔与训练技术，航天员医监医保技术，航天环境控制与生命保障工程技术，航天服工程技术，航天特因环境防护技术，航天生物医学工程技术，航天营养与食品工程技术，航天医学环境评价技术，航天器工效学评价技术，航天环境模拟技术，航天飞行训练仿真技术等技术。主要应用于载人航天工程航天员系统（含舱外航天服）和航天器环境控制和生命保障分系统的设计、开发、研制和飞行（试验）任务。

航天员选拔与训练技术　针对载人航天飞行环境和任务对人的要求，提出航天员选拔与训练的方法、标准和程序等，主要包括预备航天员选拔技术、航天乘员组选拔技术、训练技术。其中，航天员选拔技术主要包括制定不同性别的预备航天员选拔项目、方法和标准，确定航天乘员组选拔项目、方法和标准，提出综合评价方法与标准等。航天员训练技术主要包括训练科目设置、方案设计，制定包括体能训练技术、航天环境适应性训练技术、心理训练技术、救生与生存训练技术、航天专业技术训练技术、飞行程序与任务模拟训练技术等的训练方法及训练考评方法与标准；对

训练模式、实施程序、训练规律以及航天员训练的信息化管理等。该技术应用于载人飞行任务航天员的选拔和训练工作，为载人飞行任务提供满足任务要求、训练合格的优秀航天员和航天乘员组。

航天员医监医保技术　以保障并促进航天员的健康、解决航天中的医学问题为目标，主要包括航天员医学监督与医学鉴定、健康维护、医学救援等技术。它以临床医学、预防医学、环境医学、航空医学、卫生勤务学等作为技术基础，与载人航天实践交叉渗透融合。该技术主要应用于载人飞行任务航天员飞行前、中、后的医监医保，包括制定航天员健康监测方法与评价标准、医学检查方法和医学鉴定标准，对航天员的健康状况进行等级评定，确定以心电、呼吸、体温、血压四大生理指标为核心的在轨医学监督指标体系；提出强身固本、防病治病等一系列航天员医疗卫生保障方法与措施；同时针对可能出现的安全、健康问题，确定组织管理与医学技术手段等综合措施，实现航天员健康维护、防治伤病、应急救助。

航天环境控制与生命保障工程技术　用于创造适合人生存和工作的人工环境，维持与人相关的物质流和能量流平衡的技术，主要包括环境控制与生命保障总体技术、大气再生工程技术、大气控制与供应工程技术、热管理工程技术、水回收与管理工程、废物管理工程技术、火情监测与灭火工程技术、生物再生工程技术、食品管理工程技术、便携式环境控制与生命保障工程、系统检测与控制工程技术等。经历从非再生式到物理化学再生式、最后发展为生物再生式环境控制与

生命保障工程技术的发展历程。该技术主要应用于载人飞行任务中为航天员创造适居的生活和工作环境，研制载人航天器供气调压、温湿度控制、通风净化、水管理、食品管理、废物收集处理、烟火检测与灭火等环境控制与生命保障设备，为航天员的健康、生命安全和工作能力提供生命保障条件。

航天服工程技术　是一项空间个体防护技术及其系统实现的应用技术，主要包括舱内航天服技术、舱外航天服装备技术、航天员个人装备技术等，重点开展压力防护、工效保障、热控、特种织物材料、特种工艺及系统集成等方面的研究。该技术主要应用于舱内航天服、舱外航天服以及这两种航天服附属的配套个人装备研制。航天服装备的研制，为载人飞行提供了高性能、安全可靠的产品，由此建立了航天服研发试验技术体系。

航天生物医学工程技术　用于航天条件下生物医学信号检测、传输、处理、建模与仿真，主要包括生物医学传感器技术、生物医学信号测量与处理技术、生物医学遥测技术、生理仿真与建模、生物医学图像处理技术等。该技术着重解决载人飞行任务中航天医监和医学检查中工程应用的关键理论和技术问题，应用于搭建天地合一的医监设备体系，为航天器提供医监及医学检查装备，系统获取载人飞行任务期间航天员心电、呼吸、体温、血压等的生理信息，传至地面载人飞行医监医保决策支持系统进行分析处理，请医学专家综合评定航天员的健康状况，为航天员医监医保技术的发展提供了技术平台和重要支撑。

航天特因环境防护技术　基于航天飞行中微重力和超重的生理效应、作用机制，提出防护措施，主要包括微重力体液头向分布时心血管功能改变、航天运动病、失重肌萎缩、空间骨质丢失、免疫功能下降、神经和内分泌功能紊乱的机制及其防护技术等，保障航天员在不同重力环境因素下的正常生活和工作。该技术主要应用于航天特因环境防护、航天员医监医保、航天员选拔训练等，为航天员提供针对航天运动病、失重肌萎缩、空间骨质丢失等的防护措施，在明确的航天生理变化及其机制理论的指导下，使航天员疾病的诊断、预防和治疗更有的放矢；针对人体对失重和超重的响应分类探讨，有效促进航天员选拔训练发展及选拔训练技术的建立和完善；同时推动航天医学空间实验的发展。

航天营养与食品工程技术　以确保航天员在太空健康生活为根本目标，研究航天环境下人体物质代谢规律及解决航天食品加工工艺、包装和食品质量与安全管理等问题。该技术应用于载人飞行任务中航天食品和饮水的提供，安全、营养、多样、方便的航天食品是维持航天员身体健康和工作效率的物质基础；合理的营养保障与食品供应为长期载人航天中的航天员提供充分的心理慰藉；同时具有一定功能的航天食品，有助于对抗航天环境特因对人体产生的不良影响。

航天医学环境评价技术　基于航天环境因素作用于人体所产生的生理学和病理学效应、作用机制，提出在轨防护措施，包括乘员舱大气环境医学、乘员舱环境化学和卫生毒理学、温度医学、振动医学与工程、声环境医学与工程、辐射环境医学与工程及载人航天器医学评价技术等，重点关注复合因素的作用机制研究。该技术主要应用于载人航天器和航天服工程设计的环境设计、医学要求设计以及评价，同时还可应用于辅助的防护方法和措施、航天员选拔训练中。

航天器工效学评价技术　基于航天员工作规律的研究成果，以提高航天员工作效率为主要目的，主要解决航天员、载人航天器（飞船、航天飞机、空间站）与载人飞行任务中所遇到的环境三者之间的协调统一问题，包括不同状态下航天员形态参数和力学参数测量技术、工作能力分析与测试技术、人机界面设计与评价技术等。该技术应用于载人航天器、航天服装备的工程设计的工效学设计、工效学要求设计以及工效学评价等，利用实验法、观察法、询问法、仿真技术等方法进行研究和促进发展。

航天环境仿真技术　在地面上人工等效再现或模拟载人航天环境的技术和方法，包括航天人工大气环境仿真与试验技术、航天空间环境仿真与试验技术、航天动力学环境仿真与试验技术、航天失重仿真与试验技术以及航天产品环境仿真与试验技术等。通过应用该技术，采用航天环境物理参数仿真和航天环境效应仿真等方法和技术为手段，建造了载人航天人工大气环境仿真设备、载人航天空间环境仿真设备、载人航天动力学环境仿真设备、模拟失重训练设备等系列大型地面仿真试验和训练设备，为航天医学工程研究以及型号任务产品研制提供实（试）验保障手段。

航天训练仿真技术　面向训练的航天器飞行轨道、状态、过程和人机交互的仿真技术，主要包括动力学仿真、乘员舱结构仿真、视景与音响仿真、仪表仿真等。通过该技术的应用研制出的航天训练仿真器，主要分为全任务航天训练仿真器、部分任务或专（单）项训练（仿真）器和计算机辅助训练（仿真）器三大类，是航天员训练最重要的教学训练设备，为航天员提供载人航天器的设备操作、飞行程序、飞行任务等方面训练的技术支持；由于以仿真为主，具有极大的变动与灵活性，可为工效学研究提供一种实验平台。同时，除了正常状态仿真外，也可模拟各种极限状态，为工程的研制提供决策信息，减少工程成本。

（陈　欣）

hángtiān yīxué shèbèi
航天医学设备（space medical facilities）　在地面或空间开展各类航天医学相关研究、实施航天员训练及医学检查等的设备。利用航天医学设备，可用人为的技术或手段，在地面创造出与航天特殊环境相似或相同的条件，分别模拟航天飞行中的失重、超重、振动、冲击、真空、低压、冷黑、太阳辐射以及乘员舱等多种航天环境因素，开展航天环境医学、重力生理学、航天细胞分子生物学、航天心理学、航天工效学、航天实施医学等各项研究，并从对航天飞行中可能遇到的特殊环境因素的耐力与适应性、载人航天器相关专业技能、航天飞行程序等各方面，为航天员训练提供平台。

航天医学设备主要包括航天环境地面仿真设备、训练设备、医学检查及航天实施医学研究设备、空间实验设备等。该分类是按照设备的主要功能和用途对其特征进行了标识。在实际应用中，可以利用不同功能的设备，执行航天员选拔训练、航天医学研究等多项工作。

航天环境仿真设备 包括超重环境仿真设备、失重环境仿真设备、载人冲击环境仿真设备、载人振动环境仿真设备、载人空间环境仿真设备、乘员舱环境仿真设备等。

超重环境仿真设备 载人离心机是模拟航天超重环境最有效的手段。它利用物理学中圆周运动产生惯性离心力的原理模拟航天超重环境，具有生理参数实时监测、通话、摄像监视以及安全联锁等功能和措施。

载人离心机通常由吊舱、臂架、主轴、拖动系统和控制系统等组成。离心机运转时，臂架带动吊舱围绕主轴旋转，吊舱做圆周运动时的向心加速度产生一个沿半径向外的惯性离心力，使吊舱内受试者承受水平方向惯性离心力与垂直方向地球引力的合力形成的超重力作用。控制离心机主轴的转速可以改变吊舱的旋转角速度，改变吊舱内的超重过载 G 值大小、变化率及持续作用时间；调整吊舱绕主轴旋转的自由度或受试者在吊舱内的体位，可以建立作用于航天员不同方向的超重条件，使受试者受到头-盆向（坐位，+Gx）超重力或胸-背向（仰卧位，+Gz）超重力作用。利用载人离心机，可以开展超重生理效应及其机制研究、超重过载环境对抗及防护措施研究及其评价、航天员超重耐力选拔标准和方法研究、航天员超重耐力训练及其训练方法研究、航天员发射段和返回段超重过载环境体验、超重工效学评价标准及方法研究等。

20 世纪前期，载人离心机主要用于医学临床治疗。1935 年以后其应用扩展到航空重力生理学和医学研究实验、航天员训练等。世界各航天国家装备的载人离心机总数超过 30 台，法国、英国和瑞典装备了 G 值增长率达 15G/s、双轴可控、舱内配视景仿真系统的第四代离心机。

失重环境仿真设备 仿真失重水槽，又称中性浮力仿真器，指利用中性浮力方法模拟空间失重环境下人体运动及作业施力感觉的设备。通常由槽体、供水系统、供气系统、控制系统与通话系统、浮力修正系统、试验参数监测与记录系统、安全保障系统、医疗救护系统以及全尺寸载人航天器模型等构成。截至 2011 年，世界上已有该类设备约 23 台，其中美国 19 台，俄罗斯加加林中心、欧洲空间局、日本筑波航天中心、法国各有 1 台，体现了"中性"浮力仿真设备在载人航天中不可或缺的地位和作用。

失重试验飞机指通过进行抛物线飞行可以产生短暂失重效应的飞机，通常由运输机、歼击机或其他现有机型改装而成，由结构系统、推进系统、操纵系统、机载设备、专用系统和辅助系统组成。失重试验飞机的主要性能参数包括进行一次抛物线飞行所获得的失重时间、进行抛物线飞行获得的微重力水平、一次飞行起落能够重复的抛物线个数、试验舱内可用空间容积、允许装载的最大有效载荷等。

倾斜床指一种可以在中轴以不同立位或倒立位角度进行倾斜的实验床，是应用最广泛的人体失重仿真试验方法。通常利用特定角度范围的倾斜床开展航天中人体立位耐力检查，失重生理效

应模拟、机制及其防护措施研究等。受试者取仰卧位，立位耐力检查时，床面与水平面夹角一般在 45°～80° 之间；失重效应模拟时，床面与水平面夹角一般在 0°～12°，利用倾斜床进行头低位倾斜可模拟失重引起的体液头向分布及运动减少对人体的影响；利用头低位和头高位角度的反复快速切换，可对受试者进行血液重新分布适应性检查。

浸水试验装置指利用水的浮力在地面上模拟人体失重生理效应的专用装置。通常由特制小型水槽、防水服、生理参数监测系统等部分组成。水槽温度一般控制在 32～34℃，水的含盐量为 1%～2%。干浸试验装置是在现有浸水试验装置的基础上，增加一种高弹性、不浸水的薄膜，将受试者身体与水完全隔开。利用浸水试验装置可模拟失重产生的体液再分配、直立性低血压、肌肉活动减少、代谢降低等生理效应，因此可用于失重生理学研究、航天员训练及航天工效学研究。

回转器是使样本沿水平轴线以一定速度转动的微重力效应模拟装备。转动的速度取决于不同实验样本对地球重力的响应时间。当转动速度使样本处于在任一方向上均不具备足够的重力响应时间的状态时，就达到了模拟微重力效应的目的。

载人冲击环境仿真设备 模拟载人航天飞行过程中可能经历的冲击环境的主要平台。从结构形式上分为水平式与垂直式，从刹车方式上分为弹性金属带减速刹车、气动刹车、液体阻尼刹车等。中国能用于载人的冲击环境仿真设备为垂直式水刹车冲击塔，是用水作缓冲介质的冲击仿真设备，可模拟载人飞船返回时着陆

冲击对人体的作用，并进行防护装备试验和鉴定。它由塔架、冲击平台、水刹车阻尼装置、平台起吊机构和导向机构、电控系统、高度测量及冲击信号记录和处理系统等组成。通过调节冲击平台的下落高度和水刹车的布控模式可以得到不同形状和不同峰 G 值及不同脉宽的冲击波形。

利用载人冲击环境仿真设备，可以开展冲击环境医学研究，研究人体对冲击的耐受标准，提出冲击过载防护医学要求，进行冲击防护措施评价研究，并开展航天员着陆冲击体验性训练等。

载人振动实验设备　模拟载人航天飞行过程中的振动环境，能产生可控振动频率、振幅和波形的人体试验设备。通常由振动台台体、功率放大装置、振动控制系统和测量系统、人用座椅、生理参数测量系统等组成。载人振动台通常包括电动振动台（又称电磁振动台）和液压式振动台（又称电液振动台）两类。考虑到航天振动的人体效应或针对载人航天振动环境进行减振设计时，所需振动频率范围主要在低频段，通常选用液压式振动台作为载人振动实验设备。液压式振动台将高压液油的流动转换为振动台面往复运动，由振动台体、电液伺服阀、作动筒、液压轴源及控制和测量装置等组成。

利用载人振动实验设备，可以开展航天振动环境对人体影响效应研究，进而提出振动防护医学要求及相应评价标准和方法；开展振动防护装具减振性能评价和医学评价研究，进行航天员发射段和返回段振动体验性训练等。

载人空间环境仿真设备　利用航天环境仿真技术研制的能模拟一种或多种载人航天空间环境条件的试验设备，主要由试验舱体、真空系统、热沉、液氮系统、气氮系统、太阳仿真器、复压系统、生理参数监测系统、监视与通话系统、医学监督与营救系统、控制与测量系统等组成。舱外航天服试验舱是用于舱外航天服空间环境仿真试验以及航天员舱外活动训练的试验舱，可模拟真空、冷黑和太阳辐射等空间环境条件，由主模拟室、舱外航天服气源系统、液冷服冷却水系统及辅助系统组成，可用于舱外航天服装备研制过程中的压力防护性能、热防护性能、服装内环境控制性能、故障冗余性能及综合性能等试验，舱外航天服研制过程中的压力防护、热防护、预呼吸性能、服装内环境性能、应急工况安全性设计等的医学评价试验以及工效学评价试验，还可用于低压环境下航天员穿着舱外航天服的训练。

乘员舱环境仿真设备　能真实或等效模拟载人航天飞行中乘员舱内的人工大气环境，包括正常飞行和应急状态下的舱内人工大气环境，以及航天器返回地面后航天员等待救援时可能遇到的低温、高温和高湿等恶劣自然气候环境的实验设备。可用于航天环境医学研究实（试）验，研究载人航天器乘员舱大气环境因素对人体的影响及其工程和医学防护措施；航天员选拔、医学鉴定及训练；航天医学工程试验等。

载人低压舱　以人为试验或训练对象、模拟高空气压环境的实验设备，能实现对舱内增压、减压速率的精确调节并具备完善的载人安全保障功能和措施。由主舱体、气闸舱（又称气密过渡舱）、抽气和进气系统、监控系统、供氧和通话系统及其他有关设备组成。用于各种研究目的的低压缺氧试验、航天员低压缺氧耐力及减压病易感性的选拔和训练、高空供氧装备或个人防护救生装备的高空防护性能评价等。

飞船内环境仿真舱　能模拟载人飞船内航天员可能经历的大气环境的载人低压舱。主要由主舱体、气闸舱、真空抽气系统、复压系统、温度和湿度控制系统、空气循环系统、供氧系统、气体成分测量系统、摄像监视与通话系统、生理参数监测系统组成。用于乘员舱大气环境医学实验研究、乘员舱温度环境医学实验研究、密闭环境有害气体医学实验研究、作息制度研究、航天服医学问题实验研究，航天员选拔、医学鉴定和训练，以及部分航天服工程性能试验等。

舱内航天服试验舱　用于舱内航天服研究、评价、测试试验的载人低压舱，由舱体、真空抽气系统、复压系统、舱温舱湿控制系统、航天服气源系统、摄像监视与通话系统、生理参数监测系统、电气控制与监控管理系统、火情监测与灭火系统组成。能模拟高空低气压、温湿度环境，可用于航天员低压缺氧耐力检查、高空减压病易感性检查、舱内航天服医学评价试验，航天服及其他航天产品快速减压和快速泄复压环境试验、低温环境医学试验等。

环境控制和生命保障试验舱　用于载人航天器环境控制和生命保障分系统（简称环控和生保分系统）性能试验和航天员系统程序试验的模拟试验舱。①应急生命保障试验舱：用于应急状况下的载人飞船环控和生保分系统性能试验和航天员系统程序试验的模拟试验舱，由两个独立的试验舱——主舱和副舱组成。主舱模拟飞船密封且绝热的乘员舱，并为环控和生保系统的运行提供一个等效的飞船外部低真空环境和冷环境；副舱模拟飞船非密封的推进舱中高真空和舱壁温度交变的内环境，是仅用于产品试验的非载人试验舱；②组合体试验舱：用于标准运货飞船和空间实验室交会对接组合形式的环控和生保分系统性能试验和航天员系统程序试验的模拟试验舱；③空间站环境控制和生命保障试验舱：用于空间站环控和生保分系统性能试验和航天员系统程序试验的模拟试验舱。环境控制和生命保障试验舱可用于环控和生保分系统产品性能试验、故障模拟试验、环控和生保分系统正常状态飞行全任务综合模拟试验、压力应急状态模拟试验，环控和生保分系统与航天员系统正常飞行状态、压力应急状态人机联合模拟试验，航天员压力应急状态训练、手动操作和故障处理能力训练等。

低压温度试验舱　能调节舱室内空气温度和湿度的载人低压舱，可模拟飞机、载人飞船乘员舱内或高空的大气环境。主要用于低压缺氧和温度环境变化复合因素对机体的影响研究、个体防护装备防护性能研究等。

热真空舱　能够模拟高真空、冷黑和太阳辐射等太空环境的试验舱。主要用于整个航天器及其各组成系统的环境试验。

航天员训练设备　包括体能训练设备、心理训练设备、航天环境适应性训练设备、救生训练设备、计算机辅助训练器、单项系统训练设备、综合训练仿真器、虚拟现实训练仿真器等。

体能训练设备　用于维持和提高航天员的一般身体素质、提高航天员对载人航天环境适应能力的训练设备。航天飞行中针对微重力生理效应，航天员将利用特殊的设备开展飞行中体能训练，包括太空跑台、太空自行车功量计、企鹅服、拉力器等。太空跑台是太空中用于体育锻炼的类似于跑步机的装置，锻炼时由弹性束带向航天员施加一定压力，能有效地减轻长期飞行返回后的行走困难，可用于飞行中身体锻炼及心血管功能评价。太空自行车功量计是一种类似于自行车，通过完成不同档级负荷下的踏车运动，达到锻炼身体功效的装置。主要由自行车部分、控制系统及底座系统构成。是航天飞行中重要的体能锻炼设备，也是开展飞行中生理功能（运动耐力、心血管功能等）评价的重要辅助设备。企鹅服是航天中使用的一种特制的当躯干和下肢动作时，可为骨骼肌增加额外力负荷刺激，以防止肌肉萎缩的弹性服装。拉力器是航天飞行中用于进行不同肌肉群锻炼的装置，常用于肩部、躯干、下肢等部位的锻炼。

心理训练设备　用于航天员心理品质训练、测试航天员心理品质状态、协助航天员掌握提高心理品质的技巧的设备。主要包括生物反馈仪、动作稳定仪（九孔仪）、放松椅等。

航天环境适应性训练设备　模拟载人航天对人体产生的生理效应影响，提高航天员对载人航天特殊环境因素耐力和适应能力的训练设备。主要包括超重环境训练设备——载人离心机，前庭功能训练设备——转椅、秋千，血液重新分布适应性训练设备——倾斜台，下体负压训练设备——下体负压装置，低压缺氧训练设备——载人低压舱等。

救生训练设备　为使航天员掌握应急条件下的生存知识和技能而进行救生训练时使用的各种设备。逃逸救生训练塔是航天员滑道救生训练的重要设施之一，主要用于发射前紧急撤离训练。其主体结构为塔体和紧急撤离滑道，其中紧急撤离滑道由弹性救生槽装置、地下紧急撤离通道、防护密闭门、地下掩蔽室等组成，弹性救生槽装置是通过可伸缩的弹性滑道袋实现航天员紧急情况下逃逸的主要部分，滑道袋由防护外层、特种弹性材料中层及支撑滑道载荷的内层三层组成，滑道袋出口设减振垫，对航天员起隔离保护作用。

计算机辅助训练器　应用多媒体技术和人工智能技术为航天员提供航天基础知识、结构原理、操作程序、飞行任务等多科目的教学和模拟训练装置，可用于辅助理论教学。

单项系统训练设备　利用半实物仿真并结合计算机数据库和软件，模拟载人航天器各组成系统的结构和功能，对航天员进行训练的设备。航天员可利用该设备开展各系统正常与故障操作技能训练。

综合训练仿真器　用于模拟飞行中各种任务的操作、飞行科目、飞行程序与地面指挥控制中心的通信联络、紧急情况和故障处理等航天任务的综合训练设备。根据其能否提供运动感觉，可分为固定基训练仿真器、运动基训练仿真器。按照模拟任务的不同，可分为载人飞船训练仿真器、目标飞行器组合体训练仿真器、舱外活动程序训练仿真器及交会对接手控训练器。固定基训练仿真器是能模拟航天器飞行全过程、舱体结构固定不动的航天训练仿真设备。由航天器的模拟乘员舱、计算机系统、音响系统和舱外视景系统组成，可逼真地模拟航天器姿态、飞行状态和过程及有关系统工作状态，可用于任务及载荷训练和发射、返回及着陆训练。运动基训练仿真器是具有 1~6 个自由度运动系统支持的航天任务训练仿真器。载人飞船训练仿真器是能模拟载人货运飞船从待发到着陆飞行全过程的仿真器，用于航天员在地面上训练载人货运飞船内的飞行全过程操作流程和故障排除。目标飞行器组合体训练仿真器模拟载人货运飞船与目标飞行器对接后形成的组合体，用于航天员在地面上训练组合体飞行阶段内各种操作流程故障排除的仿真器。舱外活动程序训练仿真器是用于气闸舱设备和舱外航天服的正常操作训练、故障训练和出舱程序训练的专项训练器。交会对接手控训练器模拟交会对接到分离的全过程，用于航天员在飞船内完成手动和自动交会对接和分离训练的仿真器。虚拟现实训练仿真器采用虚拟现实技术来构造身临其境的训练环境，以达到预定训练效果的设备。

医学检查及航天实施医学研究设备　用于模拟航天飞行负荷、评价航天员的健康及功能状态或用于开展航天实施医学研究的设备。包括离心机、载人低压舱、转椅、秋千、倾斜台及下体负压装置。

航天飞行中航天员医学检查及健康保障设备通常包括血压计、体温计、心电图机、血尿生化检测装置、24 小时心电监护仪、血乳酸测定仪、小腿容积测量仪、身体质量测量仪、心脏除颤器等。身体质量测量仪是在失重状态下以质量惯性特性为基础进行身体质量测量的设备，有一个振动系统，振动周期与被测质量数值的平方根成正比。通常由支架、平台和波动周期测量装置构成。

空间实验设备　在航天飞行中开展航天医学空间实验研究的相关设备。通常包括人体空间实验研究设备、动物空间实验研究设备及空间细胞培养装置。

人体空间实验研究设备　人体研究通常借助于航天员医学检查设备实现。国际空间站上的人体研究设备由美国国家航空航天局约翰逊航天中心研制，是一个可以提供多种实验设备接口的机架，由超声/多普勒设备、空间线性加速度质量测量设备、冷冻离心机、冷储箱、肺功能系统、气体分析系统等构成，还可与下体负压装置、反应力测试设备等相连接，用于微重力条件下的人体基础研究及航天实施医学研究等。

动物空间实验研究设备　航天飞行中开展动物实验研究的基础设备，可为动物提供适宜的生命保障环境，并具备特定的模块以满足实验目标的要求。在"天空实验室"中使用了动物密闭舱在空间饲养大鼠，开展了骨骼、肌肉、心血管、神经、内分泌等系统的研究；在空间实验室任务中建立了多功能动物生保系统，可以开展灵长类和啮齿类两类动物的生理学、形态学和行为学实验；意大利航天局研制了小鼠抽屉系统，能对国际空间站上飞行 100~150 天的小鼠开展实验研究。此外，在国际空间站上还装备了先进生物研究系统、自主生物实验系统等，可开展节肢动物（如昆虫、蝶类等）、水生无脊椎动物和水生脊椎动物等的实验研究。

空间细胞培养装置　航天飞行中开展细胞分子生物学研究的基础设备。该类设备能提供适合细胞生长的温湿度、压力、pH 值等环境条件，并具备实现细胞低温休眠、激活、正常培养、刺激、固定等功能。通常由环境控制模块、参数监测模块、图像记录处理模块等组成，用于动物细胞、植物细胞、组织块和微生物细胞的空间培养和实验研究。目前研制较成熟的空间细胞培养装置包括中国航天员科研训练中心研制的 Space Cell System（SCS）多功能细胞实验平台，法国国家太空研究中心（Centre National d'Études Spatiales，CNES）研制的"宝瓶座"装置，美国国家航空航天局研制的空间细胞培养单元等。

（吴大蔚）

hángtiān yīxué xúnzhèng yánjiū

航天医学循证研究 （evidence-based study on space medicine，EBSSM）

根据航天医学研究证据保障航天员安全、健康和高效工作的研究方法。此研究属航天医学范畴，与医学或其他学科有着密切联系，如基础医学、循证医学、流行病学、预防医学、情报科学、文献科学、应用数学和统计学。

人类进入太空后，严酷的空间环境（辐射、微重力、真空、磁场和狭小密闭环境等）对其在空间生存提出了严峻考验。为克服空间环境及其他因素对人体的影响，人们利用地面模拟条件和有限的飞行机会，对这些因素给人体带来的影响开展了一系列研究，在航天重力生理学、航天环境医学、航天心理学和航天实施医学等领域进行了大量的医学实验，发表了大量的文献。

载人航天是高投资、高风险的事业，目前航天飞行的频率不高，飞行的时间不长，飞行试验的样本量不大，给每次飞行试验数据的统计学意义带来一些问题。另外，地面模拟条件下医学试验的设计、试验样本量、对照组的设置、试验数据的统计、地面模拟条件等方面还不可避免地影响试验数据的真实性，出现某些偏倚。EBSSM 从航天医学循证角度研究这些问题，提供解决上述问题的最有力的研究证据，并将这些研究证据和航天医学科研人员、航天实施医学人员，通过天-地医监系统，与航天活动中航天员的意愿及航天任务需要形成最好的结合，使得航天员在航天活动中的医学保障与医疗决策等（包括平时训练中的医监医保与飞行前、中、后的医监医保）建立在客观的科学研究证据基础之上，是保障载人航天工程顺利实施的支撑性方法研究。

简史　源于循证医学。20 世纪 20~70 年代，临床研究报告或研究论文数量迅速增长，加之医学统计技术及流行病学的出现，为循证医学的形成与发展打下了技术基础。1992 年加拿大萨基特（Sackett DL）教授正式提出循证医学的概念，同年 10 月第一个"Cochrane 中心"在英国剑桥成立，一年后由 11 个国家的 77 位医生组成的工作组成立了国际 Cochrane 协作网。

随着人类探索太空活动的不断发展，诞生了航天医学并积累了一定量的学术论文。美国国家航空航天局（National Aeronautics and Space Administration，NASA）于 2002 年采用循证方法对载人航天中的重点问题开展了系统评价，以指导该国中、长期载人航天任务的开展，发表了采用该方法形成的《航天飞行的生物医学挑战》论著。

2007 年，在 NASA 基金项目支持下，美国梅森大学公共政策学院联合中国与俄罗斯开展了"航天医学系统评价"方面的课题研究，在全面收集了美、中、俄相关文献的基础上，对空间飞行中的骨骼肌肉系统、血液、体液、电解质、内分泌与免疫，行为健康，辐射卫生，失重和脑功能等方面开展了系统评价。

2009 年白延强研究员根据中国载人航天发展的需要提出创建循证航天医学学科，对航天医学循证方法开展系统、全面研究，以促进航天医学深入发展，提高学科承载载人航天型号任务的能力。

原理　源于英国的弗朗西斯·培根（Francis Bacon）的自然科学的方法论，即"科学的哲学必须是归纳的、实验的和实用的，必须建立在科学的观察和实验的基础之上"的思想以及现代医学流行病学和医用数学。该方法将航天医学有效证据、高素质的航天医学工作者和航天员医学保障与医疗救治需求相结合，从而保障载人航天工程的顺利实施。其中，有效证据是航天医学循证方法的决策依据，是在原始随机对照试验的基础上经过系统评价或 meta 分析，整理、归纳得到的规范且把握度很高的试验性研究。航天医务工作者是航天医学循证方法的主体实践者，他们要具有全面的专业知识、严谨的科学态度、丰富的研究经验、追求卓越的敬业精神和责任感。航天员是航天医学循证方法的实施对象。在证据实施过程中，强调以航天员为中心，充分考虑航天员个人的文化背景、心理状态和个人偏爱，强调从航天员的利益出发，让航天员有充分的知情权，做到尊重他们的自身价值、愿望和需求，让他们参与到自己的医疗处理中来。

基本方法　可概括为以下三个方面、五个步骤。

三个方面　包括：解决什么样的问题（提出问题）；如何找到证据（确定所要寻找证据资料的来源，查找证据）；如何利用证据（评价证据的安全性、有效性、适用性和经济性，用于解决航天员医学保障措施策略、医学允许暴露标准的制定与实施和航天员出现医学问题时的救治）。

五个步骤　包括：提出问题、检索证据、评价证据、证据应用和后效应评价。

提出问题　找准航天活动中影响航天员安全、健康和高效工作的问题，提出问题的重点是在如何找准问题上下功夫，重点应该放在疑难、重点、发展、提高方面。

检索证据　根据提出的问题析出主题词或关键词，在确定好检索策略、选择好信息资源库的基础上，应重点做好检索表达式的编写，防止出现漏检和噪声。

评价证据　将搜集到的有关文献进行科学分析与评价，将真实性高、有重要意义、实用性强的证据作为参考或开展进一步研究，如搜集到的文献多，则可进行系统评价或 meta 分析。由于证据在实践循证航天医学中具有重要意义，其评价的难度和要求都非常高，科学地分析与评价并非易事。重点应放在落实好证据产生的研究设计方案是否恰当，有无合适的对照组；分析研究对象的诊断标准及明确纳入和排除标准；分析组间的数据应进行过"归一化"处理，具有可比性，干预措施和方法应科学、有效和安全，不同研究间不存在统计上的不齐性；分析终点指标应确切，对于有可能产生偏倚的环节应具有预防措施和处理方法。

证据应用　评价的证据用于指导航天医学保障策略、医学、医学允许暴露标准和航天员出现医学问题实施救治时个体化的决策。使用证据要注意个体化原则，一定要考虑不同的国情、种族及航天员的具体情况，切不可生搬硬套。

后效应评价　最佳证据经过飞行应用后应进行评价，根据效果重新查找证据，直到取得最理想效果。后效应评价是提高航天医学整体保障能力和水平的重要步骤，重点应做好证据应用前后的比较统计，以提高评价自身的能力和水平，提升证据的等级水平，进入更高证据层次。

航天医学循证方法是在临床流行病学的基础上发展形成的，因而，临床流行病学的描述性研究、分析性研究、实验性研究和理论性研究 4 种方法也是航天医学循证方法的组成部分。

（周　鹏）

hángtiān huánjìng yīxué

航天环境医学 （space environmental medicine）

研究人类航天中经历的环境因素作用于人体所产生的效应，分析、评价航天环境对人的影响及危害程度，监测和防护有害环境对人体不利影响的学科。通过研究航天环境对人体健康的影响，提出改善和利用环境的医学要求的理论依据和防护原则，建立相应的医学要求和标准，对航天环境进行医学评价并采取有效防护措施。是为适应人类载人航天事业的发展需要，运用医学的基础理论和方法，针对航天环境，以维护和保障航天员的健康、安全和完成飞行任务为目标而构建的应用性学科。航天环境医学是航天医学的组成部分，属于特种医学范畴。

简史　航天环境医学在载人航天工程需求牵引下诞生和发展。1957 年 10 月苏联成功发射了第一颗人造地球卫星，激发了人类迈向太空的欲望。但人类能否耐受飞往太空所必须经历的各种不利环境，能否在太空中生活和工作，成为当时最受关注的航天环境医学问题。从 20 世纪 50 年代开始，美国和苏联先后成功研发具有基本生存环境的生物火箭，进行了抛物线飞行、亚轨道飞行和轨道飞行，搭载小鼠、小狗、猴子等动物，证明人造环境在防护空间恶劣环境方面的可行性。1961 年 4 月，苏联航天员尤里·加加林驾驶“东方”1 号飞船完成人类首次太空飞行，实现了载人航天的历史性突破。随着人类航天事业的快速发展，航天环境医学的理论日臻完善，应用成果丰硕。中国的航天环境医学研究工作起步于 20 世纪 50 年代末和 60 年代初。1968 年 4 月以军事医学科学院航空宇宙研究所为主，融合中国科学院生物物理研究所相关研究室和中国医学科学院实验医学研究所宇宙医学专业组，组建成立宇宙医学及工程研究所。1975 年 9 月更名为航天医学工程研究所，2005 年 9 月更名为中国航天员科研训练中心。中国航天环境医学的研究和工程实施工作主要集中在这一机构内。2001 年 1 月出版的《航天环境医学基础》对航天环境医学的学科概念，理论体系和专门方法进行了全面的阐述。2003 年 10 月中国“神舟”5 号首次载人飞行和随后历次载人航天任务中，针对飞行任务的特点与航天环境的变化进行了多方面的研究，提出和制定载人航天器工程设计医学要求和系列标准，用于指导和规范载人航天的相关工程设计，对历次载人飞行器的航天环境进行医学评价。2009 年 9 月出版的《航天医学工程学 60 年》对航天环境医学学科的发展进行了全面总结，标志着航天环境医学学科从理论研究到实际应用走向成熟。

研究范围　航天环境医学主要研究航天中气体环境、力学环境和电磁场环境对人的医学效应，以保障航天员的健康和安全为目的而实施的环境监测与评价，以及对有关不利环境进行的医学防护等方面。

航天环境医学研究中对气体环境的研究范围涵盖航天器乘员舱大气环境生理、航天温度生理学、有害物质毒理学、航天环境因素复合效应等。航天环境医学首先确定载人航天器气体总压、氧分压、二氧化碳分压、温度、湿度和气流速度等合理范围，还要明确当这些环境参数超限对人的影响，研究涉及航天低压生理反应、航天减压病、航天低氧生理反应、乘员舱压力应急和温度应激、有害气体污染与控制等。舱内航天服和舱外航天服是航天员在上升、返回段压力应急安全防护和出舱活动的专用装置，除了航天服内气体环境的上述研究外，还需针对其特点侧重进行航天吸氧排氮、航天耳气压功能等方面研究。

航天环境医学研究中对力学环境的研究范围首先是乘员舱的振动、冲击、旋转、噪声效应与乘员的响应研究等。然后还对人产生作用的力学环境进行测量，包括乘员舱振动、冲击、噪声测量与评价。在确定力学环境正常范围的基础上，侧重力学环境超限的应急工作状况人体的损伤程度和个体防护装备研制，如赋形缓冲减振座垫等。

航天环境医学研究中对电磁场环境的研究范围包括航天器舱内电磁辐射及空间辐射剂量监测、生物效应、人体剂量学、辐射防护等。

航天环境医学效应　作用于人体的航天环境因素在一定条件下会对机体产生一些有害的效应，这些效应可能影响到航天员的生命安全、身体健康和工作效率，影响飞行任务的完成，因而受到特别的关注。航天环境医学首先应依据航天飞行时间确定人体的环境暴露时间，确立人体所处的环境因素的合理范围，在此范围内人体受环境刺激产生相应的生理和适应性反应，能保障人的舒适、健康和工作效率。还要明确这些环境参数超限对人的病理损伤及耐受限度，并采取有效的防护措施。按照人在航天环境中暴露产生效应的时间划分，可归纳为急性效应和远期效应。急性效应是当有害环境因素作用量级（作用强度和时间）到达一定程度时，短时间内必然发生的效应，而且效应的严重程度与作用的强度有关，如低压缺氧反应、高低温反应、有害气体污染效应、噪声的听觉效应、电离辐射的确定性效应等。远期效应是暴露于有害环境因素以后较长时间才显现出来的效应，如某些化学致癌物和电离辐射所产生的致癌和遗传效应，而致癌和遗传效应的发生是随机的，有较长的潜伏期，效应的发生概率与作用量级有关，而效应的严重程度与作用量级无关。

航天环境因素监测　航天员生活和工作环境的质量及其变化以及有害环境因素防护效能的医学评价均依赖于环境质量水平的监测。监测的内涵是：为评价和控制有害环境因素的影响，对有害环境因素的参量进行测量并对测量结果进行分析和解释。监测分为环境监测和个人监测，环境监测是提供航天员生活和工作环境中有害环境因素的水平及变化规律，如航天器乘员舱的气压环境和温湿度环境监测、电离辐射环境监测、有害气体环境监测、噪声环境监测等，个人监测是提供作用于航天员个体的有害环境因素的有关信息，如个人辐射剂量监测、航天员振动、冲击、噪声暴露监测等。

航天期间需根据各有害环境因素带来不利影响的严重程度以及有害因素量级可能出现的变化程度进行全过程监测或定时监测，监测结果可实时遥测传输或储存记录。在飞行期间，低压、低氧、高低温、高湿和电离辐射剂量因可能发生较大的变化且可能危及航天员的安全，一般需全过程地监测和实时遥测传输。载人航天器振动、噪声和非电离辐射环境较稳定，一般不会出现大的剧烈变化，可实施定时监测。有害气体污染程度与累积时间有关，应进行全过程实时监测。有害气体按实施监测的可行性，可进行部分主要污染物全程监测，辅之以定期采样，将样品在航天器内或送回地面进行检测分析和评价。

在载人航天过程中实施有害环境因素的有效监测比地面困难得多。监测仪器必须是小型和低能耗的，能长期稳定、可靠地工作，并能经受发射力学环境的考验，应是自动或易操作的。监测仪器所提供的信息应能满足医学、卫生学评价的需要。

航天有害环境因素防护　宗旨是在合理可达到的前提下使有害环境因素对航天员机体和能力的不良影响尽可能降低。防护的合理性是以利益-代价分析为基础的，也就是说，防护方案的制定既要考虑从防护中获得的利益，也要考虑为防护而付出的代价。合理的防护是利益和代价间科学的权衡，是一种优化设计。不合理地追求提高航天员生活和工作环境的质量水平，在航天条件下必将付出相当大的代价，甚至从经济技术条件看是不可行的。为获得载人航天给人类带来的巨大利益，在确保航天员生命安全的前提下承受一定限度的不良影响也是合理的、可接受的。

各有害环境因素的暴露限值是航天员暴露于有害环境的约束，是载人航天可接受的有害环境质量水平的界限。限值的确定以防护有害环境因素所期望达到的目标为基础，这一目标可根据具体飞行任务和经济技术能力合理选择，也是一个国家经济技术综合能力的反映。航天有害环境因素的限值是按当前可接受水平人为确定的，但在可接受性的标尺上存在不连续性，而且，可接受水平包含着社会因素，是与公众对有害环境因素的危害感知相关的，有时对某一危害的感知程度与科学性并不存在一致性，因此，这一限值也是随着科学技术的进步不断修改和完善的。

载人航天器工程设计防护　基础是对载人航天器乘员舱环境的医学、卫生学要求。根据某一具体型号的飞行任务，如飞行轨道参数、飞行持续时间、参加飞行的乘员数量、对乘员规定的操作任务等，提出合理、可行的工程设计医学要求并对工程设计所达到的环境质量水平进行医学评价。这是典型的医学和工程相结合的过程，这一结合包括任务的结合、知识的结合、人员的结合、设计质量管理的结合。为了这一结合，从事航天环境医学研究的人员应了解工程上实现这些要求的方案和代价，工程设计人员也应了解这些医学要求的依据和防护目标。根据以往载人航天的实践经验，航天有害环境因素（包括自然存在的和人工产生的）的防护能力主要依赖于载人航天器的工程设计，如空间电离辐射和非电离辐射的防护、振动和噪声的防护、加速度和冲击的防护、有害污染物的净化、低压低氧和高低温等各种应急环境的防护等。

航天员个体防护　载人航天器工程设计的防护能力难以充分满足医学、卫生学防护要求时，尤其是一些潜在性的应急环境防护，可考虑为航天员提供一些个体防护装备和物品作为载人航天器工程设计防护的补充。航天器工程设计防护和航天员个体装备防护之间也存在按利益-代价分析后合理选择方案的问题。这些个体防护装备一般是经实践证明防护有效的，附加的载荷需求是可接受的，如舱内航天服是座舱环境应急条件下的航天员救生防护装备，舱外航天服是航天员主动脱离航天器防护而直接暴露于空间环境的防护装备，航天员赋形缓冲减振座垫在一定程度上能降低传导到航天员身体的振动和冲击量值，航天员通信头戴可改善噪声环境中的通话质量，防噪声耳塞可降低环境噪声对航天员睡眠的干扰，呼吸面罩可为航天员供氧以防护燃烧烟雾引起窒息，

提高航天员机体辐射耐力的抗辐射药物或身体局部辐射防护装具、非电离辐射的防护服和防护眼镜等。

研究方法　航天环境医学的研究方法包括实验法、模拟法、数学模型法、调查法等。这些研究方法各有其特点和作用，在航天环境医学研究中相辅相成，互为补充，用于解决不同的研究任务。

实验法　航天环境医学最基本、最常用的研究方法。它是通过在实验室人为施加航天环境因素，观测实验对象由此出现的结构、功能、行为、生理、生化乃至疾病过程的效应，通过相应的效应分析揭示考核要素与机体变化间的固有关系及事物发生发展的规律，为载人航天器工程设计医学要求制定、医学评价实施与航天员个体防护等提供理论依据与技术支撑。实验研究方法最突出的特点是可以严格控制某些条件参数，强化重点因素作用效果研究，得出相应的结论。需要明确的是在应用地面实验研究结论时，必须认真考虑天、地实际环境条件与实验条件的差异，防止实验结论的不当应用。根据实验实施的条件，航天环境医学实验又可分为地基实验和天基实验。地基实验是在地球重力环境下，通过观察或模拟航天环境因素，以动物或人体等为实验对象开展的一系列研究。天基实验则是利用航天飞行条件而开展的研究。地基实验条件可控性、针对性强，实施方便，可以较大规模开展，在实验方法与条件具备后，可以在轨开展更为真实的天基实验。天基实验是真实的航天环境实验研究，但时间、空间、人力等限制条件多、代价高，会使实验量

受到较多限制。天基、地基航天环境医学实验的有机结合、相互补充和促进将推动航天环境医学的发展。

模拟法　随着模拟技术而发展起来的较灵活、先进的研究方法，在航天环境医学研究中得到了广泛的应用。它利用各种模拟技术，对飞行环境、人体进行模拟实验研究，实际上既是一种构建实验条件也是创造实验对象的方法。航天环境模拟技术和实验设施为航天环境医学研究提供了大气环境、力学环境、辐射环境实验条件。航天环境医学研究中，载人航天环境对人体影响因素十分复杂，人体又客观存在个体差异，必须通过反复研究才能发现其规律，因此采用灵活、便捷的模拟研究，既能有效控制实验环境条件又安全高效。环境恶劣到一定程度，人就无法参与有损伤的实验研究，通过与真人某些方面等效的假人试验可以获得更大范围的环境变化对人体影响的规律。随着模拟技术的发展，试验假人与真实人体也越来越接近，假人试验结果的科学性和可信度也越来越高。目前对以人体为试验对象的模拟实验，广泛采用暖体假人、冲击假人、辐射假人等各类试验用假人。暖体假人采用模拟产热、产湿技术模拟人体代谢产热和出汗排湿，广泛用于从普通服装到航天服的保暖透湿舒适性测试和评价。冲击假人通过模拟人的结构和组织的力学性能，大量应用于汽车碰撞、飞船着陆冲击等各种危险环境的力学实验研究。辐射假人具有与人体组织对电磁场作用或电离辐射阻止本领的等效性，因此被长期用于人体受电磁或电离辐射场照射的组织器官剂量测量和安全性评价工

作中。各类试验假人的应用，有效解决了人参加试验研究的伦理学问题，大大丰富了航天环境医学研究成果，同时也促进了模拟技术的发展。

数学模型法　利用实验条件对实验对象作用规律数值计算的研究手段，也是航天环境医学研究中十分有效的研究方法。借助于建立航天环境对人体作用的数学模型有利于分析航天飞行环境作用于人体的数量规律、人体各生理系统变化间的关系，探讨其变化规律并做出适当的预测。建立数学模型的方法有两种　①实验归纳方法：即根据测试数据，按照一定的数学方法分析归纳出系统的数学模型；②理论分析方法：即依据明确的自变量与因变量函数关系建立数学模型，通过理论分析确定模型的输入输出变量和参数，建立各变量之间的数学式，并用数学工具求解。限于人类认识规律的局限性和规律自身的复杂性，数学模型需要经历实验验证和模型完善的迭代过程，才能更好地用于揭示作用与效应的内在规律和适用范围。

调查法　航天环境医学研究的常用方法，多用于研究航天环境对人的长期影响及职业疾病调查。调查法与实验法相区别的最重要特征是在调查中，对环境和受环境影响的人员不施加干预措施，通过测量、记录工作环境参数，测量或问询人的相关生存指标，查阅健康档案，获取环境对人的影响数据。对调查资料和数据通常借助标准化法、分层分析法以及多因素统计分析法等各种数据分析手段对调查资料和数据进行分析提炼，获取有价值的规律和信息。调查法的一般步骤为根据研究目的，确定调查对象和对象的选择方法，将研究指标转化为调查项目，进而设计成调查表或问卷，然后确定资料的收集方法、整理的计划和统计分析等。

与其他学科关系　航天环境医学是以载人航天任务为背景，为适应载人航天发展需要而形成和建立起来的应用学科。航天环境医学以人为研究对象和保障目标，通过探索认识航天环境对人体的影响及其特征规律，提出科学合理的载人航天器工程设计医学要求，探索有效的防护对抗措施，实施载人航天器内环境的医学评价，确保航天活动中航天员的安全、健康和高效工作。航天环境医学下属研究学科包括：航天器乘员舱大气环境生理，航天温度生理学，有害物质毒理学，振动、冲击、噪声效应与防护技术，电磁辐射与空间辐射剂量监测与评估，空间辐射人体剂量学，辐射防护技术等。

作为航天医学的分支学科，航天环境医学是航天实施医学的基础，航天环境医学研究推动着航天实施医学在明确的机制和理论下，诊断航天疾病，并进行预防和治疗，航天实施医学工作中遇到的问题又为航天环境医学研究提出新的目标和方向。航天环境医学研究中依据航天环境对人体的效应和程度分级，明确人对航天环境影响的调节能力，这是航天员医学选拔技术发展和完善的重要理论依据。航天环境医学和航天细胞分子生物学从宏观和微观不同层面研究航天环境的基本医学问题，丰富了航天医学的内涵。航天环境医学在发展过程中，对航天环境模拟技术、实验假人等效技术、空间环境探测技术的需求推动相关探测和模拟技术的持续发展。

人类在20世纪实现了载人航天的突破和快速发展，催生和促进了航天环境医学的诞生和发展，大量的研究和实践保障了人类不只能生活在地球的摇篮里，目前人类已基本明确了近地轨道空间环境对人的主要影响，掌握了行之有效的应对空间环境不利影响的防护措施。人类对外太空的探索求知永无止境，在21世纪，人类又吹响了长期居住在太空和向火星进军的号角，中国也规划了载人航天的发展战略，提出了长期载人空间站建造与运营、载人登月、载人星际飞行的发展路线图。为实现这些目标，航天环境医学面临新的更高目标和挑战，进一步揭示长时间空间环境暴露对人体的生理影响及其机制，明确航天器长期密闭人工环境对保障人的舒适、健康、安全不同层次的要求，发展更加科学有效的人对航天环境的适应与保护措施。面对21世纪新目标，航天环境医学也面临生物学、生理学、医学以至整个生命科学共同面对的挑战，针对载人航天发展过程中出现的问题，如密闭人工大气环境对人的健康影响与应急工况安全保障问题，长期高能空间辐射对人的影响与防护措施问题等的深入探讨，将促进人类加深环境与健康关系的认识。对航天环境监测与评价及防护方法的研究，也将促进新的环境模拟与探测技术的发展与应用。

（虞学军）

hángtiānqì chéngyuáncāng dàqì huánjìng shēnglǐ

航天器乘员舱大气环境生理

（atomspheric physiology of crew cabin）　研究乘员舱内大气环境对人体生理影响的规律及防护措施，为航天器乘员舱工程设计医学防护要求与评价提供科学依据的知识体系。

人类生活的近地环境为人类提供了维持生命所需的大气压力、氧气、温度和湿度等最基本的大气生活条件。在海平面大气压力为 1 个大气压，大气成分主要包括氮（78.09%）、氧（20.95%）、氩（0.93%）、二氧化碳（0.03%）等，大气的温度、湿度则受季节、日照、大气压力和地貌等因素影响。载人航天器多在离地球 200～500km 高度的轨道飞行，其外界空间为真空，载人航天器舱壁向太阳面温度可高达 121℃，背太阳面可低至 -157℃，这种空间环境远远超出人体生理耐受限值，人直接暴露到这种环境根本不可能生存。为了保障航天员的健康生活和工作能力，必须在密闭的载人航天器乘员舱内创造一个适合人类生存的人工大气环境，以确保舱内的总压力、氧分压、温度、湿度等满足人体生理要求。载人航天器乘员舱是密闭状态，乘员舱内的大气不可避免存在来自人体代谢产物、舱内非金属材料挥发物以及微生物等有害污染物，必须确保载人航天器乘员舱大气环境有害污染物的控制满足人的生存要求。此外，航天飞行中，载人航天器乘员舱大气环境还面临着太空陨石粒、空间垃圾击穿航天器乘员舱壁或其他异常事故可能引起乘员舱失压、舱内温度环境异常、有害污染物异常的风险，这些情况一旦发生，将直接破坏航天员的基本生存环境，危及航天员的健康和安全，因此，还必须针对这些异常情况采取应急防护措施。航天器乘员舱大气环境生理主要针对以上情况，开展各种大气环境因素对人体生理影响及防护研究，确保航天员安全、健康、高效工作。

发展历程　航天器乘员舱大气环境生理概念随着载人航天发展而形成，初期主要以航空生理学理论为基础，借鉴和运用航空生理学的研究方法和手段研究和解决载人航天器乘员舱大气环境面临的各种问题。随着载人航天医学的发展，航天器乘员舱大气环境生理概念的理论及其研究方法在不断发展完善。20 世纪中期，美国、苏联利用生物卫星开展了大量的果蝇、小鼠和狗等动物试验，探讨了生物在空间环境生存的可能性，为建立适合人生存的航天器乘员舱大气环境积累了经验，并初步形成了航天器乘员舱大气环境生理概念的框架；之后，苏联/俄罗斯、美国分别相继开展了"东方"号、"上升"号、"联盟"号，和"水星"号、"双子星座"、"阿波罗"、"天空实验室"等短期载人飞行，使航天器乘员舱大气环境生理概念得到充分发展；"礼炮"号、"和平"号空间站，以及 20 世纪后期国际空间站中长期载人航天飞行，使航天器乘员舱大气环境生理这一研究趋于成熟和完善，形成了与乘员舱大气环境相关的医学要求和规范。中国的航天器乘员舱大气环境生理概念的形成经历了 20 世纪 70、80 年代贾司光等对"曙光"号飞船的预先研究，90 年代初的返回式卫星（FSW 21）密封舱压力的生物搭载试验舱实验，21 世纪的"神舟"5 号的首次载人飞行、"神舟"6 号多人多天的载人和"神舟"7 号出舱活动任务等发展过程，在这期间形成学科框架，不断丰富学科内容，现已形成了《飞船乘员舱大气环境医学要求与评价方法》和《飞船乘员舱有害气体评价标准和方

法》等国家军用标准。航天器乘员舱大气环境生理将随着载人航天事业的发展而不断发展和完善，并将在后续的载人登月和火星探测中发挥重要作用。

基本内容　主要通过模拟航天器乘员舱大气压力环境、湿度环境、大气污染物控制以及大气环境应急医学问题等，开展人体和动物实验研究，从整体、系统、组织和分子生物学水平研究各种有害环境因素对机体的影响及防护机制，从医学防护的角度提出乘员舱内大气环境参数不同水平生理耐受限值，制定乘员舱大气环境医学标准，提出航天器乘员舱大气环境医学工程设计医学要求和防护方案，并对乘员舱大气环境参数进行医学监测和评价　①乘员舱大气压力环境：主要研究乘员舱大气总压、舱内气体成分（氮分压、氧分压、二氧化碳分压）及压力变化率对人体生理的影响及防护。例如，舱内大气总压降低到一定程度时可能发生减压病、体液沸腾；减压过快、过低可引起胃肠胀气、肺损伤；增压过快时可引起耳气压伤；氧分压过低或过高可引起急性缺氧症状或氧中毒；二氧化碳分压过高可引起头痛、呼吸困难等。针对这些医学问题，研究确定这些环境因素引起人体各种生理效应的生理耐受限值和有效的防护措施，提出合理的乘员舱大气压力环境的医学生理要求。②乘员舱温度环境：主要研究温度、湿度、气体流速以及局部表面温度等对人体生理的影响及防护，这些因素关系到航天员的舒适、健康和工作效率。舱内环境温度过高或过低会引起人体的高温或低温不适反应，严重时可能危及人的生命安全，环境湿度和风速的

变化则不同程度影响温度效应。针对这些因素对人体的生理效应，研究人体对高温、低温的生理耐受限值、影响因素和防护措施；研究温度、湿度、风速不同参数的组合对人体的影响，航天失重条件下的人体体温调节特点等。通过以上研究，结合工程设计的可行性，提出切实可行的乘员舱大气温度环境医学生理要求。③乘员舱大气污染物控制：乘员舱存在有害污染物不可避免，美国和俄罗斯等国对国际空间站检测发现有上百种化学和微生物污染物，这些化学污染物主要来源于人体代谢产物、舱内非金属材料的脱气和热分解产物、舱内仪器设备工作时释放或渗出的物质，微生物则主要来自地面环境污染和人体污染。有害污染物对人体的危害主要与有害污染物的种类、浓度和暴露时间有关。污染物可刺激黏膜和呼吸道，引起中枢神经系统抑制，影响航天员的工作效率，甚至危及生命安全，有些污染物还有致畸、致癌作用，引起各种疾病发生。针对各种污染物的危害，研究建立气体微量污染物定性、定量分析技术方法，研究航天飞行条件下乘员舱有害污染物的产生特点，确定有害污染物的主要成分、产生率和动态特征；制定非金属材料卫生学评价方法和非金属材料适用、限用和禁用选择方法；建立大气环境微生物检疫方法，确定微生物的种类、致病性和消毒方法。通过以上研究，提出乘员舱大气有害污染物控制的医学要求和防护方法，使乘员舱内大气质量保障航天员的健康和安全。

应用　研究成果主要为制定载人航天器乘员舱大气环境医学要求和建立载人航天器乘员舱大

气环境医学评价体系提供了理论依据和实验数据，同时，航天器乘员舱大气环境生理的理论体系、研究成果和先进的研究方法对于相关学科的研究发展有着借鉴作用。

（彭远开）

hángtiān dīyā shēnglǐ fǎnyìng

航天低压生理反应（physiological response to low pressure in space）　载人航天过程中人体暴露于低压环境时出现的生理反应。在航天活动中，载人航天器乘员舱可能受到流星体或空间垃圾击穿舱壁，或其他原因引起的异常泄漏，导致乘员舱大气总压降低而引起低压工况。乘员舱异常减压对人体的影响主要表现在三个方面　①随着气压的降低，氧分压下降，引起高空缺氧；②快速减压可能引起航天减压病；③低压及气压剧变引起机体发生物理性变化。

基本内容　载人航天过程中低压可引起机体发生高空缺氧（见航天低氧生理反应）、航天减压病、高空胃肠胀气、体液沸腾、中耳气压伤等。

高空胃肠胀气　高空胃肠胀气表现为腹胀和腹痛等一系列症状，多发生在减压过程中或在低压环境最初停留阶段。

胃肠胀气的原因　①胃肠气体膨胀：胃肠道内通常含有部分气体，大多数是随饮食咽下的空气，少数是食物消化产生的。当外界环境压力下降，胃肠内气体体积随之膨胀；若气体排出功能不良，即产生胀气症状。②上升高度及速率：上升高度越高，大气压力降低越多，胃肠道气体膨胀程度就越大。上升高度相同时，上升速率越大，膨胀的气体来不及迅速排出，膨胀程度也就越大。

③胃肠道功能状态：胃肠道消化功能不良的个体，由于消化不充分，产生气体较多；胃肠道通畅性降低（如便秘等），气体排出不畅；食用豆类、薯类、韭菜等易产气食物或含气的碳酸饮料、啤酒等。

对人体的影响　①腹部不适：在低压环境下胃肠道气体膨胀又无法排出体外，引起腹胀、腹痛等症状。②呼吸、循环功能的影响：胃肠道内气体膨胀压迫膈肌使之升高，使正常呼吸运动受到限制，导致肺活量减少，甚至发生呼吸困难；腹腔内压升高，下肢静脉回心血量减少，组织内代谢减弱。

防护措施　尽可能避免大幅度减压。在工程上采取安全措施，防止密闭乘员舱意外原因泄压。

高空饮食　在低压试验前、舱外活动前，应提前2日进食高空饮食，禁止饮用产气饮料；保持胃肠道的良好通畅性。

体液沸腾　当机体上升到19000m的高度时，外界大气压达6.27kPa等于体温37℃时体液的饱和水蒸气压力时，身体皮下组织充满大量水蒸气，发生气肿的现象。

对人体的影响　达到体液沸腾的低压下，机体处于严重缺氧状态，足以引起机体缺氧死亡；体液沸腾本身所形成的水蒸气还可造成循环停止；严重的减压病有可能造成脑及脊髓的损伤；心脏内形成大量蒸汽使心脏扩张，可能造成心肌纤维断裂；"蒸汽胸"会导致呼吸受限、循环功能丧失等。

防护措施　最有效的防护手段是加强工程的安全可靠性设计，避免异常减压发生；航天员穿着航天服，供给纯氧，保持适当压力可以防止体液沸腾和缺氧。

中耳气压伤 外界气压快速变化导致中耳腔内形成气体压差，不能通过咽鼓管自行开放平衡，导致出现耳痛、眩晕等症状。

对人体的影响 压力下降过程不会对鼓膜造成损伤，但由于降压过快，中耳腔内气体形成正压。当压力达到 1.3～2.6kPa 时咽鼓管可被冲开，部分气体排出，内外压力恢复平衡。当中耳压力达到 0.4～0.7kPa 时，可感到耳内轻度的胀饱感；中耳压力达到 0.7～1.3kPa 可感到耳内明显的胀饱感，出现轻度听力下降；若咽鼓管通畅受限，中耳压力达到 2～4kPa 可出现耳鸣、耳痛和轻度眩晕症状。压力增加过程过快，中耳腔内气体形成负压，使鼓膜向内凹陷产生耳压感及听力减退。此时需依靠吞咽、咀嚼或鼓气动作才能使咽鼓管打开，使中耳与外界压力平衡。若咽鼓管无法打开，中耳内外压差超过一定限度，导致疼痛、鼓膜充血及鼓膜穿孔。

防护措施 严格控制飞船的压力变化率；严密监测航天员健康状况，避免由于感冒等疾病导致中耳损伤。

应用 通过对航天低压生理反应的研究，指导航天活动中的低压防护：①制定科学合理的航天服、乘员舱工程设计医学要求，预防或减轻航天低压环境下的缺氧或减压病对乘员的生理影响；②制定科学合理的高空饮食制度，防止舱外活动期间胃肠道胀气对乘员的影响；③加强航天员高空生理训练及低压舱上升体验，使航天飞行人员了解航天低压环境对机体影响的基本理论知识及低压防护装备的使用等；④要求航天员在载人航天器发射上升段、入轨段、变轨段、返回段、对接过程等复杂飞行阶段穿着航天服，以防乘员舱压力应急使航天员受到损伤。

（肇　海）

hángtiān dīyǎng shēnglǐ fǎnyìng

航天低氧生理反应（physiological response to hypoxia in space） 载人航天飞行过程中机体为适应低氧环境而发生呼吸、循环等的生理功能变化。载人航天中，航天器乘员舱、航天服个体救生装备出现异常减压，或调压供氧系统出现故障引起航天器乘员舱、航天服内大气氧分压下降，会导致航天员机体发生一系列缺氧生理反应。氧气是生命活动必需的物质，机体得不到足够的氧气，或利用氧发生障碍会发生代谢、功能和组织结构的异常变化。根据低氧的病因学及发病机制不同，一般将低氧/缺氧分为4种类型：低氧性缺氧、贫血性缺氧、循环停滞性缺氧和组织中毒性缺氧。航天员在航天活动中暴露在低氧环境所引起的缺氧属于低氧性缺氧，即血液在肺内氧合不足引起动脉血氧张力、血氧饱和度及血氧含量降低的低氧血症。

基本内容 航天中低氧对机体的影响程度与低氧的性质有关。暴发性高空缺氧时，由于发展速度非常迅速、程度极其严重，人体突然暴露在这样的缺氧环境中，由于机体呼吸、循环功能来不及发生代偿反应，会在1分钟内出现意识丧失。急性高空缺氧时，如果缺氧程度不太严重，停留时间又不太长，由于机体发生一定程度的代偿反应，静息时可不出现明显的主观症状；如果缺氧程度较严重，即使机体代偿功能已经充分发挥，静息时也会出现各种缺氧症状；在更严重的缺氧情况下，短时间停留即可引起意识丧失。急性缺氧代偿反应主要表现在呼吸、循环和血液等系统功能的代偿，呼吸系统的代偿反应主要表现为呼吸频率、肺通气量增加，循环系统的代偿反应主要表现为心率、每搏量增加，收缩压增高，循环血流量重新分配以增加心脏、脑等重要器官的血流灌注量等。呼吸频率增加主要通过刺激主动脉体和颈动脉体化学感受器引起，心率增加主要通过动脉血氧分压降低刺激主-颈动脉区化学感受器反射性作用而引起，此外缺氧时还可通过反射作用和直接作用引起肾上腺髓质分泌肾上腺素入血，从而使心率增快。

人体缺氧反应的生理限值 分4个区域 ①**无症状区**：指暴露在地面到3km的高度范围。安静时没有明显动用机体的代偿适应能力，除夜间视力在1200m高度以上开始降低外，没有其他明显症状，但工作能力已受影响。从1500m高度起，完成复杂智力工作任务的能力已开始受影响，体力劳动能力也随高度而缓慢降低，但如果在3km高度停留几个小时，或者从事繁重的体力劳动，则可出现明显的缺氧症状及体征。②**代偿区**：指暴露在3～5km高度范围。静息时，人体心率及肺通气量明显增加，代偿反应已发挥作用。由于代偿反应尚能对抗这种程度的缺氧影响，故短时间静息状态下机体的缺氧症状并不严重；但进行复杂、精细工作的能力已明显降低，进行繁重体力劳动的能力也已显著减退，如果低氧暴露时间稍长，或者有体力负荷或其他异常环境因素如高温等同时作用，则可出现明显的缺氧症状。③**障碍区**（不完全代偿区）：指暴露在5～7km高度范围。

代偿反应虽已充分发挥作用，但不足以对抗缺氧的影响，故静息时即可表现出明显的功能障碍，无论脑力、体力劳动能力均已受到严重影响，除可能有头痛、眩晕、视物模糊、情绪反应异常、肌肉运动协调障碍等症状外，智力障碍表现尤为突出，如思考力迟钝、判断力及理解力减退、记忆力减退甚至丧失等。④危险区：指暴露在 7km 以上高度范围。机体的代偿反应已不足以保证心、脑等重要器官的耗氧量，机体暴露在此高度很快即出现智力、肌肉运动协调能力严重障碍，继而发生意识丧失，呼吸、循环功能也相继停止。

影响机体低氧生理反应的因素　①机体的健康状态，如发生胃肠道感染、上呼吸道感染、急性或慢性过度疲劳、病后尚未完全恢复等均可使机体的缺氧耐力降低。②休息睡眠不足、吸烟过多、饮酒过量、空腹或过饱等也会对机体的缺氧耐力造成不良的影响。③体力活动使机体代谢增强，耗氧量增加，可加重机体的缺氧反应。④习服和体育锻炼可提高机体的缺氧耐力。

应用　通过对航天低氧生理反应的研究，指导航天活动中的低氧防护　①科学合理的工程设计，防止发生乘员舱、舱外航天服异常减压；②加强航天飞行人员高空生理训练及低压舱上升体验，使航天人员了解高空低氧影响的基本的理论知识及供氧防护装备的使用等；③消除各种降低缺氧耐力的不良因素，增强体质，加强心肺功能训练，提高机体的缺氧耐力；④进行缺氧耐力检查，选拔出缺氧耐力较强的个体作为航天员。

(彭远开)

háng tiān ěr qìyā gōngnéng

航天耳气压功能（ear baric function in space）　航天人工密闭大气环境压力变化时的咽鼓管通气功能。是衡量航天员环境适应能力的指标。指航天员、受试者在航天飞行或地面训练、试验中经历大气环境压力变化时（主要指航天器、航天服、航天环境模拟舱等内环境压力增加时），机体通过咽鼓管开放，平衡外界大气环境和中耳之间的压力调节能力。

咽鼓管解剖结构及功能　咽鼓管为一斜行管道，外端开口于鼓室前壁上方，称为咽鼓管鼓室口；管道向前、下、内侧方向走行，管腔逐渐变窄，最狭窄处称为峡部，是咽鼓管骨部与软骨部的结合部。自峡部以后，管腔又逐渐变宽，最后其内端开口于鼻咽部外侧壁，称为咽鼓管咽口。咽鼓管全长 3.1～3.5cm，峡部之前的一段约占全长的1/3，位于颅骨内，管壁为骨质，此部分管腔保持开通。峡部以后约占2/3，位于颅底下方，此部分管壁由软骨及纤维组织膜构成，管腔因自身组织回缩和周围软组织挤压，通常处于闭合状态。

咽鼓管主要有三方面的功能　①咽鼓管通气功能，平衡外界环境和中耳之间的压力，避免鼓膜气压性损伤；②保护中耳，防止来自鼻咽部声压和分泌物的侵入；③中耳分泌物排出到鼻咽部的通道。在载人航天领域，耳气压功能是航天员、航天特因环境受试人员重要的特因耐力选拔项目之一。

咽鼓管开放原理及通气方法　咽鼓管为一"单向活门"样管道，其开放主要受腭帆张肌的作用，其收缩时增加肌腹的容积从而引起内侧软骨板旋转，使咽鼓管软骨部前部分开放。咽鼓管的开放和关闭也受存在于咽鼓管和中耳腔内的表面活性物质的影响，能够降低液-气界面表面张力，降低咽鼓管的开放压，有利于咽鼓管的开放。

航天飞行任务及地面试验中，当环境压力降低时，人体中耳腔内相对形成正压，当压差达到一定程度，咽鼓管可被冲开，中耳内与外界环境压力恢复平衡。环境压力增大时，中耳腔内形成相对负压，咽鼓管不能自行开放，气体不易进入中耳腔内，使鼓膜受压内陷。需要主动做开放咽鼓管的动作，打开咽鼓管，使中耳与外界环境压力平衡，防止鼓膜发生气压性损伤。

咽鼓管通气方法主要有捏鼻鼓气法、捏鼻吞咽法等，吞咽、咀嚼、打哈欠等动作也可开放咽鼓管。捏鼻鼓气法是较为常用和有效的方法，动作要领是用手捏紧鼻孔，闭口用力向鼻咽腔鼓气，以增加鼻咽腔气体压力，冲开咽鼓管。如经两三次鼓气未能鼓开咽鼓管时，可调整呼吸，休息片刻，再重新进行。捏鼻吞咽法是捏紧鼻孔，用力做吞咽动作，缺点是多次吞咽后，常感唾液不足，动作容易变形。运动下颌法和运动软腭法是通过该动作牵引收缩腭帆张肌和腭帆提肌，从而引起咽鼓管开放。需要主动开放咽鼓管时，可尝试使用多种方法。

耳气压功能检查及评价方法　耳气压功能检查的主要方法有低压舱法（hypobaric chamber method）、高压舱法、咽鼓管开放压检查法等。载人航天领域，主要采用能真实客观地模拟环境压力变化的低压舱法，也是检查耳气压功能较为准确的方法。在检查中，要求受检者不能感冒或者有其他影响检查的耳病，熟悉检查过程，掌握咽鼓管通气动作。受检者安静坐于低压舱中，低压舱上升到一定高度（通常为3000m），停留几分钟，再以一定初始速度下降，下降中受检者做咽鼓管通气动作（具体做哪个/类动作，根据检查安排），主动开放咽鼓管。下降至地面后检查双侧鼓膜的充血度，以最终下降速度（或增压速度）和/或鼓膜充血度作为评价指标对受检者的耳气压功能做综合评价。

耳气压伤及防护 载人航天飞行任务、地面选拔训练及试验中，如果环境压力增加过快，或者受试者耳气压功能较差，或者未能及时有效地做咽鼓管通气动作，中耳形成的相对负压较大，可使鼓膜受压变形、内陷、充血，出现耳痛感，甚至发生鼓膜穿孔。

载人航天在轨飞行中，气闸舱复压、舱外航天服复压及着航天服进行气密性检查等工况，航天员均面临大气环境压力增加而引起耳气压伤的风险。在地面的试验和训练中，航天员或受试者同样面临这些风险。此外，在地面大气环境模拟舱内进行航天减压病易感性检查和低压缺氧耐力检查结束后，模拟舱复压也是对航天员或受试者耳气压功能的考验。另外，在轨飞行时，由于失重效应，人体体液重新分布，体液头向转移，头部血管充盈度增加，咽鼓管管腔内径也相对减小，使其通气平衡能力较地面差，因此，对航天员的咽鼓管通气功能提出了更高要求。研究发现，人体耳气压功能具有明显的个体差异，通过模拟航天环境压力变化过程对个体耳气压功能进行筛查，可以淘汰耳气压功能不良者，为航天员选拔提供依据，为航天员适应大气压力环境提供指导，预防或减轻航天员耳气压伤。

航天飞行或地面试验时，在面临大气压力增加的工况时，如果出现鼓膜压痛，应停止试验或采取捏鼻鼓气法等咽鼓管通气方法，主动开放咽鼓管，平衡压力，避免耳气压伤。

（高郁晨）

chéngyuáncāng yālì yìngjí
乘员舱压力应急（depressurization emergency in crew cabin）载人航天飞行过程中乘员舱内气体压力快速下降的过程。该过程有可能严重危及航天员的身体健康和生命安全。

载人航天器的外层空间属于高真空环境，航天员必须处于一个能维持一定总压、氧分压、温湿度等大气环境条件，能适宜人生活和工作的密闭乘员舱环境内。乘员舱气密性一旦丧失，舱内气压（简称舱压）和氧分压不能维持人体生理安全限值时，将直接破坏航天员的基本生存环境。1971年6月30日苏联"联盟"11号飞船在完成航天任务返回地面的过程中，由于飞船的火工瓶工作异常，造成飞船乘员舱内的压力平衡阀在168km高度过早打开，使飞船密闭乘员舱内气压迅速降为真空状态，3名航天员由于未能及时采取穿航天服等有效防护措施而丧生。乘员舱压力应急是影响载人航天安全的重大事件之一，一直受到世界各国航天专家的重视。

原因 载人航天活动中，航天器对接、分离、舱门开闭故障以及舱内压力平衡阀门故障是引起乘员舱舱内环境大气压力快速丧失的主要原因。此外，随着国际航天活动增加，空间微陨石和碎片撞击航天器等潜在因素也是造成乘员舱压力应急的重要原因之一。当上述原因发生时，乘员舱的密闭性能遭到破坏，舱内大气压力随之出现不同程度下降，乘员在低气压环境下会产生不同程度的低压、缺氧生理反应，包括急性缺氧、发生减压病等，严重时会危及人的生命安全。

危害 发生乘员舱压力应急时，如不采取穿航天服等有效防护措施，对人体产生的危害主要有 ①缺氧：根据乘员舱压力丧失的速度与程度不同，缺氧可分为暴发性缺氧和急性缺氧等。发生暴发性缺氧时，人体的生理功能来不及代偿，经10余秒钟人体便会丧失意识；发生急性缺氧时，人体的生理功能会进行不同程度的代偿，出现不同程度的缺氧症状，如头痛、头晕、心悸、困倦、嗜睡、恶心、面色苍白、出冷汗、呼吸困难、视物模糊和意识障碍等（见航天低氧生理反应）。②肺、胃肠道气压性损伤：由于乘员舱快速失压，人体肺、胃肠道内的气体不能及时随舱内压力下降而排出体外，并快速膨胀导致肺和胃肠道的牵张反射和机械性损伤。③体液沸腾：当乘员舱压力减压至6.27kPa时，人体体液发生沸腾，此时人体的体腔和皮下组织充满大量水蒸气，严重危及人的生命安全。④减压病：当乘员舱压力快速下降时，人体暴露在低压环境时，体内溶解的气体产生过饱和形成气泡引发减压病。⑤乘员舱快速失压时的气流冲击性损伤：乘员舱快速失压会在乘员舱内形成强烈的气流冲击对航天员造成损伤。

防护 ①要求航天员在载人航天器发射上升段、入轨、变轨、返回段、对接过程等复杂飞行阶段穿着航天服，以防乘员舱压力应急事件对航天员造成损伤；②设置乘员舱压力应急报警值，提醒航天员注意并及时穿着航天服，并向航天服内供给一定流量的氧气，保障航天员供氧；③通过科学合理的工程技术设计对可能出现压力应急的工程薄弱环节采取有效防护措施，提高乘员舱、航天服等安全可靠性水平；④实时监视载人航天器在轨飞行可能遇到的空间微陨石、碎片，进行实时预报，并采取有效的预防措施；⑤选拔缺氧耐力良好、减压病易感性低的航天员参加载人航天飞行任务，进行有关压力应急知识培训，使航天员了解乘员舱压力应急相关知识，训练他们对压力应急的紧急处置能力。

（彭远开）

cāngwài huódòng shēnglǐ

舱外活动生理（physiology of extravehicular activity）

保证舱外活动医学安全的应用生理研究。研究舱外活动人的运动生理规律和舱外航天服内微小环境大气压力、气体成分、有害气体、温湿度、噪声和空间辐射等危害人体生命安全的环境对人的影响，确定舱外航天服的压力制度、供氧方式、减压病防护、温湿度、有害气体和噪声等环境因素的控制水平，提出舱外航天服研制的医学要求，进行舱外航天服的医学评价等。

舱外活动面临着许多生理学问题，其中低压防护生理、减压病预防、舱外航天服热防护生理是舱外活动中最主要的环境生理学问题。航天员在舱外执行任务时为防护危害人体生命安全的太空环境，防止真空和低压对人的损伤，必须穿着密闭的舱外航天服。

低压防护生理 航天员穿着舱外航天服后，通过在密闭的舱外航天服内加压，控制合适的气体成分，首先使人免除缺氧威胁，同时还要考虑航天服维持的工作压力能有效防止人出现减压病。人类经过长期进化，已适应地球上的大气环境，其中氧气是物质代谢必需的要素，是人体生命活动最基础的物质之一，氧气缺少会引起一系列的机体反应，称缺氧症。防止缺氧症是决定航天服工作压力的基本条件，是选择航天服工作压力的最重要的原则。从急性缺氧防护的不同生理耐受限值角度，航天服的工作压力选择可有 3 种供氧界限值。

航天服"最佳"工作压力 对人体无任何缺氧反应的航天服工作压力供氧值。保障航天员肺泡氧分压接近于在正常海平面大气环境中呼吸时的氧分压，满足人体进行各种活动时所需要的氧气，是航天服工作压力的最佳供氧值。在海平面时正常肺泡氧分压为 13.3～13.7kPa，肺泡二氧化碳分压为 5.3kPa，37℃饱和水蒸气分压是 6.27kPa。如果采用单一纯氧气体，航天服的工作压力应大于或等于上述 3 种气体分压之和（24.9～25.3kPa），这是航天服"最佳"工作压力的最低压力限值。

航天服"工效保证"工作压力 保证人体工效不因低氧水平而降低的航天服工作压力供氧值。通常认为，在 1.7～2.2km 高度呼吸空气（吸入的空气氧分压不小于 16kPa）的低氧水平对工效无影响或无明显影响。航天服采用单一纯氧气体，21kPa 是航天服"工效保证"工作压力的最低压力限值。

航天服"工效允许"工作压力 允许有轻度缺氧反应，但不引起人体工效明显降低的航天服工作压力供氧值。采用相当于停留在 3～3.5km 高空（吸入的空气氧分压为 12～13kPa）的呼吸条件，用于确定应急航天服内（时间为 30 分钟）的压力下限。在这种情况下，应急供氧系统工作，气体接近于纯氧，航天服"工效允许"工作压力最低压力限值为 17～18.6kPa。

航天服内的工作压力如果采用上述各种限值，可以充分保障供氧，但是由地面大气环境向这种压力过渡，可能会使航天员发生减压病。为了预防减压病，必须在航天服内压力下降之前对航天员进行吸氧排氮工作，或者是舱内大气参数接近航天服内大气参数，实现航天器长期飞行过程中对人体组织进行排氮（见航天减压病、航天吸氧排氮）。

减压病预防 决定航天服工作压力的关键因素。机体从高压环境迅速转入低压环境，在组织和体液内溶解的氮气出现过饱和，当过饱和超过一定限度时就会在组织、体液内形成气泡，引起一系列症状，称之为减压病。

航天服工作压力和舱内气压（简称舱压）的合理匹配是预防航天减压病的重要措施。研究和大量的实践证明，减压前航天员体内氮分压同减压后环境压力的比值（R）是决定减压病发病率的关键因素，一般把不出现减压病的最大比值称为过饱和安全系数，亦称减压安全限。

乘员舱压力及氮浓度决定减压前航天员体内的氮分压，而航天服工作压力是减压后航天员的环境压力。舱压和航天服工作压力的匹配决定了 R 值，R 值越小，发生减压病的危险性就越小。若 $R=1.2$，发生减压病症状的危险性平均为 1%。

在载人航天中，两种工况存在发生减压病的可能性：舱内气压快速降低；航天员舱外活动（extravehicular activity，EVA）。前者是偶发事件，后者是常规活动。

舱内航天服用于乘员舱发生意外减压的应急情况。应急救生、保证生命安全是主要矛盾，考虑应急时间不长，减压前不可能允许进行较长时间的吸氧排氮，减压后航天员的活动强度不大，航天员经减压病易感性选拔，R 值一般取 1.6~2.0 是医学上可接受的。例如，苏联/俄罗斯飞船乘员舱内气压为 101.3kPa，舱内航天服压力为 39kPa，只有在需要进行生死攸关的重要操作时，才允许短时间内（不超过 15 分钟）改变为 26kPa。

航天员舱外活动一般需要 6~8 小时，而且活动强度较大，为预防航天员减压病发生，R 值应该较低才安全。美国航天标准规定 R 值为 1.22，在医学上可接受的、允许减压病的发生率的 R 值为 1.4。

美国和苏联/俄罗斯所采用的预防减压病方法不同，所采用的 R 值也不同。例如，美国舱外航天服工作压力为 30kPa，舱压为 101.3kPa，吸氧排氮 2~4 小时，R 值是 1.4；苏联/俄罗斯舱外航天服工作压力为 40kPa，舱压为 101.3kPa，吸氧排氮 30 分钟，R 值是 1.7。

高氧症预防 主要研究航天服内气体成分（氧含量）与高氧症的关系。高氧是指气体中的氧分压（或氧含量）较大地超过地面海平面的空气中氧分压水平。高氧生理反应称为高氧症（hyperoxia）。长时间呼吸过高氧气体，容易产生暴露部位黏膜刺激症状，甚至引起肺不张或氧中毒。在 50~150kPa 的中等浓度暴露几小时到几天时，主要影响肺；暴露于 150kPa 以上高氧分压，在几分钟到几小时的时间，会影响中枢神经系统。

防止高氧症是决定航天服工作压力的重要因素之一。为防止航天员高氧症，航天服的氧分压应满足如下要求：①在航天服通常工作时间为 6~8 小时范围内，氧分压一般不要超过 54kPa，在 50kPa 氧分压下暴露 7 小时，除了咽喉痛外，不会引起其他更多的问题；②在检查航天服气密性时，允许在短时间内将氧分压升高至 140kPa。

航天服工作压力工程学考虑

"安全、功效、经济"是航天服必须考虑的基本原则。航天服的安全可靠性主要表现在服装能维持给定的压力值，在工作环境因素作用下不破裂，经久耐用，这是在真空环境里维持生命的关键。功效的基本要求是穿脱方便，活动性能好；航天服的使用目的是应急救生和舱外活动，需要保证航天员具有良好的操作功能。从人体力学的角度，在进行航天服工作压力选择时，必须考虑人体活动生理学方面的要求，航天服的工作压力不宜过高，根据目前航天服的工程技术水平，一般选择在 30~40kPa 范围内。经济是指制造成本低、容易修复。不管是软式或者是硬式航天服，工作压力增加都会引起如下结果：服装材料强度和结构强度及其气密性要求增高、实现服装活动性能的难度加大、服装容积加大、服装循环使用寿命降低等，解决这些问题需要付出的工程代价也要加大。从工程学的角度考虑，航天服工作压力应尽可能低一些。

航天服的工作压力选择，从生理学角度考虑，为了防止缺氧，针对不同航天服的使用特点，从采用单一纯氧气体的角度考虑，航天服工作压力值只要大于规定的最低压力限值即可；但从防止减压病和高氧症的角度，如果航天服暴露时间为 6~8 小时，则航天服的工作压力最好是 67kPa（R 值为 1.2），采用氧氮混合气。然而按工程实际，目前国际上载人航天所使用的航天服采用的工作压力均介于在这两者之间，即 27~40kPa 范围内，这主要是从服装的材料强度、航天服的活动性能、航天服的制造工艺水平以及人体生理学要求等诸方面的因素综合考虑的结果。

舱外航天服热防护生理 研究人在穿着航天服时，航天员-服装-环境之间的热调节生理机制及其热交换规律；为保证航天员的热平衡，制定航天服热生理学要求、人体试验评价方法及标准；为航天服热防护控制系统工程研制提供热防护医学工程设计参量和数据要求。航天服热防护生理学要求是制定航天服热防护工程设计参量、数据要求和人体试验评价方法、标准的依据。

舱外活动热环境特点及防护措施 航天员舱外活动包括在太空执行任务和登月探险等。舱外活动时，航天员在高真空和微重力的状态下作业，航天服受到来自太阳、最近行星（地球）和飞行器等各种辐射作用。对航天服表面热平衡有影响的主要热辐射源有如下几方面：①太阳电磁辐射能量；②大气层和地球反射的太阳电磁辐射能量；③地球本身的红外辐射能量；④飞行器表面温度对航天服的辐射能量；⑤深空背景（背向太阳，-273℃）对航天服的影响；⑥航天服本身的热辐射。

舱外航天服为航天员在空间进行作业活动提供所有的生命保障功能。航天服的热防护控制功能是其中最重要的功能之一。舱外航天服的热防护控制包含两种方式：被动控制方式，主要是采用真空屏蔽隔热层，用于防止空间极端温度交变时航天员的大量得热或散热；主动控制方式，主要是采用通风液冷服系统，用于带走航天员活动时所产生的代谢热和服装内生保系统设备产热及服装漏入热。

航天服热防护设计的生理学依据 航天服热防护设计的基本目标是保证人体热平衡，维持航天员处于温热舒适的生理功能状态。在进行航天服热防护医学设计时，应制定和提供如下的人体主要生理学指标及数据。

人体代谢产热量 能量代谢率（energy metabolic rate）通常用人体代谢产热率、耗氧率和CO_2排出率表示。这些数据是航天服工程设计所需要的重要数据，其中，人体代谢产热率是人体单位时间内的产热量，又称人体代谢率，是航天服内环境的主要热源，是设计航天服热防护散热能力的重要依据。

舱外航天服的航天员人体代谢率要比舱内航天服的航天员人体代谢率高。航天员人体代谢率与航天服的活动性能、航天员舱外操作任务强度和舱外活动时间等因素密切有关。制定航天员人体代谢率的设计值应根据航天服的活动性能和舱外活动的任务（工作强度、出舱时间等）进行。

人体平均皮肤温度 通过有代表性的多点温度测量，可以确定身体平均皮肤温度（简称皮温），皮温是计算体表散热的重要参数，皮温与体核温度结合可以计算热积。皮温也是评价人热舒适水平的重要指标之一。静息时正常的舒适皮温一般为32～35℃，皮温高于这一范围便会出汗，低于这一范围时则会感到不适或出现寒战。在不同的代谢率时，舒适皮温的数值范围也有所改变。当代谢率为300W时，舒适皮温一般为28.7～31.0℃；代谢率为500W时，舒适皮温一般为26.6～28.5℃。

舱外航天服进行通风液冷的目的就是通过选择适宜的制冷介质、温度和流率，保持与当时代谢率相适应的热舒适水平皮温；在按热舒适水平所要求平均皮温的基础上，还应维持人体体表部位的任一点上的皮温不高于40℃且不低于20℃，即不出现热点也不产生冷点。为保证正常的手动作业，手部舒适水平的皮温是28.9℃，手部皮温降低影响人的操作工效，手部皮温15.6℃是手动作业工效不受影响的最低限度。

人体出汗量 出汗是身体对热负荷的主要生理反应之一，所以出汗率参数成为评价航天服调温装备制冷能力的一个重要指标。比较公认的意见是制冷能力要求尽量减少出汗，使身体总水汽散失量的期望值上限为100g/h，这是因为致冷皮肤抑制出汗量到这一水平，主观上是可以接受的，并有利于去湿装置的设计。

允许热积（热债） 人体热含由平均体温和体重决定。平均体温由体核温度与平均皮温加权平均而得，当体温变化时，热含量也随之改变，高于或低于正常体温时的热含变化称为热积或热债。单位体表面积的热含变化量是人体高温耐受的一个敏感指标，个体差异较小。静息舒适时的热含一般不超过±50kJ/m²，整个可耐受的波动范围为±380kJ/m²。

对舱外航天服而言，与航天员正常操作兼容的身体热积应低于300kJ，相当于人体体核温度上升大约1℃，约为耐受阈值的75%，能够保证航天员维持工效水平。

CO_2排出率 CO_2是人体物质代谢产物，通过呼气不断排出体外。在舱内航天服密闭环境中，必须有效控制CO_2浓度。过高的CO_2含量，对机体会产生毒性作用。通常，航天服头盔的口鼻处CO_2分压应限制在1.0kPa以下，当代谢率较高时，则CO_2分压可限制在2.0kPa以下。

（虞学军）

hángtiān xīyǎng-páidàn

航天吸氧排氮（space preoxygenation） 航天员低压暴露前所采用的吸纯氧逐步降低人体组织内氮含量和氮分压的技术。是预防减压病发生的有效方法。

航天员舱外活动时，由于乘员舱减压到舱外航天服工作压力的速度较快，体内氮气脱饱和形成气泡不会迅速通过血液带到肺部排出体外，出现减压病症状。美国、俄罗斯及中国依据其乘员舱与舱外航天服工作压力的不同，航天员在减压前，预先都要吸入纯氧，即在纯氧环境中停留一定时间，使体内过饱和氮气溶解的氮排出体外，大大减少发生减压病的概率。

简史 吸氧排氮的方案与载人航天器乘员舱、航天服压力制度密切相关。20世纪60～70年代根据航天计划的需要，美国曾采用的纯氧、1/3大气压的压力制度，发射前进行地面吸氧排氮3

小时、不需吸氧排氮直接实施轨道出舱活动。该方案具有对工程技术要求较低的优点，但易发生火灾，且对人有高氧影响的危险。该压力制度弊大于利，现已不用。

苏联航天器及美国航天飞机采用 1 个大气压的压力制度，最大的优点是人类久已适应的条件，这样的乘员舱大气压力如果匹配高压制的航天服，发射前可不进行吸氧排氮；如采用低压制航天服，为预防入轨前乘员舱意外减压及舱外活动时发生减压病，出舱前需进行一定时间的吸氧排氮。

理论基础 吸氧排氮方案的制定主要基于以下两方面。

压力制度（pressure schedule） 舱压和航天服的工作压力。舱压意外降低或出舱执行任务时，航天员需要穿着航天服进行防护，航天服的工作压力主要用于降低减压病发病率。为了预防减压病，舱压与航天服压力制度采用最佳结合，即 R 值（减压前组织内氮分压与减压后环境总压比值）不高于 1.22，在医学上可以接受的、允许低发病率的 R 值为 1.40。但航天服由于自身质量和工程研制技术所限，采用低压力制度。

舱外活动负荷量（load during extravehicular activity） 航天员舱外活动期间的脑力与体力负荷。低压暴露时进行体力活动，可以增加减压病的发病率。如在 7 925m 高度上进行中等程度体力活动与在 9 144m 高度上静息状态下减压病发病率与严重程度相当。体力负荷对减压病发生的影响程度同负荷强度明显相关。在 11 600m 高度上停留 40 分钟，体力负荷为标准量时，发病率为 60%；活动量为标准量 3 倍时，发病率高达 80%；活动量为标准量 1/3 时，发病率为 30%。因此，

舱外活动吸氧排氮方案的制订应充分考虑其舱外活动的工况。

基本技术 吸氧排氮技术主要包括以下几种 ①地面吸氧排氮法：在低压暴露前在地面进行一段时间吸氧排氮的方法。主要用于低压舱人体体验上升前或航天减压病易感性检查试验前的方法。②运动吸氧排氮法：吸氧排氮期间进行短时间、轻中度体力负荷运动，提高吸氧排氮效率的方法。吸氧排氮时运动 30 分钟可提高排氮效率 100%～500%，减压病发病率为静息排氮时的 50%，其暴露发病的时间明显延后，症状减少；③阶梯减压吸氧排氮法：在较低压力暴露前在相对高的低压环境暴露一段时间，使氮分压高于环境的体内氮气排出体外的吸氧排氮方法。在 5500m 吸氧 5 分钟的排氮量相当于地面 20 分钟的排氮量。为了确定阶梯减压的最适合高度，韦布等对 30 名受试者进行 248 次试验，结果表明 4 800m 为阶梯减压吸纯氧的最高高度，5 490m 开始失去防护效果。

应用 载人航天领域有 3 种轨道出舱航天员吸氧排氮方法。

美国航天员吸氧排氮方法 ①常压下着航天服吸氧排氮 4～4.5 小时直接出舱；②采用阶梯减压方案，从 1 个大气压减至 70kPa，氧含量升高 26.5%～28%，停留 12～24 小时，着航天服吸氧 40～50 分钟，气闸舱泄压至真空后，着 29.6kPa 压力航天服出舱。

俄罗斯航天员吸氧排氮方法 1 个大气压下着航天服并进行氧冲洗，使航天服内氮气含量不超过 5%，之后航天服随飞船气闸舱泄压至 70～75kPa，在此压力环境下吸氧排氮 30 分钟。之后气闸舱泄压至真空，着 40kPa 压力航天服出舱。

中国航天员吸氧排氮方法 出舱前飞船气闸舱泄压至 70kPa，在此压力环境下吸氧排氮 35 分钟（含大流量氧冲洗 5 分钟）。之后气闸舱泄压至真空，着 40kPa 压力航天服出舱。

（肇 海）

hángtiān jiǎnyābìng

航天减压病（space decompression sickness） 载人航天飞行期间，航天员所处的大气环境快速减压引起机体组织内溶解的气体过饱和游离形成气泡所导致的疾病。快速减压一般发生在乘员舱压力应急或航天员进行舱外活动等情况下。

减压病存在于潜水、航空和航天领域，分别命名为潜水减压病、高空减压病和航天减压病。减压病最早见于 19 世纪潜水员水下作业。1878 年，法国生理学家 Bert 在其专著里对该病进行了科学描述，并肯定了气泡学说为其病因学。1908 年英国生理学家霍尔丹提出"机体组织氮气饱和容许系数"等概念，进一步明确减压病的病因。1930 年容布勒德首次报告了低压舱模拟高度上除出现缺氧症状外，还出现腕关节、膝关节和髋关节疼痛等减压病症状。1952 年美国航空医学专家阿姆斯特朗把发生在一个大气压以下的低压环境的减压病称为高空减压病。航天减压病发生在载人飞行过程中，主要由于乘员舱的异常泄压，或航天员出舱活动前乘员舱主动泄压等导致航天员所处的环境气压快速下降，引发航天减压病。

病因及发病机制 与潜水和高空减压病基本相同，但影响减压病的因素有所不同，已明确航天减压病不仅与航天服、乘员舱

压力制度，乘员舱泄压前航天员吸氧排氮时间及航天员活动强度有关外，还与失重环境及航天服活动性能等因素有关。环境气压减压过程中体内氮气过饱和形成减压气泡。减压气泡在血管内形成，一方面通过机械作用，梗塞血管，或压迫周围组织，使组织器官发生缺血缺氧；另一方面通过血液-气泡界面效应产生生物化学变化，使组织细胞释放5-羟色胺、肾上腺素、组胺类物质及蛋白水解酶等，这些生物活性物质作用于微循环系统，使血液流变学发生改变导致血液浓缩（血细胞比容增高），红细胞聚集指数与血小板聚集率高，全血黏度与血小板黏附率高，脂肪栓塞以及弥散性血管内凝血等，继而使血管平滑肌麻痹，微循环血管阻塞等。在血管外形成的减压气泡则可通过挤压周围组织和血管，刺激神经末梢，甚至压迫、撕裂组织，造成局部组织缺氧及损伤等症状。在减压病的发病机制中，气泡形成是原发因素；但气泡引起的液气界面效应可继发引起一系列病理生理反应，使减压病的临床表现很复杂。

临床表现　①皮肤表现：气泡发生在皮肤，产生瘙痒，冷热感与蚁爬感等主观感觉。如气泡栓塞或压迫了皮肤血管，可出现荨麻疹样丘疹、大理石样斑纹等体征。②关节表现：又称屈肢痛，气泡发生在关节及其周围组织，引起关节疼痛，是航天减压病常见的症状。疼痛常发生在四肢关节及其周围组织，位于深层，局部无红、肿、热，无明显压痛，患肢处于屈位时，疼痛可稍缓解。③呼吸表现：气泡发生在肺小动脉或肺毛细血管，引起胸骨下不适（压迫感、干燥感、灼热感甚

而刺痛，咳嗽及呼吸困难等），该型又称气哽。④中枢神经表现：气泡发生在中枢神经系统。其发生部位不同，表现的症状也有不同，头痛、视觉障碍、神经麻痹与肌肉抽搐等，严重时可发展为虚脱，如不进行急救，可出现意识丧失。⑤混合表现：同时出现以上两种或两种以上类型减压病的部分症状。

诊断与鉴别诊断　根据航天员的低压暴露史，结合出现的症状，参考气泡检测情况（如出舱活动过程中进行气泡检测）等综合分析做出减压病的诊断和分型。Ⅰ型减压病，不伴全身症状的皮肤症状，不伴其他症状的屈肢症。Ⅱ型减压病，出现除四肢外其他部位的疼痛、大理石样皮肤或心血管系统、呼吸系统、神经系统症状。在诊断中需对以下症状进行鉴别诊断：①心绞痛引起的左肩、上臂放射性疼痛；②航天运动病引起的眩晕、耳鸣、听力减退、前庭功能紊乱等；③精神紧张引起的呼吸过度换气，导致头晕、头痛、手指发麻等；④舱外航天服引起的机械性损伤症状；⑤舱外活动引起的高温中暑、肢体酸痛、乏力、全身疲劳等。

治疗　最常用的治疗方法是加压治疗法。通过对机体加压，使机体内形成的氮气气泡溶解到机体内。①轻型减压病（皮肤型和关节型）：可在气闸舱里用航天服进行高压氧治疗；②重症减压病（呼吸型与中枢神经型）：需采用高压舱治疗，症状消失后，再按潜水员减压表，分阶段减压至常压；对于已产生血液流变学继发性改变的病例，还需采用补液、抗凝集药物等进行辅助治疗。

预后　大多数皮肤型减压病症状在加压到常压过程中消失，

少数病例需高压氧治疗。部分关节型减压病病例在加压到常压过程中症状消失或减轻，还有部分病例需高压氧治疗。呼吸型和中枢神经型减压病病例经及时高压氧治疗可治愈，少部分病例有可能复发，需经多次高压氧治疗可治愈；特别严重病例有可能死亡，或留下后遗症。

预防　科学合理地制定载人航天器和航天服的压力制度，采取有效的预防减压病的吸氧排氮方案；安排好舱外活动时间，减少航天员低压重复暴露；对出舱航天员进行减压易感性检查，淘汰减压病易感者；采用气泡监测器对舱外活动航天员减压气泡进行实时检测，并对减压病的发生进行预报；研制不需要吸氧排氮的高压制舱外航天服从根本上防止舱外活动减压病发生。

（彭远开）

kōngjiān fúshè shēngwù xiàoyìng
空间辐射生物效应（biological effect of space radiation）　空间辐射作用于机体后，其传递的能量对机体分子、细胞、组织器官所造成形态和（或）功能等的影响。

空间辐射包括电离辐射和非电离辐射，主要来源于银河宇宙线、太阳粒子事件和地磁场捕获的荷能电子、质子组成的地球辐射带。空间辐射主要包括电子、质子、α粒子和重离子等多种高能带电粒子，其中高能质子和重离子是导致机体产生严重损伤的主要辐射类型。不同的空间高度，其辐射种类和辐射剂量有所不同，载人航天近地轨道飞行的海拔高度约为300km，其辐射剂量的主要来源为地磁场捕获的高能带电粒子和宇宙射线的初级粒子。空间辐射是中长期空间飞行中不可

避免的环境因素，它对机体的损伤是多种粒子的混合辐射，可从分子细胞水平到器官系统水平对机体产生影响。空间辐射会导致各种急慢性躯体损伤、遗传突变和肿瘤形成等多种危害。

空间电离辐射损伤效应的基础是生物基质的电离和激发，其发生过程是机体辐射照射的能量吸收、分子电离和激发、分子结构改变、生理生化代谢改变、细胞组织器官损伤，发生癌症、遗传效应和机体死亡等。在这些过程中，机体也可对损伤进行不同程度的修复。空间非电离辐射主要经过机体穿透和机体的吸收引起光反应和热效应导致机体损伤。

空间电离辐射生物效应包括电离辐射引起急慢性的辐射损伤效应；急性辐射损伤的症状和体征包括：皮肤红斑、脱发、不孕不育、恶心呕吐、严重腹泻以及白内障、组织器官损伤和机体死亡等。慢性辐射损伤效应包括 ①致癌效应：辐射诱发癌症已经成为主要的躯体辐射的危险，具有潜伏期长的特点。机体各组织对辐射致癌的敏感性不同，骨髓敏感性较高。②遗传效应：辐射能导致遗传物质改变（包括染色体畸变和基因突变），使染色体上某些基因丢失、增加或易位，从而使后代发生畸形、遗传病或死亡。低剂量电离辐射能诱导细胞的适应性反应、旁效应、辐射超敏感性和基因组的不稳定性等。非电离辐射的生物效应，包括紫外线引起的皮肤红斑、干燥、色素沉着、皮肤癌症；可见光和红外线引起的视网膜和眼晶状体损伤；射频辐射引起的中枢神经系统、心血管系统、内分泌系统等症状。

电离辐射损伤机制为 ①直接作用于生物体内的 DNA、蛋白质及酶类：引起电离激发化学键断裂，使分子变性，DNA、蛋白质结构和功能改变，造成细胞组织结构破坏。②可作用于机体内水分子：使其发生电离和激发，产生大量的具有强氧化性的氧自由基、羟自由基和过氧化物等。它们继续与生物大分子发生反应造成细胞内 DNA 和蛋白质等生物大分子结构变化，间接使组织细胞变性、坏死，以致机体代谢紊乱，引起免疫系统、神经系统和内分泌系统的调节功能障碍。

非电离辐射损伤机制为 ①能量较高的紫外线能使 DNA 发生交联，产生碱基的光化学修饰，使细胞死亡、基因突变；②其他非电离辐射主要使机体产生热量，改变细胞形态和功能，也能灼伤角膜和皮肤。

空间辐射生物效应的影响因素 ①辐射因素：包括辐射类型、辐射能量、吸收剂量、辐射剂量率以及照射方式等。在一定范围内，具有高传能线密度的射线，生物效应相应较强；剂量越大，辐射剂量率越高，效应越强。②机体因素：不同的种属、组织和器官、细胞对辐射有不同的敏感性；进化程度越高，辐射敏感性越高。生命活动旺盛的细胞（如造血细胞）对辐射敏感性极高。辐射生物效应还与机体的生理状态、健康状况有关。辐射照射时间和距离也能影响辐射生物效应。

空间辐射生物效应的防护：遵循辐射防护的三项基本原则 ①辐射实践正当性原则：航天员进行辐射暴露时要经过充分论证，权衡利弊，确保暴露实践不引起辐射危害。②防护最优化原则：采取最优的防护措施，包括航天器质量屏蔽、选择合适的发射窗口和舱外活动时间、尽量避开高太阳活动事件、降低航天员的辐射暴露风险、应用抗辐射药物等，使个人受照剂量保持在合理的尽量低的水平。③剂量限值的应用原则：通过制定辐射暴露限值，使航天员暴露在安全辐射限制内（见空间辐射防护）。

（张　华）

kōngjiān diànlí fúshè

空间电离辐射（space ionization radiation）

分布于广大宇宙空间的能造成物质电离的高能粒子辐射。又称宇宙辐射，由带电粒子、不带电粒子和高能电磁辐射组成。带电粒子是空间辐射的主要成分，可能带正电荷（质子、α粒子和重粒子等），也可能带负电荷（电子）。正电荷粒子由于原子的电子被完全剥离，其电荷数一般与其原子序数相同。中子是空间带电粒子与航天器材料发生核反应的次级产物以及部分大气反照中子。高能电磁辐射包括太阳电磁辐射成分及带电粒子所产生的韧致辐射，包括 X 射线以及 γ 射线。

发展历程 1896 年亨利·贝克勒尔发现放射性后，通常认为空气环境中的离子是地下放射性元素以及其衰变后产生的放射性气体，比如氡产生的。1909~1912年间，许多科学家分别用不同方法测量了不同高度空气中、不同深度水中的辐射，发现其随距地面高度及水深有很大不同。罗伯特·米利肯 1925 年确定了这些辐射来自宇宙，而非产生于大气。当时，科学家们对这种辐射成分的认识存在分歧，有人认为是一些高能光子以及若干由 γ 射线经康普顿散射产生的次级电子，也有人认为宇宙射线主要是带电粒子。1948年范·艾伦等用气球携带核乳胶在接近大气层顶部位置的研究发现宇宙粒子主要是质子、部分氦核（α粒子）以及少量的重核粒子。

随着人类航天活动的不断发展，对空间电离辐射的研究更加深入。从20世纪60年代载人飞行以来，在空间辐射方面做了大量的工作，获取了大量的数据。

类别 空间电离辐射分为天然辐射源和人工辐射源。

人工辐射源 航天器载荷中使用的辐射源，如作为能源供给的核反应堆，科学实验仪器用放射性物质等。在地磁捕获辐射的电子带中也有部分过去高空核爆注入的能量较高的人工电子。

天然辐射源 主要包括：

银河宇宙辐射 又称银河宇宙线，是来自太阳系以外的带电粒子，一般认为其可能起源于超新星爆炸，被星际间磁场加速而到达地球空间的高能带电粒子流，在整个行星际空间的分布被认为是相对稳定、各向同性的。银河宇宙辐射受太阳活动周期以及地球磁场的调制作用。平均有大约11年的活动周期。银河宇宙线带电粒子进入地磁场后，受磁场的作用，其轨迹有所偏转。对于相同的轨道高度，纬度越高，粒子注量率越高，在赤道上空，粒子注量率最低，两磁极附近粒子注量率最高。

太阳粒子辐射 又称太阳质子事件、太阳宇宙线，其来源是在太阳耀斑和日冕物质抛射期间由太阳发出的几乎完全电离的等离子体。太阳质子事件，是大的太阳耀斑爆发期间，从太阳活动区域喷出大量高能质子的事件，是随机发生的，大的事件可以对地球产生很大影响，故需要尽量

了解事件的性质，以保障载人航天辐射安全。

地磁捕获辐射 亦称地球辐射带，范·艾伦（Van Allen）辐射带。由地球磁场因电磁作用捕获了大量高能带电粒子，形成的6~7个地球半径的辐射区域。辐射带分为靠近地球的内辐射带和距地球远些的外辐射带。内外带之间是一个低辐射强度区域。捕获粒子主要是电子和质子，还有很少量的离子。

危害 空间电离辐射与地面电离辐射一样，能引起细胞化学平衡的改变，某些改变会引起癌变。电离辐射能引起体内细胞中遗传物质DNA的损伤，这种影响甚至可能传到下一代，导致新生一代畸形、先天白血病等，在大量辐射的照射下，能在几小时或几天内引起病变，甚至导致死亡。电离辐射在人体组织内释放能量，导致细胞死亡或损伤。小剂量下则不造成伤害。在某些情况下，细胞并不死亡，但是变成非正常细胞，有些为暂时的，有些为永久的。那些非正常细胞甚至发展为癌细胞。大剂量的照射将引起大范围的细胞死亡。在小剂量的照射下，人体或部分被照器官能存活下来，但是最终导致癌症发病风险大大增加。受低或中等的照射的伤害并不能在几个月甚至是一年内显示出来。照射后产生的病变与发病的概率依赖于受照类型（慢性照射，急性照射）。这里必须指明并不是所有受照后产生的病变都由照射引起。

慢性照射 在长时间内断断续续地暴露在低剂量水平的辐射环境中。慢性照射产生的作用，只有在照射的一段时间后，才可能被察觉。这种作用包括：DNA变异、诱癌、良性肿瘤、白内障、

皮肤癌、先天性缺陷。

急性照射 是在很短的时间内受到大剂量的照射。大剂量的照射一般由事故或是特别的医疗过程而导致。在大多数情况下，大剂量的急性受照能立即引起损伤，并产生慢性损伤。对于人体，大剂量照射能引起急性放射病，如大面积出血、细菌感染、贫血、内分泌失调等，后期效应可能引起白内障、癌症、DNA变异等，极端剂量能在很短的时间内导致死亡。

防护 在近地轨道上飞行，由于地磁场的屏蔽再加上飞行时间较短、轨道倾角也比较低，辐射对航天员的危害并不大。但是，对于载人登月和月球居留而言，由于缺乏地磁场的屏蔽作用，而且受辐射时间较长，辐射危害的可能性加大，需要考虑宇宙辐射的防护问题。防护宇宙辐射主要的方法有：屏蔽防护、选用合适的药物、选择最佳飞行时间以及建立太阳粒子事件预警系统等。

（黄增信）

kōngjiān fúshè jìliàngxué

空间辐射剂量学（space radiation dosimetry） 研究空间初级和次级电离辐射在物质中的能量转移和沉积的规律及测量方法的学科。空间辐射剂量学是电离辐射剂量学的一个分支。空间辐射剂量学的主要特点是：能在多种类型的初级与次级粒子混合辐射场中较准确地测定吸收剂量，能在较大的传能线密度范围内测量空间辐射的品质因数；在空间辐射剂量学中微剂量学的重要性更为突出。

形成与发展 随着人类航天活动的不断发展，对空间辐射剂量学的研究不断深入。从20世纪60年代载人飞行以来，美国和苏

联在空间辐射剂量学方面做了大量的工作。美国早期载人飞行用核乳胶包、热释光剂量计及光致发光剂量计进行了剂量测量，在"阿波罗"计划系列飞行中装备了多种主动测量设备进行空间辐射剂量学研究，在"天空实验室"及"空间实验室"装备了谱仪以及组织等效探测器进行剂量学研究。苏联/俄罗斯早期也使用被动探测器进行剂量学测量研究，在"礼炮"和"和平"号装备了多种主动测量设备进行辐射剂量学测量及研究，在 1988~1989 年期间，苏联与法国在"和平"号空间站内用组织等效正比计数器测量了 $3.5\mu m$ 体积元的线能和比能。在国际空间站上，除了继续进行前期工作外，还进行了中子剂量测量、人体内部剂量分布测量的研究。空间飞行在中国迅速发展，目前发展了很多测量方法，获取了大量的数据。

截至 21 世纪 10 年代，空间辐射剂量学已经可以开展更多有关辐射品质以及人体剂量分布的研究，包括对传能线密度谱、剂量当量的测量，还可以利用辐射组织等效人体模型测量人体内部剂量分布，以便为航天员辐射安全评价提供更科学的方法和依据。

研究范围与应用　空间辐射剂量学研究主要是带电粒子在物质中的能量损失规律、剂量学量和单位等方面。空间辐射的主要成分为带电粒子，因此相对于地面辐射，带电粒子与物质的作用方式和能量损失规律的研究具有很大的不同，并且由于航天器舱内的电离辐射环境包括各种贯穿带电粒子和次级成分，因此如何在复杂的混合辐射场中准确地测量其各种剂量学参数成为研究重点。空间辐射剂量学使用的剂量学量与地面辐射剂量学相同，包括吸收剂量、剂量当量和当量剂量、有效剂量、传能线密度及其相互关系等。

通过空间辐射剂量学研究，可以为空间辐射与物质，包括生物体发生作用引起的受照物质物理性质、化学性质和生物学变化及其之间的关系提供依据。且剂量是将辐射沉积能量与辐射生物效应联系起来的桥梁。因此，空间辐射剂量学是研究空间辐射生物效应、评价辐射的健康危害、制定空间辐射防护方案和实施航天员剂量监测的基础。

研究方法　利用主动测量、被动测量以及数值模拟的方法得到辐射环境的剂量学参数、辐射防护量数据，为航天员辐射安全服务。

主动测量方法：空间辐射剂量学主动测量方法是指能显示实时剂量学信息、通过遥测或存储、回放的剂量学方法，该方法在空间飞行时一般要消耗电能，其优点是能通过辐射剂量学量随空间位置与时间变化的信息，包括用气体电离室、半导体探测器、闪烁探测器等进行剂量学参数测量。

被动测量方法：所获得的值不能实时提供剂量学量的信息，只能等航天器返回着陆后再测度累积剂量学数据的测量方法，该方法在空间飞行时一般不消耗电能。包括热释光剂量计、核径迹探测器、激活片、生物剂量计等方法。

数值模拟方法：利用获得的实际测量数据，结合已知的物理模型，通过计算得到感兴趣的剂量学数据。在空间辐射剂量学研究中，获取实际测量数据代价较大，常用各种计算模型得到一些数据预测值，例如空间辐射环境的质子、电子通量随高度、经纬度、时间的变化数据等，以较小的代价得到极具应用价值的数据。

与其他学科的关系　空间辐射剂量学是随着人们太空活动的不断发展、对空间电离辐射的认识不断深入而发展起来的。它是电离辐射剂量学的重要分支，是电离辐射防护的重要组成部分。

空间辐射剂量学与地面电离辐射剂量学有很多共性，但也有其鲜明的特点。两者都是研究电离辐射与物质，包括生物体的相互作用。但地面电离辐射剂量学更侧重于 X 射线、γ 射线、电子等与物质的相互作用，空间辐射剂量学则主要研究带电粒子与物质的相互作用，两者涉及的能量传递机制不同，并且空间辐射的很多成分的能量传递密度比地面的 X 射线、γ 射线、电子等高很多，它们对生物体的损伤有差异，导致研究方法不同。

辐射防护作为一门多学科、综合性的应用学科，涉及许多专业技术领域。剂量限值一直是辐射防护的核心内容。对空间辐射而言，为保证航天员的安全，也需详尽了解辐射本身的特性、辐射与物质的反应特性等，在此基础上才能够考虑预防辐射危害。空间辐射剂量学是辐射防护重要的组成部分。

随着人类太空活动的增加，空间辐射剂量学比过去任何时候都重要。美国国家航空航天局已经开始研究采用最佳的屏蔽材料以减少航天员接受辐射的剂量。在空间辐射剂量学中，最具有挑战性的是空间辐射环境本身的复杂性。空间辐射剂量学还面临艰巨的任务。

（黄增信）

kongjian fúshè jìliàng jiāncè

空间辐射剂量监测 （montioring of space radiation dose）

对辐射在所经历的生物组织或人体中能量损失及沉积的大小和分布进行的监测活动。是了解载人航天空间辐射环境的必要手段和前提，是对航天员进行辐射安全评价、辐射生物效应研究和辐射防护的技术基础。通过对空间辐射人体受照剂量进行科学准确的监测分析，明确辐射对人体健康的影响规律，对有效开展载人航天活动、提供辐射防护决策技术支持、确保航天员的辐射安全等都具有重大的科学和工程实践意义。

载人航天经过五十多年的发展，美、俄、欧等世界航天机构对空间辐射进行了全面监测，发展了一系列的辐射测量仪器并装备应用于航天飞行任务中，取得了丰富的近地轨道飞行辐射监测数据，在物理测量、生物监测和数值剂量计算各个方面都进行了大量的工程实践。中国"神舟"号系列飞船一直监测载人航天器舱内辐射剂量和航天员个人剂量，致力于辐射剂量监测学科技术的研究和深入探索，在保证航天员的辐射健康及安全评价方面，圆满地完成了各项任务。

监测内容 通过物理、生物和数值模拟等多种技术手段和方法，监测辐射剂量所要求的物理量。空间辐射是包含多种辐射类型的混合场，辐射监测的基本内容包括测量辐射场的不同粒子类型的注量、能量分布特性。根据国际辐射单位与测量委员会（International Commission on Radiation Units and Measurements，ICRU）的建议，辐射剂量监测的基本辐射量是吸收剂量（D）、器官剂量（D_T）、传能线密度（linear energy transfer，LET）、辐射品质因数（Q）、比能（z）、线能（y）等。考虑到入射在人体上的辐射类型和（或）能量以及人体各组织的辐射相对敏感性的差异而引入辐射权重因数（w_R）和组织权重因数（w_T），为了辐射防护和辐射安全评价的目的，通常使用两个导出量，即当量剂量（H_T）和有效剂量（E）。

监测技术 主要包括物理剂量测量技术、生物剂量监测技术、数值剂量计算技术，三者各有优势，互为补充，相互印证。

物理剂量测量技术 主要是运用探测器对辐射响应进行测量分析，从而得到辐射剂量的信息。分为 ①主动测量法：运用电子学线路对探测器的辐射响应信号进行分析处理，可达到实时测量记录剂量学量随时空变化的情况。在载人航天辐射监测中，电离室、半导体探测器、正比计数器、盖革－米勒计数管（Geiger-Müler tube）等都是根据不同的测量需求应用广泛的主动探测器；②被动测量法：运用无源被动探测器存储辐射照射剂量的信息，照射完成后再测读累积剂量的测量方法，该方法不能实时读取剂量测量值。在载人航天中应用较成熟的被动探测器有热释光剂量计和核径迹探测器。

生物剂量监测技术 利用生物体受到照射后的生物效应大小衡量辐射剂量的方法。根据剂量效应关系，通过检测辐射导致生物体产生效应指标的变化，可直接评估生物体辐射损伤程度，这一特性决定了生物剂量监测技术在辐射安全评价中具有独特的重要地位。外周血淋巴细胞染色体畸变率和微核率、DNA损伤、基因突变、生物样品（毛发、指甲、牙齿、骨骼等）的电子自旋共振图谱分析等是较好的生物剂量监测指标和方法。

数值剂量计算技术 根据带电粒子在介质中的输运方程，用计算机数值计算的方法对玻尔兹曼方程（Boltzmann equation）方程进行数值求解或采用蒙特卡洛法得到辐射剂量。对人体辐射剂量的数值计算，主要包括人体辐射环境模拟（包括辐射类型、能谱等）、人体计算机模型建立（人体几何结构模型和组织器官理化参数等）、计算方法及辐射物理相互作用过程模拟等三个方面的内容。数值计算方法在器官剂量监测和辐射预测方面较其他方法有无法比拟的优势。

监测要求 以航天员辐射安全为核心的辐射剂量监测包括航天员个人剂量监测、航天器舱内辐射环境监测、航天器舱外辐射环境监测三个层次。载人航天辐射监测的基本要求是：①连续监测组织吸收剂量率和累积剂量；②剂量监测设备要求响应很大剂量率范围内（1mGy/h～1Gy/h）的吸收剂量；③监测航天器舱内粒子辐射能谱；④测量舱内辐射的LET，确定辐射品质因数Q；⑤对航天员受照的辐射剂量进行职业管理。

在世界各航天大国的载人航天辐射剂量监测实践中，已逐步从体表剂量监测深入到人体深部组织器官剂量监测，以达到对航天员辐射健康影响作出更全面科学评价的目的。目前辐射剂量监测和评价中使用的基本是宏观量，在辐射生物效应研究领域中，一个更重要的发展方向是考虑辐射能量沉积的微观统计分布，即微剂量学监测，考虑使用一个小体积物质中的辐射能量沉积事件的分布的微观统计量，这些小体积对应于细胞核、DNA 分子、蛋白质等生物单元的大小，运用现代生物物理学的理论和方法对辐射电离作用与生物效应进行微观描述，并对辐射微观生物效应的规律进行更深入细致的探索。

（蒋 睿）

kōngjiān fúshè fánghù

空间辐射防护（space radiation protection）

载人航天期间为降低空间辐射给航天员带来的健康危害而采取的辐射防护措施。根本目的是防止有害的确定性效应的发生，并限制随机性效应的发生概率，使其合理地尽可能达到可以被接受的最低水平。空间辐射防护的基本理论基础主要包括空间物理学、空间辐射剂量学、空间辐射医学、空间辐射生物学及空间环境测量技术等。空间电离辐射是载人航天期间航天员无法避免的有害环境，航天员属于特殊的一类辐射职业工作人群，其受照射的实践活动必须由专门的审管机构进行控制和管理。空间辐射防护遵循与地面辐射防护相同的原则，即由国际放射防护委员会（International Commission on Radiological Protection，ICRP）提出的三个原则 ①实践的正当性：要求载人航天任务给社会带来的利益大于所付出的代价，抵偿受到照射所造成的危害。②防护的最优化：实践的正当性得到承认并采纳后，应如何最好地使用资源来降低对航天员的辐射危害，这一准则强调的是既合理又可以达到的水平。③个人剂量限值：针对航天员个人制定的，旨在保护航天员不致受到不合理的辐射损害。

基本技术 空间电离辐射防护与地面辐射防护有很大不同。空间电离辐射的能量很高，将空间电离辐射完全屏蔽是不可能的；航天器的载荷重量及运载能力有限，用于空间辐射防护的屏蔽材料质量也受到很大限制。载人航天的辐射防护应吸取地面辐射防护的技术和经验，在充分分析空间辐射危险的基础上，结合航天的具体条件，设计合理可行的空间辐射防护方案。主要研究和使用的空间辐射防护技术方法有以下几种。

选择合适的发射时间及出舱时间 太阳活动极大年，发生太阳粒子事件的概率增加而银河宇宙辐射强度降低；太阳活动极小年，发生太阳粒子事件的概率减小而银河宇宙辐射强度增加。飞行轨道高度低于 400km 时，发射时间的选择问题不是特别突出，飞行轨道高度很高或进行星际航行时，需要认真考虑发射时间的问题。由于太阳粒子事件的发生以及事件的规模难以预报，有可能遭遇特大太阳粒子事件而构成危险，应选择在太阳活动极小年发射。

航天员舱外活动时，航天器的屏蔽不再发挥作用，航天员穿舱外航天服直接暴露于舱外辐射环境。一般防护方法是：舱外活动必须避开南大西洋辐射异常区；连续监测太阳粒子事件的发生，一旦有可能遭遇太阳粒子事件，则取消舱外活动计划或中止舱外活动。进行星际航行时，使用变轨技术，缩短飞行时间等。

质量屏蔽防护方法 当前载人航天辐射防护采用的基本方法。带电粒子在贯穿物质的过程中逐渐损失其能量，最后捕获足够的电子而停止下来。当屏蔽物质的厚度大于某种带电粒子在该物质中的射程时，入射粒子被阻止在物质中。因此，一定厚度的物质能够屏蔽一定能量范围的粒子辐射，并使贯穿粒子的能量有所降低。

在使用质量屏蔽方法进行空间辐射防护设计时，通常需使用剂量估算的方法，根据发射飞船的轨道参数，利用空间辐射环境模型，估算出不同质量厚度条件下航天员可能遭受的吸收剂量。利用该方法也可以对航天器舱内各种仪器、设备、燃料、存储食物及水等物质进行合理布局，使航天员周围有大体均匀的质量屏蔽厚度。

利用质量屏蔽防护方法也可对航天员的关键器官进行局部屏蔽，如屏蔽骨髓、淋巴组织、肾和肝等。

尽管质量屏蔽防护方法是近地轨道飞行中采用的主要防护方法，但是该方法有一个问题，就是初级空间辐射与屏蔽材料相互作用可产生次级辐射，如反冲质子、次级中子及韧致辐射等。随着质量屏蔽厚度的增加，次级辐射的剂量贡献也逐渐加大。一般来讲，剂量随屏蔽厚度的降低在 $10/cm^2$ 以下比较明显，再增加厚度其防护效能就降低了，考虑到次级粒子的贡献，质量屏蔽厚度应当是恰当选择而不是越厚越好。

空间辐射主动防护 鉴于质量屏蔽厚度方法有上述局限性，为实现深空探测及星际航行，从 20 世纪 60 年代俄罗斯和美国就开始了空间辐射主动防护方法的研究。主要利用磁场或电场把带电粒子从载人航天器引离而降低航天器内的辐射水平。研究比较多的主动防护方法包括：静电场防护、约束磁场、非约束磁场、等离子体鞘套等。目前认为最具有工程实现价值的主动防护方法是等离子体引发磁场膨胀的方法。利用主动防护方法的优点是没有次级辐射的产生，但该方法的应用也存在很多问题，比如需要增加载荷、人体长期暴露于高场强可能产生有害的生物效应等。目前该方法尚处于探索阶段，离实际应用还有相当的距离。

其他主要的技术方法 其他关于防护的方法还有很多，比如在航天员选拔时，可以选用年龄较大和抗辐射能力强的人做航天员。对于计划中的辐照，药物也可以作为一种抗辐射措施。抗辐射药主要分两类。①化学抗辐射药物：能抑制受照射机体中某些早期的辐射化学和生物化学的过程发展，从而减轻辐射损伤效应；②生物制剂防护药物：这些药物无特殊化学作用，但能提高机体的总抵抗能力，进而提高对辐射的耐受力。但药物防护对于空间重离子可能不起作用。目前研究人员也开发出了利用基因治疗的辐射防护方法，如增强器官对辐射损伤的修复能力（"辐射疫苗"），或者发现受损细胞就启动程序使受损细胞死亡等措施来对抗瞬发的辐射效应，如来自太阳粒子事件的高水平辐射。

应用 空间辐射防护技术的研究领域很宽，主要包括空间辐射环境的监测技术、空间辐射人体器官或组织剂量计算方法、空间辐射剂量学、空间辐射生物学及空间辐射主动防护方法等。涉及的学科包括核物理学、空间物理学、等离子体物理学、核电子学、分子生物学、放射医学等。空间辐射防护技术主要应用于载人近地轨道飞行、空间站、载人登月和星际航行中，以及航天员空间辐射危险评价与防护。

（贾向红）

hángtiān dúlǐxué

航天毒理学（space toxicology）

研究人类航天和探测天体活动中遇到的毒理学问题及其对策的学科。主要有：载人航天器乘员舱内环境的化学污染（如空气污染和水污染等），月球表面的尘埃污染，火星以及其他人类可能涉足的星球环境特殊物质污染等。相关对策的研究主要集中于载人航天器近地轨道短期与中长期飞行乘员舱化学污染物控制，即舱内非金属材料卫生学要求的制定、舱内空气污染物最大容许浓度（spacecraft maximum allowable concentrations for airborne contaminants，SMAC$_s$）的制定等。

简史 "航天毒理学"一词，作为专用名词，英文"space toxicology"直到1994年才在《基础与应用毒理学杂志》（Fundamental and Applied Toxicology）（第22卷第2期）上面世，中文词"航天毒理学"则在1999年《卫生毒理学杂志》（第13卷第3期）上公开报道；作为专门的学科介绍，"space toxicology"见于2009年12月出版的《普通毒理学和应用毒理学及系统毒理学》专著第100章，中文"航天毒理学"则见于2001年1月出版的《航天环境医学基础》专著第4章。

早期的航天毒理学，通过借鉴工业毒理学和航空毒理学以及航海潜艇毒理学研究的成果，展开了密切结合载人航天工程实际的学科研究。"阿波罗"1号飞船地面试验事故分析，进一步促使航天毒理学及时抓住"舱用非金属材料污染分析"和"舱内空气污染物浓度限值制定"这两个要素开展相关研究，通过在飞行前控制污染源、飞行中采集舱内空气及飞行后监测污染状况的方法，

在美国"阿波罗"计划和实施过程中突显出航天毒理学的应用学科作用和地位，确保航天员呼吸到无毒空气。然而，舱内痕量或微量污染物存在的客观性（即舱内航天员产生的代谢废物、舱内载荷材料脱出的有害物质等），导致舱内污染发生的不可避免性，无论是飞船、航天飞机，还是空间站的乘员舱内，时有发生舱内空气化学污染的报道。因此，航天毒理学研究为满足载人航天的可持续发展和确保航天员的呼吸环境安全与生理心理健康的需要，充分吸收基础毒理学以及其他相关环境化学和医学学科的新知识，针对载人航天环境中的毒理学问题，先后研究并制定了载人航天器舱用非金属材料卫生学要求以及舱内100余种常见化学污染物的SMAC$_s$，筛选出近20种目标污染物作为重点研究项目，对10余种高毒和高危险污染物实施在线监测管理。以美国航天毒理学发展为例，SMAC$_s$近乎每10年补充修改和更新1次，舱用非金属材料的毒理学检测分析标准不定期进行修订，针对不同的航天任务和项目计划设立相应的毒理学研究专项（如"阿波罗"系列飞船毒理学专项、空间实验室毒理学专项、航天飞机毒理学专项、国际空间站毒理学专项等）。

中国航天毒理学研究始于1968年宇宙医学及工程研究所（1975年更名为航天医学工程研究所）建所，主要针对飞船乘员舱环境工程设计展开相应的航天毒理学研究，对飞船乘员舱环境工程设计提出有害气体医学要求，研究并制定飞船乘员舱内有害气体医学评价标准和方法且实施有害气体毒理学评价。中国载人航天工程1992年正式启动之后，航

天毒理学重点开展了舱用非金属材料脱出物化学分析以及卫生学要求与评价研究、采样装置及效能实验研究、模拟乘员舱环境污染物行为特性研究、载人航天器乘员舱舱内污染源监测与舱内有害气体三级评价技术研究、模拟失重条件下目标污染物动物毒性研究、有害气体与电离辐射双因素暴露动物毒性复合效应研究、美国和俄罗斯及欧盟载人航天器乘员舱内 SMAC$_s$ 比较研究等，提出了"舱用非金属材料卫生学要求"和"载人航天短期飞行乘员舱有害气体评价标准和评价方法"，确保了"神舟"号飞船乘员舱内空气质量满足航天员生存环境的需要，为"神舟"号飞船载人飞行成功提供了重要的环境医学支持和保障。

研究内容　航天毒理学是随人类航天活动应运而生的一门新兴应用型交叉学科。人类航天活动以来，先后发展出飞船、登月飞船、空间实验室、航天飞机、空间站等载人航天器，航天员太空飞行时间从几天到几百天，舱外活动一次从十几分钟到近十小时，航天员在航天器内外的生活和工作时间不断延长，持续暴露或接触舱内外化学污染物的危险性长期存在，有效保障航天员安全和健康以及工作效率免受污染物毒害或将危害程度降到最低，是航天毒理学的主要研究目标。

载人航天器乘员舱内环境的毒理学特征（toxicological features in crew module of spacecraft）主要有：①舱室是一个特殊的人工大气环境，空间狭小，乘员以及结构材料和载荷物品的饱和度高。②舱室中包含种类和数量繁多的化学物质，形成一种化学混合物暴露环境。③舱室暴露途径以吸入暴露为主、皮肤和眼暴露为辅，暴露方式以持续且不间断暴露为特点，暴露污染分为短时急性应急污染和长时慢性常态污染两种。④舱室环境污染同时伴有失重、噪声、辐射等复合环境因素，乘员的污染物易感性和耐受性可能发生改变，污染物的毒效应可能加重。⑤舱室空气化学污染的监测、预防和急救措施的实施，在航天飞行过程中比在地面更加困难并存在较大的风险。

航天毒理学以确保航天员环境安全、身心健康和工作效率为宗旨，依据承担的责任和在航天医学中的地位作用，主要由三个分支学科组成　①航天生物毒理学（space biological toxicology）：研究范围是鉴别人类航天活动和探测天体活动过程中可能遇到的环境化学污染物，确定污染物的生物毒性，找出污染物暴露的剂量效应关系，揭示污染物的生物大分子毒性、细胞毒性、组织毒性、靶器官毒性和系统毒性效应，探究环境污染物个体敏感性差异的毒理基因组学，探究特定目标污染物的生物暴露标志物、生物效应标志物、生物易感标志物，特别是要给出污染物在太空失重状态下的生物毒性特点。②航天分析毒理学（space analytical toxicology）：研究范围是利用现代化学分析手段和方法，主要研究舱内三大主要污染源——舱用非金属材料、人体代谢产物、特种材料燃烧产物的脱气特性（即定性和定量分析舱内污染物脱出成分或种类以及脱出速率），研究航天活动现场乘员舱空气在线监测分析方法和乘员舱空气样本采集与离线分析方法，同时还注意研究失重条件下和空间辐射条件下舱用非金属材料的脱气特性分析。③航天管理毒理学（space regulatory toxicology）：研究范围是提出载人航天器乘员舱非金属材料与舱内载荷物品的卫生学要求或毒理学要求，提出载人航天器舱内空气污染物最大容许浓度（SMAC$_s$）和舱内非甲烷挥发性有机物（non-methane volatile organic compounds，NMVOC$_s$）浓度限值及毒性综合指数 T_{grp}，制定舱内毒物危害水平分级标准，制定舱内水污染物最大容许浓度标准（spacecraft water exposure guideline，SWEG$_s$），并制定相应的有毒有害物质及环境医学评价标准和评价方法，对舱用非金属材料以及可能释放污染物的载荷物品进行毒理学评价，对舱内化学污染物或有害气体进行毒理学评价或医学评价，对舱内毒物危害水平进行毒理学评估。舱用非金属与载荷物品的卫生学要求和 SMAC$_s$，还将作为载人航天器环境工程设计的输入，成为乘员舱与航天服工程的设计依据；毒理学评价标准和评价方法，则作为载人航天器环境工程产品研制的标尺，参与相关环境工程产品的阶段验收和产品交付验收与使用效果的评判（见乘员舱污染物控制）。

研究方法　主要采用地基研究和天基研究两大类研究方法开展航天毒理学研究。地基研究方法主要包括：模拟航天飞行条件下的污染物动物毒性研究方法、舱用非金属材料脱出污染物和人体代谢产物分析研究方法、空气和水污染物医学标准研究方法等；天基研究方法主要包括：航天飞行条件下的污染物毒性研究方法、舱内空气和水污染物的监测与分析研究方法、航天任务期间毒理学评价研究方法等。

与其他学科关系　毒理学、噪声、辐射、舱外活动和航天应激是目前公认的事关航天员安全和健康的五大主题。航天毒理学作为一门新兴交叉学科，学科研究的理论和实践涉及医学学科、工程学科、自然学科等多个学科领域，特别与航天实施医学、航天工效学或航天人因工程、航天环境控制与生命保障工程等学科的关系最为密切。

航天毒理学研究主要围绕三方面的内容。①基础研究：重点研究污染物长期暴露引发的靶器官毒理效应和生物体易感性的改变、动物染毒的毒性外推系数的不确定度、毒理基因组学和环境毒理基因芯片技术应用（如环境污染物易感个体识别与保护等），还研究目标污染物的规范性分析方法、环境化学物质的结构-活性分析、常见空气和水中污染物环境行为规律探测等；②应用研究：重点研究失重状态下毒物作用的特性、可吸入颗粒物，尤其是超细颗粒物的呼吸系统毒性、混合污染模拟工况地基评估模型与实际工况健康危害的天基评估模型，研究乘员舱在线目标污染物监测、便携式舱内动态采样与个人暴露剂量测量、乘员舱内飞行状态下的化学污染物环境行为特征探究等；③管理学研究：重点研究“以人为本”的舱内污染物控制模型、主动控制污染与被动控制污染的综合效益分析、舱内污染物三大效应（即刺激效应、器官系统效应、心理行为效应）的毒理学评判模式，研究舱用非金属材料全过程监测与评价标准、舱内目标污染物常规暴露和应急暴露的 SMAC、未知污染物或 NMVOC、混合污染事件的毒理学判别程序和处理预案等。此外，针对载人航天向深空发展的需求，月尘毒理学研究正在从月尘组成成分分析、模拟月尘动物染毒实验、月尘人体毒性鉴定模型建立等几个方面展开，并取得一些初步的成绩。美国为此专门成立了以环境分析专家、航天医学与工程专家、月球地理学专家为主的“月球空气灰尘毒性咨询工作组”（lunar airborne dust toxicity advisory group，LADTAG），已经在互联网开辟出专门的网页，并公开 10 多篇研究论文或研究报告。对于载人火星任务的毒理学研究，已经有相应的毒理学安全方案问世。

（梁　宏）

chéngyuáncāng yǒuhài qìtǐ wūrǎn
乘员舱有害气体污染（gaseous contamination in crew cabin） 航天器乘员舱内大气存在的有害化学物质污染。这些污染物来自装饰、密封、绝缘、隔热材料和设备应用的非金属材料的脱气与事故性热解产物和人体的正常代谢产物，也可能来自推进剂、温控系统介质和实验化学品偶然泄漏。污染事件轻者使航天员产生刺激感，影响工作和生活质量，重者影响健康甚至造成中毒死亡。

舱内污染物（cabin contaminants） 来源包括持续来源和偶发来源。

持续来源的舱内污染物　①非金属材料释放：乘员舱内的非金属材料品种有数百种，许多材料在常温下即散发各种挥发性无机或有机污染物，主要是材料降解产生和材料结构中原有的少量气体。如不控制和清除，累积起来达到有毒的浓度，将会给工作和生活在其中的人员带来因毒性污染物低浓度的慢性暴露或事故性高浓度的急性暴露而引起的潜在危险。这种危害随着时间的延长而加重，将会严重影响人员的健康和工作效率；②人体代谢释放：人体代谢是航天气体污染物的主要来源之一。人体代谢产生有害气体受年龄、饮食结构、体力负荷、环境温度、湿度、压力、风速、氧气浓度、电离辐射强度及个体差异等因素影响，不同条件下人体代谢产生有害气体种类和数量存在很大差异。乘员气体代谢产生的气体组分中：氨、含硫化合物、醇类、吲哚、粪臭素、甲烷和氢主要由肠道内的微生物分解产生，部分由皮肤上附着的微生物分解产生；丙酮、醛和有机酸主要是机体内新陈代谢过程产生，航天飞行过程中，部分代谢产物的产生量会显著增加；③化学品载荷释放：类似清洁剂和黏合剂之类的化学品载荷也会对乘员舱内的空气污染产生相当大的影响。例如，航天员使用的湿纸巾含有乙醇，用来进行皮肤清洁或设备表面清洁的擦拭布含有异丁醇；④颗粒物：悬浮颗粒物作为有毒或刺激性气体的凝聚核心悬浮在乘员舱大气中，它通过沉淀、碰撞和扩散附着在人的呼吸道内产生毒性效应。每次发射任务通常都可见自由飘浮的颗粒物，由于太空微重力环境影响，粒径较大的颗粒物不能自然沉降，航天器中的浓度显著增加，主要来源是涂料碎片、皮肤碎屑、纺织品碎屑、垃圾碎屑、食品残渣，在它们被过滤清除前会在空气中飘浮数小时。

偶发来源的舱内污染物　①非金属材料热解：电线过载、局部温度过高、空间辐射导致材料变性降解等可能在舱内产生高浓度氟化氢、氯化氢和一氧化碳等，而这些化合物都是高毒性污染物；②火灾：舱内一旦发生火灾，舱内污染不可避免，有害气体可能很快上升到致死浓度，同时灭火过程中使用的灭火剂也可能产生毒性，大量使用灭火剂可能使气体净化装置的净化能力饱和；③化学品载荷的偶然泄漏：因为开展空间医学实验的需要，乘员舱内可能存在化学品载荷，如果使用控制不当，化学品可能泄漏到舱内，产生污染事故。乘员舱温控系统和热传导系统内，高蒸气压的介质（工作液）可能发生泄漏，如温控设备中的乙二醇和氟利昂是常见的泄漏物。氟利昂遇热分解，可产生两种有毒成分：氟化氢和氯化氢；④舱外化合物（external chemicals）：航天器舱外存在推进剂泄漏可能，航天员在舱外活动过程中，推进剂中肼和四氧化二氮（N_2O_4）等会沾染在舱外航天服上，随航天员带进舱内，导致舱内污染事故发生。发射和着陆时的技术故障，可能导致高毒性的火箭推进剂四氧化二氮、偏二甲肼、肼和甲基肼泄漏到乘员舱内。

（何新星）

乘员舱污染物监测 （contaminants monitoring in crew cabin）

chéngyuáncāng wūrǎnwù jiāncè

对航天器乘员舱大气中有害化学物质浓度进行的有效监测。乘员舱污染物监测手段包括离线监测技术和在线监测技术。监测航天器乘员舱大气污染是一项特别困难的任务，因为需要监测的污染物种类多、范围广且要求监测灵敏度高，监测装置的重量、体积和电能也受到一定的限制，还应满足可靠性、精确性、安全性和可维修性的基本要求。

离线监测（off-line measurement）技术：在航天时采集乘员舱大气样品，返回后在地面实验室对样品进行检测分析的技术。

采样方法有：①全气采样法：用采样泵将舱室大气抽到特制的不锈钢瓶内，或将不锈钢瓶预先抽成真空，采样时打开瓶口的控制阀将舱内大气吸入瓶内，因此又称"不锈钢瓶采样法"。属于瞬时采样，优点是气体成分没有改变，也没有损失，能真实反映采样时刻大气污染物的成分和浓度，缺点是可供检测的样品量少，且采样器的体积和重量都较大，使其在航天器上的应用受到限制；②吸附剂采样法：利用活性炭或高分子聚合物作吸附剂制成采样管进行采样的方法。优点是对污染物成分起到预浓缩的作用，体积小、重量轻，且特别适合挥发性有机物的检测。缺点是吸附剂对污染物有一定的吸附选择性，对一氧化碳、硫化氢等无机物不吸附。吸附剂采样管又分为两种，一种是需要动力源的泵吸式采样管，另一种是无需动力源的扩散式采样管。对于悬浮颗粒物（particulate）的采样通常使用一种颗粒物采样器，收集下列4个范围的颗粒物：$0 \sim 2.5\mu m$、$2.5 \sim 10\mu m$、$10 \sim 100\mu m$ 和 $> 100\mu m$。返回地面后用重量测量法检测颗粒物的质量浓度。

在线监测（on-line measurement）技术：在航天过程中，实时监测乘员舱大气污染物的技术。要求：①对舱室大气中全部有机污染物提供实时监测；②对目标污染物提供间断定性定量监测；③浓度超标时发出声音或光报警。监测技术包括：①基于傅里叶变换红外技术或质谱技术的监测仪作为高危险的目标污染物定向快速检测设备；②基于质量选择检测器和离子阱检测器的气相色谱/质谱（GC/MS）分析仪作为长时间低浓度（0.001×10^{-6}水平）

污染物监测；③基于电化学原理的定性定量监测技术，目前国际空间站上就采用基于电化学原理（传感器）的燃烧产物分析器，监测非金属材料热解事故的目标污染物氯化氢、氢氰酸、氟化氢和一氧化碳。

对悬浮颗粒物的在线监测，通常使用两种颗粒物监测器，一种是采用光度计和计数器的原理对颗粒物进行实时监测；另一种是基于石英振荡天平法，将颗粒物吸附在膜上，膜安装在石英柱上，膜的质量改变会引起石英柱振荡频率的改变，通过测量振荡频率换算得到颗粒物的质量。

（何新星）

乘员舱污染物控制 （contaminants controlling in crew cabin）

chéngyuáncāng wūrǎnwù kòngzhì

防止乘员舱空气中污染物浓度超出标准而采取的控制措施。是保证航天员安全和健康的重要手段，包括舱内污染源的控制和空气净化。

工作要求 主要包括以下内容。

舱内非金属材料卫生学要求 舱用非金属材料至少应满足3项卫生学要求。①材料的可燃性：要求材料的闪点和燃点 $\geq 200℃$；②材料的气味等级评分值：要求 ≤ 1.5 分，气味等级评分值为0~4分：0分，无气味；1分，气味轻微；2分，气味中等；3分，气味较重；4分，气味严重；③材料的脱气试验结果：要求材料一氧化碳脱出量 $\leq 25\mu g/g$，总有机物脱出量不大于 $100\mu g/g$。

舱内化学污染物最大容许浓度 舱内化学污染物在一定暴露时间内不应当超出的特定的浓度限值。舱内化学污染物最大容许浓度（spacecraft maximum allowable concentrations for contaminants, SMAC$_s$）的含义是在航天条件下，规定的暴露时限内，不会对航天员或乘员安全与健康及工效造成不良影响的舱内污染物浓度。SMAC$_s$ 主要有：1 小时、6 小时、24 小时的 SMAC 以及 7 天、10 天、15 天、30 天、60 天、90 天、180 天、360 天、1000 天 的 SMAC$_s$，其中 1 小时和 24 小时的 SMAC$_s$ 属于应急暴露（如有害物质泄漏、火灾等情境）的 SMAC$_s$，含义是在确保航天员的操作工效和对意外事故的处置能力正常的前提条件下，可以容许毒物对人体产生可逆的毒性效应（如暂时的皮肤刺激和眼刺激效应等）；而 7 天到 180 天的 SMAC$_s$ 属于常态暴露的 SMAC$_s$，360 天和 1000 天的 SMAC$_s$ 则属于比较长久暴露的 SMAC$_s$，含义是不容许毒物对人体产生即刻的、迟发的、累积的毒性效应。SMAC$_s$ 的限值随着暴露时间的不同是不一样的，随着科学进步和研究深入以及航天时空拓展，SMAC$_s$ 数值是会不定期修订的。在国际载人航天界，截至 2014 年，最新版的 SMAC$_s$ 是由美国约翰逊航天中心的毒理学工作组于 2008 年 11 月颁布的，该工作组隶属于美国国家航空航天局（National Aeronautics and Space Administration，NASA）航天生命科学理事会适居性与环境因素分会环境要素工作部。该版本 SMAC$_s$ 对一氧化碳、二氧化碳、甲醛、苯、肼等 56 个种类的舱内空气化学污染物规定了 1 小时、24 小时、7 天、30 天、180 天的 SMAC$_s$，对一氧化碳、二氧化碳、甲醛、苯、氨等 17 个种类的舱内空气化学污染物规定了 1000 天的 SMAC$_s$。

SMAC$_s$ 的制定，主要是依据以下几个方面的支持性资料①目标污染物的物理化学特性、结构活性等；②体外（离体）毒性研究；③毒物代谢动力学研究；④毒性机制研究；⑤动物染毒效应研究；⑥基因毒理学研究；⑦致癌性生物鉴定研究；⑧人类临床和流行病学研究。在此基础上，结合考虑死亡率、发病率、功能损伤、特殊器官系统毒性（如肾、肝、内分泌系统）、神经毒性、免疫毒性、生殖毒性等，优先使用取自人体的资料（人体资料缺乏时，主要采纳与人类代谢相近的动物药效和药代动力学试验资料），重点采用吸入毒理学资料，适时制定、补充和完善舱内空气污染物最大容许浓度。在制定和修订目标污染物的 SMAC 的过程中，还要尽可能明确污染物毒性作用的靶标-敏感组织、敏感器官和系统，明确毒性作用的持续时间和可逆性以及剂量-效应关系，明确毒性作用的严重程度和累积效应以及与其他化学物质的相互关系，特别要明确失重条件下的毒性效应特点，使 SMAC$_s$ 既科学又实用。

毒性综合指数　毒性相同的一类化合物的污染比值之和。污染比值是舱内每一种污染物浓度与该污染物最大容许浓度（SMAC）的比值。毒性综合指数（toxicity index for each toxicological group of compounds，T_{grp}）的计算公式是：

$$T_{grp} = C_1/SMAC_1 + C_2/SMAC_2 + \cdots + C_n/SMAC_n$$

公式中，$C_1/SMAC_1$ 为同一类化合物第 1 个化合物的污染比值；C_1 为第 1 个污染物的舱内实测浓度；$SMAC_1$ 为第 1 个污染物的舱内最大容许浓度；$C_2/SMAC_2$ 为同一类化合物第 2 个化合物的污染比值；C_2 为第 2 个污染物的舱内实测浓度；$SMAC_2$ 为第 2 个污染物的舱内最大容许浓度；$C_n/SMAC_n$ 为同一类化合物第 n 个化合物的污染比值；C_n 为第 n 个污染物的舱内实测浓度；$SMAC_n$ 为第 n 个污染物的舱内最大容许浓度。若舱内存在不同种类化合物的混合污染或混杂情况，对混合污染的毒理学要求是：每一类化合物的毒性综合指数应当小于 1，即 $T_{grp} < 1$。

非甲烷挥发性有机物　不包含甲烷的挥发性有机碳氢化合物的总称。20 世纪 90 年代，非甲烷挥发性有机物（non-methane volatile organic compounds，NMVOC$_s$）这一名词出现于丹麦室内空气质量标准内。该标准规定：NMVOC$_s$ 的浓度 < 3mg/m^3 意味着室内空气新鲜，在 3～25mg/m^3 之间意味着室内空气不新鲜，> 25mg/m^3 则意味着室内空气有毒。国际空间站发射升空开始运行以后，美国 NASA 约翰逊航天中心的毒理学工作组将 NMVOC$_s$ 的概念引入对空间站乘员舱内空气样本的分析和空气质量的评价，规定 NMVOC$_s$ 的浓度 < 25mg/m^3 为空气质量合格。该工作组在计算 NMVOC$_s$ 的浓度时，将舱内空气样本中的甲烷和灭火剂成分以及目标污染物的实测浓度不计算在 NMVOC$_s$ 内。该工作组采用 NMVOC$_s$，主要是为了对空气中检出的除甲烷、灭火剂、目标污染物以外的其他混合存在的化合物集合浓度进行监控，以确保航天员呼吸的空气处于无毒状态。鉴于 NMVOC$_s$ 是一个比较粗糙的指标，其集合成分的稳定性和变化规律以及毒性作用特点和标准分析方法都有待深入研究和逐步规范，所以 NMVOC$_s$ 指标仍处于试用阶段。

但是 NMVOC。是一个保障航天呼吸空气安全健康的不可忽视的重要指标。

舱内毒物危害水平分级标准 用于舱内有害化学物质发生意外释放事故时，对舱内毒物危害水平（toxic hazard levels，THLs）进行毒理学评估。该评估将毒物危害水平分为 0~4 级（表）。

工作内容 包括污染源控制和乘员舱大气污染物的净化。

污染源控制 包括以下各项控制措施。

人体代谢产物的控制 人体代谢产物的成分和排出量与饮食质量有密切关系，制订航天员食谱，除考虑能量和营养的需要外，还应从降低代谢产物排出量的观点考虑三大营养素的合理比例。储存尿液的挥发性成分中有许多是由细菌分解尿中有机物所形成的，抑制细菌生长能降低尿中挥发物的排出强度。常用各种重金属离子（如 Cu^{2+}、Fe^{3+} 等）和氧化剂（如 CrO_3、H_2O_2 等）作防腐剂处理储存尿液。

抑制储存粪便的恶臭和有毒化学物质，需要应用消毒剂。设计和制造密封性能优良的收集和储存尿便的装置，也是控制人体代谢挥发物的重要环节。

乘员舱用非金属材料脱出污染物控制 ①非金属材料的选择：通过对非金属材料的卫生毒理学评价，选择无污染或低污染的舱用材料，是预防乘员舱大气污染的重要措施之一。基本目标是通过各种卫生化学和卫生毒理学的评价，选择出低气味、低脱气、低毒性和高的热稳定性的材料装备乘员舱；②非金属材料的预处理：根据材料的性质，采用合适的物理化学方法处理材料，在不影响使用性能的情况下，最大限度地降低或消除材料的有害脱出物和不良气味。

舱载化学品的控制 ①舱载化学品的选择：选择无毒性或低毒性的舱载化学品，是预防乘员舱大气污染、保护乘员健康的重要措施；②舱载化学品的密封设计：对化学品载荷进行密封设计，严格控制泄漏率，避免化学品泄漏到舱内。

乘员舱大气污染物的净化 消除乘员舱大气中的化学污染物，通常采用物理吸附与化学吸附、催化氧化、化学吸收、冷凝和大气过滤等多种净化措施。

物理吸附与化学吸附 物理吸附（physical adsorption）的特征：①吸附质与吸附剂间不发生化学反应；②对吸附的气体没有选择性，可吸附一切气体；③吸附过程极快，参与吸附的各相间常瞬间达到平衡；④吸附过程为低放热反应过程，放热量与相应气体的液化热相近，物理吸附可看成是气体组分在固体表面上的凝聚；⑤吸附剂与吸附质间的吸附力不强，当气体中吸附质分压降低或温度升高时，被吸附气体很容易从固体表面逸出，而不改变气体原来的性状。用活性炭吸附沸点>0℃的有机物，如大部分醛类、酮类、醇类、醚类、酯类、有机酸、烷基苯类和卤代烃类，即属物理吸附法。随着有机物分子大小和质量的增加，活性炭对它们的吸附能力增强。化学吸附（chemical adsorption）的吸附力比物理吸附强，主要特征：①吸附有很强的选择性，且吸附是不可逆的；②吸附速率较慢，达到吸附平衡需相当长的时间；③升高温度可提高吸附速率。对于沸点<0℃的气体，如甲醛、乙烯等，吸附到活性炭上较易逃逸，要用化学处理过的活性炭或活性氧化铝等做吸附处理。例如，用溴浸渍炭去除乙烯和丙烯，用硫化钠浸渍炭去除甲醛，用高锰酸钾浸渍的活性氧化铝去除乙烯等，均属于化学吸附。

催化氧化（catalyse oxidation） 物理吸附对消除中、高沸点碳

表 毒物危害水平（THL）分级表

危害水平级别	缩写标识	色彩标识	刺激效应	人体系统毒性	防护措施	备注
0	THL 0	绿色	轻微，持续时间<30 分钟	无害	可有可无	不需治疗
1	THL 1	蓝色	轻微到轻度，持续时间>30 分钟	轻微，没有潜在的长期效应	戴防护面具、手套、眼镜	需治疗
2	THL 2	黄色	轻度到中度，可能有长期效应，可能引起眼损伤	轻度，没有潜在的长期效应	戴防护面具、手套、眼镜	需治疗
3	THL 3	橙色	中度到重度，可能有长期效应	中度，可感知的效应，有潜在的长期效应	尽快戴防护面具、手套、眼镜	需治疗
4	THL 4	红色	重度，可能有长期效应	重度，可感知的效应，有潜在的长期效应	尽快戴防护面具、手套、眼镜，或者撤离污染场所	需治疗

氢化合物和有气味的物质是有效的，但对低沸点卤代烃、一氧化碳、氢和甲烷等成分几乎无效。对这类污染物必须采用催化氧化法，将其转变成无毒或易于控制的成分再加以消除。美国航天飞机乘员舱大气净化系统，采用铂处理活性炭催化氧化一氧化碳、氢和肼。废物处理系统中采用酸处理活性炭清除氨、胺、吲哚和粪臭素等有臭味的物质。

化学吸收（chemical reaction）常用氢氧化锂（LiOH）作为化学吸收剂，清除大气中二氧化碳（CO_2），LiOH 还能部分清除诸如二氧化硫（SO_2）、二氧化氮（NO_2）、硫化氢（H_2S）、氯化氢（HCl）和氟化氢（HF）等酸性气体。它作为 CO_2 吸收剂，其优点是效率高，吸收量大，吸收性能不受温度和 CO_2 浓度的影响。缺点是不能再生和重复使用，且其粉尘对人体黏膜和皮肤有刺激性。超氧化钾（KO_2）吸收 CO_2 的能力不如氢氧化锂，但它在吸收 CO_2 的同时能释放氧气，并能部分吸收其他污染成分。

冷凝（condensation）舱室温控系统中的冷凝热交换器在除湿和调节温度的同时，也通过水蒸气的凝结，自然清除大气中大多数水溶性（如醇和氨等）和沸点较高的有机污染物。

大气过滤（gas filtration）采用微粒滤器和烟雾滤器来清除大气中的微粒、尘屑和棉绒等悬浮颗粒物。

其他措施　舱室大气的自然泄漏是航天器特有的污染物清除方式。但当污染物水平突然变化时，自然泄漏就不会起太大的作用。另外，在结构设计上应考虑发生严重污染事件时，具有将事故现场与其他部分迅速隔离的措施和应急真空管装置，后者用来清除局部燃烧产生的有毒气体和烟雾。

（何新星　梁宏）

hángtiān wēndù shēnglǐxué

航天温度生理学（space thermal physiology）

研究失重条件下载人航天器和航天服内热环境对航天员热舒适性、体温调节能力、高温耐力等影响规律及其防护的学科。是航天环境医学的一个重要组成部分，也是温度生理学的一个重要分支。

学科形成与发展　20 世纪 40 年代人类开始太空探索，为保证在太空中生存空间的温度环境适于航天员的生存，并有效维持航天员的热舒适性，美国和苏联的科学家针对载人航天器的热环境、失重条件对航天员体温调节能力影响等进行了研究，航天温度生理学应运而生。它的基本理论是温度生理学，并广泛应用温度生理学的研究方法和原理，是温度生理学的一个重要分支。美国和苏联分别在其早期的空间实验室和空间站任务中开展了航天失重环境对航天员体温调节能力的影响、航天器热环境舒适性、航天服通风散热性能等研究。经过数十年的载人航天实践和发展，航天温度生理学研究领域不断拓展和成熟。在中国，20 世纪 60 年代，在著名的生理学家蔡翘教授指导下，庞诚等开始了航空温度生理学研究。20 世纪 70 年代，随着中国航天事业的不断发展，庞诚等又开创了中国航天温度生理学的研究领域。早期主要围绕航天服的通风、液冷等散热过程对人体的温度生理影响、通风液冷散热效率、人体高温耐受限值等方面开展研究，形成了通风服、液冷服的工程设计医学要求。随着载人航天不断深入和在轨飞行时间的延长，航天器热环境的舒适性问题、长期失重对航天员体温调节能力影响、航天高温耐力研究等越来越受到学者的关注，许多问题急需通过空间医学实验进行研究。

研究范围及应用　主要是研究航天器内热环境对航天员热舒适性影响（见航天环境热舒适性），提出航天器热环境设计的医学要求；研究短期和长期失重飞行对航天员体温调节能力影响，探索并认识其变化规律和机制；研究长期失重后航天员高温耐力变化（见航天高温应激），提出高温应激的防护措施；研究航天服热防护生理机制，提出航天服热防护设计的医学要求（见航天服温度环境）等。

载人航天器热环境设计医学要求　从人体生理学的角度出发，以保持航天员的热舒适性为目标，主要规定的热环境设计参数包括气温、相对湿度、风速和物体表面温度等四个项目。

气温要求　气温是温度环境首要的物理量，因为合适的体核温度−皮肤温度−环境温度梯度是保证人体正常散热的先决条件。在 1G 重力环境，人体穿单衣静坐于风速很小、无明显辐射热的温度环境下，舒适的气温为 23.5℃±2℃，夏季和冬季由于服装隔热值及室内外温度差等原因舒适温度分别提高或下降 2~2.5℃。进行不同强度的活动时，舒适的气温相应下降。航天活动不存在季节的差异，考虑短时间的中度、轻度活动后，一般取 18~27℃ 的允许变化范围，在应急状态下可扩大至 15~30℃。对高温应急的短时间意外事故的耐受上限在湿度不高的情况下气温可超过 60℃，低温下限需根据服装的保暖性而定。

相对湿度要求 气体含湿量主要影响蒸发散热，在低温环境下对人体热平衡的影响较小。随着气温的升高，蒸发散热量占人体总散热量的比例增加，气湿的影响也随之增加。此外，气湿还有非温度性作用：湿度过低将造成口腔、呼吸道黏膜干燥以至鼻出血等不适症状，湿度过高又会引起物体表面冷凝水的形成，一般应控制相对湿度在 30%～70% 范围内。但根据载人航天器采用的总压与气温的不同，合适的水汽压也略有不同。

风速要求 风速能明显影响对流和蒸发散热。风速过大还会给人带来不舒适的吹袭感，分散精力、影响工作效率。在微重力环境下，体表的自然对流明显减弱，导致失重时人体的舒适环境温度可降至 0～7℃，因此，必须用人工通风的方式产生强迫对流。地面舱室舒适温度环境的风速为 0.15～0.25m/s。载人航天器的设计中对风速的要求有所放宽，多在 0.08～0.6m/s，但睡眠区风速应 ≤0.2m/s。

物体表面温度要求 为避免航天员接触高温或低温物体对其皮肤的损害，通常单独规定了物体和设备表面温度的限值。对可能与航天员皮肤直接接触的物体或设备表面，其温度应以接触时不产生明显冷热痛觉为准。载人航天器规定裸露皮肤接触的物体表面允许温度范围为 4～45℃。但当手部接触物体的温度 <7℃ 时，手部感触觉的敏感性明显降低，手部精细作业等工效受损。据此，中国空间站任务规定物体表面温度的允许下限为 7℃。

失重因素对航天员体温调节

的影响 空间飞行造成的航天员体液头向分布、体液丢失、电解质紊乱、心血管功能失调等失重生理效应，这些适应性的改变均直接或间接地使得空间飞行中航天员的热感受性发生改变、体温调节能力和高温耐力明显下降。

自然对流消失 会对身体散热产生影响，在地面中性温度条件下身体通过不同途径散失热量的比例是相对稳定的，其中通过对流及不感蒸发散失的热量约占全身总散热量的一半。对流散热及蒸发散热的速率均与空气流动速度关系密切。在地面条件下，由于重力的作用，即使环境无风，体表总是存在着向上的气流运动，称为自然对流。失重条件下，由于自然对流消失，体表的空气层被加热后仍旧停滞不动，成为隔热层；滞留的空气极大地抑制了汗液的蒸发，蒸发散热的速率明显降低。在失重条件下，若不进行强迫对流以适当补偿，就会引起体温调节失常。一个代表性的变化是舒适的温度感觉阈明显降低，为保持正常的温度舒适感觉，航天器乘员舱内必须采取强迫对流措施。

血液重新分布 在地面条件下，由于重力产生的流体静压，血液趋向汇集于外周血管系统。进入失重状态后，因缺少由重力对抗所产生的正常汇流机制的继续作用，体液向头部和胸部转移，出现头部肿胀、鼻黏膜充血、下肢血液减少。血液的分布决定了体表温度的区域性特点，在失重条件下体表温度场必然会发生明显的改变。例如，"礼炮" 6 号的航天员在飞行时的前 12 天内下肢容积明显变小，下肢皮温下降约 2℃，衣内胸部皮肤温度却升高近 3℃。

航天服液冷系统中各部位的

流量分配比例主要是按照身体各部位液冷服的制冷效能确定。长期以来，美国和苏联/俄罗斯均按照下肢 40%、上肢 26%、躯干 12% 及头颈部 22% 的比例采取区域性流量分配方案。但在实际应用中，失重导致血液较多地集中于上半身，下肢血液减少，航天员普遍感到下肢过凉。对此，苏联曾采取增用羊毛袜、减少从腰部至大腿下 1/3 的液冷片等措施，但仍不能完全克服不良感觉。因此，考虑到血液重新分布对体温调节的影响，可以采取改变区域性流量分配比例的方案，如下肢由 40% 减少至 25%，躯干从 12% 增加至 30%。

机体失水 航天员飞行时均出现体重降低。长期卧床模拟失重也会产生类似的结果，身体总失水量可达 3%～4%。航天员飞行时的失水，并不是肾外性水丢失的增多，而是排尿增加所引起，但这只是中短期飞行的现象。航天员失水可使血浆容积减少 8%～17%，皮肤血流减少，导致体内传热速率变慢，减弱干热交换功能；同时血液的浓缩，血浆渗透压升高，导致出汗率的降低，减少湿热交换；因此失水最终导致人体高温耐力的明显下降。随着失水程度的加重，出汗率显著降低，而直肠温度上升速率则明显加快。

心血管功能失调 失重导致心血管功能的失调，与体温调节的相关性而言，主要反映在两个方面，即心脏泵血能力下降及血管运动调节能力的减弱。航天员航天活动中，身体失水，血浆容积减少，加上红细胞质量的下降，体液上移，导致心率加快；回心血量不足引起心排血量的明显降低。由此航天员总的循环血量比正常降低了约 10%。心排血量的下降意味着体表血流量的减少，降低了核心-皮肤的热传递速率，潜在地降低了身体通过辐射、对流途径同环境间进行热交换的能力。这样在相同温度应激条件下，航天员体温升高、热积增加明显高于飞行前的情况。由体核温度引起血管扩张反应的敏感性及供血量在失重时明显降低。

最大摄氧量的降低　与心血管功能密切相关的最大摄氧量（VO_2max）是衡量人体耐力（特别是高温耐力）的重要指标。经常进行体育锻炼具有较好体能者，VO_2max 一般较高，而体能较差者则 VO_2max 较低。失重及模拟失重可以引起 VO_2max 降低。有关资料表明，VO_2max 的变化与失重作用时间及心血管功能的改变有关。VO_2max 的下降幅度（%）随模拟失重的时间延长而减小，随血浆容量下降而降低。VO_2max 与人的高温耐力关系十分密切，通常 VO_2max 高的人高温耐力也高，表现为在相同的热应激条件下，直肠温度上升较慢，排汗量较多。失重条件下，航天员由于 VO_2max 降低，在高温-运动应激时，出汗能力不足，体内传热受阻，因此体温上升过快。

研究方法　航天温度生理学属于人体生理学的范畴，其基本研究手段和方法基于人体生理学研究。但由于航天环境的特殊性，尤其是零重力环境，研究手段有其特殊性，地面模拟研究与空间医学实验研究相结合。头低位-6°卧床实验是最常用的地面模拟失重手段，是地面研究失重因素对航天员体温调节能力、高温耐力影响的有效手段。在航天飞行中，利用飞行器搭载的生理测试设备对航天员体表温度、体核温度、皮肤血流、能量代谢率、心电图、脑电图、热感受性等进行监测，开展航天温度生理学研究项目。另外，在高温耐力及其防护研究中，同样可以采用动物实验的方法进行前期的基础研究工作。

与其他学科的关系　航天温度生理学是以载人航天任务为背景，为适应长期载人航天发展需要而形成和建立起来的应用学科。利用现代生理学技术以及与之相适应的方法体系，研究载人热环境对航天员的影响及其特征规律，探索有效的对抗防护措施，提出科学合理的人机环境要求，确保航天活动中航天员的安全、健康和高效工作。与航空温度生理学既有共同点，又具有鲜明的自身特色。

航天温度生理学与航空温度生理学均是由温度生理学发展而来、关系密切的姊妹学科。航天温度生理学由航空温度生理学的基础上发展而来，两者间既有共性，又有各自的特殊性。两者研究方法和手段基本一致，最大的区别是失重因素的影响是催生航天温度生理学的关键要素。

（费锦学）

hángtiān huánjìng rè shūshìxìng

航天环境热舒适性（thermal comfort in space environment）

航天员对载人航天器内部热环境的舒适程度的主观反应性。载人航天器工程设计的重要原则之一是维持其内部大气环境的"适人性"，热环境设计是载人航天器环境设计的重要内容和难点之一，首要目标是将航天器内温度、湿度、风速等因素控制在一个相对稳定的范围内，使航天员的生存环境满足舒适的要求。

热环境的舒适性可根据人的主观舒适感和客观生理指标确定。当人体的产热率和散热率在一定时间内基本相等，即人处于热平衡状态时，人体基本上没有不舒适的热刺激感，这种状态称为热舒适，包括正常热舒适及相对热舒适。

正常热舒适　人体产热率和散热率完全相同，体内无热积或热债，主观感觉良好的状态。只有在适宜的温度环境下，穿着合适的服装，休息或做轻度以下活动时才能保持这种热状态。保持正常热舒适，不仅能保证良好的工作效率，而且可长时间作业而不产生温度疲劳。为航天员提供舒适的温度环境是乘员舱热环境设计的目标。

人的体温很难在较长的时间内保持在热平衡的中性点，当环境条件略有变化，体温调节机制能有效地发挥代偿作用，将体温控制在一个很小的波动范围内，但人体仍处于热舒适状态（表1）。

相对热舒适　环境温度较高或人体进行较大的活动时，正常热平衡受到破坏，人体需适当排汗以增加蒸发散热，或适当降低气温以增加对流和辐射散热，才能形成新的产热-散热平衡。当人体处于这种新的动态热平衡时，表面上身体的热含量变化率为零，主观上人可获得良好的舒适感，但身体已承受一定的热负荷，如较高的体核温度、一定量的热积和出汗率等（表2）。这种新的热平衡状态称为相对热舒适，人体处于轻度热紧张的状态。机体充分发挥了代偿作用，暂时地抑制了热紧张的发展，能在一定的时间内保持正常的工作效率。在航天器乘员舱温控系统的设计中，尤其是舱外航天服舱外活动调温性能设计中，保持人的相对热舒适是一个重要的生理依据。

表1 人体正常热舒适时主要热生理指标的波动范围（成年男性）

指标	符号	单位	波动范围	备注
体核温度	T_c	℃	37.0±0.2	
平均皮温	T_s	℃	33.3±0.5	
平均体温	T_b	℃	35.8±0.4	$T_b = 0.67T_c + 0.33T_s$
纵向皮温差	$\triangle T_s$	℃	5.5±1.0	
热积/热债	HS	kJ/m²	±50	占全身热含的1.1%
出汗率	S	g/h	40.5±15	
手部皮温	T_{hs}	℃	29±2	

表2 人体相对热舒适时主要热生理指标的波动范围

指标	符号	单位	波动范围	
			温热舒适	凉爽舒适
体核温度	T_c	℃	37.2～37.4	36.6～36.8
平均皮温	T_s	℃	33.8～34.8	31.7～32.8
平均体温	T_b	℃	36.2～36.9	34.7～35.8
纵向皮温差	$\triangle T_s$	℃	4.5～2.5	7.0～9.5
热积/热债	HS	kJ/m²	50～150	-150～-50
出汗率	S	g/h	60～100	不显汗
手部皮温	T_{hs}	℃	31～34	24～27

评价热舒适的指标 评价热环境舒适性的常用指标包括Fanger热舒适模型的PMV-PPD指标和热舒适指数I_{COM}。

PMV-PPD指标 国际标准ISO 7730中，以预测人群的平均热感觉（predictive mean vote，PMV）、预测不满意百分率（predicted percentage dissatisfied，PPD）等指标对热舒适度进行主观的描述和评价。PMV是基于大量人群对热环境主观反应问卷调查而获得的评估模型，反映绝大多数人对同一环境的冷热感觉，能有效预测热环境下人体的热反应。PPD反映了人对热环境舒适性感觉的生理差异，同样是基于大量人群主观投票结果而获得的评估模型。ISO 7730对舒适热环境的推荐值为PPD<10%，PMV值在-0.5～+0.5之间，相当于在人群中允许有10%的人感到不满意。

热舒适指数I_{COM} 人体热舒适程度的客观评价指数，由人体主要热生理指标偏离基准值的波动幅度加权统计而得。热舒适指数I_{COM}有效值范围为0.2～1.0，其值越小，表示舒适度越差。$I_{COM} \geq 1.0$为正常热舒适；$I_{COM}<0.2$则表示热环境相当恶劣，此时应用难受指数评价热或冷耐受程度。

（费锦学）

hángtiān gāowēn yìngjī

航天高温应激（heat stress in space flight） 因载人航天器（含舱外航天服）内的热环境控制系统出现故障导致环境温度持续升高而对航天员热平衡状态造成的不利影响。目前的载人航天器均采用隔热设计，航天环境控制与生命保障系统（ECLSS）的制冷系统使航天器（含舱外航天服）内的大气温度环境保持在人体生理热舒适的范围之内。若ECLSS的制冷系统出现故障，航天器内热能（航天员产热、设备散热）蓄积，导致航天器内大气温度升高，给航天员带来生理热负荷，影响航天员的健康和飞行任务的安全。

基本内容 人体在持续的高温热负荷条件下可出现一系列生理功能变化。

汗腺活动与体温变化 在高温环境中体温的调节主要靠汗液的蒸发。汗腺的分泌活动增强是人体增加蒸发散热量、维持体温恒定的生理反应，出汗量与高温强度有一定的关系。蒸发1g的汗液可散失2.41kJ热量；在温热舒适条件下，出汗的皮肤面积一般占20%～60%；如70%左右的皮肤面积出汗，人体便感觉闷热；100%皮肤面积出汗则达到不可耐受的程度。

高温环境下的汗腺活动属于温热性发汗，由于气温升高，皮肤温度感受器的传入冲动兴奋发汗中枢或体温升高刺激下丘脑前区的热敏神经元，兴奋发汗中枢。引起调节汗腺活动的传入冲动主要来自位于中枢的温度感受器，颅内温度稍有变化即可引起汗腺反应。皮肤温度感受器的作用则居于次要地位，故出汗反应对皮肤温度变化不敏感。身体热平衡状态的改变，通常反映在皮肤温度和直肠温度。高温作用首先引起皮肤温度急速上升，直肠温度在初始阶段则上升较缓慢。在一定高温范围内，不论其强度如何，达到耐受限度时，直肠温度升高值均很接近；皮肤温度变化则不同，环境温度越高，达到耐受限度时皮肤温度也越高。这个特点，可以将皮肤温度变化作为适时判断乘员舱微小气候是否适宜的大致依据；以直肠温度变化作为评价人体对高温耐力的指标。

心血管系统功能变化 心血管系统在体温调节中起重要作用。高温暴露时，心率随环境热强度按一定关系增快，常用于评价劳动强度、热负荷和确定高温耐受时间的依据。高温还引起全身血流量的重新分配，即心排血量增加，内脏血管收缩、血流量减少，皮肤血管扩张、血流量增加。

代谢与消化功能变化 高温条件下机体耗氧量增加，主要是心脏、呼吸肌和汗腺活动加强；其次与体温升高引起的细胞代谢增强有关。高温可严重影响消化功能：唾液与胃液分泌明显受到抑制，胃酸分泌量显著降低、酸度降低，胃收缩次数减少、收缩周期延长、胃蠕动减弱、胰腺分泌功能减弱等。

中枢神经系统功能变化 高温暴露时首先兴奋过程增强、运动反应加快，继而抑制过程发展、注意力分散、记忆力减弱、反应灵敏性降低。

工作效率 不利的温度环境应激首先影响人的工作能力，影响人机系统的工作效率，如体力作业能力下降、注意力分散、记忆力减退、反应灵敏性降低等。

作用过程 包括人体高温耐受限值、失重对人体高温耐力的影响、高温习服。

人体高温耐受限值 人体对高温的耐受时间与高温强度有关，两者呈指数关系。按照人体生理、心理反应，温度范围划分为下列范围。

舒适范围 在舒适范围主要依靠外周血管舒缩反应调整身体与环境间的热交换率，以维持正常体温。确定舒适温度范围除根据主观感觉外，应符合下列客观生理指标：①平均皮肤温度为33℃±1℃；②蒸发散热量只占身体产热量的20%~25%；③头和躯干部位的皮肤温度应高于肢端皮肤温度，即体表纵向温度梯度不超过5~6℃。

代偿范围 人体通过一系列生理调节机制，完全或部分维持其体热平衡的温度范围。根据耐受时间的长短，又将代偿范围划分为"低热负荷"和"中等热负荷"。低热负荷指超出舒适水平到耐受时间在8小时以上的高温环境。中等热负荷的耐受时间在4~8小时。

失代偿范围 人体虽已充分发挥其生理调节功能，仍难以维持自身体热平衡的温度范围。

高温耐受时间 ①生理耐受时间：根据高温环境中停留时的心率、体温和出汗率等指标的改变，结合主观感觉所确定的高温耐受时间。②工效耐受时间：依据高温暴露时工作能力变化所确定的耐受时间。一般情况下工效耐受时间约为其生理耐受时间的3/4。

失重对人体高温耐力的影响 失重条件下，由于体液丢失、自主神经功能紊乱、水电解质紊乱等失重效应的影响，航天员的高温耐力明显降低。由于失重的影响，在航天器大气温度40℃时人体生理耐受时间由8小时缩短至4小时；温度达到50℃时高温耐受时间则仅为1.5小时。

高温习服 如持续或反复暴露于高温环境，机体可获得对高温的"习服"，机体对于高温作用的适应性称为高温习服。高温习服的生理反应：①直肠温度、皮肤温度和心率等变化均较习服前减小；②出汗率增加，但汗液中无机盐的成分减少；③蒸发散热能力加强，皮肤温度降低，身体体核-体表温度梯度增加，可促进由身体核心部位至外周的热传递。

防护措施 载人航天活动中高温应急事件直接影响空间任务的完成和航天员的安全。高温应急防护的目标是保障航天员的工作效率和安全。首要的是防患于未然，严密设计高可靠性的航天器热控系统，确保载人航天器的热舒适性；其次，加强空间失重对抗措施，将失重效应对航天员高温耐力的影响减小到最低程度；第三，制定科学合理的高温应急处治预案，如高温暴露允许时间、高温习服、补充电解质等；第四，科学设计舱外活动程序和航天员的工作负荷。

(费锦学)

hángtiānfú wēndù huánjìng

航天服温度环境 (thermal environment in space suit)

密闭航天服内适于航天员生存和工作的温度环境条件。航天服在舱外活动中面临的外太空温度环境、航天员自身代谢产热，以及航天服内的便携式生命保障系统共同形成了航天服内的温度和湿度条件。航天服是航天员执行舱外活动任务的关键保障。航天员置身于密闭的航天服内，自身代谢产生的热量、人体排出的水分（包括体表蒸发的水分、呼吸道呼出的水汽、体表排出的汗液等）、舱外航天服便携式生命保障系统的通风散热、制冷除湿作用，以及外太空的热辐射和热沉等因素共同形成了航天服内一定的温度和湿度气候环境。航天服热环境是舱外航天服热控系统研制和设计的基本依据。

基本内容 包括航天服工作

热环境和航天服内热环境。

航天服工作热环境 航天员执行舱外活动任务包括太空行走和登月探险。登月活动时月球表面的昼夜温度可在 $-179 \sim +149^\circ\text{C}$ 之间剧烈变化。舱外活动时，航天员在高真空和微重力的状态下作业，航天员受到太阳、地球和飞行器等各种热辐射环境的作用。对航天服表面热平衡有影响的主要热辐射源有几个方面。

太阳辐射能量 在近地轨道空间的阳光直接照射，其太阳常数为 $1400\text{W}/\text{m}^2$，太阳辐射能量主要集中在波长 $0.2\mu\text{m}$ 范围内（可见光和红外线）。大气层和地球辐射到物体表面的太阳能一般为 $560 \sim 631\text{W}/\text{m}^2$。航天服置于开放的航天环境中，外界热载荷在很大程度上还取决于所在轨道位置。在极地轨道，航天服在整个航天飞行时间均受到太阳辐射；在赤道轨道，只有一半的时间受到太阳辐射的作用。

地球辐射能量 来自地球本身的红外辐射能量为 $140 \sim 320\text{W}/\text{m}^2$，光谱分散在 $5 \sim 50\mu\text{m}$ 的波长范围内，能量最强部分的波长为 $12\mu\text{m}$。

航天器辐射能量 当飞船表面被加热到较高温度（高达 147°C）时，绝大部分太阳能被反射，此时飞行器的热辐射能量对舱外航天服的热状态有很大的影响。但是当航天员离开飞船 1.5m 以上时，此项热交换则可忽略不计。

深空背景 对航天服的热环境影响明显。在舱外活动中，航天员位于阳面区时，漏入航天服内的热流一般达到 $88.4 \sim 93\text{W}$；位于阴影区时，从航天服内散出的热流一般在 $130 \sim 139.5\text{W}$ 范围内。

航天服内热环境 航天服通过便携式生命保障系统有效维持服内温度、湿度在一定的范围内，并保证航天员的皮肤温度、热积水平维持航天员的健康和安全。

航天服内气温一般维持在 $18 \sim 28^\circ\text{C}$；在航天服头盔处的相对湿度控制在 $30\% \sim 80\%$，允许短时间内有所增加。舱外航天服能维持人体皮温 $20 \sim 40^\circ\text{C}$，但手部皮温一般 $\geqslant 15.6^\circ\text{C}$。

航天服热控系统能维持航天员的热积水平在 $\pm 4.48\text{kJ}/\text{kg}$。舱外航天服故障导致服内温度升高时，航天服应具备维持航天员热积 $\leqslant 6\text{kJ}/\text{kg}$ 的能力。

作用过程 包括航天服热防护和航天服热防护设计生理学依据。

航天服热防护 舱外航天服为航天员在执行舱外活动任务提供所有的生命保障功能。航天服的热防护控制功能是其中最重要的功能之一。包含两种方式：①被动控制方式：主要采用真空屏蔽隔热防护服，用于防止空间极端温度交变时航天员的大量冷/热负荷；②主动控制方式：主要采用通风液冷服系统，用于带走航天员活动时代谢产热和航天服内生保系统设备产热（即服装漏入热）。

真空屏蔽隔热防护服 在太阳阳面区，来自太阳辐射的能量一部分被航天服吸收，一部分被反射，一部分要透过航天服表面漏入航天服内部；而在太阳阴影区，深空的温度背景（等价于温度为 4K 的黑体辐射）存在着航天服的热泄漏。真空屏蔽隔热防护服在减少进入航天服的辐射热和降低航天服的热泄漏等两个方面起到关键作用：真空屏蔽隔热防护服的表面具有高反射率、低

吸收率和低辐射率，太阳辐射吸收率 (A_s) 和辐射率 (ε) 的比值 (A_s/ε) 一般 <0.5；真空屏蔽隔热防护服具有独特的真空屏蔽隔热层组结构，通过层间空间的最大真空化改变残存气体的热阻，从而使得真空屏蔽隔热层组的隔热系数达到最大值，绝热能力最佳。

通风液冷服系统 在航天服中，通风散热的能力有限，舱外活动时航天员机体承受的热负荷较高，如仍以气冷作介质，进一步降低风温或增加通风量，不仅会使身体产生不适感，而且系统的质量和体积也会不成比例地增加。水的导热系数为空气的 25 倍，用水或水和乙二醇的混合液作制冷介质的液冷服将具有比通风服高得多的散热能力。为此，舱外航天服普遍采用通风液冷两种混合方式。通风服的主要作用是带走皮肤和呼吸道排出的水蒸气和 CO_2 等废物，而液冷服的主要功能为散热。在舱外航天服维持航天员热平衡的过程中，通风服和液冷服带走的热量占人体散热量的比例分别是 $20\% \sim 40\%$ 和 $60\% \sim 80\%$，所以液冷服在舱外航天服的散热功能中占主导地位。

航天服热防护设计生理学依据 航天服的热防护设计的基本目标是保证人体热平衡，维持航天员处于温热舒适的生理功能状态。航天服热防护医学设计应制定和提供如下的人体生理学指标及数据。

人体能量代谢率 人体代谢性产热是航天服内环境的主要热源，能量代谢率是设计航天服热防护散热能力的重要依据。不同飞行任务中航天员舱外活动平均代谢产热率的比较见表。航天员人体能量代谢率与航天服的活动

表 不同飞行任务中航天员舱外活动平均代谢产热率

飞行任务	出舱次数	出舱总时间（h）	平均每次出舱时间（h）	平均代谢率（W）
阿波罗	14	79.37	3.17	273
天空实验室	10	41.48	4.15	268
航天飞机	13	66.99	5.15	232

性能、航天员舱外操作任务强度和舱外活动时间等因素关系密切。航天员代谢产热率的设计平均值一般应大于航天员舱外活动时的实际平均值，如美国航天飞机项目中航天员舱外活动平均代谢产热率为232W，而实际设计值为293W；俄罗斯奥兰-M舱外航天服的设计值为300W。

人体平均皮肤温度 皮温是评价人体热舒适水平的重要指标之一。静息时，正常的舒适皮温一般为32~35℃，皮温高于此范围便会出汗，低于这一范围则感到不适或出现寒战。在不同的代谢产热率时，舒适皮温的数值范围也有所改变，如代谢产热率为300W时，舒适皮温一般为28.7~31.0℃；代谢产热率为500W时，舒适皮肤温度为26.6~28.5℃。这些结果均是在1G重力环境下的实验数据，在太空零重力条件下人体舒适感可能会明显改变。在按照热舒适水平所要求的平均皮温的基础上，还应维持人体体表部位的任一部位温度在20~40℃，即不出现热点和冷点。为保证正常的手部作业，手部舒适水平的皮温是28.9℃，手部皮温降低对操作工效影响明显。手部皮温15.6℃是手动作业工效不受影响的最低限度。

人体出汗量 出汗是身体对热负荷的主要生理反应之一。出汗率参数是评价航天服调温装备制冷能力的一个重要指标。为保持航天员的热舒适性，航天服的制冷能力要求尽量减少出汗，使身体总水汽散失量的期望值上限为100g/h。但也有不同的意见，Billingham认为，不论代谢产热率高低，汗液蒸发散热率在任何时间应维持在146.5~293.1g/h；俄罗斯舱外航天服的设计标准则为150g/h。为提高汗液蒸发的散热效能，主张降低航天服的进口气体湿度和按照身体各部位出汗的地形图来分配身体相应部位气流流率的比例。

人体允许的热积或热债 维持人体热平衡是航天服温度控制的主要目的之一。人体内外热传递是否达到了产热和散热的动态平衡，除采用人体平均皮肤温度进行判断外，还可以通过计算人体热平衡差评价。热平衡差（热积或热债）≤±11.6w·h时，可以认为维持了热平衡，达到热舒适的要求。当热积或热债为29w·h时，人体体温调节发生障碍，体核温度明显升高或降低。热积或热债的生理耐受极限约为116.3w·h。

（费锦学）

chéngyuáncāng zàoshēng huánjìng

乘员舱噪声环境 （noise environment in crew cabin） 航天飞行中舱内的各种噪声复合形成的声学环境。航天噪声主要是航天器外部的喷气噪声、气动噪声等传导到舱内以及由航天器各种装置、设备在舱内产生的噪声复合形成。乘员舱内除航天噪声外，舱内声学环境还包括航天员交谈

声、地面传来的通话、舱内警报声等各种声音。

基本内容 飞行任务、所在舱体以及飞行阶段不同，乘员舱噪声环境特性也不尽相同。根据舱体不同，可分为载人飞船噪声环境、目标飞行器噪声环境和空间站噪声环境等。根据飞行阶段不同还可细分，如载人飞船噪声可分为上升段噪声、轨道段噪声、返回段噪声等。航天噪声暴露时间与地面噪声不同，航天器上噪声始终存在，航天员为每天24小时每周7天持续暴露，直至返回地面才会脱离噪声环境，而地面作业的噪声环境暴露属间断暴露，暴露人员脱离岗位后有一段休息时间。航天噪声的始终存在以及噪声不良影响使得航天噪声问题成为各国重点关注的环境因素之一（见航天噪声环境效应）。

上升段噪声 飞船在发射阶段产生的高强稳态噪声，主要由火箭发动机产生的火箭喷气噪声和大气层附面湍流引起的气动噪声组成。飞船发射后的前20秒以火箭喷气噪声为主，随后气动噪声增加，并在飞船通过最大空气动力区时达到最高值，之后随着空气的稀薄而减小，持续时间大约2分钟。上升段舱外噪声为宽频带噪声，经过飞船舱壁、航天服以及通信头戴隔声，高频部分得到衰减，到达航天员耳边的噪声频谱能量主要在低频范围。飞船舱内噪声特性主要取决于飞船舱外噪声和飞船舱壁隔声性能。

轨道段噪声 飞船在轨道段进入非动力区，舱内形成的中等强度噪声。噪声主要源于飞船舱内生命保障系统、姿态控制装置以及电子设备等。根据噪声持续时间可分为 ①稳态噪声：主要源于舱内环境控制设备、电子设

备等，为了保证航天员的生命安全和生活必需，这些设备始终运转，因此该类噪声长时间、连续存在。②间断噪声：主要源于废物处理系统、风机、泵等不定期、短时工作的设备以及飞行期间的推进器点火，间断噪声的出现使舱内噪声短时间内升高。轨道段噪声强度与上升段、返回段相比要小得多，但持续时间很长。

返回段噪声 飞船在返回再入段产生的高强噪声。返回段稳态噪声是飞船进入大气层时，再度由大气层附面湍流产生气动噪声传导入舱内，其声压级与发射段最大动力区噪声相当，但持续时间比上升段更长。中国"神舟"系列飞船在返回段还存在高强脉冲噪声，脉冲噪声主要源于返回段火工品起爆时产生的数次脉冲噪声。

空间站在轨噪声 航天器发动机不工作，空间站外部无噪声源，舱内由空间站装置及设备产生的低强度噪声环境。与飞船轨道运行段声环境类似，特点是强度更低、持续时间更长。噪声源与飞船轨道段噪声相近，主要来源于生命保障系统以及电子设备，稳态噪声主要来源于舱内环境控制设备，各种风机、风扇等设备，间断噪声主要源于风扇、泵、阀门等设备。对于不同类型的空间站，由于任务不同，舱体结构及设备分布不同，其舱内噪声强度及频谱特性也存在差异。

航天噪声容许限值 各国根据航天噪声环境不同阶段不同舱体的声学特点，为保护航天员听力不受损伤、通话不受影响、保障睡眠、不引起烦扰所制定（表1~4）。（见航天噪声测量、航天噪声防护）其中美国国家航空航天局（NASA）采用噪声标准

（noise criteria，NC）曲线作为噪声限值标准，如表1中A区限值是NC45曲线。

（高 慧）

hángtiān zàoshēng huánjìng xiàoyìng

航天噪声环境效应（noise effects in spacecraft） 在航天器内工作生活的航天员受到航天噪声的连续暴露，由于超标噪声产生的各种听觉与非听觉的影响。到达航天员耳边的噪声超出安全限值会对航天员听力造成损伤，还可能影响语言通话效果，引起烦扰，造成睡眠障碍和工作效率

下降等多种不良影响。

航天噪声听觉效应 航天噪声作用于机体后，最直接、最主要的影响是对听觉系统，超出听力保护限值的舱内噪声会使航天员产生噪声性听力损伤（noise induced hearing loss，NIHL）等不良反应。噪声性听力损伤主要表现为听觉敏感度下降、听阈偏移。在功能改变上有两种表现形式：噪声对听觉器官的作用引起听阈升高，噪声作用停止后，听阈可完全恢复称为暂时性听阈偏移（temporary threshold shift，TTS）

表1 美国NASA航天器舱内噪声容许限值（早期）

区域	NC标准（dB）	A声级（dBA）
A区（指挥控制、精细实验、睡眠区域）	45	54
B区（一般实验、进餐娱乐、人工操作区域）	50	58
C区（无人操作、偶尔需要维修区域）	83	91

表2 美国NASA航天器舱内噪声容许限值（目前）

区域	NC标准（dB）	A声级（dBA）
睡眠区	40	49
工作区	50	58

表3 俄罗斯国家标准规定的舱内噪声容许限值

飞行时间（天）	活动区域	等效A声级（dBA）
<10	工作	75
	睡眠	65
10~30	工作	65
	睡眠	55
>30	工作	60
	睡眠	50

表4 中国神舟系列飞船短期飞行（小于10天）舱内噪声容许限值

飞行阶段	容许限值
上升段、返回段	稳态噪声125dB
	脉冲噪声140dB
轨道段	稳态噪声75dBA
	睡眠区间断噪声不超过背景噪声10dB

或暂时性听力损失；噪声作用停止后听阈不能完全恢复者称为永久性听阈偏移（permanent threshold shift，PTS）或永久性听力损失即噪声性聋（noise-induced deafness）。噪声导致的永久性听阈偏移具有渐进性和隐匿性特点，最先在纯音听力图中高频部分出现听力下降，通常在 4000～6000Hz 处形成"V"字形凹陷，即"听谷（dip）"。如继续噪声暴露，听力损失可向较高频和较低频发展，若累及语音频率范围，则影响人听取话音的能力。

噪声损伤听觉系统的机制比较复杂，主要有 3 种学说　①机械损伤学说：认为声波机械冲击引起听觉器官损伤。②代谢学说：认为噪声暴露给内耳带来代谢压力，造成代谢失衡的结果。③血管学说：认为噪声暴露后血管收缩，内耳血供不足，引起局部缺血缺氧导致听觉损伤。3 种机制不可截然分开，噪声性听力损伤是三者共同作用的结果。航天噪声听力损伤问题是国际空间站可居住性首要关注的重点之一，航天飞行对航天员听力损伤已有报道。早期国际空间站的某些舱段过高的噪声水平，对航天员的听力造成了永久性和暂时性的听力损伤。航天环境还存在失重、振动及不同气体成分等多种环境因素，其与噪声因素共同作用，使航天噪声听觉效应更为复杂。

航天噪声通话效应　舱内噪声的存在影响航天员听取话音及送话效果，给天地通信及面对面通话造成通话障碍等不良影响。"听"体现掩蔽话音，使话音难以听清、听懂，"说"体现在延长通话时间，航天员需放慢语速，重复表达。通信中丢失和误听语音信息会对飞行任务中的安全带来潜在危险。为保障正常通话效果，国际空间站对舱内噪声水平及混响时间提出了限值要求。

航天噪声烦扰效应　噪声可引起人的不愉快、受干扰、心烦的感觉，甚至出现厌恶、发怒等负性情绪，常用"烦扰"（annoyance）描述。烦扰效应是由大脑皮质听觉区的直接效应（掩蔽、吵闹）和其他区域的间接效应（不舒适、睡眠干扰、效率降低）以及人体的各种反应构成的综合效应。航天噪声对航天员的烦扰效应主要体现在间断噪声和脉冲噪声对航天员睡眠产生干扰，噪声还会刺激人体产生烦躁、焦虑等负性情绪。对噪声引起的烦扰其声级阈值因个体敏感程度的差异而不同。国际空间站一直致力于降低噪声烦扰的研究，在设计阶段将睡眠区域与活动和工作区域分开，要求睡眠区比工作区更低的噪声限值水平，以保障航天员休息及听觉系统的休息与恢复。

航天噪声工效影响　乘员舱内噪声引起的航天员工作效能下降效应。当噪声达到 70dBA 时，会影响人的注意力，降低工作效率，特别是那些需要集中精力的工作，增加工作中的差错率，影响学习性较强的工作，加速工作的疲劳等。美国国家航空航天局（NASA）指出，噪声会降低人对复杂目视跟踪作业的工效，会影响短时记忆力、空间记忆力以及比较和分类能力。在涉及多任务操作时，可降低认知功能。并造成领悟迟钝、注意力不集中等多种不利效应。

载人航天不同阶段关注的航天噪声效应有所不同。上升段、返回段，主要考虑飞船舱内高强度噪声对航天员听力和通话的影响，该阶段持续时间短，主要通过航天员佩戴头盔、通信头戴和防噪声耳塞等方法进行噪声防护。轨道段及空间站飞行阶段，舱内噪声持续时间较长，声压级偏低，主要考虑对航天员的听力、通话、睡眠等的影响效应。

（高 慧）

hángtiān zàoshēng cèliáng

航天噪声测量（spacecraft noise measurement）

对乘员舱内各种噪声源、噪声场的物理量进行的有效测量。主要用于测量分析噪声强弱及其声学特性，为声环境医学评价及防护提供数据。

测量方法　噪声通常定义为一切不需要的声。声音的物理学含义是机械振动在弹性介质中产生的可以传播出去并能被人耳感觉到的压力波动。航天过程中，噪声是重要的环境因素，可能会对航天员的听力、情绪、语言通信及工作效率造成不利影响，准确测量航天噪声并采取适当防护，对保障航天员的身心健康、顺利完成航天任务非常重要。

在实际的噪声测量中，声压测量比较方便，且可以导出其他物理参量，声压测量的理论和技术很成熟。声波是媒质中的压力波动，声压定义为声场中声波存在时的绝对压力与无声波存在时的大气静压力 P_0 的差值，单位为帕（Pa）。实际应用中，采用声压的有效值表示声压的大小，一般所说的声压就是指有效声压，它是在一段时间内声压平方的平均值再取平方根，也就是均方根值。

噪声测量系统由传声器、前置放大器、信号处理装置和显示器组成。传声器作用是将声能转换为电能；信号处理装置的作用是对信号进行处理，如计权、求均方根等；前置放大器作用是提供阻抗变换、滤波以及驱动长电缆；显示器作用是将测量结果显示，模拟式为表头显示，数字式则为数字显示。早期设备多为模拟式，但目前已被数字式测量设备替代。最基本的噪声测量仪器是声级计，声级计将上述四部分合为一体。声级计通常包含 A、B、C、D 和线性计权，用 A 计权测得的声级为 A 声级，用线性计权测得的声级为线性声级（Lin 或 Z 计权），有时称作总声压级。如需了解噪声的频率特性，可在声级计上加接 1/1 倍频程或 1/3 倍频程滤波器。

应用 俄罗斯及美国国家航空航天局（NASA）均在空间站内开展在轨噪声测试。为保障航天员处于安全的声学环境，NASA 采用地面声学测试检验所有噪声源设备是否符合声学限值要求，同时通过飞行期间的在轨声学测试检验声环境是否舒适。在轨声学测试定期进行，测量方式为居住舱内的定点噪声测试和由航天员配戴噪声暴露剂量计。使用声级计测量舱内不同区域定点噪声，监测空间站不同位置声学特性。个人噪声剂量计佩戴在航天员身上，随其移动，记录不同地点、不同时间的声压级，测量的结果反应航天员在整个工作期间受到的噪声剂量，可评估其噪声暴露的程度。空间站声学测试是指导航天员在轨护听器使用的直接依据，并可用于声学异常诊断、降噪措施评估等，还可用于协助开展航天员心理、行为工效等方面研究。

"神舟"系列飞船和"天宫"1 号在飞行前也开展地面噪声测试。目的是检验其舱内噪声水平是否满足飞行舱内声环境医学要求，并依据测量评价结果指导航天员在轨是否佩戴防护装具。噪声测量在地面模拟飞行时进行，舱内噪声源根据实际飞行状态开启，使用多台声级计在舱内多点进行监测，记录和分析舱内噪声。测量结果作为飞行前声环境放行依据。

（牛聪敏）

航天噪声防护（space noise prevention） 为防止乘员舱噪声对航天员造成不良影响而采取的防护措施。是保证航天员安全和健康的重要手段。

对于乘员舱噪声首先是尽可能降低舱内噪声，如采取一些必要的隔声、减振和吸声等措施，若舱内噪声无法降低，可能给航天员造成不良影响，则应给航天员配备防噪声装具。

人耳接收声音通过骨传导和气传导，并主要是气传导，即通过外耳道这条通路。防止噪声干扰，应阻隔外耳道，通常采用两种方法 ①用耳罩将整个耳部都遮盖住，通过耳罩的隔离作用，使传到耳道内的噪声得到一定程度的衰减。②用耳塞塞在外耳道内，使噪声通过耳塞的隔离和吸收，得到一定程度的衰减。耳塞一般体积较小，成本较低。耳罩一般体积较大，成本较高，常和通信系统连用，达到在噪声条件下通话的目的。耳罩又分无源消声耳罩和有源消声耳罩，有源消声耳罩的原理是在原有声源的基础上加上一个振幅相等、相位相反的次级声源以抵消原有声源的噪声。若噪声较高，有时并用耳塞和耳罩，称复合护听器。

在上升段、返回段，由于火箭发动机和气动噪声太高，舱内噪声不可能降低太多，航天员必须佩戴隔声性能良好的通信头戴和防噪声耳塞，将噪声衰减到容许限值以下。轨道段舱内噪声较低，对航天员听力影响不大，主要是干扰睡眠，有时会影响通话，可从两方面减少噪声的干扰：一方面控制舱内产生噪声的设备，如限制设备噪声、合理安放和布局、舱内吸声处理等，特别对睡眠区噪声更应严格控制；另一方面是为航天员准备抗噪声头戴，以利航天员之间的通话，为使航天员睡眠不受噪声干扰，可配耳塞备用。航天员根据其个人的需要，必要时佩戴。

美国国家航空航天局（NASA）技术报告规定，国际空间站根据不同噪声暴露水平应采取相应的护听器佩戴时间。在空间站上为航天员提供多种防噪声耳塞，满足不同情况需要。为弥补耳塞佩戴舒适性欠佳的不足，NASA 还为航天员配备了主动降噪耳机，与耳塞复合使用，有效提高了空间站噪声防护能力。

执行"神舟"系列飞船和"天宫"1 号飞行任务中的航天员也根据不同舱内噪声暴露水平，采取了相应的护听器佩戴模式，上升段、返回段由于舱内噪声强度高，采用防护耳塞和通信头戴复合模式保护听力和通话不受干扰。轨道段，配防护耳塞和防护耳罩备用。航天员可根据个人需要选择使用。

（牛聪敏）

航天通话效果评价（speech communication assessment in spacecraft） 用可懂度测试或清晰度指数测试评估航天声环境中通话清晰可懂程度的技术。航天噪声对语言通信的影响分为对发音和听音的影响。发音人在噪声环境中发音会不由自主地提高嗓音，这一现象称作"Lombard 效应"，该效应会使发音语音特征发生改变。在噪声环境听取言语信号，会对听觉产生掩蔽效应，影响听音人的听取话音效果。通常采用语言可懂度测试或清晰度指数测试等技术评估通话掩蔽效应，可懂度得分和清晰度指数是体现通话质量的基本指标。语言可懂度得分是发音人所说的语言单位（基本语音、音节、词或句）为听音人所确认的正确百分数。习惯上，语言单位间的上下文关系对听者确认不占重要地位称为语音清晰度，反之称语言可懂度。语言可懂度可通过语言可懂度测试直接得到，也可由通话系统进行物理测量计算清晰度指数推算获得。清晰度指数是通过大量语言清晰度实验导出的具有频带可加性、用来计算给定语言传递系统语言可懂度的指数，取值范围在 0~1 之间。中国载人航天领域采用语言可懂度评价通话系统话音质量，国际空间站采用清晰度指数衡量语言通话效果。为保障通信效果，美国国家航空航天局（NASA）规定背景噪声不应超过 NC50 噪声评价曲线，混响时间容许范围 0.2~0.6 秒。通信质量评估标准是：清晰度指数 0.7~1.0 为最佳通话效果，清晰度指数 0.5~0.7 为良好，清晰度指数 0.3~0.5 为一般可接受，清晰度指数 0~0.3 为勉强满意或不满意。中国"神舟"系列飞船对舱内背景噪声及混响时间也做了相应规定，针对航天天地通话，按语料划分依次规定了关键语句可懂度应为 100%、规定语句可懂度不低于 95%、一般语句可懂度不低于 85% 的限值要求。

（高慧）

chéngyuáncāng zhèndòng xiàoyìng

乘员舱振动效应（crew cabin vibration effect）

航天器乘员舱振动加速度对乘员生理、心理造成的影响。乘员在航天过程中所处的振动环境是常重力、加速、减速与微重力背景下的振动环境。不同飞行阶段的振动环境完全不同。航天器发射过程中点火后的振动主要来自火箭发动机。上升段的振动最大，而且处于加速过程中，此阶段振动与超重同时发生。在超重背景下，如果沿着飞行方向的振动加速度超过 $9.8m/s^2$，因未达到超重加速度，乘员即使没有束缚系统也不会脱离座椅；上升过程的振动强度很大，主要是火箭推进系统和气动阻力产生的振动，在亚音速飞行期间和最大气动阻力时振动最大，还有火箭发动机内液体燃料快速运动所产生的振动以及船箭分离时产生的振动。轨道段振动最小，而且是处于微重力背景下。再入段的振动是在减速背景下发生的，其振动强度也很大，但比上升段振动强度小。载人航天所遇到的振动是在一个很大的强度范围内，频率范围也较宽。

发展历程 伴随着载人航天的发展，人们关注着载人航天中的乘员舱振动效应，开展一系列科学研究，并形成了关于航天员承受全身振动的医学要求标准。20 世纪 60~70 年代，人们开始探索乘员舱振动效应，并逐步形成了振动医学要求标准，其标志是美国国家航空航天局（NASA）的 NASA STD3000 和俄罗斯的航天器居住环境标准。随着人类探索太空步伐的不断延伸，乘员舱振动效应研究也得到新的发展。进入 21 世纪，美俄两国分别修订完善了各自的振动医学标准。

20 世纪 60 年代，由于高强振动，"水星"号飞船航天员抱怨加速飞行的振动干扰他们的视觉；"大力神"Ⅱ火箭也产生了 11Hz 强振动，早期的"土星"Ⅴ试验也有类似问题。在 20 世纪 60~70 年代的"阿波罗"任务中，美国国家航空航天局实施了振动与超重复合因素的研究。进入 21 世纪后，在航天器设计中，美国再次实施了离心机上振动和超重复合因素的研究。

中国载人航天也出现了类似情况。"神舟"5 号飞船上升段抛逃逸塔阶段振动与超重同时存在，振动强度逐渐增加，人体胸-背向振动主要由 8Hz 的频率成分构成，持续时间约为几十秒；在"神舟"6 号飞船中也存在类似现象；历次无人飞船试验飞行上升段存在着类似振动，但强度偏小。

基本内容 乘员舱振动效应包括振动引起的乘员生理、心理和病理等方面。

全身振动的生理效应随着振动频率、强度和作用方向的不同而不同。振动的生理效应与两个方面有关：一是与身体组织器官的位移和变形直接相关，具有随频率变化而变化的特点，与共振现象密切相关；二是与非特异性应激的全身性反应有关，振动作用的强度和暴露时间效应明显。振动引起的生理反应是多方面的。振动可以使血压升高、心率加快；呼吸次数增加；耗氧量增加、能量代谢率增加；体温升高；胃肠内压增高、胃肠运动受抑制、胃下垂；眼压升高、眼调节能力减弱；交感神经兴奋、腱反射减弱或消失、影响睡眠；内分泌系统功能紊乱等。振动引起的生理效应与振动频率有关。坐姿下，人体对不同频率垂直振动的反应如表所示。

振动使外周毛细血管张力发生变化，使其神经调节机制发生障碍，以致末梢血管呈无力状态而扩张、扭曲。

振动使膈与腹腔壁被动运动，引起过度换气，6Hz 时过度换气比较严重。振动引起耗氧量增加，振动加速度达到 $1m/s^2$ 时，人体耗氧量明显增加；加速度增加，耗氧量继续增加。这与肌肉活动增强有关。

振动除造成人体疲劳、生理反应影响工作效率外，还会同时产生心理反应，包括对视觉、操作能力和通话的影响。

振动对视觉工效的影响与视距有关。目标振动、人不振动时，人会设法跟踪目标。一般目标振动频率超过 1Hz，目标跳动，影像不清；超过 3Hz，目标容易混淆而变模糊。一般目标振动频率 1Hz 以下，人用眼的移动跟踪目标，10Hz 以上，用眼的转动跟踪，10~30Hz 的振动使影像模糊，跟踪能力下降。只有人体振动时，头部的振动会影响视觉，头或眼共振，影响很大。一般认为，视距 0.5m，目标位移 > ±0.15mm，发生视物模糊；目标振动 >$1.6m/s^2$

表　坐姿时人体生理效应与垂直振动频率的关系

反应	振动频率（Hz）
头痛	13~20
语言障碍	13~20
颌骨共振	6~8
咽部障碍	12~16
肺部不适	4~8
胸痛	5~7
背痛	8~12
腹痛	4~10
肌张力增高	13~20

的 20Hz 振动，出现视物模糊。

振动使人的动作产生随意性，常引起操作误差，而且协调性下降使操作时间延长。振动对书写的影响显而易见，频率为 1Hz 以下振动，身体或肢体有较大的惯性作用，使双手失去灵活性而影响精细手控操作。1~10Hz，加速度 $1m/s^2$，人-机界面振动会增加操作误差。

振动会使人说话费力，并出现语音颤抖、声嘶、呼吸困难，影响通话。语言是通话的关键，高强振动在许多方面都对语言产生影响。振动影响发音器官，使声带发生颤动，振动引起呼吸不规律，使呼吸系统气流调制发生变化，环境振动引起的下颌振动、身体紧张均影响发音的清晰度和发音速度。因此，振动会导致语言清晰度降低，导致语言可懂度降低。航天中不能接受低语言可懂度通话。语音改变除了和振动强度、频率、振动方向有关外，还和体姿有关，4~8Hz 垂直振动对人卧姿和半卧姿的语言清晰度影响大。振动对不同语言的影响不同。汉语语言结构同英语及其他语言有很大区别，振动的影响也不相同。

高强振动可引起疼痛或脏器出血等病理变化。人体在 4~8Hz 频率范围内，9.8~19.6m/s^2 的短时间振动暴露，胸腹脏器的共振和牵拉可以导致病理损伤。在坐姿全身振动暴露过程中，脊椎间可能出现水平位移或产生扭动。长时间全身振动会使腰部和脊柱受损，有关的神经系统也会受到影响，同时，这种振动暴露也会影响消化系统和生殖系统。因此长时间的振动暴露会使脊柱、胃肠道疾病发病率增加。

运动病的发生与特殊的振动频率范围有关，0.1~0.5Hz 范围的振动，特别是 0.1~0.3Hz 的振动使人感觉不适、头晕、恶心、呕吐、全身无力，呈现运动病症状。运动病的发生率与振动频率及强度均呈正相关。

应用　改善航天员的振动环境，提出振动医学要求并实施评价，是乘员舱振动防护的主要内容，要求工程上采用减振设计，达到对振源和振动传播途径的控制，同时配备位于座椅和航天员之间的个人防护装备并采取其他的防护措施。

束缚系统是航天员必备的防护装具之一。振动可以使人体器官或部位产生位移或发生共振而产生更大的位移，使人感到呼吸困难、胸腹疼痛等。使用束缚带可限制人体器官或部位的位移，改变某些力学性质，减小振动的影响。束缚系统限制了人体与座椅、座垫的位移，也限制了与航天员观察的显示装置及操纵杆的位移，还是对抗冲击与超重的防护装备。

人体姿态会影响振动的传递。航天员在上升段和返回段采取半仰卧位，可有效减少振动的传递；在轨道运行段，航天员振动环境相对固定，可以采用调整姿态的方法减小振动影响，这种方法简单有效；在轨道运行段，为减小振动对仪表判读的影响，可调节观察角度和距离。

振动可导致语言可懂度降低，应根据规定体姿下不同方向振动对汉语声母、韵母和声调造成影响的程度，将容易受到影响的成分不列入或少列入航天通话语句，关键语句不列入这些成分。用上述方法减小振动对语言可懂度的影响。

（刘洪涛）

chéngyuán zhèndòng xiǎngyìng

乘员振动响应 (crew responses to vibration)

航天振动环境中乘员身体及其重要部位的运动学和动力学响应。人体由不同种类的组织构成。二百多块骨组成的骨骼系统起着支撑身体与传递力的作用，其间起连接作用的关节弹性由软骨和结缔组织决定。脊柱中的椎间盘具有弹性与阻尼性质。悬挂在腹腔中的器官具有弹性，可以认为是分离的振动系统。内脏器官和体液不能主动改变振动的影响，而是被动地处于振动力学环境。肌肉的舒张与收缩可以改变振动的影响。人体力学模型是一个复杂的质量－弹性－阻尼系统，拥有许多不同的等效质量、不同的弹性与阻尼系数。

从本质上说，人体是一个复杂的非线性动态系统，且动态响应因人而异。因人乘坐交通工具时大多采用坐姿，并且振动大多来自于交通工具的座椅，所以绝大部分研究集中在探讨人体坐姿承受垂直振动时从臀部到头部的传递特性。人体头部线振动传递率因振动轴向而不同：对从前胸到后背的振动，头部垂直振动传递率可能增大或减小；对从后背到前胸的振动，头部振动从下到上逐渐增加。不同受试者之间的振动传递率存在差异。椅背和头部水平位置的变化会导致头部线振动和角振动传递率发生很大变化。在说明振动传递特性时，一定要指明特定的人体姿态和乘坐条件，否则无法判断振动传递特性的可用性。

当振动强度处于人体线性范围内时，人体振动的频率范围与乘坐的交通工具种类无关。当人坐在无靠背的刚性座椅上时，座椅垂直振动会引起头部6个轴向振动，在从前到后方向上，头部振动频率范围为5~10Hz；在垂直方向上，头部振动频率在20Hz以内；头部俯仰振动的频率在5Hz左右。在座椅前后方向振动作用下，头部前后方向的振动频率通常<4Hz，垂直和俯仰方向的振动频率范围为2~6Hz。座椅左右水平振动通常会引起头部左右和垂直方向振动，频率通常<3Hz，此时也会引起头部滚转振动，其频率约2Hz。座椅在4~10Hz垂直振动条件下，刚性椅背通常会增加头部前后和垂直方向的振动强度。在座椅前后方向振动条件下，椅背通常会对头部前后方向、垂直方向线振动和俯仰角振动产生较大影响，频率通常>4Hz，而在座椅左右方向振动条件下，椅背对振动的传递几乎没有影响。

驱动点机械阻抗是机械系统中驱动点的激励力相量与速度相量的复数比，用于研究人体振动响应。人们广泛研究了坐姿人体垂直方向的驱动点机械阻抗，发现在5Hz左右有明显的共振。改变坐姿对机械阻抗通常没有影响，但人们发现增强人体肌肉紧张程度会增加共振频率。从本质上说，人体机械阻抗也是非线性的，因为人们发现增加振动幅值会导致共振频率的降低。机械阻抗测量表明，对于无椅背的座椅，在前后和左右两个水平方向振动下，其共振频率约为1Hz。对于有椅背的座椅，在前后方向上，机械阻抗会发生很大变化，但在其他两个方向上，机械阻抗无影响。

在垂直方向上，人体平均驱动点机械机械阻抗可以用一个单自由度系统描述，除非专门研究某个个人的驱动点阻抗细节，否则可以用上述单自由度模型描述。

坐姿从臀部到头部的振动传递特性应考虑脊柱的固定、身体姿态、头部的俯仰角振动及座椅非垂直振动的影响、椅背带来的各种变化。人体驱动点机械阻抗模型应考虑人体的静态质量及改变振动幅度时的非线性变化。

在航天领域及其他领域，设计师都采取适当的设计方法，使设备和工具的振动频率避开人体敏感的频率范围。美国和中国的载人航天发展过程中，出现了因航天器振动频率处于人体敏感的共振频率范围而引发乘员抱怨、难以忍受等现象，如美国"阿波罗"任务动力飞行中由大型液体火箭的结构纵向振动与推进剂管路系统互相作用而产生的不稳定闭环自激振动（POGO振动），中国载人飞行中的"8Hz振动问题"，其本质都是运载工具的固液耦合振动与人体敏感频率处于同一范围所致。按照避开人体共振频率的思路，工程师们改进了各自航天器的设计，逐步解决了上述问题。

（刘洪涛）

fùxíng huǎnchōng jiǎnzhèn zuòdiàn

赋形缓冲减振座垫 (impact and vibration alleviation contour cushion)

按航天员个体体型赋形，在载人航天飞行过程中起缓冲和减振辅助作用的座垫。又称航天员座垫。通常安装在载人飞船返回舱座椅内，供航天员乘坐使用。其内表面按照航天员个体体型赋形，是载人航天飞行过程中缓冲和减振系统的组成部分之一。

载人航天过程中，航天员面临很强的振动和冲击环境。飞船在上升段和返回段均伴有强度较大的振动。尤其是上升段，火箭推进系统与空气动力相互作用可产生强度很大的振动，且伴有持续性加速度（超重）的作用。经过飞船舱体与座椅传递到航天员身体上的振动很大。赋形缓冲减振座垫可以起到一定的减振作用。飞船返回着陆时航天员面临高强冲击风险。飞船正常着陆情况下，在距离地面一定高度时，飞船内的发动机反推力装置工作，降低飞船着陆速度，飞船实现正常着陆，航天员承受的冲击相对较小。在反推发动机工作不正常、飞船异常着陆时，飞船直接撞击着陆点，此时航天员面临高强冲击。为保证此情况下航天员的生命安全，由飞船着陆缓冲系统减轻航天员所承受的高强冲击。飞船着陆缓冲系统是由发动机反推力装置、密封大底、座椅缓冲器、座椅、赋形缓冲减振座垫组成的，赋形缓冲减振座垫和密封大底、座椅缓冲器、座椅联合起到缓冲作用。赋形缓冲减振座垫外观见图1。

原理和结构 赋形缓冲减振座垫结构示意如图2所示。

赋形缓冲减振座垫主体结构由硬结构和软结构两部分组成，并在外表面包有阻燃层。赋形缓冲减振座垫缓冲和减振的机制是通过发挥黏弹性材料变形特性，降低加速度增长率，且将冲击加速度控制在一定的范围内。外力作用时，赋形缓冲减振座垫软层高分子聚合物分子链或分子间的链段会因变形耗能，达到缓冲和减振的作用。

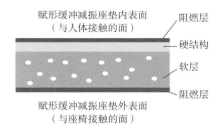

图2 赋形缓冲减振座垫结构示意

每个赋形缓冲减振座垫制作时都进行了个体赋形，赋形缓冲减振座垫内表面与着不充气的舱内航天服的航天员适配；赋形缓冲减振座垫外表面与航天员座椅适配。赋形不是丝毫不差的体形复制，而是保证人体主要接触部位的赋形。赋形的目的是减小人体和座垫间的间隙，减小应力集中，达到分散应力的目的，起到更好的缓冲和减振作用。

功能用途 赋形缓冲减振座垫具有如下性能 ①缓冲性能：航天员座椅缓冲器提升时，座椅、赋形缓冲减振座垫、赋形假人构成的系统中，在飞船正常着陆和异常着陆两种工况时，分别将着陆时座垫头盆向冲击峰值和增长率限制在一定范围内。②减振性能：在规定的频率范围内，降低振动加速度值。

(刘志刚)

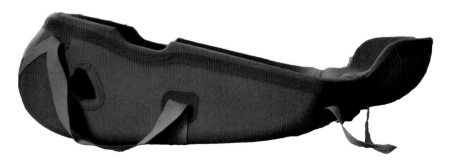

图1 中国赋形缓冲减振座垫外观

chéngyuáncāng chōngjī xiàoyìng

乘员舱冲击效应（impact effect of crew cabin） 乘员舱冲击加速度对乘员生理功能的影响。冲击加速度对乘员作用的主要表现形式是机械力的影响。这种机械力超过一定限度可引起器质性损伤，如骨折、脏器挫伤撕裂、出血及外伤性休克等，严重时威胁生命。

发展历程 在载人航天过程中，乘员不可避免地受到冲击加速度的作用，如发射段的火箭点火、返回段的降落伞打开及着陆期间均伴随着冲击事件的发生。为确保载人航天过程中乘员的健康和生命安全，必须了解这些冲击加速度对人体的影响程度，并将其控制在安全范围。早在20世纪50~60年代即有国家开展研究，获得了冲击加速度对人体影响的大量资料，为制定乘员舱冲击医学要求、评价方法和防护措施奠定了基础。在20世纪60~70年代，美国开展了"阿波罗"飞船乘员舱冲击效应与防护措施的研究，提出了乘员舱冲击加速度的安全限值要求，并采取了切实有效的防护措施。随着载人航天技术的不断发展，乘员舱冲击防护技术将得到进一步完善和提高。中国自20世纪50年代中期开始研究航空航天救生过程中各种动力因素对人体的影响及防护措施。通过大量动物实验及人体试验，观察了航空航天救生中各种力学因素（如超重、弹射过载、气流吹袭、着陆冲击等）引起的生物效应。1992年中国载人航天工程实施以来，结合中国"神舟"系列飞船的实际情况和特点，提出了中国"神舟"系列飞船乘员舱设计的冲击医学要求，并对乘员舱冲击防护措施进行了一系列的性能评价实验，保证了航天过程中航天员的健康和安全。随着中国载人航天事业的发展，未来将重点研究长期航天飞行对航天员冲击耐力的影响及防护措施。

冲击效应　乘员舱冲击加速度对乘员的影响直接取决于冲击加速度的峰值。随着冲击加速度峰值的增加，人体产生的效应也会愈加严重（见乘员冲击响应）。小峰值时人体不会产生不良效应；中等峰值时会出现血压下降、脉搏减弱、呼吸浅快、面色苍白等休克症状；大峰值时会出现不同程度的损伤（表）。

冲击加速度对人体产生的效应还与作用时间、增长率有关。冲击加速度作用时间越长、增长率越高，引起人体的不良效应越大。此外，冲击加速度的作用方向对人体的效应也有重要影响。冲击加速度沿脊柱方向作用，容易造成脊柱椎体的压缩骨折，有时可压迫脊神经，引起疼痛或肢体瘫痪；冲击加速度沿人体的胸背方向或侧向作用，容易引起胸廓变形和内脏器官的牵拉和移位，严重时引起胸痛、呼吸困难等症状，甚至引起内脏器官撕裂或破碎。

美国国家航空航天局在人-系统整合标准 NASA-STD-3000NOLI/REV. A 中提出飞船着陆冲击安全限值设计要求是：胸背向和侧向冲击加速度峰值均<20g，增长率<1000g/s，脊柱方向冲击加速度峰值<15g，增长率<500g/s。

防护措施　保护乘员不受冲击加速度伤害或降低伤害程度的防护措施：一是通过总体设计，控制冲击加速度在人的安全范围内；二是采用性能优良的冲击防护装置。其设计原则是　①有效地分散冲击载荷；②有效地吸收冲击能量；③本身作用于人体的负荷尽可能小；④不影响乘员的正常操作和工作能力；⑤可接受性良好。

在航天返回段，乘员舱因着陆而产生的冲击加速度峰值往往比火箭点火、降落伞开伞时要高，着陆冲击的防护技术成为确保航天员安全的关键。飞船乘员舱采用软着陆的方式接近地面，乘员舱经过降落伞系统减速后，接近地面时，借助点燃着陆缓冲火箭进一步减速，实现软着陆。以这种方式着陆时，乘员的冲击加速度较小，峰值约10g，不会对人体产生不良影响。还要考虑航天应急返回或缓冲火箭故障时，也要保证航天员的安全。因此，在乘员舱中还应采取下列防护措施

①利用各种吸能装置：例如，在舱底部设计蜂窝结构或可充气的气囊，以及在座椅上安装缓冲器等，均可以增加缓冲距离和有效吸收冲击能量，从而减少着陆冲击载荷。②采用具有良好缓冲减振性能的坐垫：坐垫在受力压缩后，反弹力越小越好，这样可以最大程度地吸收冲击能量。此外，与人体赋形的坐垫能够把冲击力分散均匀，提高人体的耐受能力（见赋形缓冲减振坐垫）。③使用束缚系统：此系统既可保持人体的正确姿势、减少人体的位移、限制人体的反弹和二次碰撞，又可将冲击载荷均匀分布而防止集中于人体某一部位。良好的背带束缚系统能使人对冲击加速度的耐受值由原来的17g提高到40g。④合理设计人体着陆时的体位姿势：冲击过载方向越接近人体脊柱方向，越易造成骨折损伤，应设计合理的人体位和姿势，尽量避免冲击力方向接近人体脊柱方向。⑤选择合适的航天着陆场地：土质松软的场地或水上着陆，均能够显著减少着陆冲击载荷。例如，中国的"神舟"系列飞船和俄罗斯的"联盟"号飞船均采用陆地着陆方式，并选择降落在松软的地面。美国的"阿波罗"号飞船返回时选择在海上着陆，这种着陆方式利用了水的缓冲作用，航天员受到的冲击载荷小，比较安全，但要求具备强大的海上回收力量。

（刘炳坤）

chéngyuán chōngjī xiǎngyìng

乘员冲击响应（crewmember response to impact）

冲击加速度作用下乘员产生的动态变化。可用头部、胸部等身体重要部位的位移、速度、加速度或其他物理量的时间历程表示。

表　人体损伤部位和程度与冲击加速度峰值的关系

人体损伤部位和程度	冲击加速度峰值（g）
鼻骨断裂	30
椎骨压缩骨折	20～30
第1~2颈椎断裂、错位	20～40
下颌骨断裂	40
上颌骨断裂	50
主动脉内膜破裂	50
主动脉横断	80～100
骨盆断裂	100～200
胸椎、腰椎断裂	200～300
整个身体破碎	>350

人体结构既有骨骼类的硬组织，也有皮肤、肌肉、血管、内脏等软组织，还有充满气体的肺组织。现代生物力学的观点认为，理论分析人体的冲击响应时，可把人体简化为机械系统。它在受到冲击加速度作用时产生的输出即代表人体的冲击响应。人体冲击响应与人体损伤密切相关，如在人体冲击损伤领域广泛使用的头部损伤标准（head injury criterion，HIC）就是基于头部冲击加速度响应曲线计算出来的。乘员冲击响应是制定其损伤评定标准的基础。

冲击响应　基本特征如下：①乘员冲击响应是一个瞬态过程，响应峰值高、时间短。例如，人体以仰卧位受到着陆冲击作用时，头、肩、胸、髂等关键部位的冲击加速度时间历程曲线类似于幅值逐步衰减的震荡波（图），响应时间约 200 毫秒，头部和胸部冲击加速度响应的峰值较高，均超过座椅上的冲击加速度峰值（又称动力超调）；②乘员不同部位的冲击响应各不相同。此特征由人体的生物力学特性所决定。例如，人体坐姿时，在臀部受到加速度作用的情况下（看作人体的输入），头部的响应小于骨盆，这是脊柱的缓冲作用所致；③乘员对不同波形的冲击加速度的响应不同。不同波形的冲击加速度所包含的频率成分不同，引起的乘员响应亦不同。其主要频率成分与人体的固有频率接近时将产生共振效应，此时冲击响应往往较大；④受到的冲击加速度在较低的范围时，乘员的冲击响应随输入冲击加速度的增加而呈线性增加；受到的冲击加速度较高时，乘员的响应将表现出非线性变化。这提示乘员可能有组织或器官损伤发生。

影响因素　影响人体冲击响应的因素很多　①冲击加速度的峰值：峰值越大，冲击响应越大，损伤就越严重，也是最重要的因素。②作用时间：较短的作用时间往往引起的冲击响应较小，而较长作用时间引起的冲击响应较大。这与人体的响应特性有关。③冲击加速度作用的方向：方向越趋近于人体纵轴向（脊柱方向），越能引起人体脊柱的响应，容易产生脊柱压缩骨折损伤。④年龄：随着年龄增加，人体生理功能发生退行性变化，使其对冲击的响应也发生改变，对冲击的耐受性也降低。⑤航天飞行的影响：中长期航天（飞行时间超过 1 个月）使人长期处于失重或微重力环境，骨骼系统出现骨钙丢失，严重时类似于地球上的骨质疏松症，即使在没有受到较大冲击加速度作用的情况，也可能在空间作业、星际航行或返回地面日常活动等过程中出现骨折损伤。因此，长期处于失重或微重力环境，会使人体冲击响应发生改变，且对冲击的耐受能力下降。

冲击防护　保护乘员在冲击加速度作用下不受伤害至关重要。应该从外部因素和内部因素两大方面考虑。

外部因素　①通过载人航天器总体设计，使作用于乘员的冲击加速度满足医学要求，尽可能降低输入给人体冲击加速度的峰值、作用时间及增长率，降低乘员冲击响应；②选择合理的乘员

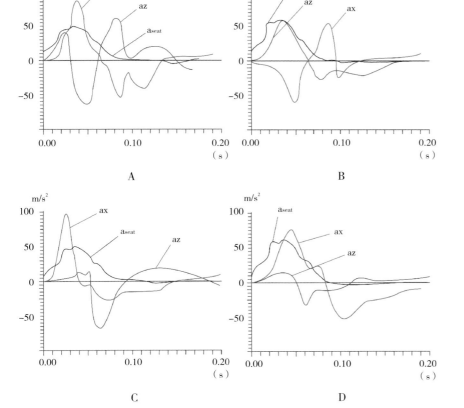

图　人体头（A）、肩（B）、胸（C）、髂（D）的冲击加速度随时间的变化曲线

姿势：高量级的冲击易造成人体骨折损伤，其中脊柱损伤较普遍，量级更高时也可造成头部损伤，其后果极严重。冲击加速度峰值一定时，平行于人体脊柱方向的冲击造成的人体损伤比垂直于脊柱方向造成的人体损伤更严重。因此，载人飞船乘员舱中选择仰卧位姿态，使发射、降落伞开伞、着陆时的冲击加速度方向避免沿脊柱方向，以提高人的耐受能力；③采用束缚系统，避免二次冲击伤害：在飞船发射和返回期间，要求航天员必须以仰卧姿态通过束缚带固定在座椅上。良好的束缚系统可在冲击期间可靠地限制乘员的冲击运动，一方面避免活动肢体的捶打，防止人体被抛离座椅而与乘员舱内部结构相碰撞；另一方面还能吸收冲击能量，降低乘员的冲击响应，有效保护乘员避免伤害；④采取缓冲措施：对飞船来说，在返回接触地面前，利用舱底安装的反推火箭工作，降低乘员舱着地速度，可实现软着陆，乘员不会受到冲击的不良影响。为确保万无一失，在舱底和座椅上安装有缓冲器及缓冲坐垫，最大程度地吸收冲击能量，确保在航天应急返回情况下及故障着陆条件下乘员的安全。

内部因素 乘员的身体机能状态是确保冲击安全的重要内在因素。在航天过程中尤其是长期航天中，应采取有效措施减轻微重力、辐射、孤立环境等多种航天不利因素对人体生理功能的不良影响。包括体育锻炼、营养和药物等，通过综合对抗使航天员在返回过程中处于良好的身体状态，提高抵御冲击损伤的能力。适当进行航天员冲击体验性训练也很重要。这种训练能使航天员在执行飞行任务前体验到冲击加

速度对身体的影响，可减轻心理负担，避免精神紧张，改善对冲击加速度的预先适应能力。

(刘炳坤)

chéngyuáncāng chōngjī cèliáng

乘员舱冲击测量（measurement of crew cabin impact） 获得真实或模拟航天冲击环境中乘员舱座椅、坐垫等其他部位以及乘员身体关键部位的冲击加速度等参数的过程。

测量方法 ①地面模拟试验：通常是根据设计边界条件要求，利用冲击塔、模型舱和模拟着陆场进行不同姿态和不同着陆速度下的冲击试验。模型舱中安装有真实座椅、坐垫及缓冲器，试验对象一般采用假人，并以仰卧状态束缚固定在座椅上。一般情况下，在座椅系统的质心位置、坐垫和假人接触的界面上，以及假人头、胸、腰等关键位置上均安装固定有加速度传感器。利用冲击塔，按预先设计的参数（着陆速度、姿态角度等）将模型舱提升到一定高度，然后吊挂系统释放，这时模型舱降落在模拟着陆场上。与此同时，冲击测量设备工作，采集、记录和存储上述部位的冲击加速度信号。最后，利用计算机或测量设备回放这些信号，并进行冲击响应数据的处理与分析；②综合空投试验：将乘员舱装在大型运输机上，在高空将乘员舱投放，乘员舱按照顺序控制依次完成弹伞舱盖、打开降落伞、抛大底、反推火箭点火工作、着落地面等动作。乘员舱中安装有座椅和假人，加速度传感器的安装位置和测量方法与地面模拟试验相同。该试验属于综合性试验，目的在于全面考核乘员舱的工作性能和着陆缓冲系统的性能和可靠性；③无人航天飞行

试验：通常在乘员舱中安放假人，在航天座椅上安装加速度传感器，在假人内部安装有冲击测量设备。在航天返回后回收测量设备，并分析处理冲击测量数据。最后，根据相关评价标准给出乘员舱冲击医学评价意见；④载人航天飞行试验：通常在航天员座椅的质心位置安装传感器，小型化的冲击测量仪可放置在航天员穿着的航天服口袋内。航天返回后取出冲击测量仪，回放并分析处理冲击加速度数据。载人航天飞行试验应在充分的地面模拟试验、综合空投试验和无人航天飞行试验安全性综合评估的基础上进行。

测量要求 ①试验对象：在地面模拟试验、综合空投试验和无人航天飞行试验中均应采用假人。假人应该能模仿人体结构和生物力学特性，其体型、体重、身体各部位的外形尺寸、质量分布、质心位置等参数也应该接近真人；假人肌肉的弹性和骨骼的强度亦应尽量接近真人。通过改变假人关节的摩擦阻尼，可调节肌肉力量和关节活动度，并能将假人身体分段装配，以便于穿着航天服和采取所需的卧姿。在假人头、颈、胸、腰、腿等位置可根据需要安装加速度传感器或力传感器（图），以测量人体不同部位的冲击响应。②传感器类型：压阻式或压电式加速度传感器有频率响应范围宽、灵敏度高、体积小、重量轻等突出优点，比较适合冲击测试，是冲击测试的首选传感器。③传感器安装：为评价冲击加速度是否满足人体的安全性要求，需获得与人体紧密接触部位（如坐垫）的冲击加速度数据，要求传感器牢固固定在与人体接触的部位上。如需了解冲击传递情况，可在乘员舱底部关

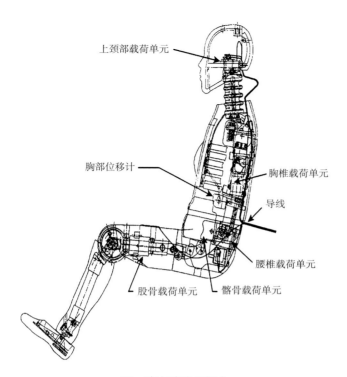

图 冲击试验用假人

上颈部载荷单元

胸部位移计

胸椎载荷单元

导线

腰椎载荷单元

股骨载荷单元　髂骨载荷单元

键部位、座椅支撑处、座椅系统质心安装传感器。如要了解乘员冲击响应，则应在人体的关键部位如头、胸、髂等安装加速度传感器；④数据处理：人体的动态响应特性类似于频率不超过80Hz的低通滤波器，即人体对<80Hz的低频冲击反应敏感，在冲击测量信号处理中对一般部位的冲击信号均采用截止频率为80Hz的低通滤波器进行滤波，再读取特征参数或做进一步分析。数据分析获得的主要参数包括：加速度峰值、作用时间、增长率、速度变化量、头部损伤标准、脊柱动态响应指数等。

（刘炳坤）

hángtiān huánjìng yīnsù fùhé xiàoyìng

航天环境因素复合效应（combined effects of environmental factors during spaceflight） 人类航天中各种环境因素复合作用于人体所产生的危害航天员健康、安全和降低航天员工作效率的生理

或病理效应。分析这种效应的作用类别，确定影响人体健康和安全的主因素和协同作用，可以为制定载人航天器内乘员工作和生活环境控制工程设计医学要求和评价方法提供科学依据，发展航天中有害环境因素的分析、监测和防护的应用研究。

航天环境多为几种环境因素的同时或相继作用。两个或两个以上的环境因素同时作用于人体，会引起人体的复合效应（又称多因素效应）（combined effects）。由于各因素间的相互作用和效应间的相互影响，复合效应比单因素的效应更为复杂。研究载人航天各有害环境因素的复合效应及规律更符合载人航天的实际需要，但因复合因素的组合形式多样、作用量级范围较广和生物体反应的复杂性，相对于单因素研究难以获得统计学上有说服力的结论，人们对复合效应的研究和认识还大多停留在对效应的描述和概括

阶段，对内在规律的探索和认识尚待深入。

基本内容 依据其特点，可分为三类 ①协同作用（synergism）：复合效应量大于个单因素效应量之和。各单因素对机体的作用方向必须一致，且交互作用项之和大于0。②相加作用（addition）：复合效应量等于各单因素效应量之和。各单因素对机体的作用方向一致，但交互作用项等于0。③拮抗作用（antagonism）：复合效应量小于各单因素效应量之和。各单素对机体的作用方向不一致，或交互作用项小于0。

多因素复合效应的类型并非一成不变，可能随各因素的作用强度或量级而改变，如温度因素（高温、低温）和重力因素（超重、失重）。

载人航天涉及的诸多因素中，失重或模拟失重和其他因素（电离辐射、超重、高氧、低氧、高温、超高频电磁辐射等）作为首先研究对象。其中失重或微重力和空间电离辐射最为重要。失重是载人航天中最独特的因素，与地面1G重力对人体的作用大不相同，且在航天过程中一直起作用。空间电离辐射剂量远大于地面，特别是长期航天对人体的累积作用不能忽略。随着时间的延长人体可以逐步适应失重条件，但辐射效应却是越来越大，甚至导致疾病。因此，研究航天复合效应重点关注失重或电离辐射与其他因素的复合效应。航天中其他因素之间的复合效应有时也是不容忽视的。

失重与电离辐射 在轨失重飞行时的辐射因素使实验果蝇的死亡率和染色体的重组率高于对照组，也使果蝇的翅膀和胸部发

育不正常的发生率增加。一些学者又根据未存活的胞芽数和不同的核变异量，认为失重和电离辐射的复合效应属于协同作用。俄罗斯宇宙-690 和 650 号生物卫星上的实验结果也说明二者不是拮抗作用。失重和电离辐射（剂量为 22Gy 和 80Gy）使实验鼠的死亡率略高于地面对照，且体重增加缓慢，行为反应慢、错误多，骨髓恢复迟缓等。对于二者复合效应的解释，是失重影响了细胞纺锤体的有丝分裂器所造成的，具体机制有待进一步研究。

模拟失重与超重　长时间卧床模拟失重或浸水能够降低横向超重耐力。模拟失重（或失重）与超重的复合效应为协同作用。卧床降低超重耐力同静水压降低有关，卧床、浸水及空间失重毕竟是低动力状态，同超重状态正好相反。在低动力条件下，心血管系统调节能力降低，血液分布改变，肾上腺素、乙酰胆碱等活性物质减少，此时机体受到一个正好相反的刺激必然不适应。反之，经过超重适应后再突然转入失重低动力状态同样机体也不适应。因此对二者的相加或协同作用易于理解。

失重与低氧　低氧加重了模拟失重后立位晕厥的危险性。头低位卧床模拟失重和中度缺氧二者相互加强，不属于拮抗作用。失重或模拟失重条件下，血液头向分布，在头部潴留，循环不畅，供氧不足，已成为航天适应综合征的诱因。动物失重飞行后心脑组织确有不同程度的缺氧性改变。增加环境低氧因素，必然加重脑部缺氧，加重失重症状。机体先处于低氧环境可加强呼吸和循环系统代偿功能，试图提高氧分压。若再处于失重或模拟失重状态，

血液头向分布，动脉压力感受器反射功能减弱，钝化了心肺调节功能，进一步加重缺氧。这是二者相互加强的内在机制。

失重与高氧　动物实验表明，失重与高氧二者为相加作用。在两个因素同时作用下，实验鼠肺泡内红细胞及组织碎片成堆，上皮细胞、血管内皮细胞和肺泡间质水肿，上皮细胞内质网肿胀，线粒体密度增加、结构模糊。比单纯模拟失重的大鼠肺泡内相应改变明显恶化，也比单纯吸纯氧时肺泡内的相应改变严重，表明两因素同时作用时产生的肺损伤相互加强。

机体在吸纯氧时间较长时，肺内的氮被氧所取代，特别在肺通气不良的部位，氧会被迅速吸收，使肺泡萎陷。如果微支气管因水肿被堵塞，肺泡萎陷更快，还会导致二氧化碳分压增高。失重或模拟失重时，体液头向分布，造成肺泡充血而易水肿。加之失重引起腹腔内器官质量消失，膈肌上移，胸腔变小，加重肺泡萎陷。失重和吸纯氧加重了对肺的损伤。

失重与高温　失重时处于低动力状态，血液重新分布，失水引起血量减少，循环功能降低，身体调节能力下降，高温耐力下降。失重又使机体与环境的对流、蒸发热交换减弱，影响耐受时间。

电离辐射与超重　电离辐射对超重耐力的影响存在两种情况：增强超重耐力和降低超重耐力。这同辐射的剂量有关，随着辐射剂量的增加，超重耐受时间下降。辐射剂量较低时有利于提高超重耐力，二者为拮抗作用；当剂量超过一定限值时，超重耐力下降，大于单纯超重，二者为相加或协同作用。上述耐力的变化的机制

还不很清楚，但有一点可以分析的是辐射剂量小的，对机体尚未造成辐射损伤，二者产生非特异性交叉影响；另一方面辐射引起的血液凝聚系统和膜通透性的变化又改善了血流动力学状况。这有利于提高超重耐力。但如果辐射剂量超过一定限度反而会对细胞和组织带来某些损伤，甚至造成辐射病，而影响整体功能，降低超重耐力。

电离辐射与低氧　动物实验证明，低氧可提高机体对辐射的耐受能力，二者为拮抗作用。辐射时低氧对机体的保护作用有普遍意义。不仅对小动物、大动物适用，而且对人体也适用。在癌症病人的辐射治疗中，吸入低氧气体可减轻辐射的副作用，提高治疗效果。这在临床上已得到广泛应用。电离辐射对缺氧耐力的影响类似对超重耐力的影响，也分为两种情况。在剂量为 2～5Gy 辐照后将藏置于 10km 的低氧水平中，其耐氧能力增强；但辐射剂量 8～20Gy 时，缺氧耐力变差。前者表现为拮抗作用，后者表现为相加作用，其复合效应量是辐射剂量的函数。这两个因素的复合效应机制，受到学者们的关注。低氧提高机体对辐射的耐受能力与机体细胞周期的调控基因、低氧保护性应激蛋白、抗氧化性和低氧导致的可调控的一系列基因转录和表达有关；另一方面，低氧和辐射可提高血脑屏障的通透性，利于改善机体状态。

低氧与高温　高温可以降低人体的缺氧耐力，可能与人体的某些重要器官的供氧量相对偏低有关。另一试验证明，5500m 低氧和 49℃ 高温使人体心率增加，体现了二者的协同作用。高温引起缺氧耐力降低的原因是高温下

身体散热加速，皮肤血流量增多，重要内脏器官的血流量减少；组织代谢增高，耗氧量增加；血液中酸碱平衡改变，影响血红蛋白与氧的结合与解离；出汗失水使循环血量减少。

低氧与低温　低氧与低温是相加或协同作用。低氧使低温下实验动物的耗氧量增加下降，不利于弥补低温条件下为维持体温而增加耗氧量的需要。低温对缺氧耐力的影响较复杂。一方面，低温降低机体的缺氧耐力，表现为相加或协同作用。因为在低氧环境中机体本来就缺氧，加之低温促使耗氧量增加，更加重了缺氧。实测5℃时的临界氧张力明显高于32℃时的结果。但另一方面，低温又提高了机体在低氧条性下的存活能力，表现为拮抗作用。因为在低温条件下，一些动物特别是冬眠动物通过降低体温来适应外界低温环境，从而降低了代谢率和耗氧量，维持了生存。如果动物在常温下体温降至35.5℃以下，便会死于缺氧；而低温下，死于缺氧的体温为16℃，远低于常温下。在临床上某些手术需要暂时阻断血流，为了防止由此造成的缺氧不良后果，可用人工法降低体温。

低氧与振动　低氧可降低机体对振动的耐受能力，为协同作用。这种协同作用可能与肺动脉压提高，造成肺负荷过重有关。振动使低氧时的耗氧量增加，振动和低氧又使低温后的皮肤温度恢复加快，表现出二者的拮抗作用，可能与振动时被动地增加肌肉的活动有关。

低氧与超重　低氧使超重耐力降低，因为环境低氧会加重超重造成的缺氧。超重时可引起脑缺血既而缺氧，也使肺的一部分缺血从而使氧的摄取量减少既而缺氧，二者为协同或相加作用。超重反过来也加重机体的缺氧反应。

超重与高温　高温可使机体的超重耐力下降。人体试验显示，环境温度40℃时，人体超重耐力平均下降0.5G；60℃时平均下降0.9G，表明二者为相加或协同作用。高温造成超重耐力下降的原因：高温时，外周血管扩张，增加散热，血液多滞留于皮肤或肢体内，回心血量减少；高温出汗而失水，使循环血量减少。二者均使脑部缺血加重，易产生灰视或黑视。反之超重使下肢血液淤积，高温加强循环代偿的作用不易发挥因而降低了高温耐力。

超重与振动　对于二者的复合效应人们关注较少。但某些实例表明，超重降低了人体对振动冲击的吸收能力，促使振动能量向内脏器官传递，加重器官损伤，表现出相加作用。但是超重使振动冲击减弱又有利于操作工效的稳定，表现出拮抗作用。POGO振动在"神舟"系列飞船上曾经发生（见乘员振动响应）。

高温与振动　高温和振动的相互作用比较复杂，局部高温、环境高温对振动效应的影响不同。振动可使血液对器官的流入量和流出量及功能毛细血管的容量下降；局部加热能增加血流量，如临床上的红外线热疗法，表现出拮抗作用。但整体热刺激能加重振动的损伤、增加振动损伤的死亡率，因振动本身易于损伤内脏，高温又使皮肤血流量增加、内脏血流量减少，表现出协同作用。振动同样降低机体的高温耐力。

作用过程　多因素的复合效应与环境因素的刺激性质、刺激强度、刺激种类、作用顺序、持续时间、作用部位、评价标准等有关。

刺激性质：环境因素是以主因素及影响因素作用机体而言的。主因素对机体的作用产生主效应，以此为基础，观察另一因素即影响因素对主效应的影响。主因素和影响因素对机体的影响不同，如失重和电离辐射两因素的复合效应，若电离辐射作为主因素、失重作为影响因素对电离辐射效应的影响为相加或协同作用。但以失重为主因素、电离辐射为影响因素的结果尚不明确。

刺激强度：环境因素的量级水平，如电离辐射的剂量。剂量不同对复合效应有很大影响，如前所述可能影响复合效应的类型。

刺激种类：电离辐射为例，刺激种类可能是X射线，也可能是γ射线或质子辐射。它们对机体的作用效果不同，与其他因素的复合效应也不同。

作用顺序：观察影响因素对主效应的影响，可能在主因素作用之前、之后或同时施加作用，其效果不相同。主效应作用之前和作用之后的时间长短亦是不可忽视的因素。

持续时间：主因素的作用时间和影响因素的作用时间都必须考虑。

作用部位：环境因素对机体的作用部位不同，其效果也不同。高温与其他因素复合，是局部高温作用还是整体高温作用，可能影响到复合效应类型。

评价标准：不同因素对机体作用的表现不同，一般以主因素的主效应及其相应的评价标准为主并兼顾影响因素的效应进行评价。一个因素产生的效应除了主要表现外还有次要表现，也有一个综合评价问题。

多因素的复合效应研究还刚

刚开始，距离航天的实际需要仍相差甚远。对此进行全面深入的探讨势在必行。

（虞学军）

hángtiān zhònglì shēnglǐxué

航天重力生理学（space gravitational physiology）

主要包括航天超重生理学与航天失重生理学两个方面。

（王林杰）

hángtiān chāozhòng shēnglǐxué

航天超重生理学（space hyper-gravity physiology）

研究超重环境因素对机体产生的生理效应及其机制，并探讨提高超重耐力防护方法和对抗措施的学科。是重力生理学的一个重要组成部分。其研究成果直接应用于载人航天飞行实际，确保航天员的飞行安全。重力是指地球上所有物体受到的地球引力，其引起的加速度称为重力加速度。物体相对于地面静止或做匀速直线运动时，物体只受重力作用，常称为 1G 重力环境。物体在加速过程中，其重量取决于地球引力（重力）与惯性力的矢量和，物体受到的惯性力大于重力称为超重。按矢量合力的方向，物体可发生不同方向的超重。超重的倍数可以用 G 表示，超重为几倍即称超重为几个 G。+6Gx 表示 G = 6 的胸-背向超重，惯性力由胸部垂直指向背部；+4Gz 表示 G = 4 的头盆向超重，惯性力由头部垂直指向盆部。重力是一种矢量，考虑超重的生物效应必须注意其作用方向。人体坐标系和重力矢量坐标示意见图。

载人飞船在上升和返回的过程中，航天员会受超重环境影响。不同方向、不同 G 值的超重作用对人体产生的生理效应不同，低G 值作用于机体可以使机体出现代偿性生理反应，高 G 值作用于

机体，如果超过人体的耐受限度，可导致各种生理功能障碍，严重影响飞行安全。

学科形成与发展 人作为地球上最高级的生物，其生理特点的形成都与重力密切相关，并与之高度适应。生活在地球上的人，活动时可能产生一时性的重力变化，但因重力变化值小、时间短，对人体没有明显的影响。自 20 世纪初莱特兄弟发明了飞机以来，人类开始空中飞行，后来逐渐发展的高性能飞机在飞行中产生的急剧重力变化，严重影响了飞行员的健康。因此，医学专家们开始研究超重对人体的影响，超重生理学萌芽。随着飞机性能不断提高，作用于飞行员的加速度越来越大，人们更注重超重对人体的影响和防护措施的研究，促进了航空超重生理学的发展。航天超重生理学来源于航空超重生理学，但是航天超重生理学需要解

决的很多问题是航空超重生理学所没有涉及的。航天超重生理学的研究分为 3 个阶段。

航天准备阶段 1945～1960年，美国和苏联的航空、航天医学专家观察人和动物在地面模拟超重及超重与失重交替过程中关键生理指标的变化，研究将人安全送入太空的可能性。

短期飞行阶段 航天医学专家重点研究超重生理效应相关机制以及返回地球后的再适应问题。中国在 20 世纪 70 年代就开始了短期飞行对人体超重耐力影响及防护措施的研究，其成果为制定中国短期飞行的超重医学要求、航天员选拔训练方案奠定了理论基础。

长期飞行阶段 为了更好地解决中长期航天飞行后返回过程中航天员面临的超重问题，俄罗斯和美国均研制了适合自己国家航天员穿着的抗荷装备。由于飞

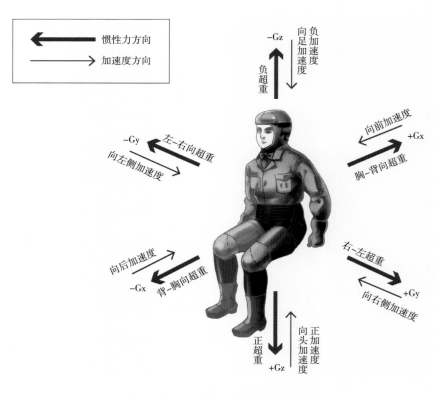

图　人体坐标系及重力矢量坐标示意

行时间的延长，中长期飞行使航天员在飞行过程中发生疾病的可能性增加，如果航天员经过长时间失重飞行发生了一些疾病，能否耐受飞船正常返回和应急返回的超重环境及防护措施成为超重生理学关注的问题。

研究范围 主要研究载人航天器在发射和返回过程中航天员可能遇到的超重环境因素对人体的影响及其机制，确定人体对不同方向超重的耐受限值，为载人航天器工程设计提供医学要求；研究提高超重耐力的医学防护和对抗措施等，确保航天员的安全、健康和工作能力。

超重生理效应及其机制 主要研究不同方向、不同 G 值对机体的影响规律以及超重耐力的影响因素等。例如，+3～+6Gx：渐进性的胸部紧张和胸痛，呼吸和讲话困难，周边视野减小，视物模糊；心、肺、脑等功能可基本代偿，偶见心律失常；操纵、判断和反应能力轻度下降。+6～+9Gx：胸痛加重，呼吸困难、浅快，周边视野进一步减小，视物模糊加重，流泪；重要器官出现衰退迹象，可见心律失常；操纵、控制、判断和反应能力下降；背部等受压处可出现淤点、淤斑，偶尔可发生肺气肿和肺萎陷等。

超重耐受限度 超重负荷继续增加，机体的代偿反应不能维持稳定水平，出现明显的症状，甚至器官功能障碍。耐受限度受超重 G 值和持续时间制约，在某一 G 值持续一定时间，超重给定时间就可能给机体带来危害，必须在规定时间里采取消除措施。

航天器上升和返回时的超重医学要求 主要研究持续性超重对人体的影响，制定不同水平的耐受限值和防护措施，向航天器工程设计部门提出医学要求，确保航天员安全。

超重防护措施及其机制 超重对人体的效应显著，必须对其进行防护，以保障航天员的操作工效、身体健康和生命安全。超重防护最有效的方法是从工程设计上降低飞船上升和返回时的过载，尽力避免应急情况发生。从医学角度，尽量减少超重对人体的影响和提高机体的超重耐力。

研究方法 为研究载人飞行中超重对人体的影响及耐受限度，评价防护装备的防护效果及性能指标，必须在地面条件下建立一些模拟设备。载人离心机和动物离心机是超重生理学研究的地面模拟设备。离心机一般由中央转台、旋臂和吊舱构成。其工作原理是：当旋臂绕固定轴旋转时产生的惯性离心力提供可变重力场，以模拟飞船起飞、返回阶段出现的持续加速度环境。调整被试者体位，可使其受到不同轴向的加速度作用；调整控制系统，可产生不同 G 值、G 值增长率和作用时间的加速度。

人体试验法 通过专用设备（载人离心机）模拟超重环境，以人为研究对象，利用无创技术探讨整体的生理活动如何通过自身内部调节，适应超重环境，研究并验证防护方法和对抗措施的防护效果。

动物实验法 通过专用设备（动物离心机）模拟超重环境，以动物为研究对象，利用无创和有创技术研究不同方向、不同 G 值超重作用下生物学效应的机制。

观察分析法 以参加载人飞行任务的航天员为研究对象，观察、分析其在超重环境中的生理学变化特点，以及防护方法和对抗措施的防护效果。

数学模型法 一个具有输入和输出的研究对象可被视为一个系统。应用系统论方法和计算机数学建模的方法，预测超重环境因素或复合环境因素作用时的生理反应，该方法对于进一步分析和阐明生理学发生机制、个体防护装备设计和确定飞行安全限值发挥着重要的作用。

与其他学科关系 超重生理学涉及许多学科的知识，是一门综合性应用基础学科。它与临床医学、预防医学、生理学、病理学、病理生理学、心理学、分子生物学和工效学等许多学科都有密切的联系。

作为航天医学工程学的分支学科，超重生理学与失重生理学、航天环境医学、航天实施医学以及航天员选拔训练学研究既有联系，又有侧重。超重生理学和失重生理学是重力生理学的重要组成部分，失重生理学研究的最终目的是使人更好地适应重力环境，超重生理学为航天失重生理学提出研究目标和研究方向，失重生理学为航天超重生理学的研究提供保障。超重环境是载人航天飞行过程中航天员遇到的环境因素，它和噪声、振动、冲击等环境因素往往同时存在，超重生理学不仅研究单纯超重环境对机体的生理效应及机制，而且研究复合环境因素对机体的生物学效应及机制，在一定程度上推动着航天环境医学的发展。超重生理学的研究使航天实施医学在明确的生理效应和机制下进行医学监督和保障，航天实施医学工作中遇到的问题又为超重生理学研究提出了新的研究内容和研究方向。超重生理学探讨超重耐力的影响因素和不同方向、不同 G 值作用下不同职业、不同年龄、不同性别人的生理反应特点，是航天员选拔训练学发展和完善选拔训练技术的重要理论支撑。

（吴 萍）

chāozhòng nàilì

超重耐力（hypergravitation tolerance）

生物耐受超重环境的能力。当作用于物体上的重力与惯性力的矢量合力大于物体的重力时，物体的重量超过其实重，称为超重。按矢量合力的方向，物体可发生不同方向的超重。超重的倍数可用 G 表示，超重为几倍即称超重为几个 G。对于人体而言，直线或径向加速度作用时的超重分类见下表。

发展历程 超重耐力是超重生理学研究的主要内容。其研究是随超重生理学研究的发展而发展起来的。载人航天早期，飞船上升段的超重峰值为 6~8G，作用时间每级一般为 100~200 秒；返回时 8~10G，持续时间 200 秒左右；应急返回时峰值更高。因此，早期载人飞行要求指令长超重耐力为 +10.5~+12Gx。20 世纪 50 年代，航天生理学家主要研究超重耐力的判定标准，测定人体基础耐力和提高超重耐力的方法。20 世纪 70 年代，重点研究影响超重耐力的因素、完善提高超重耐力的措施及其机制。21 世纪，主要开展实际飞行研究，针对飞行任务探讨提高返回时超重耐力的方法及防护机制。

基本内容 包括影响因素及分型。

影响因素 超重是载人飞船在上升和返回的过程中航天员所遇到的航天环境因素。航天员具有良好的超重耐力是确保航天员安全的关键。人的超重耐力是一个综合性问题。人的超重耐力与多种生理和物理因素有关，已经确定的因素有：作用于受试者 G 矢量的大小、暴露时间、变化速率、采用的防护措施与方法、躯干与肢体的位置，以及诸如环境温度、气压、气体成分等其他因素。个体的耐力主要取决于个体的健康状况、年龄、训练水平、心理准备及运动等。人们以飞行员或航天员的生理耐受限值和工作能力为基础确定可接受的暴露过载值与作用时间。这些限度可能相关，但不一定相等。一般在生理耐受限值达到之前，人的工作效率已明显降低。航天员在载人飞船上升和返回过程中航天员主要承受 +Gx 方向和 +Gz 方向的超重作用。因此，航天员超重耐力的选拔和训练十分关注 +Gx 耐力和 +Gz 耐力。

分型 人体超重耐力受方向、G 值的影响。

胸-背向超重（+Gx）耐力 航天员在航天飞行中主要承受 +Gx 作用。+Gx 作用下，在出现视觉障碍和脑功能障碍之前，人已感到呼吸困难、胸部疼痛，有的发生心律失常及血氧饱和度降低等。一般以严重的呼吸困难、明显胸痛和心律失常作为判断耐力终点的标准。由于采用的判断标准远不如对 +Gz 耐力明确，各研究报告的数据有一定出入。正常人一般可以耐受 10~12G。

背-胸向超重（-Gx）耐力 与 +Gx 作用方向相反，性质相似，对机体的影响也相近，在载人飞行过程中基本上无该工况，研究较少。-Gx 暴露时，限制耐力的主要因素是呼吸困难、姿势性头晕。使用体模躺椅时，人可耐受 10G 的加速度。

头-盆向超重（+Gz）耐力 +Gz 对机体的影响主要是头部供血障碍。轻则视觉改变，重则意识丧失。航空、航天飞行都对视觉有高度要求，把视觉改变作为判别 +Gz 耐力的标准。心电图的频发期前收缩、工作效率降低、呼吸容量与呼吸频率、血氧饱和度，以及机体的功能状态也是重要指标。反映眼水平动脉压变化的耳搏动、眶上动脉脉搏波、反应时等可作为视觉变化的参考指标。中国飞行员 +Gz 耐力为（4.6±0.2）G。

盆-头向（-Gz）耐力 航天员在航天中很少遇到 -Gz 作用，也很少超过 -3Gz，且持续时间一般也不超过 10 秒。一般以难以忍受的剧烈头痛作为 -Gz 暴露时的耐力终止指标。红视、中心视力丧失、长时间心脏停搏、异位心动过缓可作为 -Gz 耐力的客观标准。因此，有关人的 -Gz 耐力的报道差别较大。一般认为，人的 -Gz 耐力为 -3Gz、10~15s。

表 直线或径向加速度作用时的超重分类命名及矢量符号

超重名称	加速度方向	惯性力方向	矢量符号
头-盆向超重（正超重）	盆→头	头→盆	+Gz
盆-头向超重（负超重）	头→盆	盆→头	-Gz
胸-背向超重	背→胸	胸→背	+Gx
背-胸向超重	胸→背	背→胸	-Gx
右-左向超重	左→右	右→左	+Gy
左-右向超重	右→左	左→右	-Gy

侧向超重（±Gy）耐力 航天中遇到的侧向超重一般都不大，持续时间也比较短。它对循环系统影响较小。在±3Gy时只发生轻微的心肺反应。当增加到±5Gy时，将出现明显的变化：肺部出现气血分离现象，内脏组织侧移。该研究资料较少，尚缺乏公认的耐力测量方法和标准。

应用 了解不同方向、不同G值惯性力对人体的影响以及防护措施是制定超重医学评价要求和航天员超重耐力选拔训练标准的关键，同时还可据此拟定提高超重耐力的方法。

尽量减少超重对人体的影响和提高机体的超重耐力是确保航天飞行安全的关键。已采用的有效的防护措施有 ①合理体位的选取：中国采用的座椅背角为70°。②采用赋形座椅：设计出符合每名航天员身体特征的赋形座椅，不仅能提高超重耐力，而且可在经受振动、着陆冲击时提供有效防护。③对航天员进行超重耐力选拔与训练：这是对航天超重进行防护的最有效的方法之一。超重耐力选拔的主要内容为+Gx和+Gz耐力选拔，训练的主要内容为抗+Gx呼吸动作训练，针对性的体质训练和离心机训练。经过离心机训练，人的+Gz耐力可提高2～2.5G，+Gx耐力可提高1.6～5.8G，后者的训练效果可持续6个月。

（吴 萍）

hángtiān shīzhòng shēnglǐxué
航天失重生理学（space weight-lessness physiology）

研究失重对机体各生理系统的影响，探讨其机制和防护原理的应用学科。在航天飞行过程中，航天员受到各种物理因素和环境因素的影响，如失重、超重、振动、噪声、辐射、昼夜节律改变、狭小的生活环境和舱内有害气体等。这些因素对人体都会产生不利的影响，可以引起人体一系列的病理-心理-生理变化。尤其是失重长时间、持续地作用于人体，会对生理产生巨大影响。失重生理学的主要特点是基础研究和工程应用研究相结合，既要探索失重环境因素对机体的影响及其发生的内在机制，开展地基和天基生命科学实验，又要针对工程应用，开展防护措施应用原理研究。

学科形成与发展 从地球表面出现最原始的生命直到进化成为现在的高级动物——人，整个过程都是在地球的引力场中完成的。人作为地球表面生物进化的最高阶段，其全部生理特点的形成都与地球表面的重力状态密切相关，并与之高度适应。如果这种重力状态发生变化，必将引起人体相应的反应。变化不大时，可以通过反应而达到新的适应，变化过大则可能产生不利的影响，甚至造成损伤或导致死亡。20世纪60年代人类实现了载人的绕地球轨道飞行，可以使重力几乎完全消失，这对人的生理功能造成影响。为了了解重力改变而引起的一系列生理现象，并找出有效的防护措施，保证航天任务的顺利完成，生理学家进行了大量的研究，并逐渐形成一门崭新的学科——"失重生理学"。其发展分为3个阶段。

航天准备阶段（1945～1960年） 20世纪40年代末和50年代初，美国和苏联的航空、航天医学专家对人能否在航天失重环境中生存的问题有明显的分歧。一些医学专家和生物学家坚持认为不可能，他们认为人的心血管、肌肉、骨骼和免疫等系统在太空失重环境下将失去其功能，失重会危及航天员的健康和生命。另一些生物医学专家则认为人的适应能力很强，可适应失重环境，坚信载人航天是可能的。此阶段失重生理学研究的主要任务是观察人和动物在地面模拟失重和短暂的失重飞行中及超重与失重交替过程中关键生理指标的变化，积累有关的医学和生理学资料，确定人进行太空飞行的可能性和安全性。在此期间，采用生物火箭和卫星进行了动物失重飞行试验。美国在1948～1959年间，共发射了14枚生物火箭，首先进行了猴失重飞行的研究，失重时间仅2～3秒。苏联1949年开始在火箭及卫星上进行一系列研究，至1959年的10年间，共进行了26次火箭试验，52只狗参加飞行，失重时间最长为10分钟。1957年苏联把小狗"莱伊卡"送入地球轨道，进行了为期1周的飞行，目的是研究航天失重环境对动物的影响。这是一次具有历史意义的动物太空飞行，宣告了航天生物医学研究新时期的开始。之后，1960～1961年苏联成功发射了4艘载狗卫星。这些实验记录了与生命有直接关系的生理学指标，如心率、血压、呼吸和体温。动物可以很好地适应失重环境，没有出现危及动物生命的现象，这为人进入太空奠定了基础。

飞行实验阶段（1961～1980年） 1961年4月12日，苏联航天员尤里·加加林乘"东方"1号飞船进入太空，开创了载人航天的新纪元。之后，美国和苏联的航天员相继升空。同时，由于载人航天技术的发展，实现了舱外活动和登月，人在太空中生活的时间也由几个小时增加到185天。在此期间广泛积累了航天员在失重飞行前、中、后生理变化的数据，证明人可以适应失重环境，初步了解了各个生理系统适应失重环境和返回后对重力环境再适应的规律，但也观察到失重对一些生理系统产生了不利影响，尤其是心血管、肌肉和骨骼系统。在此期间，地面也进行了很多有关失重生理学的研究，主要是从整体上观察模拟失重对生理系统的影响，对其变化机制进行初步的研究及制定了一些行之有效的防护措施（见失重生理效应、失重生理效应对抗防护）。

系统实验阶段（1981 年~）这个阶段有两个特点：①随着航天员在太空驻留的时间越来越长及星际航行的到来，要突破人在太空长期驻留的医学问题，最突出的就是失重、辐射、心理因素对人体的影响，并解决在航天中生育后代问题；②针对航天引起的医学问题，进行深入的观察研究。在这个阶段，空间站的建立为航天中的医学研究提供了条件，不仅可观察长时间失重引起的生理变化，而且由于乘员舱环境增大，可安装一些实验仪器和设备，进行航天中较深入的医学生理学研究。同时，一些医学载荷专家也进入空间站，他们作为太空医学研究的受试者和实验者，更有利于进行失重环境下的医学生理学研究。例如，目前飞行时间最长（438 天）的苏联航天员就是一名医生，他在太空中进行了大量的医学观察和实验。

美国航天飞机的飞行为医学研究提供了便利条件，它可以使更多的航天员参加航天中的医学实验。美国还发射了 3 次专门进行生命科学研究的航天飞机，排除其他因素的影响，使失重生理学的研究结果更准确、可靠。它们是航天飞机生命科学 1 号（SLS-1）（1991 年）和 2 号（SLS-2）（1993 年）和空间实验室 D-2（1993 年）。在这些飞行中进行了失重生理变化机制的研究，发现了一些与地面实验不一致的实验结果，甚至与经典的生理学理论相悖的现象，如航天员进入轨道后，中心静脉压不是如预期的那样升高，而是下降；失重时肺泡通气、血流灌注及通气与血流灌注比值的不均匀现象没有像预期的那样消失，只是有所减轻；进入失重环境后，抗利尿激素水平不降低等。对这些问题的深入研究，可能打破普通生理学的一些基本概念，提出新的理论和看法。

研究范围 失重生理学涉及载人航天过程中的环境因素为失重，研究失重对人体生理功能的影响及其作用机制，主要包括对心血管系统、骨骼肌肉系统、神经系统、呼吸系统、免疫系统及内分泌系统等的影响和作用机制研究。

根据美国国家航天生物医学研究所（National Space Biomedical Research Institute，NSBRI）确定的载人航天飞行的 45 个风险因素，失重生理学研究的主要内容包括：①骨丢失；②骨折愈合受损；③关节和脊柱结构损伤；④肾结石形成；⑤严重心律失常表现；⑥心脏和血管功能降低；⑦免疫功能下降；⑧肌肉质量、力量及耐力下降；⑨肌肉损伤易感性增加；⑩感觉-运动功能适应障碍；⑪运动病；⑫急性和慢性中枢神经系统损伤。

研究方法 随着失重生理学的发展，失重生理学已经形成了独特的研究方法和途径。

应用研究与基础研究相结合 失重生理学是一门应用性基础学科，其研究的最终目的是保障载人航天计划的实施。它的研究与型号任务有十分密切的关系，最理想的研究是在失重飞行时进行。但是，在航天中进行大量的生理学实验是不现实的。因此在选题和进行实验设计时，应考虑一次实验多方收获。解决应用问题时也为基础研究提供有用的信息、数据和思路。所以，基础研究与应用研究必须紧密地联系在一起。

宏观与微观相结合 失重生理学的研究始于对人整体生理反应的观察，后来扩展到器官、组织层次的研究。近 20 多年来，随着分子生物学技术的发展，人们开始从细胞或分子的层次进行研究，这对于揭示失重生理学中的奥秘和本质发挥了很大作用，而且已经成为研究的热门。但是，很多人忽视了整体的研究。应该认识到失重生理学是一门应用学科，研究的目的是找出人体在失重环境下的适应规律，了解失重环境引起人体不良影响的机制并提出相应有效的对抗措施。重点还是应该放在对人整体反应的研究，微观研究是为更好地解释和解决宏观问题。因此，失重生理学研究应将宏观和微观相结合。随着人类科学技术的发展，将有更多先进的影像医学技术问世，建立更多的无创性实验方法和数据处理技术，并应用到地面或太空的人体试验中，使失重生理研究取得多个层次的整合性研究成果，也将使失重生理学的研究提升到一个新的水平。

地面模拟失重研究与航天研究相结合 由于实验条件的限制，在太空不能进行大规模医学实验，进行失重生理学研究应将航天研究与地面模拟失重研究有机结合，利用空间站进行失重生理学基础理论研究，着重探讨生理功能的变化机制。

数字模型仿真与实验研究相结合　人体是一个巨系统，机体对重力的适应性反应涉及全身多个系统、不同层次的相互作用，单凭人脑直接分析资料与理解其间的复杂关系，已越来越困难，模型仿真也使失重生理学研究由分析转向综合，由描述性转向预测性的重要手段。美国、苏联从20世纪70年代即已开始此项工作，涉及循环与体液、电解质调节、红细胞生成调节、心血管调节、钙稳态、体温调节、呼吸、神经-前庭系统及空间药理学等领域。这种结合有以下优势：对拟在航天中进行实验的研究方案进行预测，以完善计划、降低费用；由少量测得的生理数据，估算出很难或根本不可能直接测得的生理数据，减少空间实验；将大量知识综合在一个有序的结构之中，验证对真实系统的了解程度，提出新假说，以指导下一轮地面与航天研究。现有的模型多是针对个别系统建立的，为了更全面地理解失重时各系统的相互关系以及整体水平的反应，还需将描述有关系统的模型耦合，建成人体的"全模型"，以仿真人的整体反应。已有科学家建立了包括细胞、器官和系统层次的模型，尝试将其作为新药物的开发引擎。建立从基因水平到整体水平的"全模型"，"在硅片上"（"in silico"）全面虚拟地研究失重生理的奥秘也将有可能实现。

与其他学科的关系　失重生理学是航天医学工程学的主要基础和重要支撑，也是很长一个时期内的重点学科方向，具有特殊意义。从20世纪下半叶开始，通过大量地面模拟实验研究和其他国家的航天实际观察，人们已初步认识到航天员进入失重环境会引起前庭、体液、心血管、肌肉、骨等一系列适应性变化，这些研究方向构成了失重生理学的分支学科。中国失重生理学经过数十年的发展，根据中国航天医学工程学的发展实际，已经形成了自身的分支学科体系，既包含国际上对失重生理学研究的基本认识，也反映中国失重生理学在其发展过程中的各分支学科的涨落情况。

失重生理学下属七个分支研究领域：失重心血管生理学、失重肌肉生理学、失重骨骼生理学、失重免疫及内分泌生理学、失重生理效应防护技术、空间神经科学以及空间生理学实验技术。

作为航天医学工程学的分支学科，失重生理学与航天环境医学、航天实施医学、航天员选拔以及航天员训练主要服务于确保航天员健康和生命安全两大目标。失重生理学与航天实施医学密不可分，二者互为因果。失重生理学的研究推动着航天实施医学在明确的机制和理论下，诊断航天疾病并进行预防和治疗，航天实施医学工作中遇到的疑难又为失重生理学研究提出了新的目标和方向。失重生理学的研究中探讨人体对失重的响应分类，这是航天员选拔与训练学发展和完善选拔训练技术的重要理论支撑。失重生理学和航天细胞分子生物学从宏观和微观不同层面研究失重生理学涉及的基本医学问题，丰富了航天医学工程学的内涵。失重生理学在发展过程中，地面模拟环境的建立需求推动着航天模拟环境工程的持续发展。

在20世纪，随着航空和载人航天事业的发展，失重生理学的诞生和发展使人类有机会探索重力生理的奥秘，初步了解重力在生物演化、个体发生及机体"稳态"机制中的重要作用，并对重力消失对人体的影响、机制和对抗措施有了比较全面的认识。但是，失重生理奥秘的探索无止境，在21世纪，人类又吹响了长期居住在太空和向火星进军的号角，为实现这个目标，失重生理学有了更高的目标，进一步揭示长时间失重暴露对人体的生理影响及其机制，发展更加有效、综合的对抗措施。失重生理学也面临将当代生理学、生物医学以至整个生命科学结合在一起的挑战，对航天中出现的一些问题，如立位耐力不良、高血压、肌萎缩、运动功能障碍、骨质疏松和衰老等机制的深入探讨，将促进地面临床医学对这些疾病发病机制的进一步认识；对航天中这些问题防护方法的研究，也将对地面临床医学开发新的治疗方法、制订康复方案提供帮助。同时，失重生理学研究应用人类最新的科学技术，将物理学、信息学、材料学等的最新进展进行融合，将宏观与微观研究很好地结合，更容易获得突破性进展，这将促进生理学，特别是整合生理学的发展。

（王林杰）

shīzhòng shēnglǐ xiàoyìng

失重生理效应（physiological effects of weightlessness）

失重对机体各生理功能的影响效应。失重对人体的生理功能有明显的影响，能否克服失重对人体的不利影响已经成为决定载人航天能否实现的关键问题，失重生理学因此而产生，并随着载人航天事业的发展而发展。

失重对不同层次生理功能影

响 人体的生理功能可分为多个层次，失重对人体影响的3种起因恰好对应人体3个层次的变化①人体生理功能的最高层次：作为一个整体与外界进行信息交换，即对外界信息进行感知、加工、存储和输出。人进入到失重环境后，地球上原有的传入信息发生改变，中枢神经系统中建立的1G重力环境下的感觉-运动模式发生变化。新旧模式出现不匹配，中枢神经系统必须发生重调，建立新的模式以适应失重环境。典型实例是航天运动病症状和错觉逐渐消失，航天员逐渐适应失重环境下的运动。这种重调是通过中枢神经系统的调节实现的，故适应比较快，一般需要3~7天。②人体生理功能的中间层次：主要是指体液、心血管、血液系统的调节。这些系统的作用是在人体与外界环境进行物质、能量交换时维持机体内环境的稳定。失重时由于体液头向分布，对体液、心血管和血液系统产生了较大的影响，这些系统必须通过调节，形成新的稳定状态（工作点），以适应失重环境。这些系统的调节不仅与神经系统有关，而且在很大程度上是通过内分泌系统和有关器官组织的变化来实现的，需要几周的时间。③人体生理功能的最低层次：指肌肉和骨骼系统，它们是与重力有直接关系的组织，其代谢既受复杂的调节系统的控制，也受重力的直接影响，从功能上看属于较低层次。失重直接影响了骨骼和肌肉的细胞，使其调节系统受到抑制。只要失重因素存在，这些组织的变化也继续存在。

不同生理系统的适应和再适应 航天运动病进入失重环境即出现，3天左右最明显，1周内基本消失；体液和电解质的反应稍后；心血管系统的最大反应在3周左右；红细胞质量的丧失在飞行1个月时达到最严重的程度。此变化在达到最大值后逐渐下降，处于一种新的、适应失重环境的水平。骨质疏松和肌肉萎缩随着飞行时间延长趋于逐渐增加。与失重时的变化相似，航天员返回后，不同生理系统再适应的时间也不同，其变化规律与飞行中相似，适应失重环境快的生理系统，再适应需要的时间也短；适应失重环境时间长的生理系统，再适应需要的时间也长。

根据飞行中的生理变化，生理系统的适应过程分为3个时期①初期反应期：人进入轨道后，立即出现感觉-运动模式的变化和体液头向分布，出现与之相应的变化是免疫功能降低、定向反应变差、空间错觉、运动协调障碍、航天运动病及因血液冲向头部而产生的头晕、头胀、面部充血、鼻塞等主客观症状。在此时期，人的神经-内分泌系统发挥作用，对各个生理系统进行调节，发挥各个生理系统的代偿作用使其协调，如通过脑的调节，使感觉传入冲动的紊乱达到新的平衡；为防止过多体液头向分布，通过生理反射使排尿增加，血浆容量减少。所有的这些反应可以看作是入轨后体液头向分布、自主神经功能不稳定及分析系统障碍所致。通过脑调节，用新模式代替旧模式。此时期大约持续1周。②适应期：包括两个时期：一是基本适应期，机体的功能及其调节发生改变，初期的反应基本消失，心率、血压基本稳定，前庭反应减弱，持续时间约1周；二是基本适应完成期，机体的适应性反应继续发展，大部分系统已达到反应的最

高峰，逐渐向稳定的方向发展，持续时间4~5周。③相对稳定期：除肌肉和骨骼系统外，大部分生理系统的变化达到新的稳定水平，若无过度刺激，可以保持相当长时间。

机体适应失重环境、达到新的稳态后，返回地面就会出现对1G重力环境的再适应过程。各个生理系统的再适应过程不同，而且个体差异大。个人的身体素质、飞行任务的复杂程度、持续时间、对抗措施、返回后的生活制度及护理等对再适应过程都有影响。大部分的生理系统在飞行后1~3个月内恢复到飞行前水平。飞行时间越长，恢复越慢。但也有例外，如红细胞质量随着飞行时间的延长，再适应期变短。生理系统的再适应也可以分为3个时期。①初期反应期：航天员返回地面后，受到地球引力作用，感到自己和周围物体变重，站立困难，有的航天员出现下肢和背部肌肉轻度疼痛、头痛、剧烈运动时出现运动病症状。最明显的是立位耐力和运动耐力降低、运动不协调。这个时期持续2~3天；②基本适应期：初期反应期中的一些明显的反应逐渐消失。但是在恢复过程中，一些生理系统出现周期性的变化和过度调节现象，在进行一些功能试验如运动、立位时，还会出现生理反应恶化现象。这个时期约持续1个月；③再适应完成期：航天员的生理功能已恢复正常，进行负荷试验时反应与飞行前相同。

应用 失重生理效应研究旨在探索失重对人体生理功能的影响机制，为航天员的选拔、训练，飞行中的对抗措施及返回后治疗方案的优化提供理论依据。随着航天事业的发展，将有各类人员

参加航天活动，飞行时间也越来越长，更需要进一步研究长期失重对人体的影响、个体差异所造成的不同反应类型及预测可能潜在的问题。

（汪德生）

hángtiān yùndòngbìng

航天运动病（space motion sickness）

航天员进入太空失重环境后出现的与地面上晕车、晕船等运动病相似的临床综合征。又称空间运动病、航天适应综合征（space adaptation syndrome）。包括前庭感觉症状（如眩晕、位置错觉和空间方向感丧失）、前庭躯体症状（如眼球震颤、平衡障碍）及前庭自主神经症状（如面色苍白、出汗、恶心和呕吐）等。一般在进入太空和返回地球等存在重力变化环境的初期出现，前3天最明显，1周后逐渐消失。航天运动病可导致航天员的工作能力和工作效率显著降低，影响航天任务的完成，是进入太空失重环境初期必须面对的航天医学问题之一。

最早有记录出现航天运动病的航天员是1961年苏联"东方"2号的航天员盖尔曼·季托夫（Gherman Titov）。从发射段的超重状态进入失重状态时，他立即产生了飞船在倒飞和头朝下的错觉，1.5分钟后这种感觉消失。几分钟后在他对飞船进行检修时，忽然感到自己的头在摆动，头晕目眩，并出现恶心、胃部不适和呕吐等。头部运动时这些症状加重，睡眠时减轻。季托夫在整个飞行期间都感到身体不适，返回地面后症状才逐渐消失。此后，美国在"阿波罗"计划及空间实验室计划中均报道了航天运动病的发生。而且，随着航天任务的发展，航天运动病的发病率也逐渐增加。

病因及发病机制　有许多相关假说，但都不能完全解释航天运动病的各种现象，所以尚无定论。比较认同的有下列学说①感觉冲突学说：认为人在太空失重环境中，由于重力因素消失耳石器官的传入冲动减少，而在头部运动时半规管的传入冲动没有显著变化，破坏了原本在地球重力环境下已经建立的半规管和耳石器官之间的平衡关系，导致航天运动病的发生。在太空中，限制头部运动可使航天运动病的症状减轻或不发生，是对这一学说的最好支持。②血液再分配学说：认为在失重环境中，重力因素减少或消失所导致的体液头向转移，这种血液再分配和电解质平衡的变化，直接影响前庭神经的敏感性，诱发航天运动病。③过度刺激学说：认为失重是一种强刺激，重力因素的消失可导致耳石器官对半规管的正常抑制作用增强。也有相反的解释，认为失重时耳石器官对半规管的抑制作用减弱，导致半规管响应增强，使得任一头部运动都将成为强刺激而发生航天运动病。④前庭功能不对称学说：认为正常人体存在的左右两侧前庭功能不对称性在地球的重力环境中已经形成固有模式，这一模式在失重条件下被打破，导致航天运动病的发生。

临床表现　与地面运动病相比，航天运动病有如下特点①发病率高：即使原本在地面从未出现过运动病症状的航天员，在太空中出现航天运动病的概率亦可高达40%～50%甚至更高；②多见于航天员进入太空和返回地球的初期：进入失重环境后15分钟，就有可能出现运动病症状，

一般在3天后逐渐减轻，7天后基本消失，返回地球初期亦可能再次出现；③症状表现略有差异：地面的运动病通常是先恶心后呕吐，但航天运动病常是无先兆的，可出现突发性、喷射性呕吐，使人无法防备；④太空活动可加重症状：航天员活动加强时，尤其是头部活动加强和身体翻转时，可加剧运动病症状；⑤常伴有错觉：如出现人倒立位、身体倾斜、旋转错觉和空间定向障碍等。

治疗和预防　航天运动病在人体进入太空初期时的发生率很高。主要的防治方法包括抗运动病药物、头部限动、针对性的前庭功能选拔和前庭功能训练等。

抗运动病药物　航天运动病的防治中最常用。运动病的主要症状与副交感神经兴奋时表现的症状相似，故采用了一些抑制副交感神经和兴奋交感神经的药物，包括抗胆碱药、抗组胺药及镇吐药等。治疗的原则通常是预防性给药，在航天员发射前或执行舱外任务前给药，效果较好。给药方法视药物的最佳作用时间和降低副作用效果而定，给药途径包括口服、肌内注射及经皮贴敷等。但由于对失重环境下药物动力学的不明确，其具体的疗效和不良反应还有待于进一步证实。药物反应的个体差异尤其需要重视。

头部限动　航天飞行中的头部运动可引起或加剧运动病症状，航天员在飞行中有意识地控制头部运动，是防止航天运动病的有效措施之一。太空飞行中也很少在进入太空的前3天安排较大体力负荷的工作，以减少头部活动，避开航天运动病的高发时期。苏联科学家曾研制了一套相应的装置，可对颈部施加一定的压力，并限制头部的运动，取得了较好

的效果。

前庭功能选拔　航天员选拔中的前庭功能选拔在预防航天运动病的发生中有重要作用。其选拔的方法与临床上对前庭功能的检查项目类似，主要是筛除对前庭刺激过于敏感的人员，减少航天运动病的发生率。此外，还可初步了解航天员前庭功能的可训练性，为最后执行飞行任务的航天员选拔工作做准备。最常用的方法是转椅检查、交叉耦合加速度试验、平行秋千检查和温度试验等方法。

转椅检查　利用转椅旋转突然停止时产生的角加速度，刺激半规管内的壶腹嵴，检查半规管的敏感性。检查时，被检者坐在转椅上，头前倾30°，使外半规管处于旋转平面，在转椅从小到大进行等间隔的多种匀速旋转情况下，突然停止，记录旋转后的眼震电图，通过旋转速度-眼震反应程度曲线，推算半规管中壶腹嵴顶的敏感阈值。同时，记录被检者旋转后的自主神经症状和旋转感觉，评定被检者的半规管敏感性。转椅检查结果与运动病的症状之间没有明确的相关性，这一方法已经被交叉耦合加速度试验所替代。

交叉耦合加速度试验　被检者坐在转椅上，转椅以等速做水平旋转，转速可由25~30r/min不等。同时要求被检者头部在矢状面或冠状面做2秒一次的往复运动，产生科里奥利加速度刺激，该检查主要用于观察被检者对科里奥利加速度刺激的敏感性。此外，结合转椅检查的正弦谐波加速试验、视-前庭交互作用试验等多项方法均可对不同的前庭功能进行详细的检查。

平行秋千检查　主要是检查耳石器官功能。被检者坐在四柱秋千内，头前倾30°，身体固定在座椅上。秋千摆动时秋千的吊篮底板保持水平，并做往复的直线加速度运动，刺激被检者的前庭感受器。秋千摆动的时间一般为15~20分钟，试验中如被检者出现明显的自主神经反应（如严重的恶心、头晕）即终止试验。记录被检者的耐受时间、自主神经反应等生理指标，评定其对线性加速度刺激的敏感性。对耳石器官刺激的强度取决于秋千的摆长、摆角和摆动时间。

温度试验　主要是检查两侧半规管敏感性是否对称。其原理是将高于或低于体温的水或气体注入外耳道，靠温差引起处于水平半规管中内淋巴液的流动而刺激壶腹顶，引起被检者的前庭-自主神经响应改变。有学者曾在太空中使用该方法进行失重状态下前庭功能的研究，结果是失重状态下进行冷热适应仍可诱发明显的眼震反应，这一结果与经典的热对流学说相悖。另有学者在分析了半规管管道内流体力学特性后，认为迷路内的直接内淋巴液体位移是产生冷热眼震的主要原因。

航天员的前庭功能选拔一般需要参考多项前庭功能检查的结果，综合判定前庭功能。

前庭功能训练　逐渐增加前庭器官的刺激量，提高人体对前庭刺激的适应水平，又称前庭习服训练。俄罗斯和中国很重视航天员飞行前的前庭功能训练。方法包括：①主动训练，包括体操、弹跳网、跳板、转轮、滑冰等体育锻炼，目的是巩固被动训练；②被动训练，包括转椅、秋千、生物反馈训练和抛物线飞行训练等。对训练效果，不同学者看法并不一致。通常认为习服训练的效果可维持1~2周，尤其是抛物线飞行训练，可产生短时间的失重，效果更好。报道表明，经历过太空失重飞行的航天员再次进入太空环境时，其航天运动病的症状可明显减轻。虚拟现实训练因其可产生类似于航天运动病的感觉冲突表现，也逐渐被应用于航天员的前庭功能训练和防护中。

其他　生物反馈训练、中医药治疗等方法均在航天运动病的防治中起到一定的作用。"神舟"7号以来的历次飞行中，均采用了耳穴等中药防护的方法，并取得了较好的效果。

（谈　诚）

shīzhòng xīnxuèguǎn xiàoyìng

失重心血管效应（effects of weightlessness on cardiovascular system）　航天员进入失重环境后心血管系统发生的生理变化。

发展历程　1945~1960年载人航天准备阶段，失重对心血管系统的影响研究任务是观察人和动物在地面模拟失重条件下和短时间的失重飞行及超重和失重交替过程中关键生理指标的变化，积累有关的资料，以此确定人进行太空飞行的可能性和安全性。在此期间，主要采用生物火箭和卫星进行动物飞行实验，失重时间由几秒到几天不等。其记录的是与生命有直接关系的生理学指标，如心率、血压、呼吸和体温。动物可很好地适应失重环境，没有出现危害生命的现象，这为人类进入太空奠定了基础。

短期载人航天飞行一般指少于2周的飞行。短期飞行中记录的医学指标有：心率、血压、呼吸描记图、心电图、心震图、脑电图、眼电图、肌电图、体温及皮肤电活动等。其结论是，尽管失重对航天员心血管系统有一定影响，但航天员可在失重环境中短时间生活和工作，也可适应舱外活动和登月。在此期间，在地面从整体水平上观察模拟失重对人体心血管系统的影响，对其变化机制进行初步的研究，并制定一些行之有效的防护措施。失重心血管生理学研究为后来航天员在空间站上的长期飞行奠定了基础。

长期载人航天飞行阶段主要研究航天员在长期飞行过程中心血管系统、骨骼系统、血液系统，以及水、电解质的动态变化过程，并开始从细胞和分子水平上进行医学研究。长期航天飞行的医学研究结果表明，人可以适应失重环境，不同生理系统的适应过程不同。在长期航天飞行中，虽然人可在失重环境中正常生活和工作，但这是采取对抗措施的结果。如果不采取对抗措施，航天员就不可能维持飞行中的身体健康和工作能力以及返回后的再适应能力。同时，尽管采取了不同的对抗措施也不能完全防止失重的不利影响。

基本内容　失重环境所产生的心血管效应主要体现在循环血容量、每搏量和心排血量、心律、外周血管功能、自主神经系统功能、心脏质量、中心静脉压等方面。

循环血容量显著减少　模拟失重时血容量减少，主要出现在模拟失重早期。约翰逊等、布洛姆奎斯特等报道，航天飞行引起血容量减少10%~15%，早期血浆容量减少10%~20%，上身出现水肿征象，血管内体液溢出到血管外是失重时体液头向转移的结果。一般模拟失重体液代谢模型可反映失重时体液转移。进入失重前血容量减少的证据有：发射前，航天员通常处于平卧位/腿部抬高体位长达4小时，出现多尿，一些航天员飞行前减少液体摄入，避免在发射架上发生这一情况；发射前出汗可能较多，归因于透气功能差的服装；发射期间引起出汗和一些体液潴留于皮下，这些复合因素导致进入失重前血容量已经减少。

每搏量和心排血量减少　1985年普尔瑟洛等报道了用超声心动图检测的航天飞机-51D和航天飞机-51G航天员的心排血量，以飞行前站立位作为对照值，飞行第1天，每搏量、心排血量增多，飞行5天、7天时低于飞行前。俄罗斯空间站237天长期飞行静息时超声心动图检测结果表明，飞行2~3个月，每搏量和心排血量减少。

心律失常发生率增加　航天飞行时有的航天员出现心律失常。严重的心律失常很少见，但对航天员的健康、安全和工作效率影响较大，应引起重视。"天空实验室"3号科学家第二次任务中出现散在室性期前收缩，整个飞行中静息时出现了房室结节律。"阿波罗"15号有1名航天员出现心律失常，多达22次二联律，随后出现室性、房性期前收缩，睡眠期间有明显的呼吸性心律不齐。舱外活动期间易发生心律失常。"天空实验室"乘员舱外活动时，出现多发性室性期前收缩。"天空实验室"3号科学家飞行第8天，6.5小时舱外活动期间，出现了80次偶发的单源性室性期前收缩。1983~1985年间，14名航天员9名飞行前正常，舱外活动期间出现心律失常。舱外活动期间7名航天员中仅2名有异位搏动，4名出现室上性心律失常。"和平"号空间站上苏联航天员拉维金舱外活动期间偶有三联律和多源性期前收缩。还曾出现过房室传导阻滞及心室内传导阻滞，不少航天员曾出现过房性、结性、室性期前收缩和室上性心动过速、房室分离等心律失常。心律失常出现时，心脏功能未受到影响。缺钾可能是心律失常的原因之一，但也不能完全排除心脏本身固有疾病。航天时研究心肌生物电活动的主要目的是评价航天员的循环状况、明确心电变化机制。

外周血管功能变化　主要表现在动脉系统的收缩反应减弱、舒张反应增强，可导致在航天后立位应激时外周阻力升高不足，局部调节能力降低，血压难以维持。布基等研究了14名受试者在3次航天飞行后平卧、立位的变化，飞行时间9~14天。飞行后，9名（64%）不能完成10分钟立位试验。完成10分钟立位试验的受试者其体位变化时的血管收缩反应强。

自主神经系统功能变化　头低位卧床的试验表明，中枢压力感受器对心率的调节作用减弱，呼吸影响加大，迷走神经紧张度上升。航天员飞行试验表明：飞行过程中，交感神经活性和外周血管阻力降低。地球上重力提供了一种对动脉和心肺压力感受器的低压刺激，通过反射性迷走神经减弱和交感神经兴奋，导致心率和外周血管阻力增加。去除重力将会消除这种刺激（在地球上的一天中重复很多次）。1988年12月的航天飞机-27的飞行前、后做了颈动脉窦压力感受器反射反应的功能测试，飞行前、中、后进行了心率和血压变异性分析，结果表明，飞行后自主神经功能紊乱对心血管功能可能有影响。飞行的 24 小时期间，心率和血压变异性的下降表明这种反复刺激的缺乏，缓冲低压刺激的能力实际上受到损害（或发生变化）。压力感受器反射反应曲线的低压部分在飞行后丢失的程度与飞行后的直立性低血压有直接的联系。自主神经功能紊乱的证据还包括：尿潴留、尿失禁和便秘。航天飞行后立位耐力降低，推测主要是压力反射储备和外周阻力储备降低，但确切机制有待进一步探讨。

心脏质量降低 "天空实验室" 4 号科学家和驾驶员飞行前左心室质量高于正常值，飞行后当天质量下降，持续 11 天，表明中长期处于失重环境可能会导致心肌质量降低。

中心静脉压降低 主要表现在模拟失重初期（数小时），中心静脉压（central venous pressure，CVP）升高；采用插管方法测量参加航天飞机生命科学 1 号和 2 号（SLS-1，SLS-2）飞行的 3 名航天员和空间实验室 D-2 1 名航天员的飞行中的右心房压，进入失重即刻，CVP 低于飞行前坐位时的测量值。

人类的心血管系统可以耐受失重环境，而且在太空中可继续有效工作。在机制研究基础下，采取必要的失重心血管生理效应对抗措施，不仅对于近地轨道的飞行者，而且对于登月者、火星探索者和更遥远天际的探索者有益。

（汪德生）

jìngshuǐyā

静水压 （hydrostatic pressure）

心血管系统的液体在重力的作用下产生的压力。动物的生理系统适应地球的重力已经有几百万年的历史。长得越高的动物，头到腿的压力梯度越大，心血管系统对重力的适应越明显，可产生一种调节机制保证脑部的适当血流。人体中也出现一些调节机制保证站立时脑部血液的供应和防止下肢水肿。重力消失对高的动物影响更大，航天飞行后返回地面的再适应也越困难。静水压对心血管系统的进化和调节都起着十分重要的作用。脊椎动物的进化过程中，经历了由水生到陆生、俯卧体位向垂直体位的变化，生活环境的变化，改变了重力对其生理系统的影响，对心血管系统的影响更大。脊椎动物的逐渐进化，心血管系统的变化加大，人类心血管系统的调节十分复杂。

重力对动脉压影响 重力对生活在水中、陆地和空中生物体的心血管系统有不同的影响。水生动物在改变体位和方向时，血管内的血量没有发生重新分配。陆生动物体内垂直血柱产生的静水压不能被外部的介质或周围的组织所抵消，使重力对心血管系统有很大影响，陆生动物的侧压随静水压的增加而增加，若重力引起的侧压不能被代偿，下部血管内压力的增加，将使毛细血管的有效滤过压增加，引起水肿，血液潴留在一些血管，影响心排血量。

在地球上站立的人，心脏部位的平均动脉压为 13.3kPa（100mmHg），由于地球上 1G 的重力引起的静水压作用，头部的平均动脉压只有 9.33kPa（70mmHg），足部的平均动脉压则可达 26.7kPa（200mmHg）。失重时，静水压作用消失，头-足向血压的压力梯度也随之消失，心脏主动脉弓处的平均动脉压不变，但足部的平均动脉压从 26.7kPa（200mmHg）降低到 13.3kPa（100mmHg），头部则从 9.33kPa（70mmHg）增加到 13.3kPa（100mmHg），结果失重引起下肢血管平均动脉压降低，头部平均动脉压增高（图）。静水压也发生相似的变化。在 1G 状态下，从头到脚静水压是不同的，在参照点处，血管内的静水压是 0，参照点

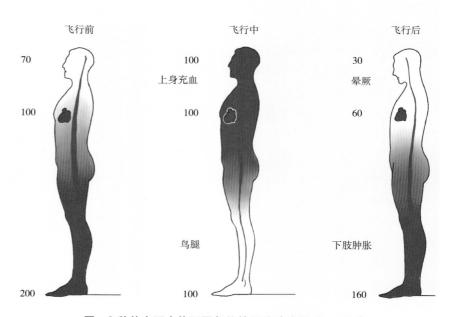

图 3 种状态下人体不同部位的平均动脉压 （mmHg）

以上是负数，参照点以下是正数。失重时，所有重力性的血压压力梯度消失，在动脉、静脉、毛细血管间只存在黏性的血管压力梯度，因此引起血液从腿向头部的转移和再分配（主要是在静脉）。这些转移的血液潴留在参照点以上的静脉中，如脑、心肺区或内脏。由于头和颈静脉的容积小于心脏和肺，大量的血液转移到躯干。

失重静水压在载人航天中意义　在地球上时，人经常变换体位，血液的转移经常发生，静水压也随之改变。这对血量有明显影响。血量的调节包括血浆容量调节和红细胞生成和破坏的调节。在短时间的静水压变化（如在地球上的体位改变、下体负压时），主要通过改变毛细血管血压，引起毛细血管有效滤过压的变化而改变血量；长时间静水压的变化（如失重）除影响毛细血管有效滤过压外，还影响红细胞的生成和破坏。液体通过毛细血管壁的滤过和重吸收取决于4个因素，可用下式表示：

$$V = K1[(Pc + \pi t) - (Pt + \pi c)]$$

式中 V 为有效滤过压；Pc 为毛细血管血压；πt 为组织液胶体渗透压；Pt 为组织间隙液压；πc 为血浆胶体渗透压；$K1$ 为滤过系数，与毛细血管壁的通透性和滤过面积有关。

促使液体由毛细血管内向血管外滤过的因素是 Pc 和 πt，将液体从血管外重吸收入毛细血管的因素是 Pt 和 πc，两者之差为有效滤过压 V。大部分组织中，通过毛细血管壁流出的液体和血浆蛋白，经组织间隙进入淋巴系统，毛细血管前括约肌调节 Pc 和毛细血管血流。一般认为在网状过滤的状态下，毛细血管血压 Pc 大于淋巴压 Pi 时可以排出过多的组织液。

正常情况下，组织液不断地生成，又不断地被重吸收，保持动态平衡，故血量和组织液量维持相对稳定。若4种因素中任何一种因素发生改变，通过影响有效滤过压，影响血量。静水压变化可引起毛细血管壁两侧水和电解质的转移。在地球上，当人从卧位转向坐位或立位时，由于静水压的存在，上身血液将向下身转移，同时下肢静脉压和毛细血管血压增加，外周静脉中的静水压等于右心房压加上血液的质量（低于右心房时血液的重量是 $1g/cm$），足部的毛细血管血压也由30mmHg增加到90mmHg。结果使平卧时已塌陷的静脉扩张，毛细血管血压增高，血管内的液体通过血管壁进入组织间隙，组织液增加，血管内的血量减少，人站立久后出现下肢水肿即此原因。

失重或平卧时，静水压作用消失。体循环中各部位毛细血管血压相同，约30mmHg。下肢静脉压的下降，促使下肢组织液进入毛细血管，参与血液循环。所以，刚进入失重环境时血量增加。血液头向分布和组织液向血管内转移所致的回心血量增加，引起一系列反射，排出体内过多的血量，最后导致失重期间血浆容量的减少。返回后血浆容量的减少、压力感受器反射功能的改变、血管顺应性增加和下肢肌肉萎缩等原因，使航天员在站立时头部血压下降，不能保证脑组织的血液供应，结果出现立位耐力下降。采取必要的措施对抗失重引起的血浆容量减少是失重生理学研究的重点课题之一。

自载人航天开始，航天中的观察和医学研究，已证明失重对人体的各生理系统都有明显影响，尤其是对心血管系统影响最直接。尽管起因不尽相同，但都与重力消失引起的静水压消失、体液头向分布及运动负荷减少有直接和间接的关系。

（汪德生）

shīzhòng xuèyè chóngxīn fēnbù
失重血液重新分布（blood redistribution under weightlessness）
失重时心血管系统静水压消失，体液头向转移所致人体内不同器官和组织血液充盈度的变化。地球上由于重力作用，人站立时不同部位的动脉压和静脉压不同：头部低，足部高。如果维持站立姿势不动，由于心血管系统静水压作用，将有300～500ml血液积滞于下肢静脉血管。人进入失重状态后，由于地球引力消失，心血管系统各部分的压力与体位姿势无关，心血管系统静水压的作用完全消失，将产生两种后果，即血液和组织液的重新分布。

机制　失重时，首先是血管内的血液向头部和胸部重新分布，其后是头部和胸部血管内液体转移到组织间隙，引起头面部水肿。可用头低位卧床的方法模拟失重引起的体液分布。人进入失重环境后的不同时期及返回地面后体液在体内重新分布的情况，是造成失重飞行中人体各器官功能变化的主要原因之一。失重后，头足向静水压消失引起的最初反应是物理性的，是下身的体液向头、胸部分布。开始是血管内液的头向转移，之后出现了下身血管外的液体向血管内转移及上身器官血管内的液体进入组织。体液头向分布触发的一系列心血管和内分泌反应也是飞行最初几天总体液量和血浆容量下降的机制。"血液重新分布"的概念得到普遍的应用，是引起失重时生理反应的主要起因之一。

血液和组织间水、O_2、CO_2和某些离子的交换，主要是依靠滤过和扩散。影响物理性通透的因素除血管壁外，主要是静水压和渗透压。微血管内静水压高、渗透压低时，液体由微血管内渗透至组织间隙；组织间隙内静水压高、渗透压低时，液体由组织间隙进入微血管。微血管内静水压的大小，对血管内外水的交换起着十分重要的作用。微血管内压对静脉压变动的敏感性比对动脉压变动高 5 ~ 10 倍。人静息站立时，受重力影响，足踝部的静水压一般为 11.3 ~ 12.0kPa（85 ~ 90mmHg），它将引起微血管内压的增高，使微血管内压大于组织间隙压，水分由血管内向组织间隙转移。汤普森（Thompson）证明：人站立 20 ~ 30 分钟，约有 11%的血浆容量丧失，这是血液内水分向组织间隙转移的结果。反之，失重时下肢静脉压降低，则会发生组织间隙液和细胞内液向血管内转移。失重时将发生相反的变化，从理论上来看，在心血管系统静水压零点（参考点）以下的腿部血管的静水压消失能减少毛细血管的传递压，它将减少滤过、增加吸收，使液体从组织进入到血管内，这样减少周围组织内的液体含量和压力；在参考点以上毛细血管传递压的改变是增加滤过、减少吸收，使液体进入组织间隙。这些变化可能引起短时间的血管内血浆容量增加，腿容积变小。参考点以上组织肿胀，间隙液增加。此外，体内其他液体如淋巴液、脑脊液等在重力消失后，质量也消失。这些成分都增加了失重时头向转移的液

体量，造成体液在体内的重新分配。航天测量结果证明：飞行中有 1500 ~ 2000ml 体液由下身转移到上身。

症状 航天员进入失重环境后立即出现体液再分布的主客观症状，表现为面部水肿，鼻黏膜和球结膜充血，头痛、头胀、颈部、前额、前臂、手部静脉扩张和下肢皱缩，说明体液由下身向上身转移。失重或模拟失重实验结果也有客观证据证明失重可引起血液的重新分布。例如，飞行中测量了航天员的下肢容积，出现小腿和大腿容积的明显减少，通过计算，有 2L 左右的体液由下肢转移到上身；飞行前、中、后拍摄的红外线照片证明"天空实验室"的 3 名航天员在飞行中腿部静脉是相对排空的，但颈静脉和头部静脉几乎完全充盈和扩张；猴头低位 6°卧床 19 天后，尸体解剖时发现与对照组相比，脑、右心室、肺、膈、肾的质量出现不同程度增加，充血的各脏器中有小静脉和微静脉持久性充血，有的脏器中出现水肿和毛细血管通透性增高。

影响 失重血液重新分布主要影响心血管系统和机体的水、电解质代谢，对其他系统也有直接或间接的影响，主要表现在①引起飞行初期航天适应性综合征，它是航天运动病产生的诱因之一。②改变了各组织器官的血液供应状态，引起组织器官结构和功能变化，影响多个生理系统的调节功能，如下肢肌肉血液供应减少，引起肌肉萎缩；骨骼系统血液分布的变化造成骨质分布的改变：头部骨质增加，下肢骨质疏松。③引起血液循环紊乱，血容量减少和心血管功能失调，这些变化又影响到其他生理系统

的功能。④脑供血状态的改变，影响脑的调节功能。⑤引起水和电解质代谢紊乱。

防护措施的研究和应用 常用的防护措施有以下几种。

补充血容量 可预防立位耐力降低，快速补充液体可以使血浆容量部分得到补偿。迪基等和孔韦尔蒂诺等报道，给模拟失重的猴或头低位卧床的受试者补充血容量可提高立位耐力或加速度耐力。航天再入前和随后液体负荷对抗措施（8g 盐+1L 水）的目的是增加血容量，改善立位耐力。Buckey 等的报道表明液体负荷无效，可能任何液体负荷都是一过性的，给航天员做检测时作用已消失。一般所采用的液体负荷方案，2~8 天航天飞行后起到一定对抗作用，超过 2~3 周飞行后很少有效。

锻炼 锻炼可诱导与航天立位耐力下降相反的变化。自由活动的受试者若进行耐力锻炼，可慢性增加血容量，中心静脉压升高，立位耐力提高。"和平"号空间站上研究表明：锻炼可阻止需氧能力下降和肌萎缩，但无助于立位耐力的提升。有研究表明：中等强度锻炼可逆转压力感受器功能改变和血容量减少。恩吉尔卡等认为急性锻炼有效。孔韦尔蒂诺等 16 天卧床的最后 24 小时急性锻炼表明：急性最大锻炼有利于压力感受器恢复，有利于饮水刺激相关的血容量恢复。认为最佳锻炼方案是：低频、高强度锻炼，值得进一步探讨。

药物 1G 模拟失重实验表明：氟氢可的松可能对抗航天后的立位耐力降低。氟氢可的松加盐负荷可改善与压力感受器相联系的心动过速和血管收缩性。

下体负压 增加间歇性静脉

液体潴留，为体液潴留创造人为的重力刺激。下体负压对颈动脉窦压力感受器反射无益。间歇性的下体负压和（或）急性补充容量对于以低血压晕厥为特点的立位耐力降低是经典的对抗措施。飞船再入之前应用下体负压的目的是在处于失重环境后改善立位耐力。头低位卧床期间规律性应用下体负压，可阻止血浆容量减少。

限钠饮食　威尔克等表明，严重的长期钠亏损而没有急性的容量替代物，提前出现低血容量，会进一步降低心排血量，由此导致的血管阻力显著增加可能有效排除中等程度低血容量的效应，足以维持脑灌注和改善立位耐力。应用这种方法的可能性需要进一步研究。

失重血液重新分布引起血容量减少，现有的对抗措施大多与血容量关系密切，但影响机制还有待于进一步探讨。完善对抗方案、探索新的对抗途径将是航天医学研究的重点方向。

（汪德生）

lìwèi nàilì bùliáng

立位耐力不良（orthostatic intolerance）

直立位或头高位倾斜立位时血压下降及脑供血不足所致的异常生理反应。主要症状包括头晕、心悸、发抖、视觉障碍和晕厥，常见于失重飞行后重返重力场的航天员及参与地面头低位卧床模拟失重实验的志愿者，是失重和（或）模拟失重心血管系统功能失调的重要表现之一。发生机制并不完全清楚，可能与失重导致的血容量丢失、骨骼肌萎缩、心血管自主神经调节功能异常、心肌与血管结构功能重塑等因素有关。

航天飞行后立位耐力不良最早见于美国"水星"飞行计划的两名航天员。1962年10月，执行美国"水星"计划-"大力神"8号飞行任务的航天员瓦利·斯奇拉在太空飞行9小时13分钟，重返地球后的24小时内立位时出现心动过速、收缩压下降而舒张压不变等心血管功能失调症状；1963年5月，执行美国"水星"计划-"大力神"9号飞行任务的航天员戈登·库珀出现类似症状，他在太空飞行34小时19分钟，重返地球后立位时出现了晕厥前症状。立位耐力不良是航天飞行后心血管系统功能失调的重要表现之一，其短期飞行发生率为20%左右，长期飞行发生率可达80%。立位耐力不良的危害主要体现在两个方面　①损害航天员重返地球后的应急离舱能力，危及航天员的安全；②限制航天员的深空探测能力，影响航天员在其他星球（月球1/6G、火星3/8G）重力场的活动和工作能力。2010年，美国国家航空航天局公布的人体研究蓝图中将重返重力场后的立位耐力不良识别为影响人类健康的13类重大风险之一。因此，有关航天飞行后立位耐力不良的机制及防护措施研究仍是航天医学研究的热点之一。

发生机制　立位耐力不良是多因素共同作用的结果，涉及多重机制。

血容量丢失　航天飞行可致血容量丢失10%左右，血容量虽非立位耐力不良的独立因素，却是后续许多功能失调的触发因素。在地球1G环境下，立位通常使人体胸部的血液向下肢转移约750ml，航天飞行引起的血容量丢失使机体有效循环血量减少，导致立位应激时心脏每搏量下降，脑供血减少，易引发直立性低血压、心动过速、晕厥前症状，甚至晕厥。（见失重血液重新分布）

骨骼肌萎缩　下肢骨骼肌有肌泵作用。立位时，血液从胸部快速转移到腿部，防止血液在下肢静脉系统潴留的首道防线就是肌泵。下肢肌肉的收缩可降低静脉压，促进血液流经毛细血管和静脉系统，增加腿部动静脉压力差，使血液回流至心脏。有人将此肌泵比作人体的"第二心脏"。航天飞行可致下肢骨骼肌萎缩，肌力下降，所致肌肉泵功能下降是航天员重返地球重力场后对立位应激耐受性下降的原因之一（见失重肌萎缩）。

心血管自主调控功能异常　机体对发生立位耐力不良的第二道防线是心血管系统的自主反射调控机制，主要由位于颈动脉窦和主动脉弓的压力感受器控制。这些感受器在感受到动脉血压下降后能够引起血管收缩和心率加快，以提高机体的总外周血管阻力和心排血量。通常，人体立位引发的自主神经调控能在1分钟内维持心血管系统功能的稳定，心率将加快10~15次/分，舒张压升高约10mmHg（1mmHg≈0.133kPa），收缩压则仅发生轻微变化。航天飞行能导致压力感受器的反射敏感性下降，使立位应激时机体的总外周血管阻力和心排血量不能有效提升，出现以直立性低血压及直立性心动过速为代表的立位耐力不良。

心肌与血管结构功能重塑　良好的心肌及外周血管收缩功能对立位应激时机体血压的维持和调控至关重要。航天飞行可导致心脏左室容积和质量下降，心肌萎缩。但也有研究表明，航天飞行导致的心肌质量下降在返回地球3天后即可恢复，提示心肌质量的下降不是心肌萎缩导致，而是由失重下细胞外液丢失引起。地面长期卧床模拟失重实验中观察到显著的心肌质量和心功能下降现象，提示对于长期航天飞行中心脏结构和功能重塑的研究值得重视。在血管系统，航天飞行试验表明失重能舒张血管，导致外周血管阻力显著下降。地面头低位卧床实验结果表明，模拟失重可导致人体不同部位动脉血管结构发生重塑，静脉顺应性增加或下降。失重和（或）模拟失重下血管结构功能重塑的研究备受关注，许多研究发现均来自地面头低位卧床模拟失重实验，在太空开展血管结构功能相关的研究仍相对较少。国际空间站相继配备了血管超声多普勒、静脉体积描记仪等研究设备，能够在轨开展动静脉血管结构、静脉顺应性等功能研究。自 2009 年开始，国际空间站开展了两项血管相关的专项研究，分别为"Vascular"和"Vessel Imaging"。

表现　主要有头晕、心悸、发抖、视觉障碍、晕厥前症状及晕厥等。根据临床表现及血压、心率检测结果可分为 3 种类型：血管迷走性晕厥型、自主神经功能障碍型及直立性心动过速综合征型。血管迷走性晕厥型立位耐力不良的患者不能完成 20 分钟的头高位倾斜立位测试，通常是外周动脉血管舒张导致血压快速下降而出现晕厥反应。自主神经功能障碍型通常指立位时在 3 分钟内收缩压持续下降 >20mmHg，舒张压持续下降 >10mmHg。直立性心动过速综合征型通常指由平卧位转为立位时心率加快 >30 次/分或者立位 10 分钟内心率 >120 次/分。

检测手段　主要有以下 3 种方法。

主动站立测试　主动站立测试是最好的生理性应激，但因存在安全隐患，故极少采用。

头高位倾斜测试　最常用的立位耐力测试方法是头高位倾斜测试。借助于倾斜床可使立位的角度与水平面呈 60°~90°，受试者立位时间 10~45 分钟。其他国家常用的失重和（或）模拟失重立位倾斜测试为头高位 80°站立 10 分钟；中国通常采用头高位 75°站立 20 分钟。

下体负压测试　常用于空间站模拟立位耐力测试，通过下体负压装置或下体负压裤使血液向下肢转移，模拟人体在地面立位时的血流动力学效应，同步检测血压和心率数据，评价受试者的立位耐力。但下体负压与地面立位应激之间存在一个显著差别，即下体负压可引起内脏血液的排空，而立位则引起内脏血液的充盈。

诊断与鉴别诊断　没有统一的诊断标准。有其他国家将航天飞行或卧床模拟失重前后没有通过 10 分钟头高位 80°倾斜立位测试的受试者诊断为立位耐力不良；中国通常将没有通过 20 分钟头高位 75°倾斜立位测试的受试者诊断为立位耐力不良。

处置原则　与临床疾病中发现的立位耐力不良不同，航天飞行或卧床模拟失重后出现的立位耐力不良是可恢复性的失重心血管功能失调效应，无需针对性的治疗。

预后　短期航天飞行的航天员在地面恢复 1 天通常立位耐力不良即可消失；长期航天飞行者则需更长时间。

预防　主要有以下途径：有氧锻炼、热适应、力量训练、下体负压暴露、血管收缩剂、低氧、体液负载、抗重力服、皮肤降温

等（见失重生理效应对抗防护）。

（袁 明）

shīzhòng gǔ diūshī

失重骨丢失（weightlessness-induced osteopenia）　空间飞行期间发生的持续性骨质减少、钙磷代谢负平衡和再分布、骨生物力学性能下降等综合现象。承重骨的骨质丢失表现更为明显。空间骨丢失在航天员返回地面后较难恢复，且增加了骨折、肾结石和血管钙化的发生风险，严重影响航天员的健康和工作效率。

表现　人类早在"双子星座"任务前就注意到空间骨丢失的问题。尽管早期大多数对骨丢失量的评估并不可靠，但在"双子星座"任务、"联盟"9 号飞船、"阿波罗"号飞船、"天空实验室"、"礼炮"7 号、"和平"号空间站以及国际空间站任务的研究中均证实了骨丢失的发生，航天员在航天飞行期间，平均每月丢失的骨量一般超过 1%。根据"天空实验室"航天员飞行前 30 天钙丢失的趋势计算，飞行一年钙丢失量可达 300g，占体内总钙量的 25%。丢失钙量达到总量的 30%~50% 时就会出现骨质疏松。迄今为止，最长的太空停留结束时，航天员的骨丢失仍未能达到平台期；而且骨丢失在返回地球后恢复很慢，飞行时间越长，恢复越慢。此外，由于骨钙大量释放，血钙浓度升高，排出钙的负荷加重，航天员有可能面临软组织或血管中出现钙化或产生肾结石的风险。空间飞行引起的骨丢失严重影响航天员的在轨工作效率，特别是再入重力场时容易发生重力适应性障碍甚至发生骨折。空间骨丢失的主要特征：①在空间飞行期间暴露于失重环境中的人和动物均会发生严重骨丢失，

骨小梁变薄、数量减少；②尿、便中钙排泄量增加，导致负钙平衡；③飞行后整个骨骼系统的骨密度降低，但不同部位骨密度的变化程度与骨在地球上的受力程度相关。承重部位骨密度丢失最快，且每月的丢失速率一般为 1%~2%，长期飞行中非承重部位也会受到影响；④骨膜生长减慢，成骨细胞的增殖减慢、活性减低，破骨细胞的活性不变还是轻度增加尚无定论；⑤骨强度降低，骨质变脆，对载荷和形变的反应降低等，骨折修复缓慢；⑥骨矿盐的再分布，机体不同部位的骨质对失重的反应性不同，并有骨矿盐再分布的现象。不同于其他生理系统，空间骨丢失的最大特点是进行性、持续性发生。

发生机制 机制还不完全清楚。人类在地球 1G 的重力环境下进化和长期生存，进入太空的失重环境后，生理系统会产生适应性变化。不同的生理系统会产生不同的适应过程，达到另一种适应失重环境的稳定生理状态，其中骨骼系统会出现长期失用性改变，随着空间飞行时间的延长，人体中的骨骼钙含量不断地减少。主流的观点认为人体承重骨在空间力学刺激的消失是主要原因，但骨组织对应力的传导和反应机制还不清楚。根据沃尔夫定律（Wolf's flaw），骨骼的生长会受到力学刺激的影响而改变其结构。因此，空间骨丢失是骨适应力学刺激环境改变而重塑结构的过程。钙摄入不足和代谢异常、维生素缺乏等也可能导致骨丢失。从微观的层面来看，部分研究者认为失重造成了骨形成减少和骨吸收增加，成骨细胞和破骨细胞在其中扮演着重要角色。在太空，骨骼不需对抗重力的作用，其所产

生的机械应变减少，应变力缺失导致成骨细胞增殖减慢、活性降低、分化功能下降，细胞周期 G_1 期和 G_2 期前成骨细胞数量减少、活性降低。成骨细胞功能降低、破骨细胞活性升高，导致骨形成减少。成骨细胞凋亡作为失重环境下骨形成减少的一个因素，也引起了很多科学家的注意，但其分子机制并不清楚。肌肉动力学在骨适应性变化中的作用也受到许多研究者的重视。空间环境下细胞与基质的相互作用受到了抑制，骨组织中应变信号不能有效转换，空间环境下肌肉振动的动力学改变，肌肉信号衰变使骨组织发生衰变也可能导致骨丢失。样本量少、空间研究能力和手段有限，以及空间锻炼措施等因素的影响，使航天员骨钙代谢研究受到了一定的限制。

预防措施 物理锻炼、药物防护和营养补充等措施虽不能完全阻止空间骨丢失的发生和发展，但各种单独或者综合防护措施的有效运用，在一定程度上能减缓骨丢失的发展。1G 人工重力是对抗空间骨丢失最好和最直接的方法。俄罗斯科学家用离心机对生物卫星上的大鼠进行旋转实验发现，大鼠长骨中钙和磷的含量保持不变，证明了人工重力在防止骨矿物质脱失方面的重要作用。但限于空间飞行的条件，仍难以实现。最广泛实用的措施是体育锻炼和药物干预。体育锻炼见失重生理效应对抗防护。药物干预在空间飞行中还没有常规应用，但是几种药物的干预效果已引起重视。①钙和维生素 D：空间骨丢失在某种程度上是由于低钙摄入以及不充足的日光暴露导致的维生素 D 缺乏。尽管可以通过增加 1,25-二羟胆钙化醇（骨化三

醇）水平和肠钙吸收防止血清钙水平的升高，但仍不能抵抗骨吸收的增加以及骨形成的减少；②维生素 K：空间飞行诱导航天员维生素 K 缺乏，伴随着骨钙蛋白钙结合容量的增加以及尿游离 γ 羧基谷氨酸（Gla）排出增加。补充维生素 K 可能是稳定钙平衡和骨代谢的合理干预措施；③二膦酸盐类：在对抗失重引起骨丢失的作用方面已引起关注，美国国家航空航天局在空间站任务 2012 年的空间研究项目中已列入了二膦酸盐类药物的干预措施，几名国际空间站乘员正在接受二膦酸盐类药物测试；④护骨素（osteoprotegerin，OPG）：骨代谢调节剂，经美国食品药品监督管理局评价，作为一种抗骨质疏松症的新药。国际空间站第 4 考察组 12 天飞行研究表明，OPG 有通过阻止骨吸收增加和维持矿化，减缓骨机械强度下降的作用；⑤中医中药：在中医"肾主骨"理论指导下，中国在中医药防止骨丢失方面做了大量探索性的研究。刺五加、强骨抗萎方能缓解模拟失重效应对大鼠承重骨的不良影响，可能成为防治失重性骨丢失的合理干预措施。浩瀚的中医药宝库有待航天医学工作者的进一步开发和利用。还有许多对策，如饮食控制，通过影响体内的物质代谢影响骨的重建和再塑；机械刺激、高频低幅振动刺激等装置都有在地面实验或空间飞行中预防骨丢失的功效。国际空间站完成的一项长期太空飞行骨丢失的亚区评价和返回后恢复情况的研究，得出了重要结论：所有骨丢失区域完全恢复时间预计将达 3 年，远远大于空间飞行时间。由此可见，尽管在国际空间站上对骨丢失采取了以体育锻炼为主

要手段的一些对抗措施，但是仍不能完全阻止骨丢失的发生。人类要想实现需要花费长达两年时间的旅程登陆火星的梦想，必须对微重力引起的骨丢失问题进行更深入的研究。

（王红晖　刘炳坤）

shīzhòng jī wěisuō

失重肌萎缩 （weightlessness-in-duced muscle atrophy）

骨骼肌为适应太空微重力环境而出现的质量丢失、肌纤维横截面积减少及慢缩纤维向快缩纤维类型转换等改变。其变化特点主要是抗重力肌萎缩程度大于非抗重力肌，慢缩纤维萎缩大于快缩纤维，慢缩纤维含量减少而快缩纤维含量增加，并伴随肌力减退、易疲劳等功能性改变。

表现及发生机制　自1961年以来，已有超过500名航天员经历过失重飞行。自"宇宙"号生物卫星起，人们就开始关注机体对于微重力的反应以及如何适应这一特殊环境，之后在"双子星座""天空实验室""空间实验室""航天飞机"和"空间站"中进行了大量的人和动物模型的研究。数据证实，在微重力环境中人体主要系统都发生了适应性改变，特别是长期处于微重力的状态下，对骨骼肌影响十分显著，对机体造成的危害也较严重。主要表现在以下几个方面。

肌肉体积减小、质量减轻　磁共振成像的数据表明，下肢背侧抗重力肌萎缩的程度较重。对航天员腓肠肌和比目鱼肌的肌肉组织活检发现，慢肌（红肌）的萎缩大于快肌（白肌），且在同一块肌肉中，慢缩纤维的萎缩重于快缩纤维。肌肉蛋白质的含量占肌肉干重的80%左右。在正常情况下蛋白质的分解代谢和合成代谢处于动态平衡状态，一旦失衡，合成代谢降低或分解代谢增强，都会引起肌肉质量减少。在"和平"号空间站任务后，航天员体内蛋白质合成下降15%；"天空实验室"3号的实验结果也提示，抗重力肌的质量丢失主要是蛋白质合成减少所致。通过分析"天空实验室"航天员的尿样代谢产物提示蛋白质的降解也增强。肌肉内泛素蛋白酶体通路的激活是导致肌肉内蛋白质降解的主要途径，其降解蛋白质依靠泛素活化酶、泛素缀合酶和泛素-蛋白质连接酶，由于泛素-蛋白质连接酶结合底物蛋白质具有特异性，在对底物蛋白质降解过程中，尤以泛素-蛋白质连接酶最为关键。失重肌萎缩形成过程中，两种在骨骼肌中特异表达的泛素-蛋白质连接酶表达急剧增加。因此，失重时骨骼肌内蛋白质含量的减少不仅是蛋白质合成受到抑制所致，蛋白质降解增强也是引起蛋白质丢失的主要原因。

肌纤维类型的转变　长期微重力环境下，抗重力肌除了出现明显萎缩，还伴有肌纤维类型的转变。11天的失重飞行导致人体股外侧肌中Ⅰ型慢缩纤维含量由48%减到40%，Ⅱ型快缩纤维含量由32%增至41%。人比目鱼肌中Ⅰ型纤维的数目在经历17天的失重飞行后也由91%降到79%。动物模型的大量数据也证实，7天的失重飞行可致大鼠抗重力肌比目鱼肌中快缩纤维明显增加；失重飞行12天也能引起小鼠比目鱼肌中快缩纤维的含量增加。失重可以引起抗重力肌中慢缩纤维向快缩纤维的转变，此变化与肌肉的能量代谢方式和生理功能的改变密切相关。

骨骼肌内能量代谢的改变　肌肉收缩和舒张需要有氧代谢或糖酵解提供能量。有氧代谢是葡萄糖在有氧条件下彻底氧化成水和二氧化碳的反应过程，慢肌比目鱼肌内含有大量线粒体，主要以有氧代谢为主；糖酵解是在缺氧的情况下葡萄糖生成乳酸并供能的过程，能快速供能，是快肌主要供能方式。失重飞行后对动物骨骼肌检测发现，比目鱼肌内线粒体的超微结构出现不同程度变化，嵴断裂，其分布也发生改变。也有研究认为，失重引起的肌内收缩蛋白的减少大于骨骼肌中线粒体蛋白的减少，失重后每克肌肉的氧化酶活性并未出现下降甚至略有增加。失重肌萎缩形成时糖酵解的激活及肌肉氧化长链脂肪酸能力的降低受到了底物水平的调节。

骨骼肌收缩特性的改变　"天空实验室"的研究证明，失重会导致航天员手臂和腿部肌力下降，腿部肌肉比手臂肌肉肌力下降明显，伸肌比屈肌肌力下降明显。失重对于腿部伸肌的影响早于屈肌，但长时间失重（4个月以上）对两种肌肉肌力的影响大致相当。在刚返回地面时肌力仍然持续下降，导致航天员返回地面后出现运动困难和姿态不稳等状况；空间飞行时间越长，恢复周期也越长。航天员肌肉组织活检发现，飞行后细肌丝的选择性丢失，导致单个细肌丝的负荷增加而使肌纤维更加容易受损。在失重飞行中，随着肌肉质量逐渐丢失，航天员肌力下降的程度也越来越大，下肢伸肌肌力的减弱程度比屈肌明显，肌肉紧张度减低，运动耐力和抗疲劳能力也随之减弱。

防护措施　为缓解失重肌萎缩的发生，国际空间站主要采取太空跑台、太空自行车功量计以及抗阻锻炼等措施。

2010 年，美国宣布取消"星座计划"，将载人航天的目标直指火星。美国国家航天生物医学研究所发布的指南认为，中长期航天飞行所致的失重肌萎缩不仅会引起肌力减退、增加肌肉的易疲劳性以及损伤，而且还将引起其他相关组织和系统的功能损害，所以研究失重肌萎缩的特点及发生机制，对制定更有效的对抗措施、保证航天员在轨期间的工作效率和航天飞行后恢复至关重要。为此，美国国家航空航天局与欧洲空间局特别联合研制了肌肉萎缩研究和训练系统，用于在国际空间站上进行肌肉系统的研究。2009 年该设备取得了所有飞行验证，2010 年随美国"发现"号航天飞机 STS-131 任务升空，期待为今后保障星际航行期间缓解航天员失重肌萎缩的发生及保障航天员运动耐力奠定基础。

（陈晓萍）

shīzhòng shénjīng xìtǒng xiàoyīng

失重神经系统效应（effects of weightlessness on nervous system）

航天失重（或微重力）环境所致机体神经系统功能、结构等方面发生的适应性或损伤性的调节反应。神经系统，特别是在大脑进化过程中，重力是一种持续和综合性的作用因素，使脑成功地越过了脑形成、大脑皮质形成、偏侧优势形成和端脑的形成等几个关键的阶段。个体的各部分神经系统最终发育成一个成熟、稳定的形态，不仅源于遗传，还有赖于环境因素的作用。在探索太空的过程中，整个机体的内、外环境因处于微重力或失重状态，发生了重大改变，导致神经系统在功能、结构等方面发生变化，这是神经系统对周围环境的适应

性变化，既可以是暂时的、返回地面后经过一段时间可以恢复的功能性变化，也可能是长久的、返回地面后难以恢复的结构性改变。

认识历程 对于神经系统在失重状态下产生的各种变化，人类认识历史并不长，它是随着载人航天的发展而逐渐开展起来的研究领域。

太空飞行的早期阶段，飞行时间短，往往不超过 2 周，从 1961 年 5 月到 1963 年 5 月美国发射了 6 次"水星"号载人飞船，考察失重环境对人体的影响、人在失重环境中的工作能力等，在美国发射的第二代载人飞船"双子星座"（1965 年 3 月至 1966 年 11 月）以及苏联的"东方"号（1961 年 4 月至 1963 年 6 月）系列载人飞船，都对神经系统的变化进行观察。随后，"礼炮"号和"和平"号实现了长期飞行，从 100 天到 300 多天不等，美国也分别进行了 28 天、59 天和 84 天的"空间实验室"飞行，特别是美国国家航空航天局于 1998 年 4 月发射了执行空间实验室任务的神经实验室飞船，与多国专家共同研究神经系统，以面对未来太空飞行的挑战，并对长期太空飞行的风险进行评估和判断。

飞行时间的延长和观察技术的提高，为神经系统的失重效应研究提供了便利条件，包括：神经系统的整体功能（行为、表现和心理）、解剖和结构的改变、脑代谢的变化、神经元的可塑性和连接以及神经递质的改变等。

基本内容 太空飞行时，人体的感知觉会发生改变，如航天员在太空飞行时感受到味觉、嗅觉和本体感觉与地面不同，包括饥饿感下降、饱腹感增强、食物平淡无味等。尽管航天员在太空

中能够看到地球上的河流、湖泊、公路等，但是检测发现太空飞行时人的视觉运动任务操作能力和视觉分辨率出现下降，视野缩小。

失重状态下另外一个重要的改变是前庭神经系统，它是神经系统的重要组成部分，有复杂的功能，其传入信号与本体感觉的传入信号、皮肤的精细触觉、视觉和储存的认知、知觉、记忆在中枢神经系统内进行整合，调整头部、肢体和眼球的运动，与神经系统各个部分有着广泛的纤维联系。例如，参与血压、心率、呼吸的中枢调节和可能的化学反射调节。

失重时，耳石对毛细胞失去压力刺激，只能感受到线加速度的变化，毛细胞的突触数量也发生改变，前庭脊髓束和前庭眼反射都发生了改变。因此执行太空飞行任务的航天员均报告前庭神经系统发生了变化，具体表现在：姿势错觉、滚动感觉、眩晕和航天运动病，有些功能性改变可持续到返回地球后 11 天，形态学改变则持续到返回地球后的 9 天。这是因为失重造成感觉器官传入信号的变化，从而导致神经系统，特别是感觉神经的适应性改变。此外，它还与航天运动病的症状和体征有关，如眩晕、面色苍白、出汗、恶心、唾液分泌和呕吐等。太空飞行数日后，前庭神经系统对失重和太空环境的适应而自动消失，所以航天运动病又称航天适应综合征，不会对长期太空飞行产生影响。另外，在地面进行前庭功能训练，或在开始进行太空飞行时服用药物可有效避免航天运动病的发生。太空长期飞行返回地面后也存在前庭神经系统对地球重力重新适应的过程，表现为姿势不稳定、眩晕、恶心、

呕吐和幻觉。

失重环境下，还会出现有本体感受器产生的错觉，包括感觉自身有自发的运动、周围物体发生异常运动（例如墙体移动）。这些大部分是神经系统对失重产生的适应变化以及对体位和定向的感觉传入信号进行重新解释的缘故。

至今，太空飞行中从航天员身上观察到的神经系统功能改变，在返回地球后都能恢复正常。

发生机制 太空飞行时，前庭功能相关的平衡、眼球运动发生改变以及心血管、呼吸和胃肠功能和反射性调节发生变化，与神经系统的信号传递途径有关。前庭感受器将信号传入到前庭神经核，再进入脑干的网状结构和孤束核，后者是包括伤害性刺激在内的内脏感觉传入信息的中继核，也是心血管中枢，其传入纤维在网状核进行信号整合后，再上行传导。实验结果表明，失重能引起基因表达改变，调节神经系统以适应太空飞行。

前庭膜迷路中的囊斑（包括椭圆囊斑和球囊斑）能接受直线加速或减速运动的刺激，感觉到速度和位置的改变。航天飞机生命科学 1 号和 2 号（SLS-1，SLS-2）的实验结果表明，失重导致大鼠囊斑内的细胞突触增加，其中 II 型细胞的突触增加了 1 倍，I 型细胞的突触增加 44%，这与超重时 II 型细胞突触减少、I 型细胞突触没有变化形成对比，说明重力对囊斑的毛细胞是一种持续的刺激因素，而且作用影响在数日内即可发生。

神经系统是由数十亿个细胞组成的复杂网络，有收集、储存和加工信息的超常能力，并不断发生重塑。处于失重环境下，本体感觉和耳石的刺激信号发生改变，传入信号减少，神经细胞生成新的突触，连接形成新的神经元环路，生长锥和树突棘增多，机体不得不依靠视觉对自身与周围环境空间的相对位置进行重新定向，参与视觉补偿机制的大脑网状结构内巨型多级神经元树突显著增加。飞行时间延长到 13 天，该类神经元结构适应微重力的变化，树突伸展方向发生改变，朝向前庭神经核方向的树突明显缩短。

蝾螈是脊椎动物中用于研究神经系统再生较好的模型，太空飞行时的失重能刺激其视网膜细胞增殖、转化、迁移、眼晶状体和肢体再生，细胞增殖和活性增加能帮助蝾螈重建和恢复剥离的视网膜，这可能与重力诱导产生了一种应力蛋白有关。在蜗牛平衡囊系统也找到受失重影响的证据，因此，失重或微重力确能导致神经系统发生改变。

虽然在前面的观察和研究中，失重导致的神经系统功能改变都在返回地球后恢复正常，但在搭载的动物实验中也注意到失重会导致妊娠的挪威大鼠听觉受损、前庭器官敏感性下降，甚至会对发育中的视觉系统产生永久性的损害。

虽然对于失重状态下，神经系统的各种功能、结构变化及作用机制还不是十分清楚，但普遍认为神经系统的各种改变是机体对失重等太空飞行影响因素的适应过程及结果，也是神经系统可塑性的表现。

（牛东滨）

shīzhòng nèifēnmì xiàoyìng

失重内分泌效应（effects of weightlessness on endocrine system） 航天失重（或微重力）环境所致人体内分泌系统特别是神经内分泌的生理性调节反应。内分泌系统是人体内分泌腺及内分泌组织所形成的一个体液调节系统，是人体维持自身运转的重要系统之一，此系统调节着人体的代谢过程、脏器功能、生长发育、生殖衰老等生命现象，达到维持体内环境的相对稳定、适应体内外的变化的目的。外环境改变或病菌入侵，容易导致内分泌系统功能紊乱，对身体产生危害。在空间飞行过程中，航天员受到与地面不同的各种物理因素和环境因素影响，作为应激源容易导致人体体内水电解质代谢失衡而继发神经内分泌调节紊乱，影响航天员的健康状况。

研究历程 失重环境下机体神经内分泌调节、内分泌激素分泌的变化情况一直受到航天失重生理学家的关注。美国在"天空实验室"收集航天员飞行过程的尿样，并对其中的肾上腺素、皮质醇、醛固酮、抗利尿激素进行了测试；俄罗斯也在"礼炮"7 号和"和平"号空间站飞行中采集了尿样进行相应指标测试；中国在"神舟"6 号、"神舟"7 号、"神舟"9 号、"神舟"10 号飞行任务中也分别采集航天员的血液、尿液，进行了飞行前后内分泌功能的检测。在不同的飞行任务中，交感-肾上腺髓质系统、下丘脑-垂体-肾上腺皮质轴、下丘脑-垂体-甲状腺轴、下丘脑-垂体-性腺轴以及血浆胰岛素和葡萄糖、腺垂体生长激素功能和活性均会发生不同程度的变化。

效应表现 航天员在太空飞行时，持续的失重环境会使体内的液体静压差消失，导致体液在体内的重新分配，从腿部、腹部"逆流而上"积压到胸部以上部位，使航天员有一种来自身体内部的强烈的压迫感。与体液再分布有关的症状和表现有：头部充血、鼻塞、静脉窦充血、面部水肿，巩膜、鼻黏膜和口腔黏膜充血，眼睑水肿，头部和颈部静脉扩张。水和电解质代谢紊乱，导致一系列神经内分泌调节变化。航天员胸部体液增加时，对体液容量变化十分敏感的感受器将变化的信息传给脑中枢，脑中枢立即做出反应：脑垂体减少分泌抗利尿激素以增加排尿量，迫使航天员将头部、胸部"过多"的体液排出体外。体液容量减少，大量的离子（钾、钠、钙等）排出体外，又使血液浓度增大，肾上腺分泌的醛固酮含量也发生相应的变化，以保持适当的无机盐离子比例。因此，在空间飞行中，航天员的水和电解质代谢受到影响，生理功能失调，进一步造成水和电解质平衡的紊乱，导致整个人体的内环境状况与地面明显不同，从而对人体产生一定的危害。见失重血液重新分布。

发生机制　航天失重等应激因素易导致人体水和电解质代谢失衡继而引起神经内分泌调节失调，在不同程度上影响航天员的健康状况。主要表现在：①交感-肾上腺髓质系统变化。当航天员在太空飞行时，不同于地球引力场的特殊环境导致包括心血管功能失调在内的一系列的生理功能改变，导致血浆中儿茶酚胺水平缓慢升高。儿茶酚胺水平是评定交感神经功能的主要指标。交感神经又直接参与调节心血管功能。当交感神经受到的刺激增强时，容易导致心率加快、心律失常，产生高血压等症状；②下丘脑-垂体-肾上腺皮质轴变化。肾上腺皮质激素增加，血浆皮质醇水平升高，引起库欣综合征（皮质醇增多症）；③下丘脑-垂体-甲状腺轴的变化。甲状腺细胞分泌活性下降，甲状腺激素分泌减少。人体基础代谢低于正常，过多的蛋白质在组织间隙中积存，阻碍细胞间液流回血液，容易产生皮下水肿、记忆力减退等症状；④下丘脑-垂体-性腺轴变化。在微重力环境中飞行时，性激素功能受到抑制，睾酮分泌减少，对航天员的健康产生不利影响。除此之外，航天医学研究还发现，航天员在微重力的空间长时间飞行时，受到水和电解质代谢的影响，还容易导致"亚临床糖尿病"发生，表现为血浆葡萄糖水平升高、糖耐量异常、胰岛素耐受、氨基酸代谢异常。

应用　载人航天多年的太空飞行已经有力地证实，内分泌功能改变或紊乱对航天员的心血管功能、肌肉运动功能都会产生影响。甚至有不少在空间飞行作业的航天员因为内分泌功能的紊乱，不得不终止太空飞行任务。空间飞行导致的激素分泌水平的变化，有助于理解空间飞行会导致骨丢失、肌肉萎缩、免疫系统功能抑制以及神经内分泌紊乱的作用机制。空间飞行中激素的变化可参与激活肌肉组织分解代谢过程，减少骨形成，导致骨质疏松症，抑制免疫系统活性，调节体液和电解质，影响心血管对微重力的反应。因此，探寻内分泌功能紊乱产生的机制和寻找合理的对抗方式一直是航天医学专家的重要任务。随着分子生物技术的发展和太空实验条件的改善，从细胞、分子水平，进一步研究微重力条件下内分泌细胞功能状态的改变，从分子水平更准确地揭示航天特因环境对机体造成各种危害的内在原因，为太空中航天员的安全防护提供科学依据。

限于空间实验条件，关于空间环境内分泌效应的研究仅限于空间飞行中各类激素含量的变化，其变化对航天员的行为、昼夜节律、在空间环境中工作能力的影响还需进一步阐明。将来应重点研究机体对长期空间飞行中各种应激负荷的反应。为评估空间飞行各种防御措施的有效性，还需在细胞和分子水平进一步研究激素调节变化而引起的代谢和功能变化的机制。这对人类在空间环境中长期驻留至关重要。

（曲丽娜）

hángtiān pínxuě zhèng

航天贫血症（space anemia）

人体长时间暴露在失重环境下，体液头向转移所致以机体血量减少为主要特征的血液学适应性反应。其发生是对太空失重环境的适应性生理反应，对航天员日常工作生活影响较小，但重返重力环境中时，严重影响立位耐力和有氧运动能力。

临床表现　主要是血浆容量和血红蛋白减少，红细胞的数量和质量下降，异形红细胞增加，血液黏度增高。白细胞和某些血液中的蛋白质也有变化。放射性同位素检测表明，这些变化有以下特征　①暴露于失重环境初期（3天内）首先出现血浆容量下降，血细胞比容增加，随后红细胞质量逐渐降低，血细胞比容恢复至正常水平。②在中长期航天飞行中，飞行时间与红细胞质量、血浆容量和血量下降无明显的关系。③飞行后血浆容量和红细胞质量很快恢复，甚至高于飞行前，认为这可能是对飞行中血量减少的代偿作用。

发生机制　主要有血浆容量

减少、红细胞生成减少和红细胞破坏增加。

血浆容量减少　一般认为失重引起血量减少的原因是失重时静水压消失。失重时身体内所有部位的静脉压都等于右心房的压力，血液由下肢进入中心循环，胸腔内血容量增加，刺激心房壁的和动脉壁的容量感受器，使传入冲动到达中枢神经系统，通过以下通路引起血浆容量减少①心房壁容量感受器的传入冲动到达延髓和下丘脑视丘上部，抑制了神经垂体抗利尿激素的释放，但是由于航天发射过程中高G值等应激因素作用又促使抗利尿激素分泌增多，两者综合作用使肾小管的重吸收能力增强，故出现肾排尿减少。②动脉血压增高，抑制肾素-血管紧张素-醛固酮系统，使肾排钠作用加强。③通过中枢神经系统抑制口渴，饮水减少。④失重时组织内压力减少，部分体液由血管内向组织间隙转移，使血浆容量下降。⑤失重时回心血量增加，心房扩张引起的心房钠尿肽增加也可引起钠和水排出增加，血浆容量减少。各因素共同作用使人体处于负水平衡，血浆容量减少。

红细胞生成减少　失重时血浆容量减少，血细胞比容增加，使血液中氧的相对浓度增高，引起肾局部氧浓度增高，肾释放促红细胞生成素（erythropoietin，EPO）减少，骨髓造血功能和血红蛋白合成受到抑制，红细胞数量减少、质量降低。机体体力负荷减轻，耗氧量减少，血红蛋白的需求量减少，通过反射机制减少血液中红细胞的数目和质量。

红细胞破坏增加　关于航天因素是否会造成红细胞破坏有不同看法。支持论的事实有："双子星座"航天员飞行后红细胞寿命缩短；航天员飞行中和飞行后异形红细胞比例增高；航天飞机生命科学1号（SLS-1）航天员飞行中红细胞代谢出现改变和血浆中铁蛋白浓度增加；飞行后红细胞代谢和膜结构发生改变；动物在失重飞行后脏器血管内出现明显的溶血现象，红细胞的渗透能力降低和溶血指数增高；飞行中和飞行后脾体积增加；人和动物在模拟失重时红细胞变形能力下降等。红细胞破坏可能通过3种途径　①失重飞行中的一些因素，如氧化剂、药物、酸碱平衡等影响到红细胞膜，引起红细胞"胶黏"和变形能力的下降，在外界因素的作用下易受损伤，容易发生溶血或被单核巨噬细胞所吸收和吞噬。②失重时血流动力学的变化，使血液黏度上升，血细胞比容增加，红细胞膜的负电荷减少，血流速度减慢，致使红细胞易聚集。造成红细胞局部缺氧、缺葡萄糖和酸性较高的非生理环境，影响了红细胞的代谢活动，增加其脆性和降低其变形能力，结果容易造成红细胞的损伤及被单核巨噬细胞捕获。③新生红细胞破坏，取自destruction（lysis）of theyoungest（neo）cells（cytes）——是近年来发现的调控红细胞数量快速下调的机制，主要是EPO抑制所致，通过循环新生红细胞（<12天）的选择性破坏调节红细胞量，达到对新环境的快速、有效的适应。该机制可出现在多种生理和病理情况下，如移居海平面的高原居民、肾性贫血、EPO戒断模型等。主要是飞行初期血液浓缩引起EPO释放迅速降低所致。EPO通过干扰内皮细胞的分泌活动影响红细胞和单核巨噬细胞之间的相互作用，决定了哪些细胞继续循环，哪些细胞被吞噬溶解。

新生红细胞破坏主要参与飞行初期红细胞质量下降的调节，红细胞生成的抑制则可能在飞行后期红细胞质量在较低水平的维持中起主要作用。

防护措施　针对血容量下降的对抗措施主要有饮盐水、穿抗重力服（见失重生理效应对抗防护）和液冷服等；针对血细胞的变化还没有有效的防护措施，中国采用中医学的辨证论治方法，发挥中医药整体调节的优势，提出了相应的中药复方，其主要成分包括人参、丹参、黄芪、熟地黄、川芎等。它们不仅对血液系统有良好的改善作用，还能调节其他系统，提高机体对环境的适应能力。这些研究还仅限于动物实验。

（李志利）

shīzhòng miǎnyì xiàoyìng

失重免疫效应（effects of weightlessness on immune system）　航天失重环境所致机体发生以免疫抑制为主的免疫功能变化。主要变化包括：T淋巴细胞增殖活性下降、细胞因子分泌减少、淋巴细胞亚群分布改变、自然杀伤细胞（natural killer cell，NK细胞）百分比和杀伤活性降低，增加机体感染、肿瘤、过敏和自身免疫病发生的可能性。短期飞行后，航天员就有体内潜伏病毒亚临床活化。

发展历程　20世纪60年代末，费希尔等最早报告了"阿波罗"号飞船飞行后航天员淋巴细胞反应性降低。此后，在"阿波罗"系列飞行、"天空实验室"飞行和空间站飞行任务中对航天员的免疫功能进行了监测，均发现航天员以免疫抑制为主的多方面免疫功能变化，并报告航天员在空间飞行后发生上呼吸道感染、尿路感染等与免疫功能下降有关的疾病，由此提出了飞行前后隔离期的概念并加以实施。自20世纪90年代初，美国国家航空航天局（NASA）连续报告航天活动导致大部分航天员的体内潜伏病毒再激活，这与病毒特异性免疫功能下降有关，曾有一名航天员在飞行前发生严重的带状疱疹而不得不退出飞行任务，而在未来中长期飞行中，潜伏病毒活化带来的风险程度尚不可知，因此潜伏病毒成为NASA特别关注的新焦点之一，有多项潜伏病毒活化及风险研究。空间飞行机会有限，研究人员在地面建立了多种研究模型模拟空间环境及其效应，如人的头低位卧床、动物的后肢去负荷、南极探险等，得到了部分与空间飞行相似的免疫功能变化结果，为失重免疫效应的机制和防护研究奠定了基础。研究人员还致力于设计和完善在空间飞行中细胞培养模块和动物饲养模块，以便从细胞和分子水平更深入研究免疫功能变化的机制，寻找一条有效治疗的途径。中国航天免疫研究始于20世纪70年代初，在航天飞行前后的航天员免疫功能监测、地面模拟失重免疫效应研究、失重免疫效应的细胞和分子机制研究及免疫防护方面开展了大量工作。

表现　免疫系统对空间飞行环境非常敏感，空间飞行中，航天员的免疫功能通常会发生抑制性变化，导致机体对外来病菌和体内病毒活化的抵抗能力降低，清除体内变异细胞的能力也有可能降低。航天员免疫功能的测定和评价通常在空间飞行前、后进行，也有少数采用空间采样、地面测试的方式。不同研究和同一研究的不同个体的免疫系统变化有很大不同，这与每次飞行时间、飞行条件、采样时间和个体差异等有关，但也有很多方面表现一致。

固有免疫（又称非特异性免疫）主要表现为　①空间飞行后外周血中白细胞显著增加，以中性粒细胞为主，这可能是由于着陆时机体肾上腺素水平升高，骨髓中的中性粒细胞动员到外周循环中，同时内皮细胞发生变化，阻碍了中性粒细胞与之结合。②空间飞行后外周血中NK细胞数量减少，无论短期还是长期飞行后大部分航天员的NK细胞活性都下降，并在长期飞行后持续至少1周。部分原因可能是NK细胞数量和百分比下降，也可能与飞行后NK细胞结合靶细胞的能力受损有关。③空间飞行对中性粒细胞功能的影响研究较少，结果表明短期飞行后外周血中性粒细胞数目与飞行前相比显著增加，中性粒细胞对大肠杆菌的吞噬能力和氧化爆发能力依任务持续时间而变化，5天飞行后无明显变化，而9天和11天飞行后则明显低于对照，但中性粒细胞脱颗粒和表面标志的表达在空间飞行前后没有相应的变化。④空间飞行对单核细胞的影响研究也较少，单核细胞数量变化可能与任务持续时间有关，Stowe等的研究表明，9天飞行后外周血单核细胞数量增加，16天飞行后外周血单核细胞数量减少。空间飞行后单核细胞吞噬大肠杆菌、氧化爆发和脱颗粒的能力降低，吞噬能力下降还伴有与吞噬相关的两个表面标志表达CD32和CD64的变化。

获得性免疫（又称特异性免疫）又分为细胞免疫和体液免疫两大类，其中细胞免疫变化最为明显，主要表现为　①空间飞行后外周血T淋巴细胞增殖能力降低，白介素-2（interleukin-2，IL-2）、γ干扰素（interferon-γ，IFN-γ）等细胞因子分泌减少，进一步研究表明，3种不同的T淋巴细胞亚群（CD3$^+$、CD4$^+$和CD8$^+$）中IL-2分泌均下降，CD4$^+$细胞亚群中IFN-γ产生减少，并表现为随着飞行时间延长，其抑制更加明显的趋势。②空间飞行后外周血T淋巴细胞数量减少。③空间飞行后外周血T淋巴细胞亚群分布发生了变化，短期飞行后CD4$^+$/CD8$^+$细胞数目比值升高，较长期飞行则导致CD4$^+$/CD8$^+$细胞数目比值下降。④空间飞行后，T淋巴细胞经刺激后分泌IFN-γ与白介素-10（interleukin-10，IL-10）的细胞比值降低，即发生了向Th2细胞向的漂移。⑤迟发型超敏反应抑制。⑥潜伏病毒活化，在空间飞行中由于样本和测试条件的限制，潜伏病毒活化常作为飞行中免疫功能变化的一项重要指征，它是病毒特异性细胞免疫功能下降的后果。在短期飞行任务中即发生了EB病毒、巨细胞病毒和水痘-带状疱疹病毒的再活化，表现为用聚合酶链反应法测定唾液中的EB病毒和水痘-带状疱疹病毒DNA，病毒拷贝数明显增加，血浆抗EB病毒衣壳蛋白抗体和抗巨细胞病毒抗体效价显著升高。

空间飞行对体液免疫功能无明显影响，表现为飞行前后外周血免疫球蛋白水平无明显变化，针对特异抗原的抗体也未发现明显变化。

在短期（≤16天）或长期（＞30天）空间飞行中，免疫功能都发生一系列变化，导致航天员抗病能力减弱，引发感染性疾病、潜伏病毒激活、过敏性疾病、自身免疫病，并增加远期肿瘤发病率。空间飞行过程中环境微生物会发生明显变异，生长加速，毒性增强，航天员有可能发生常规治疗无效的非常规感染。对诸如月球和火星探测等中长期空间飞行，免疫功能下降造成难以控制的感染将是灾难性的。

防护　如何有效地对空间飞行导致的人体免疫功能变化进行防护是一个重要的课题，地面相关研究表明，以下措施可能对免疫防护起作用。①中等程度锻炼：能增强免疫功能；②药物：单克隆抗体、细胞因子有明确的提升免疫功能的作用，但用于对抗空间飞行中免疫功能抑制尚需安全性评价研究。防护性疫苗特别是与癌症发病相关的病毒疫苗的研制和应用都是空间免疫效应防护的重要途径。传统医学中多种中药单方和复方都有良好的免疫调节功效，地面研究发现中药复方能有效逆转尾吊大鼠的免疫功能下降。蘑菇担子菌提取的活性己糖相关复合物能显著提高后肢去负荷小鼠的脾细胞和腹腔巨噬细胞功能。柘木多糖能明显增强尾吊小鼠脾脏 T 淋巴细胞功能。这提示它们作为免疫增强剂，可能对空间飞行免疫抑制起一定的防护作用；③营养成分：食物来源的核苷和核苷酸对保持和增强细胞免疫功能是重要和必要的。研究表明，补充尿嘧啶核苷可恢复模拟微重力下脾细胞对植物血凝素的应答增殖，补充核苷酸能明显增加尾吊小鼠活体淋巴结增殖，增强体外淋巴细胞对外来抗原或有丝分裂原的增殖反应，并提高 IL-2 和 IFN-γ 的分泌；④造血干细胞治疗：造血干细胞能分化为

各种血细胞，包括免疫细胞。对感染的后肢去负荷小鼠进行造血干细胞治疗，能恢复小鼠的免疫功能；⑤人工重力：其防护作用尚不明确。

（宋锦苹）

shīzhòng shēnglǐ xiàoyìng yánjiū fāngfǎ

失重生理效应研究方法（research methods of weightless physiological effects）

研究失重状态下生理变化及其机制以及对抗措施的方法。失重生理学研究方法包括空间真实环境下的研究和地面模拟研究，其中地面模拟研究又包括模拟失重方法和模拟部分失重效应方法。

研究失重生理效应的最好手段是绕地球轨道飞行，但在太空中进行多项的失重生理效应研究还不现实，主要是　①在太空中进行生物学研究的费用很高，每次飞行的任务很多，不可能花费很多经费和时间专门进行生物学和医学的研究。②航天过程中除微重力因素外，超重、振动、噪声、辐射、舱内大气环境、有害物质等因素对测量对象都有影响，影响实验结果的分析。③生物体尤其是人的个体差异大，需进行多次重复实验才能发现其规律性。需要研究的项目很多，航天中不可能进行如此多的研究。④每项研究需拥有此学术领域的专家参加和专用仪器，航天中不具备此条件。因此，航天失重生理学研究历来是以大量、深入的地面模拟重力变化的研究与极少量的、精心设计的航天研究结合的方式进行。故在地面上建立模拟失重模型是十分必要的。建立地面模型有助于实现以下目的　①了解重力改变对机体各系统的影响及表现形式，确定这些变化的阈值、

适应能力和适应时间，并探讨其变化机制。②了解机体各系统重新适应 1G 重力环境的过程。③预测重力变化对机体的潜在性影响，提出有效的预防措施。

基本方法　主要包括　①模拟失重方法：抛物线飞行、慢回转器、动物模拟失重方法（限制动物活动法、兔头低位倾斜法和鼠尾部悬吊法），人模拟失重方法（卧床实验、浸水试验）。②模拟部分失重效应方法：脱水、座椅、抗重力服或抗荷服、旋转室或旋转床法、分隔池法。航天飞行中的研究方法显而易见，在地面上只能进行模拟失重实验研究。重点介绍地面上模拟失重研究方法的基本原理。

抛物线飞行　飞机做抛物线飞行，这种方法不是十分理想，因为它虽然可以创造失重环境，但失重前、后都会伴随超重阶段，形成超重、失重因素交替作用，而且失重时间短暂，一般只有20~30秒。但用这种方法对于训练航天员适应失重环境、协调肌肉动作等仍是有用的措施。探空火箭在回收的过程中，有数分钟失重，可研究较长时间失重作用下的生理反应，载人航天早期的生物学实验大多在弹道火箭中进行。

慢回转器　通过缓慢旋转，改变重力作用于实验标本的方向，使单位时间内作用在标本上的合力为 0。用于研究重力对动物胚胎、细胞和组织的影响。最简单的回转器有一个独立的水平旋转臂，调整回转器臂长和转速，可使回转器内的标本感觉不到重力的刺激，不出现重力性的反应。还有一种是有两个臂的回转器，它可用于比较两个旋转臂上生物感受重力的阈值。

动物模拟失重方法　①限制

动物活动法：可模拟失重所产生的运动功能减退对动物的影响，但体液头向分布的影响小。方法是将动物养在一个狭小的笼内，使动物不能采取直立姿势，或是用绑带和石膏将动物固定。适用于各种实验动物如猴、狗、兔、鼠等。用石膏、绑带固定方法容易引起压疮，观察和测试也有一定困难，只能用于模拟失重时间较短的实验。②兔头低位倾斜法：沈羡云等在进行模拟失重实验时建立的一种模拟失重动物模型，通过大量实验证明它能够再现失重引起的生理反应，用于模拟失重对心血管、血液、骨骼、肌肉、免疫系统影响的研究。此方法的优点是实验期间对兔的刺激小，易进行耳、脑、球结膜微循环的观察、抽血和给药。③鼠尾部悬吊法：将鼠的尾部吊起，头向下悬吊，一般与地面成30°角，前肢着地，后肢全解除负荷。动物悬吊后上身器官质量明显增加，循环系统发生紊乱，立位耐力降低、骨膜形成受到抑制、骨质脱钙、肌肉萎缩、免疫功能下降，这些变化与人在失重或模拟失重时的变化趋势一致，是目前使用最广泛的动物模拟失重方法。为进行长期鼠模拟失重实验，陈杰等提出一种改进的大鼠尾部悬吊方法，还总结出一套不致鼠尾部损伤的长期尾部悬吊技术，可用于对长期失重的生理影响及其机制的研究。

人模拟失重方法 ①卧床实验：在特殊的卧床实验室进行。卧床前一周，受试者进入卧床实验室，以习惯实验的环境和饮食。人的个体差异很大，实验时需控制受试者的年龄、性别、高度、体重、脂肪含量、运动耐力和健康状态。受试者在卧床期间除排便外，不得离床，身体只能仰卧，头不能抬起，只允许手部活动，严格时连排便都在床上进行。严格卧床休息并处于头低位，使身体纵轴与水平线成一定夹角，卧床的角度是 0°～-12°（即头低位12°），甚至更低。卧床的时间从几小时至400多天。研究的结果表明头低位6°卧床所引起的生理变化与航天中肌肉放松、负荷下降、血液向头部和上身转移相似，但并不是真正的失重。优点是方法简单，且能长期进行实验（见头低位卧床）。②浸水试验：受试者半躺在特制的盐水槽中，头部露出水面，或浸没在水中用特制的装置呼吸，水温保持在33℃左右。水的浮力减少了重力对人体的影响，以此模拟失重状态。但浸水时间过长可引起其他不良反应。还有一种称为干浸水法，即在蒙有盖布的水浴缸中，受试者躺在蒙布上，不与水接触，而仍可感受到水的浮力。浸水模拟失重方法多用于航天员训练和工效学研究。

脱水 航天员在飞行后，血浆容量下降，出现了脱水现象，它对心血管系统及红细胞的生成都有影响。因此，在进行航天血液学变化机制的研究时，有时采用脱水方法，即几天内不给动物饮水，造成动物体重减轻、血细胞比容增加和血浆容量减少。

坐椅休息 方法是让受试者长时间地坐在椅上，实验期间不得下地走动和站起，它是研究运动减少对人影响的方法。可以引起血浆容量减少、红细胞质量下降、立位耐力降低，也可引起全身代谢下降、肌肉萎缩。总的来看反应较小，但可以说明运动减少也是造成失重时机体功能失调的原因之一。

抗重力服或抗荷服 可对不同部位施加不同压力，模拟失重时血液重新分配。

旋转室或旋转床法 长期处于旋转室或旋转床中，当旋转速度为 4～6r/min 时，所产生的自主神经和运动不协调症状与航天员处于失重早期的症状很类似，适应和再适应过程也相似。一般用于研究前庭自主神经传入冲动减少和人体对失重早期适应过程的研究，也是一种促使人体适应失重环境的方法。

分隔池法 静水压因素对立位耐力降低的影响方面的研究，可通过将浸水池分隔成几个单元（水平和垂直）来模拟。由于每个单元水量不同，压力各异，可用于短期调控人体血液分配，再现不同水平的重力作用。

应用 失重生理效应研究旨在探索失重对人体生理功能的影响机制，为航天员的选拔训练、飞行中的对抗措施及返回后治疗方案的优化提供理论依据。失重生理效应研究方法的模型一般包括人体模型和动物模型。动物模型主要用于有创性研究，在调节机制的研究中发挥重要作用。可进行心导管、脏器形态学、离体器官灌注等研究，但这些研究必须结合动物整体水平的变化综合分析。动物模型所得结果，必须与人体的相关参数对比分析，不能取代直接的人体研究。

模拟技术虽不能完全再现航天中的失重作用，但可证实并扩展航天中生物医学的观察结果。随着航天事业的发展，将有各类人员参加航天活动，飞行时间也越来越长，更需要进一步研究长期失重对人体的影响、个体差异所造成的不同类型反应及预测可能潜在的问题。所以，进一步完善现有方法或寻找一种更好的模拟失重的方法是十分必要的。

（汪德生）

tóudīwèi wòchuáng

头低位卧床（head-down bed rest）

采用可使人体处于一定头低位角度的卧床工具研究人体失重生理效应的地面模拟方法。不仅可模拟失重所引起的体液头向分布和运动减少对人体的影响，而且所引起的心血管功能紊乱、肌肉萎缩、骨质疏松、内分泌失调、水和电解质代谢变化、免疫功能下降等变化与失重的影响十分相似。因此，可以用头低位卧床实验进行失重对人体生理功能影响、生理系统失调机制和防护措施等研究。此方法简单易行，是应用最广泛的人体模拟失重的方法。有关失重对人体生理功能影响的认识大多来自头低位卧床实验。其局限性是：肺循环在胸-背向静水压梯度大幅度升高，身体重力仍然存在，只是作用方向改变，不能模拟失重对前庭的影响等。

简史 头低位卧床实验可分为3个发展阶段。第一阶段（20世纪70~80年代）：主要针对短期飞行时急性适应期出现的医学问题，如急性体液丢失与转移、感觉系统相互作用的变化、运动协调改变等，头低位卧床实验周期一般为7~15天；第二阶段（20世纪90年代）：主要针对中期飞行出现的心血管功能失调、肌肉萎缩、立位耐力下降、睡眠节律紊乱、免疫功能下降、骨丢失等，实验周期一般为30~60天；第三阶段（2002年~）：主要关注长期飞行中和返回后骨丢失持续恶化的最大程度及其诱发的其他医学问题、心血管功能的最大适应性等，兼顾长期飞行中由于高应激、微生物变异、免疫功能下降导致感染性疾病的风险增加等问题，实验周期一般为90~150天，甚至更长。苏联、美国在20世纪50年代，中国在60年代开始进行此项实验。

基本方法 一般在特殊的卧床实验室中进行。例如，美国国家航空航天局的阿莫斯研究中心就是专门进行头低位卧床实验研究的场所。头低位卧床实验的组织实施包括志愿者的选拔和培训、实验管理等。实验的实施必须符合医学伦理学要求。人的个体差异很大，选择受试者时可根据头低位卧床实验要求控制受试者的年龄、性别、身高、体重、脂肪含量、运动耐力和健康状态。实验过程包括3个时期 ①受试者自由活动期：志愿者到达实验室后需用约一周时间适应实验环境和饮食。②头低位卧床期：志愿者在头低位卧床期间除排便外，不得离床，身体只能仰卧，头不能抬起，只允许手部活动，严格时连排便都在床上进行，整个实验过程控制饮食和营养（图）。③头低位卧床恢复期：志愿者起床以后处于自由活动状态，模拟航天员航天返回后的再适应过程。头低位卧床实验可以模拟失重所引起的身体一系列生理变化，包括运动能力降低、头和足之间循环系统的压力梯度改变、体液头向分布、激素和代谢改变、感官知觉对姿势感觉的部分丧失、骨骼肌肉系统去负荷、代谢需求减少以及立位耐力下降等。卧床

的角度0°~-12°（即头低位12°），甚至更低，大多采用-6°。大量研究证实，头低位卧床实验是一种很好的模拟失重生理效应的模型。通过头低位卧床实验，人们既能预测长期空间飞行可能发生的不利影响，获得产生失重生理效应的机制，也能评价某些对抗措施的效果，为长期空间飞行后人类重返重力场提供必要帮助。

尽管完成头低位卧床实验需特殊场所和装置，且方法和程序较复杂，但科学价值巨大，美国、苏联/俄罗斯、法国以及日本均开展了广泛的头低位卧床实验研究。美国和苏联/俄罗斯在每次发射任务前，都进行与飞行任务相同时间的地面头低位卧床实验，以预测航天员在飞行中可能发生的生理改变。随着载人航天任务的不断扩展，头低位卧床实验规模将不断扩大。

（汪德生 王红晖）

pāowùxiàn fēixíng

抛物线飞行（parabolic flight）

用失重飞机沿开普勒抛物线连续飞行制造人工微重力环境的方法。通常用于航天员训练，使其感受和体验失重环境，并利用飞行中所形成的短暂微重力环境开展操作技能培训。目前，许多国家借

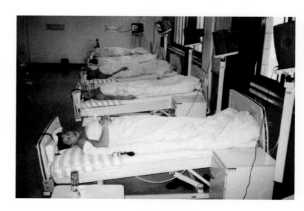

图 头低位卧床控制期

助失重飞机的抛物线飞行开展微重力科学实验。这种飞行能使 2/3 的人因晕机而出现呕吐，有"呕吐彗星"的别称。

简史 美国国家航空航天局（National Aeronautics and Space Administration，NASA）最早在 1959 年开始用 C-131 撒玛利亚（Samaritan）失重飞机训练参与"水星"计划的航天员。之后，NASA 制造了两架 KC-135 失重飞机，一架为 KC-135A，又称 NASA-930，于 2000 年退役；另一架为 NASA-931，也于 2004 年退役。KC-135 是喷气式运输机，做抛物线飞行时每次能产生 25 秒失重，一次飞行能完成 30~40 个抛物线飞行。除能产生微重力外，还能产生 40 秒的 1/6G（月球重力）和 30 秒的 1/3G（火星表面重力）。2005 年开始，NASA 制造了新一代的失重飞机——马克道尔·道格拉斯 C-9B 空中客车Ⅱ（McDonnell Douglas C-9B Skytrain Ⅱ）。

苏联于 20 世纪 60 年代开始使用失重飞机对航天员进行训练。曾使用过米格-15 和图-104，1981 年开始使用伊尔-76（又称"飞行实验室"）。后者每次能进行 20 多次抛物线飞行，主要用于航天员体验失重及太空行走训练。中国航天员也在伊尔-76 失重飞机上进行过失重体验。

欧洲从 1984 年开始通过租借方式使用美国的 KC-135 和苏联的伊尔-76 失重飞机，借助抛物线飞行训练航天员。1998 年，欧洲空间局购买了一架空中客车 A-300 作为失重飞机，由法国空间研究中心（Centre National d'Etudes Spatiales，CNES）负责抛物线飞行项目的管理。中国曾多次与法国 CNES 合作，借助于 A-300 失重飞机的抛物线飞行开展微重力

科学研究。

中国在 20 世纪 70 年代曾改装过一架歼-5 失重飞机，并通过抛物线飞行开展过航天员的选拔和研究，进入 21 世纪后，因空间小、年代旧等客观原因已弃用。

除一些国家航天机构拥有失重飞机开展抛物线飞行外，美国的一些公司也具备这种能力。例如，2004 年成立的美国第一家"零重力公司"，用波音 727 喷气式飞机能让普通民众体验零过载飞行及月球和火星的重力环境。

原理 这种飞行可分为四个阶段：①平飞加速段：飞机起飞后，爬升至一定高度，然后平飞加速；②俯冲加速段：飞机先向下小角度俯冲加速，使它达到失重特技飞行中的最大速度；③失重飞行段：飞机飞到一定距离时，飞行员同时连续操作操纵杆和油门杆，使飞机飞出一个抛物线形状，上升段相当于物体的垂直上抛运动，下降段相当于物体的自由落体运动，加速或减速运动的惯性力恰好与重力抵消，使飞机处于失重状态；④俯冲改出段：飞机滑行到一定距离时，以一定的俯冲角飞行到抛物线最低处，再以一定的法向过载值（飞机飞行时改变俯仰状态的能力常用最大法向过载来衡量）拉起改出，即结束失重飞行，进入平飞状态，继续进行下一个失重抛物线飞行。在这耗时约 65 秒的 1 个抛物线飞行周期中，约 25 秒的平飞段内能够获取 1.5×10^{-2}G 的微重力，而在上升段和下降段则可产生 2G 加速度作用。

应用 主要用于 3 种情况。①航天员的失重体验和失重环境下技能操作训练，帮助航天员适应真实失重环境；②微重力科学实验，包括人体、细胞的生物

医学实验及将在太空使用的仪器设备的可靠性验证实验等；③面向普通民众推广失重环境体验，如美国"零重力公司"于 2008 年给理论物理学家斯蒂芬·威廉·霍金提供了抛物线飞行的失重体验。

中国仍没有自主研制的失重飞机，缺乏开展抛物线飞行的基本条件。主要依托俄罗斯的伊尔-76 和欧洲空间局的空中客车 A-300 失重飞行开展航天员失重体验及微重力科学实验研究。随着载人航天事业的发展，中国也将会拥有自主研制的失重飞机，开展抛物线飞行实验。

（袁　明）

shīzhòng dòngwù móxíng

失重动物模型（animal model of microgravity） 用科学和有效的办法模拟空间微重力环境，使实验动物产生生物学效应的研究方法。微重力环境通常又称失重环境。航天医学研究为充分认识空间失重环境以及飞行任务状态特点对机体的影响，将航天失重动物模型及实验动物应用研究作为重要手段，发挥着重要作用，取得了丰硕成果。其应用分为两大类：一类是空间实验动物应用，另一类是地面模拟失重模型。

简史 动物首次绕地轨道飞行在 1957 年 11 月 3 日，苏联的"旅行者"2 号（Sputnik 2）人造卫星将一只体重为 5kg 的狗"莱伊卡"（Laika）带上太空。随着宇宙飞行器的不断发展，苏联和美国在以后飞行任务中频繁将猴、狗、兔、猫、鼠、鱼、蛇、鸡送上太空，其中美国从 20 世纪 60 年代后，在 192 次飞行任务中有 41 次搭载了实验动物。中国曾在 20 世纪 70 年代利用生物卫星搭载过昆明小鼠和果蝇。

原理 空间实验需有运载工具，但造价昂贵是最主要的制约因素。运载工具进行动物实验时都需要有特殊的实验环境和设备。环境控制应符合生命保障的要求，提供适宜的大气压力、气体成分、温度和湿度，控制噪声和振动水平，供应水和食物，实验设备必须完全自动化等，构成一个完整的生命保障系统。设备还应力求体积小、质量轻，在舱内不产生有害成分，电源供应和线路连接等应符合舱内要求，生物标本的容器必须与生物组织有良好的相容性。这些都必须通过大量反复的地面实验才能确定。在多数的空间动物实验中，受试动物的生活环境受到极大的限制，有报道表明动物生活环境的狭小和限制同样会造成机体各系统的异常。同时，在空间环境中的动物还不可避免地经受噪声、振动、宇宙辐射及加速度等诸多因素的影响，这些因素同样可能对动物各系统的稳定和平衡产生影响。进行太空飞行的经费昂贵，空间有限，飞行次数也较少，限制了进行有关实验需要达到的数量和分组，导致实验结果准确性下降。

空间实验的诸多限制促使专业人员关注地面模拟失重实验。建立失重动物模型意义是：①避免人体试验造成的伤害；②可严格控制条件，排除干扰；③提高复制成功率，缩短研究周期，便于重复实验；④便于实验样品的系统采集。利用实验动物进行地面模拟失重模型研究的方法主要有：啮齿类动物尾部悬吊法，限制动物活动法，兔头低位倾斜法，猕猴头低位模拟失重法等。其中利用将啮齿类动物尾部悬吊的方法造成动物后肢全解除负荷，加上尾部悬吊导致体液向上半部分转移的效果，以模拟太空失重环境下的骨骼重力刺激消失及体液头向分布的情况，是国际公认的地面模拟失重模型。动物尾部悬吊后上身器官质量明显增加、循环系统发生紊乱、立位耐力降低、骨膜形成受到抑制、骨质脱钙、肌肉萎缩、免疫能力下降，这些变化与人在失重或模拟失重时的变化趋势一致。

基本方法

啮齿类动物尾部悬吊法 将大鼠后肢悬空+头低位，一般保持身体的主轴向（头尾方向）与地面保持约30°的夹角，此时的后肢全解除负荷。由于该模型能在相当程度上反映机体（尤其是后肢）去负荷的影响以及血液头向转移的变化，而且没有航天飞行中其他环境因素的干扰，在观察失重环境对骨骼肌肉系统和心血管系统所产生影响的研究中已经得到普遍的使用（图1）。

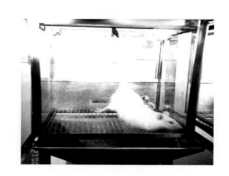

图1 啮齿类动物模拟失重模型

限制动物活动法 将动物养在狭小的笼内或特殊装置下，使动物不能采取直立姿势，或是用绑带和石膏将动物固定。此方法适用于各种实验动物如狗、兔、鼠等，可以模拟失重所产生的运动功能减退对动物的影响，但体液头向分布的影响小。用石膏、绑带固定方法容易引起压疮，观察和测试也有一定困难，只能用于模拟失重时间较短的实验。苏联研究者将动物限制在小笼内，进行了长时间的模拟失重实验，观察到很多生理变化与航天中很相似。这些变化提示，长时间不活动也可以引起人体生理系统的变化，为航天飞行时加强体育训练必要性提供了理论依据。

兔头低位倾斜法 将兔放到一个用金属构架制成的、稍大于兔体的笼子。通过调节笼子后部的挡板、背部的压板和颈部的卡环，使兔头伸在笼外，兔身体固定不动，并可根据实验要求，将兔笼倾斜到任意角度。优点是实验中兔子生活较舒适，易进行耳、脑、球结膜微循环的观察及抽血和给药。

猕猴头低位模拟失重法 利用猕猴和人类生物学特性酷似的优势，将猕猴置于与地面夹角-10°的头低位实验平台上模拟失重，实验前对受试动物进行一定时间的头低位适应性训练。研究结果表明，猕猴头低位模拟失重会发生肌肉萎缩、血容量下降、心脏结构改变等现象，这些与人在空间飞行失重状态下或模拟失重状态下的变化趋势一致，是科学、稳定的中长期模拟失重模型（图2）。

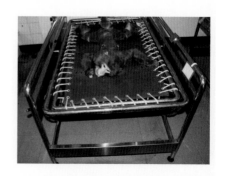

图2 猕猴头低位模拟失重模型

（阎广择）

shīzhòng shēnglǐ xiàoyìng duìkàng
fánghù

失重生理效应对抗防护（coun-termeasures against physiological effects of weightlessness）

用于抑制失重对航天员健康不利影响的方法。依据使用时机可分为：飞行前选拔训练、飞行中防护、返回前干预和飞行后的康复；依据防护措施的性质可分为：体育锻炼防护措施和非体育锻炼防护措施两类，后者又可以分为营养、药物、物理措施等。

载人航天飞行证明人至少可以适应 1 年多的太空飞行，但也观察到失重引起一系列生理系统的改变，虽然这些变化大多是机体为了适应失重环境而产生的生理性改变，但也有一些已达到临床病理变化的水平。为克服失重对人体的不利影响，保证航天员的健康和飞行中的高效工作能力，采用了很多对抗措施。就长期航天飞行而言，失重对心血管、骨骼肌和骨骼的影响远比对其他生理系统的影响大，在轨对抗措施也多围绕这 3 个系统开展。

简史 最先在太空中使用的对抗措施是"阿波罗"任务中的拉力器，以后随着飞行时间的延长、载荷和空间的不断增加，用于失重生理效应对抗的锻炼设备和措施也逐渐完备。表 1、表 2 是美国、俄罗斯两国不同发展阶段航天器中配备的体育锻炼设备。还有非体育锻炼对抗措施，主要包括套带、下体负压装置、抗重力服、药物、饮食和营养等。

中国"神舟" 5 号至"神舟"7 号短期载人飞行采用了少量对抗措施，如中药作用、在轨自主肌肉锻炼、口服补液盐、飞行前的耳穴针灸等，取得了一定的对抗效果。交会对接主要使用了自行车功量计、套带、拉力器、神经肌肉电刺激等对抗措施。

原理和基本方法 失重防护措施组成多样，其原理也不尽相同，大致可以分为：锻炼措施、体液干预措施以及其他防护措施。锻炼措施是通过航天员的锻炼达到对抗心血管功能失调、肌肉萎缩和骨丢失等目的，主要分为力量锻炼和耐力锻炼两类，后者主要有拉力器、太空自行车功量计和太空跑台；前者主要有飞轮抗阻力锻炼装置、间断性抗阻力锻炼装置和高级抗阻力锻炼装置以及企鹅服。体液干预措施是通过改变体液在体内的分布或防止体液重分布，以确保有足够回心血量的一类方法，主要有下体负压装置、大腿加压套带、液冷服、抗重力服、饮用盐水等。其他防护措施主要指营养、药物、神经肌肉电刺激等措施。

拉力器 在载人航天飞行的 20 世纪 60~70 年代，由于空间和载荷的限制，拉力器是航天员对抗失重生理效应的重要锻炼设备，随后逐渐被较大型的抗阻力锻炼装置代替。但俄罗斯仍将其作为对抗措施的一部分配备在国际空间站，拉力器锻炼通常结合太空自行车功量计进行，主要用于锻炼肩部和背部肌肉。

太空自行车功量计 航天飞行应用最广泛的锻炼设备。可用来进行有氧或无氧锻炼，以锻炼心肺功能，增加循环血量，维持下肢肌耐力，提高机体的有氧工作能力，也用于飞行中航天员心肺功能的评价。

太空跑台 美国和苏联/俄罗斯在空间站中最常应用的另一种体育锻炼防护措施，用于抗重力肌耐力锻炼、对骨骼的高冲击性锻炼、对心脏的有氧锻炼以及步行姿态训练。它是用一个弹性力负荷加载装置将航天员固定在跑台上，负荷通过类似甲胄一样的束缚肩托和弹性绳施加在人体身上以代替重力的作用。由于对航天员头足向施加了一定的压力，

表 1 美国不同载人航天器中的锻炼设备

航天器	锻炼设备
"阿波罗" 飞船	拉力器
"天空实验室" 2 号	自行车功量计
"天空实验室" 3 号	自行车功量计，MK I 拉力器，MK II 拉力器
"天空实验室" 4 号	自行车功量计，跑台，MK I 拉力器，MK II 拉力器
航天飞机	自行车功量计，跑台，划船器
国际空间站	自行车功量计，跑台，抗阻力锻炼装置

表 2 苏联/俄罗斯不同载人航天器中的锻炼设备

航天器	锻炼设备
"礼炮" 1 号、"礼炮" 2 号	跑台，抗重力服
"礼炮" 4 号	跑台
"礼炮" 5 号	自行车功量计，跑台
"礼炮" 6 号	自行车功量计，企鹅服
"礼炮" 7 号	自行车功量计，跑台，企鹅服，拉力器
"和平" 号空间站	自行车功量计，跑台，企鹅服，拉力器
国际空间站	自行车功量计，跑台，企鹅服，拉力器

航天员能在跑台上站立、行走、跑、跳等。

飞轮抗阻力锻炼装置 不依赖于重力的抗阻力锻炼装置，主要用在长期航天飞行中对抗失重肌萎缩和骨丢失。其原理类似玩具"悠悠球"，锻炼时，肌肉首先向心收缩，克服飞轮的惯性使其加速，随后需要肌肉进行离心收缩使其减速，加速的力量越大，减速的力量也就越大。装置的惯性大小通过增加或减少飞轮盘片的数量实现。该装置能产生更大的离心力，而离心运动能够对肌肉产生更大的刺激，诱发更强的肌肉合成反应，以此对抗肌肉萎缩。利用飞轮进行锻炼的动作设计有3个必选动作：下肢蹬伸（蹲起）、蹬伸小腿（提踵）、硬拉（伸背），达到锻炼背部、躯干和下肢肌肉的目的；5个可选动作：坐式划船、立式划船、肩部侧推、双臂屈伸、双臂弯举，达到锻炼上肢肌肉的目的。

间断性和高级抗阻力锻炼装置 间断性抗阻力锻炼装置是美国在国际空间站上用来对抗肌肉萎缩和骨丢失的重要措施，主要由肩托、连接绳和阻力筒构成。肩托通过固定绳连着两个阻力筒，每个筒中含有一系列弹性带，通过转动来调节锻炼阻力。间断性抗阻力锻炼装置使用时不同锻炼动作之间转换操作复杂，所产生的长度力负荷曲线也不理想，峰值力负荷出现在拉伸最长处，不是锻炼的最佳长度负荷关系。另外，不能提供有效的离心负荷和缺乏有效的运动惯性设计，降低了锻炼的效率，已被新一代高级抗阻力锻炼装置取代。高级抗阻力锻炼装置重点从三方面进行了改进，提高了最大锻炼负荷，达275kg；离心力/向心力比由原来

的60%～70%提高至90%；同时增加了锻炼过程中的惯性设计。在轨研究显示，航天员在执行4～6个月的飞行任务期间，在保证充足的能量摄取，并且体内维生素D状况良好的同时，利用高级抗阻力锻炼装置进行大负荷抗阻力锻炼，飞行后的检测结果表明，骨盆及下肢骨丢失程度明显降低。

企鹅服 特殊的服装，其夹层中排列着多条弹性带，航天员穿着这种服装，在肌肉松弛时处于一种"胎儿"状态；在进行各种操作活动和运动时，必须克服服装弹力的作用，以此达到锻炼肌肉的目的。

下体负压装置 通过抽气泵可使装置内部保持不同的负压，使用时人体下半部分在装置内，腰部用密闭圈密封，使装置不漏气。装置内为负压时，血液向下身分布，类似人在地球上站立。是减少失重引起心血管功能紊乱较好的方法。

大腿加压套带 用一种弹性材料制成的大腿加压带，由一个腰部固定带和两个大腿加压带组成，大腿加压带佩戴在大腿根部，可减缓肢体静脉血回流，减少回到头部和胸部的血流，模拟人在地面时的血液分布。可以根据个人情况将其束紧，加压力不超过9.98kPa（75mmHg），加压时间和间隔时间可不同。地面实验证明它可以改善人在模拟失重时的血浆容量减少和立位耐力下降。在轨实验显示航天员每天穿套带5次、每次20～60分钟，可以改善航天员在失重飞行初期出现的血液涌向头部、面部水肿和其他不适感。

抗重力服 可充气的紧身裤，裤内有侧管，管内充气时，将裤拉紧，压迫下肢静脉，防止过多

的血液潴留在静脉中，增加全身的有效循环血量。航天员返回中和返回后穿抗重力服可阻止过多的血液潴留在下肢，防止立位耐力下降。

饮盐水 失重引起的血浆容量减少是引起飞行后立位耐力和超重耐力下降的原因之一。返回前口服盐水可增加血容量，减轻返回中和返回后的心血管功能失调。在航天中已采用返回当天补液的方法，方法是在返回当天每餐口服一定量的水和盐片，总共8片（1克/片）盐片和1000ml水。此方法对飞行时间<1周的航天员有较好的效果，可减轻飞行后立位时的心动过速，但对于飞行时间>1周的航天员无明显效果。

肌肉电刺激 航天员在飞行中每天要运动2～3小时，运动强度大和失重引起航天员体质下降，运动时常感到很疲劳，以致一些航天员不愿意执行每天的训练任务。寻找一种既可达到锻炼目的、又比较轻松的方法是失重生理效应对抗措施研究追寻的目标。电刺激肌肉可维持肌肉的功能状态，促进肌肉恢复。同时，地面实验也证明电刺激还可增加骨细胞内钙含量，促进骨形成和骨愈合，减轻失重引起的骨质疏松和肌肉萎缩。有人提出，如航天员在运动后进行肌肉电刺激，可起到类似按摩的作用，有利于血液循环和减轻疲劳；如在航天中将电刺激方法与下体负压方法结合，可提高下体负压的作用效果和安全性；在航天员出现运动病症状时，如果电刺激其背部、颈部和股部肌肉，可能减轻运动病症状。地面已进行很多电刺激防护作用研究，并取得良好的效果，但还未广泛应用。

下体负压+运动 此方法的原

理是通过计算得出：人躺在水平的负压筒内，负压水平为-13.3kPa（-100mmHg）时，足部所受的力相当于其体重。据此设想，如果在航天中，身体下半部分处在负压筒内或穿着负压裤进行运动，将产生类似地面运动时对肌肉、骨骼和循环系统的刺激，有助于维持循环系统的动能、防止肌肉和骨骼的变化。地面卧床实验证明，负压状态下进行小运动量的活动也可以产生类似地球重力作用下的心血管和肌肉反应。美国国家航空航天局正进行此方面的研究，认为是一种很有发展前途的失重对抗防护措施。

人工重力　现在采用的对抗措施不能完全消除失重的影响，如果使航天器产生人工重力，使人在航天中像在地面上一样的生活，所有的问题都将得到解决。短臂离心机可以为航天员提供一个间歇性的加速度环境，其所产生的头盆向的加速度与地面重力加速度对人体作用的方向一致，可以减少或消除失重对人体的影响，这是唯一可用在航天器上的模拟重力作用的方法，航天医学专家们正在对此方法的防护效果进行研究，并解决在航天中应用时可能带来的一些问题。例如，离心机在旋转时易诱发运动病，运动时的安全性、其所占空间大等。这种方法的效果正在研究之中，今后是否可以采用还有待实验结果来确定。

饮食和营养　苏联的研究表明，规律的就餐时间和富有营养、美味的食品，对心理健康、身体健康和保持最佳的工作能力十分重要。在航天中因失重引起的水和电解质的紊乱、肌肉萎缩、骨质脱钙，尤其在出现运动病症状的情况下，美味可口又富有营养

的食物就显得更加重要。早期航天中的"一口吃"食品，无滋无味，影响食欲，航天员体重下降明显。美国和苏联/俄罗斯航天医学专家在以后的飞行中采取了许多改善措施：改进食物的品种和花样，增加航天员食品总能量的摄入标准，针对失重对各生理系统的影响采用营养对抗措施。

药物　从载人航天开始，飞行乘员舱内都备有药箱。随着飞行时间的延长，药箱中的品种和数量也逐渐增加。分为两种：各种常规的药物，例如阿司匹林、抗组胺药、兴奋药、镇静药及各种不同的急救药物和药品；为对抗失重所引起的各种症状而备用的药物。

截至21世纪10年代，在轨使用的对抗措施仍以运动锻炼对抗为主，物理和营养补充对抗措施为辅，药物防护仍处于实验阶段。失重生理效应对抗措施主要针对心血管系统、骨骼和骨骼肌的防护。但以体育锻炼为主的综合对抗措施的应用只取得了有限的成功，未能完全阻止航天员生理功能的下降，如骨丢失、骨骼肌萎缩、立位耐力下降等，仍有待于优化现有对抗措施，并开发新的对抗措施。以穴位刺激疗法为代表的针灸学是中国传统医学的瑰宝，穴位刺激对心血管功能失调、骨丢失和肌肉萎缩均有独到的功效，将穴位刺激技术应用于载人航天实践是中国长期航天对抗措施亟待解决的研究课题。另外，必须建立对抗措施效果在轨评价技术，以指导在轨对抗措施方案的动态调整。

（李志利）

zàiguǐ duànliàn
在轨锻炼（on-orbit exercise）
太空飞行中航天员为对抗失重所

致的心血管功能失调、肌肉萎缩和骨丢失等进行的锻炼。自20世纪60年代开展载人航天飞行以来，体育锻炼防护措施就一直是整个失重生理效应防护措施的重要组成部分。最早在太空进行的主要是拉力器锻炼，之后随着飞行时间的延长、载荷和空间的不断增加，用于失重生理效应防护的锻炼设备也逐渐完备。

锻炼方案　国际空间站所用的体育设备主要有拉力器、抗阻力锻炼装置、太空跑台和太空自行车功量计等。长期航天飞行，失重对心血管、骨骼肌和骨骼的影响及其变化对任务的影响远比对其他系统重要，在轨锻炼多围绕此三个系统开展，锻炼类型主要有耐力锻炼和力量锻炼，航天员每天锻炼约2.5小时，包括设备准备和个人卫生处理。表1是国际空间站第11批长期考察组锻炼日程安排中的一天。表2是国际空间站长期驻留航天员在轨锻炼项目安排。在轨锻炼程序通常由地面支持人员预先制定，航天员在轨锻炼数据通常也被记录下传，供地面支持人员分析。地面支持人员定期（一般为1个月）测定航天员的最大耗氧量，根据其身体状态对锻炼负荷做出调整。

在"天空实验室"阶段，虽然配备了一些锻炼设施，但没有制定固定的锻炼程序。美国在"天空实验室"2号和"天空实验室"3号上将踏车锻炼作为主要的体育锻炼防护措施，据文献报道飞行后航天员最大耗氧量（最大耗氧量是评价机体有氧运动能力最常用的指标）明显低于飞行前水平，而在随后的"天空实验室"4号、航天飞机和空间站中均采用包括太空自行车功量计在内的多种体育锻炼设备进行综合

锻炼。随着锻炼方式的多样化和锻炼时间的延长，航天员飞行后有氧运动能力降低的程度也越来越小，航天员最大耗氧量能维持在飞行前的水平，但是肌肉萎缩和骨丢失现象仍然很明显。

基本方法　根据锻炼的目的分为耐力锻炼和力量锻炼。耐力锻炼主要提高人体的心肺功能；力量锻炼主要提高肌肉的力量耐力，提高萎缩肌肉的力量，增加肌肉横截面积和体积。两种锻炼也是对抗失重骨丢失的重要措施。

耐力锻炼　利用太空自行车功量计和太空跑台进行有氧或无氧锻炼，锻炼心血管和肺功能，增加循环血量，维持下肢肌耐力，提高机体的有氧工作能力，对上肢的锻炼则有利于舱外活动。美国的一项在轨研究显示，以较高强度（70%最大心率）每周（3次及以上）进行锻炼的航天员飞行后在相同负荷下的反应明显低于低强度锻炼或者锻炼次数较少的航天员。锻炼效果与锻炼强度及锻炼者的身体素质均有明显关系。在经历相同的锻炼强度下，不经常锻炼的受试者最大耗氧量有氧运动能力增加的程度高于经常锻炼的受试者。要达到相同的锻炼效果，经常锻炼的受试者需要较高强度的锻炼。松尾等对比了全速跑间歇锻炼方案、高强度间歇锻炼方案和持续性锻炼方案的效果，显示全速跑间歇锻炼消耗总能量最少，有良好的锻炼经济性，而持续性锻炼消耗能量最多。这提示间歇性锻炼方案有良好效果和较低的能量消耗，更适合在太空应用。

长期耐力锻炼虽然能提高最大耗氧量但也降低了立位耐力，卧床结束前或航天飞行返回前进行一次最大强度的锻炼似乎能有效改善立位耐力不良。越来越多的研究显示，太空自行车功量计锻炼也能有效对抗失重肌萎缩。但一般认为太空自行车功量计锻炼对骨的影响有限。自"天空实验室"任务以来，太空自行车功量计就一直在太空中用来进行有氧锻炼，但从飞行前后骨密度的测量结果看，其提高骨密度的作用很小。而利用太空跑台进行锻炼对心血管、骨骼、肌肉系统都是一种很好的刺激。它还可以提高神经-肌肉功能的协调性，减轻返回后的行走困难，是当前航天中最常用的一种锻炼措施。

力量锻炼　利用阻力器进行锻炼。载人航天飞行的初期，由于空间和载荷的限制，拉力器是失重生理效应防护的重要锻炼设备，随后逐渐被较大型的抗阻力锻炼装置代替。但目前俄罗斯仍将其作为防护措施的一部分配备在国际空间站中，拉力器锻炼通常结合太空自行车功量计锻炼进行，也可单独使用，主要用来锻炼肩部和背部肌肉，同时还有一套拉力器NS-1作为现有防护措施的应急备份。虽然曾经广泛在太空应用，但是有关拉力器在太空的应用效果几乎没有报道。在太空中进行抗阻力锻炼主要依赖于欧洲空间局研制的飞轮抗阻力锻炼装置、美国国家航空航天局研制的间断性抗阻力锻炼装置及高级抗阻力锻炼装置。

飞轮抗阻力锻炼装置是欧洲空间局研制的一种新型抗阻力锻炼装置，其原理类似玩具"悠悠球"的原理，锻炼时，肌肉首先向心收缩克服飞轮的惯性使其加速，随后需肌肉进行离心收缩使其减速，加速的力量越大，减速的力量也就越大。装置的惯性大小通过增加或减少飞轮盘片的数量实现。该装置能够产生更大的离心力，离心运动能够对肌肉产

表1　国际空间站第11批长期考察组锻炼日程安排中的一天

时间	乘组	项目
11：00~12：00	指令长	太空自行车功量计、拉力器
11：05~12：05	任务专家	太空跑台
16：45~18：15	任务专家	抗阻力锻炼装置
16：45~18：15	指令长	太空跑台
18：35~18：40	任务专家	下传数据

表2　国际空间站长期驻留航天员在轨锻炼项目安排

每天计划锻炼2.5小时，每周6天；设备安装和收纳，每个锻炼项目10分钟，恢复和卫生处理，每个锻炼项目20分钟；有氧和无氧锻炼30分钟，抗阻力锻炼60分钟	
第一天	60分钟下肢抗阻力锻炼　　　　　30分钟太空跑台锻炼
第二天	60分钟下肢抗阻力锻炼　　　　　30分钟太空跑台锻炼
第三天	60分钟上下肢抗阻力锻炼　　　　30分钟太空自行车功量计锻炼
第四天	60分钟下肢抗阻力锻炼　　　　　30分钟太空跑台锻炼
第五天	60分钟下肢抗阻力锻炼　　　　　30分钟太空跑台锻炼
第六天	60分钟上下肢抗阻力锻炼　　　　30分钟太空自行车功量计锻炼
第七天	休息
返回前可能增加锻炼强度和时间，每次体能评估前24小时不进行锻炼	

生更大的刺激，诱发更强的肌肉合成反应，以此对抗肌肉萎缩。间断性抗阻力锻炼装置是美国在国际空间站上用来对抗肌肉萎缩和骨丢失的重要防护措施，主要由肩托、连接绳和阻力筒构成。肩托通过固定绳连着两个阻力筒，每个筒中含有一系列弹性带，通过转动调节锻炼阻力。利用间断性抗阻力锻炼装置可进行多种锻炼活动，包括肌肉大范围的向心收缩和离心收缩，可锻炼所有主要肌群的力量和耐力，以维持骨骼肌的质量和体积，同时能增加对骨的牵拉应力刺激。

利用飞轮抗阻力锻炼装置进行的研究显示，在 29 天的卧床实验中，没有进行锻炼者股四头肌和小腿三头肌体积分别下降了10%和16%，而锻炼组受试者肌肉体积变化不明显，类似的结果在另一次 90 天卧床实验中也得到了证实。在利用间断性抗阻力锻炼装置进行的研究显示，每周 6 天抗阻力锻炼能有效对抗受试者腰椎、骨盆、足跟等部位的骨密度降低。形态学和生化检测发现非锻炼组受试者骨吸收增强，骨形成减少，而锻炼组的骨吸收和骨形成均增强。磁共振成像测量结果显示，锻炼组受试者下半身肌肉质量和体积没有明显降低，但是 1RM（重复 1 次所能克服的最大负荷）却显著增加，推测肌肉体积和力量的不一致是由于受试者对抗阻力锻炼方式的适应和神经调节功能的增强。但在实验中也反映出抗阻力锻炼对肌肉防护的效果存在肌群差异性，提示在抗阻力锻炼的动作设计上必须充分考虑防护的针对性。由于间断性抗阻力锻炼装置提供的最大负荷较小，不能满足锻炼的需要，现已被高级抗阻力锻炼装置代替。

锻炼的动作分为两类：必选动作和可选动作。必选动作主要有：下肢蹬伸（蹲起）、蹬伸小腿（提踵）、硬拉（伸背），目的是锻炼核心力量，即锻炼背部、躯干和下肢等部位的抗重力肌。可选动作根据所用设备不同略有差别，常见的有：肩部侧推、双臂屈伸、双臂弯举等。

现行体育锻炼对抗措施也有其局限性，虽然航天员每天锻炼近 2.5 小时，但是对抗失重不良影响的效果不理想。航天医学专家们积极探索其他形式的体育锻炼对抗效果，探讨不同防护措施之间的综合应用效果，如体育锻炼与药物、营养，耐力锻炼和抗阻力锻炼，人工重力和锻炼结合、振动结合企鹅服等。

（李志利）

tàikōng pǎotái

太空跑台（space treadmill） 在太空中为对抗失重对人体的不良影响而用于跑步锻炼的装置。

此装置在 1971 年苏联"礼炮"1 号空间站中首先应用。它

与地面健身用的跑步机类似，是空间站中最常应用的一种体育锻炼防护措施，可用来进行抗重力肌的耐力锻炼、对骨骼的高冲击性锻炼、对心肺的有氧锻炼，也有助于步态训练。跑步是一种全身性的运动，相对于太空自行车功量计锻炼而言运动量较大，对心血管、骨骼、肌肉系统都是一种很好的刺激。它还可以提高神经-肌肉功能的协调性，减轻返回后的行走困难，是当前航天中最有效的一种锻炼方法。

美国在"天空实验室"4 号任务中使用的跑台较简单，仅为一表面贴有聚四氟乙烯树脂（商品名特氟龙）的铝板，固定在舱内的网格地板上。4 个橡胶弹力绳提供相当于 80kg 的质量，通过肩部和腰部将航天员相对固定。使用者通过调节弹性绳的角度，轻度向前倾，产生等同于滑坡的效果。同时还必须穿着袜子锻炼以保证脚底与特氟龙表面之间较低的摩擦力（图）。发展到 21 世纪 10 年代，空间站中的太空跑台

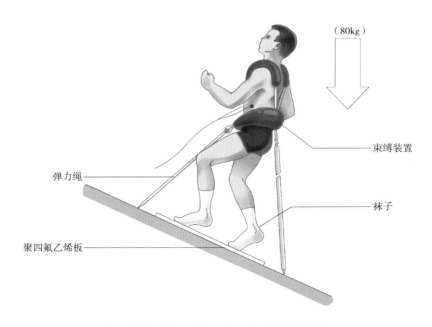

（80kg）

弹力绳

聚四氟乙烯板

束缚装置

袜子

图　美国"天空实验室"4 号上的静态跑台

通常由跑台本体、振动隔离装置、人体力负荷加载装置 3 部分组成。振动隔离装置主要是为了减小跑步引起的振动对空间站上其他实验设备的影响，也有利于保持跑台的相对稳定。人体力负荷加载装置主要有两种：弹力绳式（俄罗斯）和弹簧式（美国），通过改变初始长度调节施加负荷的大小。使用时通过力负荷加载装置将航天员固定在跑台上，负荷通过类似甲胄的束缚肩托施加在人体上以代替重力的作用，由于向航天员头足向施加了一定的拉力，航天员能在失重环境中通过在跑台上站立、行走、跑、跳达到锻炼心脏、肌肉和骨骼的目的。美国和苏联/俄罗斯均研制了该装置。早期的太空跑台设计多为被动模式，跑带短而窄，施加在肩部和腰部的负荷小而不精确，航天员也感觉非常不适。为了提高锻炼的效果，美国研制了新的太空跑台，并已经在国际空间站上应用。新的太空跑台能提供更大的负荷、更快的速度，并提高了锻炼的舒适性。

利用太空跑台进行锻炼有两种模式：①马达驱动模式：航天员在马达驱动跑带的转动下进行锻炼，是最常采用的锻炼模式；②非马达驱动模式：在没有马达带动下，航天员在太空跑台上运动需克服不同阻力，以带动跑带转动。通常非马达驱动模式用于在轨可用电量较低或者马达出现故障时。人体在两种模式下锻炼其生理效应和生物力学特征存在明显差异，主要表现为非马达驱动模式下跑步人体步幅变小、步频增加、跑步过程中的身体前倾明显但足底冲击应力峰值降低、髋关节和膝关节角度不同等特征，这些差异对跑步锻炼的防护效果

有一定影响。

（李志利）

tàikōng zìxíngchē gōngliàngjì

太空自行车功量计（space cycle ergometer）

在太空中为对抗失重对人体的不良影响而采用的类似地面蹬踏自行车动作的锻炼装置。是载人航天飞行中应用最广泛的锻炼类防护措施，自 1977 年发射"天空实验室"以来就一直在太空中使用。在"天空实验室"2 号上使用的太空自行车功量计结构与地面所用的自行车功量计类似，使用时航天员将自身束缚在太空自行车功量计鞍座上，双下肢自由蹬踏。在失重环境蹬踏的反作用力下，航天员向上飘浮，鞍座起不到固定作用，因此，在航天飞机和空间站上的太空自行车功量计均采用类似地面斜躺式的姿态，取消了鞍座。国际空间站上的太空自行车功量计有两种，一种是美国设计的自行车功量计（cycle ergometer with vibration isolation system，CEVIS）；另一种是俄罗斯设计的自行车功量计，称为 Veloergometer。前者安装了振动隔离装置以减小踏车引起的振动对其他设备的影响，后者直接安装在地板上。两种自行车功量计均能提供不同的负荷供航天员锻炼，调节方式为手动或自动调节，可实时显示并记录与锻炼有关的数据，锻炼时需采用斜躺姿态，同时利用腰部固定带和扶手进行身体固定。

此装置主要用来进行有氧或无氧锻炼，锻炼心血管功能，增加循环血量，维持下肢肌耐力，提高机体的有氧工作能力。对上肢的锻炼则有利于进行舱外活动。也用于飞行中航天员心血管功能的评价。通过与心肺功能测试系统结合定期心肺运动试验评价航

天员的心肺功能，并以此为基准制定下一阶段锻炼方案。国际空间站采用的锻炼方案为高强度间歇性锻炼，锻炼时间通常约 30 分钟。越来越多的研究显示太空自行车功量计也能有效对抗失重肌萎缩，但是，一般认为这种锻炼对骨丢失的防护作用有限。

（李志利）

qǐ é fú

企鹅服（penguin suit）

内含有纵向弹力结构的特殊服装类失重生理效应防护设备。航天员穿着后在进行各种操作活动和运动时，必须克服一定的弹性阻力，以达到锻炼肌肉的目的。穿着后在肌肉松弛时身体姿态处于一种"胎儿"状态，类似于企鹅在地面站立的姿态，故名"企鹅服"。该服装最早由苏联 Zvezda 公司研制生产，1971 年开始应用在"礼炮"1 号空间站，外观与苏联/俄罗斯蓝色在轨飞行服类似（图）。

企鹅服内部夹层中缝制有多条弹力绳，连接着肩部至臀部和脚部，用于补偿失重环境下重力消失导致的肌肉和骨骼所承受负荷的降低。航天员需要克服一定的弹力才能完成各种操作活动，企鹅服内部的弹力负荷可调节，可提供的最大力负荷为 49kg，通常调节的负荷约 15kg，调节的负荷可通过相应的检测装置测得。为提高对抗效果，通常建议航天员每日穿着 10~12 小时，每小时进行踏步动作 5~10 分钟，每天 6~8 次，穿着状态下可进行上下肢的各种操作活动。研究发现，每日穿着企鹅服能有效对抗长期卧床模拟失重导致的比目鱼肌肌纤维的萎缩。但是长期穿着会感到明显不适，为此美国麻省理工学院研制了抗重力服。该服装通体由双向弹性织物构成，沿人体

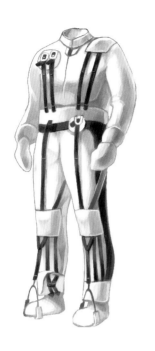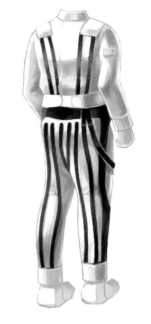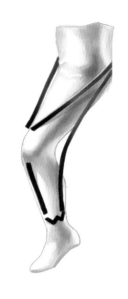

图　企鹅服结构示意

Z轴的弹性纤维有较高的刚度和弹性模量用以模拟人体所受的重力负荷，环形纤维主要是防止纤维的滑动，刚度和弹性模量较低，主要为了作用在人体的压力不会因人体不同部位周长不同而有较大变化，而从肩到脚负荷逐渐增加，以再现重力对人体的作用。经实验初步证明该服装不会影响人体的操作动作，具有良好的舒适性。

（李志利）

xiàtǐ fùyā

下体负压（lower body negative pressure，LBNP）　在人体的下身施加一定的负压（低于大气压力），对抗失重对机体健康不利影响的技术。下体负压时，组织受负压作用扩张膨胀，体积增加，组织压下降，上半身的体液向下肢和腹腔静脉系统转移并淤积，有效循环血量减少，引起心脏水平动脉压降低，影响脑组织的血液供应。此时，机体可发生一系列的代偿反应，包括心率增快、

血压升高等，以维持脑部的供血和供氧。下体负压可人为地定量改变正常血容量和血流分布，在临床上常用于心血管调节功能的评价。太空失重环境可导致机体出现体液向头部转移等血流动力学的变化，使用下体负压技术能在一定程度上对抗这一效应，因此将其作为一种失重对抗措施在太空中使用。

下体负压作为对抗航天飞行后出现立位耐力不良的措施始于20世纪60年代。Lamb和Stevens等先后证明了在卧床期间进行下体负压暴露，不仅可恢复血浆容量，而且可防止卧床后出现的立位耐力不良现象。20世纪70年代，在苏联/俄罗斯的航天计划中，航天飞行返回地面前2~4周，每隔几天，航天员都要进行梯度的下体负压锻炼，为心血管系统提供一个逐渐适应和再调节的过程，此种锻炼方法有较好效果。

原理和基本方法　下体负压

装置中，最常见的是负压筒，有金属、木质和有机玻璃等多种，以金属的最为常见。整个装置包括负压舱、低压力供应系统和控制记录系统。操作时，以髂嵴连线为界，下半身置于负压舱内，下体负压造成血液向下肢转移，产生与重力相类似的作用。在太空中，为减少占用面积，苏联还研制出了一种叫"奇比斯"的下体负压装置，也就是航天中经常使用的下体负压裤。它带有微型泵，裤子类似手风琴，由一种不透气的纺织品制成，中间有环形的支撑物，防止抽气时裤子塌陷，最低压力可达到－8.66kPa（－70mmHg）。穿着这种服装有类似于地面站立时的感觉，并可自由活动和工作，比固定的下体负压筒更简单方便。

LBNP有两种基本使用方法：①固定法：下体负压的负荷量始终保持不变；②阶梯式递增法：不断增加负荷量。但总的说来，其作用机制是通过人为造成的体内血液重新分配，下半身血液潴留所引起的血流动力学效应以及随之带来的心血管调节机制的改变。在防止长期失重环境导致的心血管调节功能下降时，下体负压作用主要表现在血容量恢复，心肺感受器反射和颈动脉窦压力感受器反射功能改善，保持血管外组织的液体，恢复下肢血管顺应性和反应性，限制立位应激时血液的淤积程度，维持长期失重时骨骼肌和心血管功能。

应用　为更好地保护心血管功能，进行下体负压的时机不仅在返回地球前使用，而且返回地球后同样可以采用下体负压锻炼的模式，对心血管的神经和体液调节系统进行刺激，以促进心血管功能的尽快恢复。

苏联/俄罗斯在太空中一直采用下体负压作为心血管立位耐力不良的防护措施，并将其作为一种在太空中监测航天员心血管功能连续变化的技术手段。但在美国，早期航天飞行采用类似方案，而在后期，由于认为单一的下体负压并不能很好地对抗长期失重飞行带来的立位耐力不良，加上使用时间过长、对下肢的肌萎缩和骨丢失缺乏相应的防护效果等原因，停止了这一防护措施的继续使用。不过仍认可其作为太空中进行心血管评估技术的可靠性。因此，在国际空间站上，凡有俄罗斯航天员的飞行，下体负压仍然继续使用。

为增强下体负压对抗失重引起的心血管立位耐力不良的效果，另有一些学者开展了下体负压与其他对抗措施联合防护效果的应用性研究。将下体负压和跑台结合，通过腿部的质量补偿对抗微重力效应。头低位卧床模拟失重生理效应的实验，与未采取任何防护措施的对照组相比，下体负压下的跑台锻炼能防止腿部肌肉功能和有氧耐力下降、骨丢失以及立位耐力不良等诸多生理系统的失代偿效应。而且，在跑台上进行下体负压锻炼的时间可减少至每天 40 分钟。这与当前航天员在飞行中每天花费数小时的时间用于锻炼相比，将是个极大的进步。但这一联合使用模式尚在地面研究阶段，还未应用至太空飞行。

中国很早就开展了下体负压作为防护措施的研究，结果也证实其作为失重飞行下的心血管功能防护措施的有效性，现已作为失重飞行中针对心血管系统的防护措施进入太空。

（谈 诚）

rénggōng zhònglì

人工重力（artificial gravity） 通过在载人航天器上对人整体或部分进行稳定持续的旋转或线性加速度刺激，以模拟地球重力对机体作用的方法。是对失重生理效应进行防护的措施。可通过再现地球重力环境刺激包括骨骼、肌肉、心血管和前庭等几乎所有生理系统，防止失重环境可能导致的心血管功能障碍、骨丢失和肌肉萎缩等。

简史 利用离心机制造人工重力的设想早在人类实际太空飞行前几十年就已产生。1883 年，俄国著名的太空思想家齐尔考夫斯基（Konstantin Tsiolkovsky）大胆预测：航天飞船依靠反作用力在太空中运动，航天器旋转以产生人工重力，文中对人体在零重力环境中的生活及运动方式进行了描述。在 20 世纪七八十年代，随着人类探索太空的步伐逐渐向太阳系甚至更远的星际迈进，人类可能要在太空中停留长达数年的时间，人工重力的设想开始引起科学界的重视，并将其付诸行动。

1975 年，美国国家航空航天局和美国工程教育会开始了首个正式的研究——在一份系统工程设计计划中探讨人造世界的可行性，并形成了《空间定居设计研究》的报告。文中提出了几种空间定居方式的建议，如带球顶的圆柱型设计和环形居住地的设计等。此后，美国国家航空航天局采纳了斯坦福大学学生的建议，选择了环形居住地设计，并将其命名为"斯坦福圆环"。"斯坦福圆环"是一个圆柱管，直径 130m，长 5.6km，弯曲两头相接形成一个直径 1.8km 的圆轮，转起来就是一个大型的离心机，当其以 1r/min 速度匀速旋转时，产生的离心加速度使里面的感觉和正常的重力一样。"斯坦福圆环"可提供多达 80 000 人的生活空间，但由于造价昂贵、可行性低等原因，此后的研究一直停滞不前。反倒是短臂离心机（小于 1.5m）由于具有较高的可行性，逐渐成为研究的热点。早期的太空飞行中，曾在"双子星座"11 号上建立过一个小型旋转舱的人工重力环境，能产生约 0.00015G 的重力，航天员几乎感觉不到其转动，后期则未再继续使用。国际空间站上也曾有一个离心机运行模块，臂长约 2.5m，主要用于开展物理、化学和生物过程在不同阶段重力所起作用的研究，但未用于人体。随着载人火星计划的提出，人类需在太空中停留数年以上的时间，对人体的防护措施也越发受到重视。由于人工重力能提供的环境无需人体经历再适应过程，且能对人体提供运动感觉、心血管和肌肉骨骼等多生理系统的保护，这一设备的可行性又重新引起人们的关注。

原理 人工重力并不同于自然重力，它是通过旋转产生的。这种由旋转产生的向心加速度 α 由角速度 ω 和旋转半径 r 决定，即：$\alpha = \omega^2 r$。向心加速度是半径的线性函数，因此从载人航天器的中心（旋转轴心）到最外缘表现为线性重力梯度。在不同半径部位，人体承受的人工重力值不一样。而且，物体进行与转动轴向不一致的运动，可能出现因转动耦合引起的科里奥利加速度，会对人体内的液体运动产生影响，使人产生运动错觉，诱发运动病。

基本方法 产生人工重力的方式主要有两种 ①利用整个航天器旋转产生的向心力，航天员所在的居住舱与外周部件连接，围绕转轴不停旋转，进而实现连续的人工重力。这一方式主要的不利因素是结构复杂和造价昂贵，航天器的旋转和停止都需较多的能源，而且在距离轴心的不同部位有明显的重力梯度效应。②短臂离心机定时旋转产生的间断人工重力。人体的转动半径较小，甚至是以人体自身某个部位作为轴心旋转。短臂离心机可造成血流动力学的重新分布，对于心血管系统的压力感受器有一定锻炼作用，但对肌肉、骨骼是否存在作用还尚未证实。而且，一定转速的短臂离心机同样可以诱发运动病。

除旋转半径，转速和人工重力的 G 值是影响人体生理耐受限值的主要因素。旋转半径可决定重力梯度。这也是人工重力与地面重力环境的相似之处。若一个物体从人眼高度至足水平质量增加 20%，产生人工重力所需最小半径为 7.5m，此时，如要获得模拟的重力值（1G），转速需 8r/min。

在慢性旋转装置的实验中，低速旋转时受试者可出现不适、嗜睡、冷漠和无力等，这是科里奥利加速度作用产生的症状。为适应这一变化，转速必须 <10r/min。转速为 4r/min 时，部分人会出现相应症状，1r/min 的转速不会出现这些症状。如果转速逐渐增加，而且让受试者在实验过程中有计划地运动头部，则可适应 10r/min 转速。

另外，研究还表明，在0.167~0.3G 的水平，人沿着旋转方向行走最为舒适；如果 >0.3G，受试者会感觉下身和腿部沉重；>0.5G 则行走困难。

应用 近年来，不少学者利用长臂和短臂、被动式和人力驱动式的载人离心机，对人工重力条件下的人体运动感觉、心血管和肌肉骨骼的响应进行了深入的研究，还对维持最佳的功能所需要的人工重力参数（强度、时间和频率）等硬件问题进行分析。需要注意的是，这些地面开展的实验都无法避免地球重力与太空失重环境中使用人工重力的差异。尽管两种离心机产生的离心力方向都在旋转平面内，但是在地球上，重力一般垂直于离心机的旋转平面且起作用，而在太空中，人工重力矢量就在离心机的旋转平面内。因此，在太空和在地球上，头和身体的运动会产生不同方式的刺激，要对离心方法得到的人工重力措施做最终评价，只能通过太空中的研究结果方可得知。

人工重力还有许多问题需要深入研究 ①安全性：一般人能适应的加速度的最大值、最大耐受时间以及耐受极限等。②适用性：为维持人体正常的生理功能，最低需求的人工重力参数及人体每天需在人工重力环境内的最短时间等。③长期效应：哺乳动物处在长期的人工重力环境中是否会对繁殖产生影响。重力梯度和科里奥利加速度对胚胎的发育是否会有影响等。

太空飞行所致生理失代偿的最根本原因是重力负荷和力学刺激的消失，理论上，最佳的生理防护手段就是将重力以离心加速度的方式施加于人体。如果合理的设计能将科里奥利加速度的影响降至最小，无疑将成为现有防护措施研究的一次重大的革新。但在这之前，还需解决人工重力装置的设计以及优化等问题，使之更符合乘员的生理因素和人体因素需求。

（谈 诚）

kōngjiān shíjiān shēngwùxué
空间时间生物学（space chronobiology）
基于航天飞行空间环境与时间结构的交互作用，研究在不同航天飞行空间环境中生命活动的周期规律、产生机制及其应用的学科。

人类经过长时间、大量的科学实验与观察证实，随着漫长的空间、时间和物质的演化，地球上的生物体在适应这种演化过程中，从单个细胞到高等动植物以及人类自身，均存在按照一定规律运行的、周期性的生命活动现象，它是一种明显的节律性活动，称生物节律。根据周期的长短，生物节律可分为：近日节律（circadian rhythm），通常是指周期在 24 小时左右的生物节律，又称昼夜节律，其周期范围一般在 20~28 小时。相应的，超日节律（ultradian rhythm）的周期小于 20 小时；而亚日节律（infradian rhythm）的周期则大于 28 小时。生物节律是生物体生命活动不可分割的重要组成部分，起着生物能量和物质的吸收与释放的调节作用，这些节律一旦遭到破坏会对生物体带来不利的影响，有些节律一旦遭到破坏，生命就要停止。

现代载人航天技术将人类活动的疆域拓展到太空，人类的足迹已踏上月球，火星之旅将提上日程，太阳系内其他星球飞行探险也可能成为现实。太空对于生物体来说是个十分严酷的极端生存环境，如大气非常稀薄（500km 高空的大气密度为 10~13mg/m³），高温（200~500km 高空温度可达 1000℃ 以上），微重力等。无论是近地轨道、绕月或其他星球的飞行，以地球环境形成的昼夜物理节律，特别是光/暗周期条件发生明显变化，如在近地轨道接近 90 分钟就经历一次昼夜；还存在着强电离辐射低磁场、社会隔离与活动受限等环境因素。生物体直接暴露于如此恶劣的环境，其生物节律势必会受到影响。因此，航天飞行需航天器提供基本的授时条件。人在太空长期生活在航天器内可能会引发一系列重要的生物医学问题，生物节律就是其中之一。另外，人类若在月球上建立基地或在其他星球生活，其在地球环境演化形成的生物节律会遭受很大挑战。

人类多次航天飞行数据一致显示，部分航天员不同程度地发生睡眠缺失、生物节律失调、疲劳以及工作超负荷的情况，并对航天员的健康与工作绩效造成影响。轨道周期改变、失重、狭小密闭空间、舱内光照、工作负荷安排等，是影响航天员生物节律系统与睡眠的主要环境因素。对航天飞行环境中影响人体生物节律系统的各种因素进行认识与研究，并发现有效防护机体基本生物节律功能的方法与理论，对航天员的健康与高效工作以及未来载人航天任务顺利实施至关重要。

简史 空间时间生物学是一门尚待完善的新兴学科。自 20 世纪 60 年代起，人类已开展了广泛的航天飞行环境中的生物节律研究，载人飞行任务搭载的相关实验就多达数十次。研究对象从低等生物到哺乳动物，近年来以人体生物节律与睡眠以及工作绩效研究为主。1969 年，生物卫星Ⅲ任务（Biosatellite Ⅲ mission）首次记录太空飞行中动物的生物节律，研究对象是一只猕猴。1999 年前后开展针对生物节律的研究，

人类才在猕猴与大鼠身上发现了航天环境中生物节律出现的某些变化，如自激振荡周期明显改变，生物节律相位、波形以及内源性相位关系都出现明显改变。1965 年首次开展太空中人体生物节律的研究，在"双子星座"计划中使用口腔体温计与血压检测装置开展了相关实验。1967 年美国利用"水星"号任务对人在太空飞行的生物节律进行评价。1988～1989 年开始系统性获取太空中人体生物节律与睡眠的相关数据，在"和平"号空间站任务中使用多导睡眠图记录睡眠结构，在"和平"号空间站一项 438 天飞行任务中对生物节律研究发现航天员体温节律相位发生延迟。1996 年，在 STS-70"天空实验室"任务中，通过体核体温评价生物节律。马利斯等于 2005 年发表了航天中的近日节律、睡眠与工效问题的研究结果。但直到近年，航天生物节律问题尚未从学科高度系统地开展研究并形成空间时间生物学学科。中国航天员科研训练中心陈善广等认为长期载人航天飞行任务中，特别是空间站、未来月球基地建设与火星飞行中，生物节律带来的绝非是单纯的睡眠与工效问题，而是能否在太空长期、安全地飞行并在其他星球生存的问题。因此，必须从空间时间生物学的高度进行系统研究，建立生物节律正常轮转的环境基础，制定生物节律导引的综合防护措施。根据各国开展的生物节律研究，所谓空间时间生物学是揭示生物体在空间时间条件下生物节律、时间结构、节律导引及工程的一门新兴学科。

研究内容 主要涉及生物节律的特征与分类、生物节律有关的细胞学与分子生物学机制、生

物节律研究方法、时辰药理学、时间病理学、时间毒理学、时间免疫学等。其与传统意义上的时间生物学不同之处是"空间"这个新变量对生物体的节律行为有显著的影响。因此，其研究思路和方法具有一些新的特征：将生物体、时间、空间等因素视为一个系统，按照系统生物学的观点和方法，对影响生物体功能和行为的时空因素及其作用机制、特征进行识别，并对不同时空环境下生物体功能和行为特征的变化趋势进行预测，用于指导临床医学和航天实践。

基础研究 主要涉及航天活动中影响生物节律的因素或风险因素的识别与分类、空间生物节律的变化机制（包括细胞学、分子生物学与系统生物学研究等）、空间生物节律变化的对抗措施、相关生物节律干预与调控技术在人类疾病治疗领域的应用等。具体可以分为以下 4 类 ①用系统生物学的观点和方法研究航天特因环境因素对生物节律的影响：例如，研究人类处于近地轨道、月球和地外行星等处时，由环境因素引起的生命系统内部生物节律的变化，以及机体功能与行为的变化特征。②空间因素的时间生物学效应及其机制：包括空间生物节律变化的监测、空间飞行因素（如微重力、低磁场、光强改变、隔离等）对睡眠与生物节律的影响；研究航天环境中睡眠缺失或不足引起的生物节律变化对神经、内分泌、免疫、行为等的影响。③空间中生物节律的调控与对抗技术研究：探索调控、防护空间中人体睡眠与生物节律的技术措施，如行为、药物、环境光照改变等措施，以维持正常的生理功能和神经行为学能力。

④空间时间生物学理论、技术与方法在生理功能预测及航天任务规划设计中的应用：基于生物节律的人体生理功能和能力的预测，即根据环境因素与人体生物节律预测航天员功能与能力，预测对抗措施对能力、代谢功能、身体状态的影响，并据此对航天活动计划进行优化设计。因此，空间时间生物学是生物学、系统生物学、天文学、物理学、数学等多学科交叉的产物。

空间时间生物学的基础研究是形成知识体系的重要组成部分，开展基础研究应从学科的高度加强系统性，这对空间时间生物学学科体系的形成十分重要。生物钟的细胞基础是具有内源性振荡的节律性细胞，生物钟基因定位于染色体特定部位，生物钟基因表达相应蛋白质并相互作用，构成了生物节律的分子基础。在生物钟基因分子生物学研究基础上，亟待系统开展空间时间生物学分子水平研究，如 *clock*、*bmall*、*per*1、*per*2 等基因在航天特因环境中的表达与调控特征等。

待解决问题　人类自突破载人航天技术以来，虽然空间生物节律研究做了一些工作，但与未来载人航天的要求相比还十分不足。由于受载人航天飞行活动的限制，研究工作大都集中在近日节律，对长期飞行、建立月球基地和未来的火星飞行来说，超日节律与亚日节律（包括年节律、月球节律和火星节律等）研究也非常重要。

空间飞行生物节律的导引　在航天飞行中，稳定的节律相位是由授时因子导引而形成的。以近日节律为例，乘员舱内航天员的近日节律是近日起搏点的自然周期与授时因子周期同步化导引形成的。无论何时何地，只要授时因子循环周期长于近日起搏点自然节律的周期，它就将导引周期短的近日节律系统的节律相位延迟，相反就导致节律相位提前。由此可见，无论是相位提前还是相位延迟，不但与授时因子的周期相关，而且与其本身的基准周期相位相关。除了光以外其他授时因子的传入问题尚不清楚，对于其他授时因子导引的机制还需要进一步开展研究。

空间时间工效学　在空间探索活动中，空间物理环境的变化、航天员时间观念和空间环境时间暗示条件的改变可能很大程度影响航天员的生物节律，引发航天员-航天器-空间环境系统的安全可靠性和工作绩效。空间时间工效学是在空间时间生理学与航天工效学的基础上，利用普通工效学理论、原理和方法，研究在特殊的空间和时间环境中人的因素、人体工学、载人航天器工程及人-机-环境系统工程等内容，进一步探索空间时间环境中航天员、载人航天器和空间飞行环境之间的相互作用，为航天员工作能力与限度、工作负荷和工作效率的评定提供受时间因素影响的实验依据，最终提出防止或减少航天员的疲劳和操作失误的设计措施和方法，实现提高系统安全可靠性和工作效率的目的。航天员、载人航天器以及航天飞行环境构成了一个典型的人-机-环境系统。人的随机、时变、模糊及自适应等特性，为可靠地发挥其作用，提高系统可靠性，在保障航天员安全与健康的前提下，研究如何发挥出航天员最佳工作能力的方法与手段，以提高系统的可靠性，是载人航天的重要组成部分。例如，20 世纪 80 年代苏联"和平"号空间站中的一项研究发现光照强度为 500lx 时航天员绩效得到改善。空间时间工效学相关研究将充分考虑航天员的心理认知、控制和反应能力，在观念上从"人适应机器"转变为"机器适应人"，采取预先研究的办法，探索人因素中各项工作能力及其在空间时间环境下的局限性，并针对未来长期航天飞行与深空探测任务，加强在新一代人机接口条件下提高航天员工作能力的研究，将极有助于人作为主体在空间探索中发挥重要与关键的作用，最终实现航天员在太空的安全、健康与高效。

空间时间生物学的工程问题　航天器（含空间站、未来月球基地与火星飞行舱）乘员舱是宇宙空间生活与工作的一个人造环境，该环境不仅要保障人的生命安全，还要提供能在其中有效地开展工作的条件。因此，该环境的设计就涉及如何保障航天乘员的生物节律能按其固有周期转轮。从空间时间生物学的基础理论考虑，要保障航天乘员（或其他生物）在宇宙空间的生物节律转轮，在航天器乘员舱设计时就必须提供与地面环境时间信息相近的微小气候，航天器乘员舱时间信息环境设计的好坏是直接关系到航天员生命安全和飞行任务能否完成的大问题，必须在设计时进行充分考虑。

研究方法特点及与有关学科关系　影响生物节律的航天特因环境因素涉及舱内人工光照强度与时间、工作-休息时间表改变、其他因素（微重力、噪声、运动、工作负荷、隔离环境，以及环境温度变化、飞船振动、CO_2 浓度增高、磁场变化和空间辐射等）。因此，空间时间生物学研究包括针对航天特因环境的各种在轨与地面模拟实验，如利用人体卧床、大鼠尾吊等模拟失重开展生理节律与节律基因分子表达调控研究，利用地面密封舱人体试验开展隔离与限制环境下人体节律的系统生理学研究。在航天特因环境条件的基础上，空间时间生物学研究在充分利用常规时间生物学涉及的交叉学科及其理论技术与方法，开展综合性系统生物学研究。其特征及与有关学科的关系包括①时间生物学研究的是单位时间内某些生物现象的变化节律，这一属性要求其研究方法具有一定的连续性。②现代数学动力学的动态和复杂体系的分析方法，如非线性动力学、余弦法等动态描述随时间进程变化的生物节律特征。③基因组学、蛋白质组学、代谢组学、转录组学、脂组学、免疫组学、糖组学和 RNA 组学等现代系统生物学学科与技术为揭示空间时间生物学有关生命现象的本质提供了"有效武器"。

应用 研究空间因素对生物节律的影响，将大大丰富系统生物学中关于时间、空间维度对生命系统的作用等理论认识。空间时间生物学在指导航天实践应用主要体现如下 ①指导任务周期的设计和选择：通过研究人类处于近地轨道、月球、地外行星、长期星际航行等环境中的生物节律变化，可从宏观和系统层面指导航天飞行中任务周期的设计与优化，还可辅助选择飞行时间窗口。②提高航天员健康保障的有效性：在基于对空间环境条件下人体生物节律变化特征充分认识的基础上，开展航天员的健康监测与维护，可增强医学防护对抗的针对性，提高医学保障效率，保证航天员良好的身心状态与工

作效率。③科学设计航天员活动安排：航天任务中航天员需完成大量繁复的操作程序并操作复杂的设备设施，这要求航天员保持清醒和警觉的状态。重力变化和其他航天因素会引起生物节律紊乱、睡眠严重不足。这些风险因素来自于失重、光照周期改变、睡眠或休息机会的减少等。通过对节律影响因素的识别、分类和对生物节律的影响进行预测，可优化航天员日程安排、实行合理的工作与休息程序，提高操作与认知工效。

（吕 柯 苏洪余）

kōngjiān shēngwù jiélǜ

空间生物节律（space circadian rhythm）

机体受航天飞行空间特因环境影响所表现出生物节律特征性变化的现象。从单细胞到高等动植物再到人类，所有生物体均存在按一定规律运行、周期性的生命活动现象，称为生物节律。生物节律是以空间和时间形式展现的。生物节律是生物体在地球环境，经过漫长的空间、时间变化和进化而形成的内源性节律，在没有受到外界授时因子影响的情况下可以保持其特定的节律周期，但如有授时因子的导引，其节律周期和相位将会随着授时因子发生变化。太空对生物体是个十分严酷的极端生存环境，如大气非常稀薄（500km 高空的大气密度为 10～13mg/m³）、高温（200～500km 高空温度可达 1000℃ 以上）、空间辐射和微重力；无论是近地轨道、绕月及其他星球飞行，以地球环境形成的昼夜物理节律，特别是光/暗周期条件荡然无存。除此之外，还存在狭小环境、活动受限和远离社会等因素。生物体处于如此环境，虽有航天器及其环境控制与生命

保障系统提供的基本生存条件，但其生物节律仍会受到不同程度的影响。

基本内容 根据载人航天飞行任务的需要，生物节律的研究一般都集中在近日节律。航天员进入轨道后，空间位置的改变可使生物体的光/暗授时因子发生变化，导致环境节律与生物体内在节律发生错位，内在节律的周期与相位发生改变，不再遵循地球环境 24 小时为周期的运行节律，而是随着轨道周期带来的光/暗周期变化频繁调整。为控制这种光/暗周期变化，一般要在航天器舱内建立一种自激振荡的生物节律运行环境，这种状态的生物节律易受一些因素的干扰，其结果也会导致昼夜节律发生改变。重力的消失使人体的感觉传入冲动发生改变，流体静水压消失，血液头向分布，肌肉、骨骼、心血管系统的运动减退，这可能也是造成空间生物节律紊乱的重要因素之一。空间飞行期间影响生物节律的因素还有很多，这些因素的综合作用造成了生物体在空间飞行时心肺功能、体温、睡眠、内分泌和行为等生物节律的紊乱。

作用过程 人在太空长期生活在航天器内会引发一系列问题，生物节律紊乱是其中重要的一个方面。生物节律受影响的程度随航天飞行时间的延长而加重。生物节律是一个复杂系统，一个生物体包括了基因、蛋白质、细胞、器官、系统和个体多个层次，每一个层次和组分都有自己的节律，人体所拥有的生物信息是海量的，其生物节律也是海量的，底层的海量生物节律逐次组合成上一级数量比较少的生物节律，也可以说个体或器官层次的生物节律由海量分子生物学层次的生物节律

构成，也是多个层次、数量繁多的节律累积叠加而成。日、月、年和超年节律是生物和人体最重要的生物节律，是地球、月球和太阳活动规律和节律在生物和人体生命活动中的反映。

近日节律系统的重要功能之一是调整生物的生命活动、行为以及内部代谢与各种环境时间暗示相适应。通常一个稳定的近日节律相位是授时因子导引近日节律，使近日节律周期与授时因子同步化运转，以及生物钟近日起搏点导引近日节律的自然周期，实现共同维持近日节律相位的稳定。航天飞行时引起近日节律改变的因素主有自然环境和社会环境的变化。自然环境变化主要是所处空间位置的改变。为满足特定的飞行任务，其飞行轨道会随任务发生一定的改变，从长期适应的地面水平升到 100km 以上的空间，引发一系列物理因素的改变，如光照周期、失重、电离辐射等。社会环境变化包括：狭小环境、活动受限和远离社会等因素。对生物体来说，这两种因素的变化将带来环境时间暗示条件的变化，导致节律周期与授时因子同步化发生改变，使得生物节律的正常运转受到严重干扰，其结果导致近日节律的改变，使航天乘员产生内分泌紊乱，感到不适、失眠、食欲缺乏、工作能力下降、身心疲劳和精神压力加重等。

（吕　柯　苏洪余）

kōngjiān shuìmián shītiáo
空间睡眠失调（space sleep disturbance）　航天飞行条件下出现睡眠量不足、睡眠质量差及睡眠-觉醒节律变化所致躯体症状与情绪障碍等表现。人的睡眠是知觉解除对周围环境反应的一种可

逆性行为状态。根据睡眠时生理活动的不同参数，人睡眠分非快速眼动睡眠（non-rapid eye movement sleep，NREMS）和快速眼动睡眠（rapid eye movement sleep，REMS）。正常人一晚的睡眠中 NREMS 和 REMS 以周期性方式交替发生，NREMS 通常占总睡眠时间的 75%～80%，REMS 则为 20%～25%。觉醒是指知觉恢复对周围环境反应的一种可逆性行为状态。成人在正常情况下，NREMS 或 REMS 状态均可直接转变为觉醒状态。在航天环境条件下，自然的 24 小时光/暗周期不存在，例如，多数低轨道载人飞行任务的光/暗周期接近 90 分钟，地球经历一昼夜时间，飞船已绕地球飞行了 16 圈，即飞船已经历了 16 个"昼夜"，而人近日生物节律系统具有自激振荡特征，睡眠变得与外界授时因子失同步。

主要表现　据各国对太空飞行时自我睡眠质量和数量报告的研究表明，与同时期地面对照平均睡眠时间（约 8 小时）相比，在轨时平均睡眠时间缩短。航天员报告他们的睡眠能力由于航天运动病、噪声和兴奋等因素受到损害。贡德尔等研究报道，与对照地面状态（入睡时间平均 29 分钟，平均睡眠持续时间 6.4 小时，睡眠过程包括 3～5 个 NREMS/REMS 周期，每晚平均觉醒的次数为 4.6 次，睡眠中平均觉醒的时间为 6.5 分钟）相比，8 天的短期飞行中，航天员入睡时间在 1 小时 13 分钟到 3 小时 25 分钟之间，平均睡眠时间为 5.63 小时，睡眠过程由 3～4 个周期组成，觉醒次数平均为 5.5 次，平均觉醒时间为 14.5 分钟。在飞行中，航天员的睡眠结构发生了明显改变，NREMS/REMS 周期在飞

行中仍然存在。但与对照相比，REMS 潜伏期缩短，在第二个周期 REMS 显著缩短，δ 波频率显著升高。

航天员在航天飞行前和飞行中表现最突出的是经常失眠，是情绪压力、噪声干扰、航天运动病、异常的工作排班或环境改变及近日节律改变所致。飞船空间狭小，限制了航天员的活动空间，同时在航天飞行环境的昼夜节律发生了明显改变，地面 24 小时为一昼夜，但在航天飞行中 90 分钟为一昼夜，这样人体内在的生物钟与外部环境的授时因子失同步造成睡眠障碍。航天员还可出现兴奋性增高、疲倦、工作能力降低、头痛、不安、烦躁，或出现抑制状态如情绪低落、孤僻、焦虑等。在"双子星座"7 号任务中，共收集到航天员弗兰克·博尔曼 55 小时的脑电图数据。博尔曼在太空的第一个晚上睡眠很差，但第二个晚上，已恢复正常的 4 个交替周期，每个周期约为 90 分钟。另一项研究记录了 200 名航天员候选者的脑电图，结果表明，在警醒实验时的枕顶区和视觉辨别时的颞区 θ 波活动增强。航天员在太空微重力环境下睡眠结构发生明显变化。地面也存在类似睡眠生物节律紊乱的情况，如"喷气机时差综合征"（jet lag syndrome），简称"时差效应"（jet-lag effect），就是失同步引起的系列不适应病症。轮班工作人员由于作息安排的改变，也可出现机体近日节律与环境周期脱节的现象。与此类似，空间睡眠节律紊乱也可表现出疲劳、夜晚入睡困难和烦躁、白天注意力下降、胃肠不适、工作能力下降等。

预防　在航天飞行环境中存在许多可影响人体近日生物节律

的因素，包括：舱内光照强度与时间、工作与休息时间表的改变、微重力、噪声、运动、工作负荷、隔离环境、航天运动病，以及环境温度变化、飞船的振动、CO_2浓度增高和宇宙辐射等。航天员乘坐航天器在空间飞行时，其生物节律，特别是近日生物节律，处于人工控制的"自由运转"状态。人的近日生物节律具有内源性、遗传性、温度补偿性，以及对外界环境的适应性等特点，近日生物节律的基本属性决定，处于航天飞行状态的人体，要想保持其正常的生理代谢和工作效率，必须对其生物节律进行导引，使其保持稳定的近日生物节律周期与相位关系。用系统论的方法，在研究航天飞行环境对生物节律影响的基础上，通过有效措施进行空间生物节律导引。

空间生物节律的光性导引 光照的明暗周期、光的特性（强度、时段、空间分布、光谱等）均可对人体生物节律产生影响，因此光导引无疑成为对抗空间生物节律紊乱的重要措施之一。光照为人体生理节律的主要触发因子，下丘脑视交叉上核（supra-chiasmatic nucleus，SCN）的节律性活动周期要稍稍大于24小时，因此明暗周期是促使SCN的活动周期与太阳日同步的主要因素。在各种环境因素中，光信号对生物节律的影响起首要作用。SCN内存在两种神经元亚群，分别分布于背中侧和腹外侧。背中侧神经元对光信号不敏感，腹外侧神经元对光线十分敏感，光线通过"整合"后的信息输出，影响生物生理和行为活动。光导引措施主要涉及：①光明暗周期：布朗等观察了人为改变明暗周期对人日节律的影响，阿绍夫等观察了许多动物处于不同光照条件下的活动周期，提出了Aschoff法则，即在连续照明条件下，增加照度将使昼行动物的周期缩短，夜行动物的周期延长；昼行动物处于连续光照之中时，其昼夜节律的周期比处于连续黑暗之中更短，夜行动物则相反，处于连续黑暗之中比处于连续光照之中更短；②光特性：在短期飞行过程中航天员一般采取"轮休制"，即乘员舱内照明应时刻满足最小工作照度，然而视觉工作需要的照度比人体生物钟系统需要的照度值要低几个数量级，生物节律对波长460nm左右的光波最敏感，因此在对抗空间生物节律紊乱的光导引实践中应增加照度并使用适当的波长；③航天飞行光照机制：航天活动中航天员需要完成大量繁复的操作程序，操作复杂的设备设施，要求航天员保持清醒和警觉的生物状态。通过对节律影响因素的识别、分类和对生物节律影响的预测，以及为航天员创造模拟的地球生活环境，可优化航天员日程安排、实行合理的工作与休息程序，提高操作与认知工效。

空间生物节律的非光性导引 人体生物节律主要通过视网膜神经束和SCN实现与光周期的同步，也可由独立于SCN的昼夜节律振荡器而发生改变。作息时间制度、空间饮食、舱内温湿度、心理措施与药物应用均可影响人体生物节律，并可能成为航天员空间生物节律导引的措施。其中，作息时间制度也是空间生物节律的重要导引手段。长期的太空任务需要航天员适应工作与休息的安排，这与地球上正常的工作与休息习惯有本质的不同。为确保航天员在航天任务过程中有良好的睡眠及最佳的工作绩效，可以采取：①制定合理的作息制度。在航天活动中，基于航天任务的需要，航天员要同地面指挥站保持经常性联系，必然会扰乱正常作息制度的执行。在制订航天计划时，将航天员的睡眠时间同地面指挥站的夜间取同一时相，除值班外，其余人员同时就寝，排除相互干扰，保证航天任务的顺利进行；②适应性训练。人类对外环境变化具有良好的适应能力，如按航天任务的需要，通过训练制订与任务需求相符的睡眠-觉醒周期是可以实现的。对特殊作息时间及昼夜节律的周期适应性训练，可在地面模拟航天训练全过程中进行。

（吕 柯 苏洪余）

hángtiān xìbāo fēnzǐ shēngwùxué
航天细胞分子生物学（space cellular and molecular biology）

以细胞为对象，用分子生物学手段研究生物体在空间环境因素条件下效应及其分子机制的学科。是伴随着载人航天活动的深入而产生并发展起来的。

简史 人类第一次发现细胞已有几百年的历史。随着科学技术和实验手段的进步，人们对细胞的认识由浅入深、由表及里，促进了细胞生物学的兴起与发展：自1665年到20世纪中叶细胞学的研究经历了由经典细胞学向实验细胞学的过渡；20世纪40年代，随着生物化学、微生物学与遗传学的相互渗透和结合，分子生物学萌芽，尤其是取得"蛋白质是生命的主要物质基础"和"DNA是生物遗传的物质基础"这两点对生命本质的认识上的重大突破后，利用分子生物学的新成就、新概念、新技术，从分子水平、亚细胞水平和细胞整体水平研究细胞的生命活动，如生长、发育、遗传、变异、代谢、免疫、起源与进化的细胞分子生物学应运而生。

国际航天医学研究经历了从整体效应到细胞分子机制研究的过渡。1961年，尤里·加加林首次进入太空，随后历次空间飞行观察积累的资料证实，失重环境可导致人体发生心血管功能障碍、骨丢失、肌肉萎缩、免疫功能下降、内分泌功能紊乱、航天运动病等多种生理、病理变化。20世纪70年代后，国际航天医学研究从人体进入太空后整体生理变化规律的观察归纳，逐渐发展到关注微重力环境下细胞水平的效应和机制，提出必须在基于对航天医学问题的细胞、分子损伤本质认识的基础上，才能发展针对性强的有效防护措施，利用地面模拟和空间搭载等手段开展的细胞实验研究越来越多，航天细胞分子生物学学科范畴初步形成。

中国航天细胞分子生物学起源于20世纪90年代初，随着细胞分子生物学技术的迅速发展和载人航天工程的实施而快速发展，特别是在"神舟"系列飞船上相继成功地开展了心肌细胞、成骨细胞、血管平滑肌细胞和骨骼肌细胞的空间实验后，中国的航天细胞分子生物学实验技术发展迈入了新的阶段。随着中国航天员科研训练中心航天医学基础与应用国家重点实验室的建立，航天医学研究实现了从生理现象观察到细胞分子机制探讨、从对抗防护措施理论研究到航天任务实际应用、从地基模拟研究到天基实时实验的三大飞跃。

研究范围 半个多世纪的空间探索使人类对太空和生命现象有了更深刻、更本质的认识，许多现象已超出地面生物学和医学知识所能解释的范围，研究范围也远远超出了航天医学的范畴。借助空间环境提供的揭示生命本质的独特平台，航天细胞分子生物学针对航天环境（特别是微重力、辐射等）严重影响航天员的健康、安全和工作能力这一问题，利用地面回转模拟微重力效应、离心超重等实验模型和空间实时飞行实验，从细胞分子生物学层面研究空间环境导致机体的变化及其细胞分子机制，基于对空间环境导致的基因、细胞和组织水平损伤机制的认识不断深入，发展航天员健康的在线监测、在线诊断和在线治疗修复战略和关键技术，研究有助于从全新角度认识生命现象的发生和发展，成为人类从了解空间、认识空间走向适应空间、利用空间的重要工具。

空间环境细胞学效应 针对心血管、骨骼、肌肉、免疫等系统在长期微重力环境下的适应性变化，研究空间环境对细胞结构、细胞增殖和分化功能、细胞代谢、细胞信号转导途径、细胞骨架系统重建、干细胞分化等的影响。

分子机制 从基因表达调控、蛋白质翻译和翻译后修饰以及蛋白质相互作用三方面阐明机体空间环境效应发生的分子机制，深入研究在空间特殊环境中各种生物学及生物医学现象的本质，从分子、细胞层面上深入理解发生在器官与整体水平上的各种变化，进而从基因和分子调控水平研究机体对空间环境的适应性。

空间细胞学实验技术 开展空间细胞生物学实验装置研制与实验技术体系研究，构建天地基实验技术支撑平台，满足天基在轨实时研究和地面模拟微重力效应研究必备硬件需求。

研究方法 航天细胞分子生物学的发展在很大程度上依赖于研究技术与工具的改进：细胞生物学技术、分子生物学技术日新月异，促使研究内容不断深化；伴随着人类航天探索持续深入，天地基实验技术体系不断完善。

细胞生物学技术 主要包括细胞培养技术、细胞显微观察技术、流式细胞术、显微操作技术、细胞化学技术、离心分离及生化检测技术。

分子生物学技术 主要包括分子杂交技术、测序技术、DNA转染技术、聚合酶链反应技术、蛋白质表达与分析技术、RNA干扰技术、生物芯片技术等。

重力模拟研究工具 地基模拟研究作为空间实时研究的基础与前提，必须具备一系列的地基研究实验设备，能在一定程度上对空间的微重力与超重环境进行模拟。就装置技术条件而言，主要是采用回转器模拟微重力效应，采用细胞离心机模拟超重效应。

天基实验技术体系 天基实验必须在工程技术手段能保障的前提下开展，空间细胞学研究基本上是通过搭载细胞培养装置，在飞行的不同时段固定一定数量的样品并保存，待返回后分析。天基实验技术体系包括样品制备技术、空间处理及保存技术、样品回收及分析技术等。实验设计中，对照组的设计十分重要，必须考虑样本交付和航天器飞行至样本回收全过程中的各种变化因素，能够设置空间1G的实时对照。

航天细胞分子生物学实验技术还处于起步阶段，并受到一些因素的制约。

与相关学科关系 航天细胞分子生物学以服务于航天员健康、

为载人航天任务的实施提供坚实的理论基础和科学实验依据为根本目的，与航天实施医学、航天重力生理学、航天环境医学、航天员选拔训练、航天器环境控制与生命保障系统、航天生物电子工程学等学科相互依存、影响、融合、渗透，形成了骨干学科与基础学科协调发展的航天医学工程学学科体系。

与航天实施医学的关系 经过几十年的研究，科学家提出 21 世纪航天医学发展的重要目标是发展基于细胞分子知识的航天员健康在线监测、在线防护、在线诊断和在线治疗修复的战略和技术。航天细胞分子生物学关于生物体对重力等信号感受、转导、传递和反应过程中的基本生物学问题研究将有利于设计基于微管、DNA 合成、蛋白质降解途径、细胞信号转导分子等为靶点的药物，推动航天实施医学在明确的机制和理论指导下，发展航天员健康的在线诊治技术。因此，航天细胞分子生物学是航天实施医学重要的理论基础，航天实施医学实践又将为航天细胞分子生物学研究提出新的目标和方向。

与航天重力生理学、航天环境医学的关系 20 世纪生物学经历了由宏观到微观的发展过程，由形态、表型的描述逐步分解、细化到生物体的各种分子及其功能的研究。在此大背景下，研究航天环境对生物大分子、细胞、组织的影响及其机制的航天细胞分子生物学将为航天重力生理学、航天环境医学研究提供重要的理论支撑。同时，通过从单基因向多基因、从单一层次向集成层次、从细胞向整体的系统生物学的研究模式，系统研究机体所有组成成分（基因、mRNA、蛋白质等）的构成以及在特定条件下这些组分间的相互关系和一定时间内的动力学过程，从系统整体的水平对生命现象进行研究是当前的主导方向，因此航天细胞分子生物学与航天重力生理学、航天环境医学紧密联系、相互依存。

与航天生物电子工程学的关系 由于航天细胞分子生物学研究的特殊性，地面模拟和空间飞行实验是航天细胞分子生物学研究的重要手段，航天细胞分子生物学研究所需的天地基实验技术平台及航天员健康在线监测诊断技术研究为航天生物电子工程学研究提供了重要的需求和驱动，反之，航天生物电子工程学发展将为航天细胞分子生物学研究提供必备的手段和工具。

与航天器环境控制与生命保障系统的关系 以实现系统内物质的闭合循环和生命保障物资持续再生的受控生态生命保障系统研制是解决人在空间长期生存的关键，也是航天医学工程学研究的重要内容，包括粮食等高等植物，螺旋藻和小球藻等藻类以及微生物等是它的关键生物部件。航天细胞分子生物学关于机体对空间环境的适应性及其机制等基本生物学问题的研究将为受控生态生命保障系统生物部件的选择提供重要的理论支撑。

中国载人航天"三步走"规划明确提出将在 2020 年左右建立空间站；2004 年 1 月，时任美国总统布什向全世界宣布了美国"空间探索新计划"（美国国家航空航天局称其为"星座"工程），其实质是在 2020 年以前重返月球，并将月球作为载人火星飞行的一个发射基地，2030 年以后，将从月球出发进行载人火星探测。俄罗斯已恢复月球探测活动，计划在 2015~2020 年间开展月球载人飞行，2030 年左右开展火星载人飞行。中国现有的技术储备还远远不能满足载人航天后续发展的需要，如中长期空间飞行中机体对环境的适应能力有待深入研究，空间环境对机体的影响与危害有待进一步评估。

21 世纪将是系统生物学的世纪，生命科学将由描述式的科学转变为定量描述和预测的科学，并在预测医学、预防医学和个性化医学中得到应用。美国国家航空航天局将空间细胞分子生物学列为 21 世纪航天发展战略的重点发展目标。国际空间站中空间细胞实验平台的实施运行，为开展航天细胞分子生物学研究提供了先进的实验平台，中国空间站的建立，也将会极大促进航天细胞分子生物学实验的开展。因此，针对空间站驻留、载人登月及火星探索等空间飞行任务中的医学问题，基于长期飞行的航天医学研究与重力在生命活动中的基本作用的多层次机制研究，从细胞分子层面了解机体对于空间环境的适应性以及返回地面时的再适应机制，并充分利用人类基因组计划、蛋白质组计划、人类表观基因组学计划的研究成果，对这些数据进行整合，发展基于细胞分子靶标的生物防护手段，对保障航天员长期飞行的健康、安全和高效工作具有重要意义。

(万玉民)

kōngjiān huánjìng xìbāoxué xiàoyìng

空间环境细胞学效应（cytological effects under space environment） 空间环境因素在细胞水平引发的生物学效应。包括各种类型细胞形态结构、功能和其他方面的变化。空间环境因素是相对地球生物圈而言，包括真空、极端温度、辐射、微重力和弱磁场等，其中航天医学和失重生理学研究关注的重点是微重力因素。空间微重力环境在细胞水平引发的生物学效应与失重生理效应的产生密切相关。

随着载人航天实践的深入和航天医学的发展，对失重环境下人体各主要生理系统发生的适应性变化，如立位耐力下降、骨质减少、肌肉萎缩等的认识和研究已经进入细胞和分子水平。细胞内营养物质的输运、能量合成和转化、各种信号传递、代谢废物排出以及细胞间的相互作用均发生于液体环境中，都是基于基本的物理或化学过程。一般情况下，因振动等多种因素影响，航天器内的微重力水平维持在 $10^{-6} \sim 10^{-3}$ G。计算表明，当微重力达到 $10^{-6} \sim 10^{-5}$ G 水平时沉降和热对流将不再起作用，液体系统内的混合（扩散）、分离和界面现象，以及热量和质量的转移等都将发生显著变化。在这种基本物理环境特性改变的条件下，由不同比重亚细胞结构组成、含有大量不同分子量、不同空间构象生物大分子的细胞必然会受到影响，细胞结构和功能状态都将发生调整，以建立适应微重力环境的新稳态。

发生机制 关于细胞通过生物物理变化来感受重力变化的机制，有 3 种解释。

直接作用 重力与一种或多种具有一定密度的细胞器的直接作用，产生压力，结果这种信号被转换成相应的分子生物学事件。

非对称热动力学作用 重力与几种细胞器的相互作用不足以引发一个生物学事件，而是一系列小的变化被放大从而产生一种重要的变化。

间接作用 重力的改变导致细胞微环境的变化。微重力通过改变细胞周围的生物物理微环境反过来影响细胞的形状、代谢和功能。在微重力条件下，缺少沉降作用和热对流，只存在简单的扩散和表面张力，将细胞的代谢废物运出细胞并将营养物质运入细胞。因此，微重力诱导的物理与化学微环境的变化改变了细胞的功能。

微重力细胞学效应研究的途径主要有两种，利用在体或离体细胞进行空间飞行实验或地面模拟研究。苏联在 20 世纪 60 年代搭载海拉细胞最早开展了实时微重力细胞生物学效应的观察和研究。20 世纪 90 年代以前，大量工作是利用地面模拟手段，主要是各种类型的细胞回转器进行的。其后，随着空间搭载资源增加，空间实验技术和平台的不断开发，空间细胞实验得到更广泛的开展。美国、欧洲和日本利用国际空间站的细胞实验设备开展了多项研究，在微重力细胞生物学效应研究方面积累了丰富的数据资料。中国利用返回式卫星和"神舟"系列飞船也多次开展了航天医学空间细胞实验研究。

表现 几十年来针对人体各主要生理系统采用不同类型细胞开展的地面模拟研究结合空间飞行实验证据，揭示出微重力导致的细胞生物学效应在各种类型的细胞中广泛存在。大量空间离体实验观察到细胞形态、基因表达、细胞分化以及代谢的改变，但是细胞仍能存活。不同类型和功能状态的细胞在对微重力环境的适应中表现各不相同，如处于快速增殖周期的细胞对微重力更敏感。一般情况下，培养于微重力环境中的离体细胞生物学性状改变明显，在体细胞受机体整体的调节作用，生物学性状变化较小。

形态结构 细胞骨架是维持细胞形态的基础，微重力导致微丝部分解聚、有序性降低，微管变短并重排，细胞核周边的网状结构消失等现象在淋巴细胞、成骨细胞、上皮细胞、神经细胞、心肌细胞、成纤维细胞和其他一些细胞中都有发现。空间飞行和地面模拟研究的结果基本一致。塔博尼的经典实验证实，微管自组装过程受微重力影响，体外微管自组装与微管浓度存在重力依赖的梯度分布有关。英格贝尔提出的细胞张力整合模型认为，细胞内由微丝、微管骨架构成的网状预应力结构通过跨膜蛋白整合素与胞外基质连接，这一物理网络能感受包括重力在内的所有力学变化。许多控制蛋白质合成、能量代谢的酶和一些细胞生长因子以物理方式固定在细胞骨架上，细胞骨架的扭曲和形变可能会影响激活细胞内特定的信号转导途径和基因，通过细胞骨架的触发激活，使细胞开闭不同的基因程序，随之产生一系列的细胞反应。

增殖和分化 是细胞生命活动的重要体现，也是机体组织器官维持正常生理功能和平衡的基础。微重力对细胞增殖、分化的影响是微重力细胞生物学效应研究的重点。微重力环境下以成骨细胞为代表的多种细胞增殖速度减慢，细胞周期改变，细胞退出 G_0/G_1 期的速度减缓，G_1 期细胞比例增多，在超重作用下则发生相反方向的变化。细胞增殖活性的变化可能与细胞黏附能力下降和细胞凋亡增加有关。在微重力或模拟微重力环境下，大鼠和小鼠骨髓中造血祖细胞数目明显减少，骨髓间质干细胞骨向分化能力减弱，向脂肪细胞分化的比例增加，包括红细胞、巨噬细胞、T淋巴细胞、神经元等在内的细胞分化发育过程受到不同程度的抑制。

细胞功能　微重力可参与重编细胞的基因表达模式，影响蛋白的表达和细胞功能，有些细胞（如骨细胞）可能还存在微重力记忆，即中止微重力作用后，细胞的基因表达和功能状态在一段时间内仍不能恢复。微重力作用后，Jurkat 细胞对促有丝分裂原刺激反应性降低，生长停止和凋亡增加，随着微重力作用时间的延长，可溶性细胞凋亡因子分泌增加。微重力使成骨细胞前列腺素 E_2（PGE_2）分泌延缓和减少，转化生长因子-β、环氧合酶-2、c-myc、bcl-2 和 bax 等基因表达受到明显抑制，成骨活性相关蛋白，如骨钙素、Ⅰ型前胶原表达下降；模拟微重力导致 T 淋巴细胞主要被蛋白激酶 A 通路转录因子调节的 91 个基因表达受到抑制，内皮细胞凋亡前信号的表达增加，抗凋亡和增殖相关基因表达下调；模拟微重力还可导致心肌细胞、嗜铬细胞瘤 PC12 细胞的一氧化氮合酶表达增加，骨髓单核细胞 U937 细胞分裂周期蛋白 25B 表达下调，小鼠成肌细胞 C2C12 的肌细胞生成素、α-辅肌动蛋白、肌球蛋白和原肌球蛋白水平降低。

基因表达　对成骨细胞、巨噬细胞、角质细胞、成纤维细胞等的研究结果发现，微重力可影响以下基因的表达变化。①细胞骨架相关的基因：如微管、微丝；②胞外基质黏附分子：如 Integrin、CD44 等；③细胞增生、分化及凋亡相关的基因；④参与代谢调控相关的基因：如 PI3Kinse／Akt／mTOR 信号转导等相关的基因；⑤与氧化应激诱导的信号转导相关的基因：如硫氧还蛋白、一氧化氮合酶、AP-1 等；⑥与细胞的综合胁迫反应相关的基因：如内质网胁迫诱导的参与蛋白折叠反应相关的基因的表达变化，如 IRE1、GRP78、热激蛋白 70 等。

（丁　柏）

hángtiān xìbāo shēngwùxué shíyàn jìshù

航天细胞生物学实验技术（experimental technology of space cell biology）

与航天细胞生物学研究相关，包括天基细胞学实验技术、空间细胞学效应地基模拟技术、空间组织工程技术等的一系列实验技术。航天细胞生物学伴随着载人航天活动的深入和航天医学的发展而产生，是研究航天环境因素在细胞分子水平的效应和机制的一门学科。因此，航天细胞生物学实验技术的特点与航天环境因素，包括失重、超重、宇宙辐射等密切相关。20 世纪 70 年代后，国际航天医学研究从人体进入太空后整体生理变化规律的观察归纳逐渐发展到关注航天环境下细胞水平的效应和机制，利用空间搭载和地面模拟等手段开展的细胞实验研究越来越多。

基本技术　包括天基细胞学实验技术、空间细胞学效应地基模拟技术和空间组织工程技术。

天基细胞学实验技术　必须在工程技术手段能保障的前提下开展。包括：细胞样品制备技术、空间细胞培养技术、空间细胞样本处理及保存技术等。实验设计中，对照组的设计十分重要，必须考虑样本交付和航天器飞行至样本回收全过程中的各种变化因素，能设置空间 1G 的实时对照。空间细胞学研究基本上是通过搭载细胞培养装置，在飞行的不同时段在轨处理一定数量的细胞样品并保存，待返回后分析来实现的。由于保存时间随飞行任务而不同，兼之返回时的剧烈环境条件，这一模式为分析实验结果引入许多不确定因素，建立在轨培养细胞实时分析技术是主要发展方向。

细胞样品制备技术　包括细胞培养装置的适用性实验、细胞样本库建立、细胞样本制备流程固化等。制备样本前必须进行大量的预备实验。①每一种细胞都需要开展针对空间细胞培养装置和空间实验条件的细胞适应性和培养参数优化实验，确保细胞在轨正常生长；②建立细胞样本库，保存不同批（代）次的细胞；③根据空间实验条件和优化的培养参数，确定天基实验流程，并以此时间流程，复苏、传代不同批（代）次的细胞，确保样本制备时细胞的数量、状态满足天基实验的要求。在发射前，按照空间细胞培养装置要求，接种到细胞培养盒，并安放到运输包中。

空间细胞培养技术　通过专用设备在空间环境条件下建立适宜的细胞生长环境，确保细胞在轨正常生长增殖的系列技术（见空间细胞培养）。

空间细胞样本处理技术　包括细胞换液、细胞固定与溶解、细胞样本回收与保存等技术。在轨细胞样本培养与实验要求的细胞换液、细胞固定与溶解等操作可通过手动或自动方式实现。手动模式培养更新与试剂加注由航天员在轨通过专用器具实现；自动模式培养更新与试剂加注通常通过带有流体驱动器件的细胞培养回路实现，细胞培养回路主要包括培养和试剂存贮组件、流体驱动器件和废液收集组件等部分，在控制系统调控下按要求自动实现既定要求的操作。空间实验的细胞样本回收通常由航天员完成，回收后细胞样本在轨冷藏或冷冻保存。

空间细胞学效应地基模拟技术　通过已得到公认并验证有效的手段使细胞产生与空间环境条件相似效应的地面模拟技术。空间细胞搭载机会和资源有限，多数航天细胞生物学研究通过一系列的地基实验实现。地基开展航天细胞生物学实验研究采用的技术除了包括一些通用的细胞生物学技术外，主要不同之处是根据空间环境特点，建立空间细胞学效应研究的地基模拟技术。空间环境条件包括微重力、超重、辐射、亚磁场或弱磁场等，因此，以中长期空间飞行航天员健康防护措施机制研究为目标的空间细胞学效应地基模拟技术，主要是以建立上述空间环境条件的细胞学效应地面模拟技术为主。

微重力细胞学效应研究　主要通过细胞回转器实现。细胞回转器是细胞生物学研究的专用设备，可使细胞样本产生模拟微重力效应。它作为一种空间细胞微重力效应的模拟手段，已在航天医学和生命科学研究等领域普遍采用，并成为国际上公认的细胞微重力效应研究手段。

超重细胞学效应　研究主要通过细胞离心机实现。不同于其他离心机，它提供一个作用于细胞样本的稳定可控的离心力，为细胞学重力效应研究提供支持。主要有两类：①地面实验设备，用于地面研究细胞学超重效应，主要配属在地面实验室作为微重力效应研究的补充；②空间实验设备，是空间细胞微重力效应研究的重力对照设施，一般整合在空间细胞学实验设备中，用于有

效排除空间细胞学实验中辐射、振动和弱磁场等非微重力因素，使空间细胞微重力效应研究更科学、客观。细胞离心机大致可分为两种：①恒重力细胞离心机（图1），在每次实验中细胞样本超重水平是不变的，通过样本位置和转速来实现不同实验要求的不同超重水平，在工作前预先设定重力水平，启动进行工作状态后，设备将按设定值稳定运转，为实验样本提供一个恒定的离心力。②变重力细胞离心机（图2），能够在一次实验中自动调节超重水平和作用时间，每次实验中重力变化程序可通过设备内置的程序自主编制实现，能根据行星际航行过程中重力变化情况，在一个实验过程中自动调整重力水平与作用时间。设备中自带重力水平库和作用时间库两个程序库，实验人员可依据实验要求自行编排实验过程的重力水平与作用时间。

空间辐射　包括了多种高能

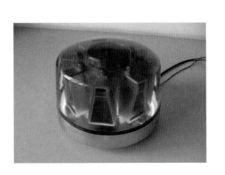

图1　恒重力细胞离心机

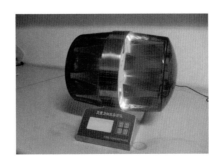

图2　变重力细胞离心机

带电粒子，如电子、质子及重离子，其中质子占的比例最大。电子是轻的负电荷粒子，与X射线或γ射线一样属于低线能转移辐射类型。X射线或γ射线作用于物质也是通过所产生的电子而使原子电离，因此，X射线或γ射线与电子这类低线能转移辐射类型的生物学效应特点相似。照射电子的生物效应通常借鉴X射线或γ射线的研究结果，或通过X射线或γ射线照射模拟电子辐射研究。空间环境的质子辐射模拟通过地面质子加速器实现，重离子辐射可通过重离子加速器模拟。但由于空间飞行中，各种辐射成分的相对重要性与飞行因素相关，如飞行器结构、飞行参数（飞行轨道、轨道倾角、飞行时间等）、太阳活动周期等，因此，地面辐射效应模拟应注重辐射参数摸索并与实际飞行辐射剂量进行比对。

空间亚磁或弱磁环境　空间亚磁或弱磁环境地面模拟通常通过3种方式实现。①磁屏蔽法：主要是采用高导磁材料（如硅钢、坡莫合金等）构成一个密闭的空间，高导磁材料形成了低磁阻通路，使磁场优先通过从而实现降低内部磁场的效果，属于一种消极的磁场调控方式，调控性较差；②线圈补偿法：利用磁场矢量的叠加，大小相等、方向相反的磁场在叠加处磁场为零的原理，通过多组线圈产生磁场与地磁场叠加，调整线圈电流使目标区域磁场为零，这种方法调控性较强；③混合法：综合上述两种方法，磁场更均一。已有小型亚磁设备与细胞培养箱整合后开展细胞学效应研究的实例。

空间细胞学效应地基模拟技术作为一种常规手段，已经在航天医学、生命科学和细胞生物学

等领域得到广泛应用。空间细胞学效应地基模拟技术的发展与技术革新息息相关，技术的不断进步将使空间细胞学效应地基模拟技术的可靠性不断提升的同时，空间细胞学效应的模拟技术也日益丰富，如微流控芯片技术的发展，使细胞培养芯片化成为可能。

空间组织工程技术　利用空间特殊微重力环境及细胞生物学、生物材料学和工程学原理，研究开发用于修复或改善人体病损组织或器官的结构、功能的生物活性替代物的技术。其核心是在空间环境条件下建立哺乳动物细胞三维培养体系，包括由高分子可降解聚合物支架、胶原和微载体构成的三维培养系统。

美国约翰逊航天中心推出的微重力生物反应器，可在一个较大的应力范围内对微重力作用进行模拟研究，成为组织工程的重要工具。旋转式生物反应器使细胞维持在持续的自由落体状态，有极小的剪切力和较好的物质传递。一般认为该方法在三维组织培养方面优于传统的静置培养、滚瓶培养、搅拌悬浮培养和中空纤维灌流培养。现已构建多种能够模拟微重力状态的培养系统，如模拟微重力旋转式生物反应器、固定转动旋转式生物反应器、转壁式生物反应器等。已进行过飞行实验的生物反应器有动态细胞培养系统和灌注式生物反应器。此外，还出现了商业性生物研究单元以及可用于空间或地面的细胞、组织和器官观测和诊断的无损伤光学检测仪。

应用　为开展空间细胞学效应研究，在国际空间站上安装了一系列自动化程度高、功能丰富的空间细胞培养系统，不仅能为细胞生长提供必需的环境条件，

而且具备样本图像实时记录传输系统与重力对照系统等辅助实验系统。美国、欧洲和日本利用国际空间站的细胞实验设备开展了多项研究。中国自"神舟"6号始，开展了心肌细胞、成骨细胞、血管平滑肌细胞、骨骼肌细胞等的空间细胞搭载与培养实验，特别是在"神舟"9号、"神舟"10号任务中，应用空间细胞培养装置，成功实现了细胞培养、细胞换液、显微摄影、细胞固定与溶解等复杂生物学过程的自动化在轨处理，标志着中国航天细胞生物学实验技术发展迈入了新的阶段。

（谭映军）

kōngjiān xìbāo péiyǎng

空间细胞培养（space cell culture）　通过专用设备在空间环境条件下建立适宜的细胞生长环境，确保细胞在轨正常生长增殖的技术。核心是要求在空间环境条件下构建适宜的细胞生长环境条件，主要包括合适的温度条件、适中的二氧化碳（CO_2），气体浓度水平、丰富的营养、充足的溶解氧、正常的 pH 值和渗透压等条件，确保上述因素兼备才能保证细胞在轨正常生长增殖。空间细胞培养过程常配置图像记录系统。

简史　在美国 1973 年发射的"天空实验室"上，利用相差显微镜，用缩时电影照相机，连续 28 天拍摄照片，对用细胞培养的人胚肺细胞株进行了观察，其中包括生长曲线、分裂指数、细胞迁移率、液泡的形成、细胞的大小、细胞核的大小及运动、核仁的大小和数目以及染色体上的 C 带和 G 带的图像等。这也是较早开展的空间细胞培养实验之一。在 1986 年发射升空开始组装的"和平"号空间站上，美国和苏联利用培养装置开展了大量空间环境

条件对动植物细胞结构和功能影响研究，如微重力对骨的形成和骨骼发育的影响、微重力对鹌鹑肌钙蛋白 T 和 I 异构体表达的影响等。这时的细胞培养装置具有了温度、湿度与环境气体成分控制等功能。为了拓展航天医学与空间生物技术应用的研究，空间细胞培养研究已成为热点之一。国际空间站上配备了系列自动化程度高、功能丰富的空间细胞培养系统，不仅能在轨进行细胞培养（如空间细胞培养设备），还提供了实验操作平台（如手套箱）、观测平台（如在轨空间荧光显微镜），能为细胞生长提供必需的环境条件和样本图像实时记录传输与重力对照等功能。

中国利用返回式卫星、载人飞船等轨道飞行器已开展了多次空间细胞培养实验，研制了多台空间细胞培养装置。其中在"神舟"9号、"神舟"10号和"天宫"1号的交会对接任务中，利用自主研制的空间全自动细胞培养装置开展了航天医学细胞学空间实验。它具备自动进行多样本流加式细胞培养、温度自动控制、样本显微图像自主记录并适时下传等功能。

基本技术　主要包括环境条件建立技术、辅助实验技术和医学实验技术。

环境条件建立技术　包括：①温度控制：用于准确控制细胞培养区温度范围，确保其波动范围满足细胞生长要求，空间细胞培养设备温度控制要求为 $36.5℃ \pm 0.5℃$，实际可达到 $36.5℃ \pm 0.2℃$ 水平；②湿度调节：经常应用于仿开放式模式的空间培养设备中，调节细胞培养区相对湿度维持在 $80\% \pm 10\%$；③CO_2 气体浓度控制：用于维持细胞培养区气

体成分中 CO_2 浓度水平，CO_2 浓度水平基本控制在 1% ~ 5% 之间；④微量流体定时定量驱动：用于空间环境条件下细胞培养液的更新与其他试剂（如固定液、溶解液或药物）的加注，实现细胞生长的液体环境参数调节、溶解氧营养供应和实验过程试剂按时释放。

辅助实验技术 主要有样本图像实时记录与传输技术和重力对照技术。样本图像实时记录与传输技术用于在轨细胞样本高分辨率图像和荧光图像的动态实时记录、处理、存储与在线传输；重力对照技术应用于在轨建立 1G 重力或超重样本，作为微重力环境样本的同步对照，重力水平一般控制在 0~2G 连续可调。

医学实验技术 主要包括建立与空间细胞培养设备配套的样本制备技术和后续指标分析检测技术。

应用 国际空间细胞培养设备和技术经过多年的发展已取得了长足的进步。走过了从简单到复杂到逐步完善和成熟的历程；经历了从静态的批量培养到动态的连续灌流式培养，再到在线监测、显微观察甚至是可进行遥测的空间细胞培养的发展变化。并且在空间实验室、国际微重力实验室、"和平"号空间站和国际空间站上，实现了空间细胞/组织培养装置的长期化、多样化、标准化、模块化和智能化，形成空间科学技术发展的一个重要方向。已多次利用细胞/组织培养装置在空间进行过哺乳动物细胞、细菌、鱼、植物和小昆虫的科学飞行实验，取得了很多有重大意义的科学研究成果。

国际空间站上，为满足国际空间站细胞生物学研究的需要，

美国国家航空航天局除继续支持研制性能更优的生物技术温度控制器，解决样品的冷藏、在轨多种细胞培养的同时保存及保温问题外，已研制更先进的细胞培养单元、18 个细胞培养室，可适应多种不同细胞的培养。培养室的环境参数（如温度、pH 值、气体浓度）可通过培养液的灌注和更新以及气体与热交换来维持。

在国际空间站的日本实验舱，安装有可用于各种生命科学实验的细胞生物学实验装置，包括培养箱、控制和通信控制设备。培养箱单元由一个微重力模块和一个重力对照模块组成。重力对照模块有离心机，重力水平可控制在 0.1 ~ 2.0G 之间。该设备还可控制温度、湿度和 CO_2 浓度。温度范围在 15 ~ 40℃ 之间，相对湿度在 20% ~ 80% 范围可控，CO_2 浓度在 0 ~ 10% 之间可调。设备工况参数与视频信号通过空间标准站标准接口设备实现实时传输。

欧洲空间局也积极利用空间环境进行空间生命科学实验，并建立了自己的生物实验机柜，提供了在轨生物实验室，可研究单细胞和多细胞生物包括细菌、昆虫、原生生物（简单的原核生物）和种子的微重力和空间辐射效应。该设备包括培养箱、显微镜、分光光度计和两个离心机，培养箱温度控制在 18 ~ 40℃ 之间，控温精度 ±0.5℃。

中国"天宫"1 号搭载的空间全自动细胞培养装置中，可同时安装 8 个独立的培养单元，能兼容开展多类细胞学实验。细胞在轨培养采用流加式模式，培养液流速为 50μl/min；细胞培养区温度控制在 36.5℃ ± 0.5℃ 范围；具备四路细胞图像同步记录功能。

随着航天技术的飞速发展，

在保障空间细胞培养设备的基本功能基础上，其发展在结构上将分化为繁简双趋势，一是在载人航天的干预下，有航天员的辅助操作将极大地简化空间细胞生物学实验装置的结构，并有效提升装置的可靠性；二是在无人辅助的条件下，空间医学生物学实验装置的全自动工作、故障模式的智能识别与处理是最基本要求，结构大、功能全是这类设置的典型特征。

（谭映军）

kōngjiān wēiliúkòng xīnpiàn jìshù

空间微流控芯片技术（space microfluidic chip technology）

在空间环境下，把生物、化学、医学等领域涉及的基本操作单元集成或基本集成到具有微米级通道结构的芯片上，用以取代常规实验室各种功能的技术。又称芯片实验室（lab-on-a-chip）。芯片通常只有几平方厘米大小，具有微米级通道结构，采用可控流体贯穿整个系统，具备样品制备、反应、分离、检测及细胞培养、分选、溶解等功能。

简史 20 世纪 90 年代初，Manz 和 Harrison 等率先开展了芯片毛细管电泳形式的微流控芯片技术研究。2006 年 12 月，美国"发现"号航天飞机 STS-116 任务组首次将基于空间微流控芯片技术研发的便携式检测系统应用于空间环境，实现了在国际空间站内开展了对舱内细菌或真菌的在轨实时检测，并计划将其应用于航天员体液检测、环境有害物质监测等更广泛的领域。欧洲空间局 2007 年 9 月发射"Foton-M3"航天器，在航天器上安装了基于阵列检测原理的"生命迹象检测芯片"开展近地轨道测试，希望能用于未来的火星生命探测计划。

此装置仅有邮票大小，却能探测超过 2000 个生命迹象分子，因为探测原理类似妊娠试纸，故称火星"妊娠测试"装置。2011 年 11 月，中国"神舟"8 号飞船搭载了微流控芯片基因扩增装置，在轨自动完成了人类基因扩增实验，连同地面对照实验装置共得到 36 个样品。

美国国家航空航天局、欧洲空间局，以及俄罗斯、加拿大、日本、德国和法国等国家空间局等都在加紧研发适合空间应用需要的微流控芯片技术。中国也正在研发基于空间微流控芯片技术的多指标分析模块，计划应用于空间站任务中，实现航天员体液生化指标和细胞学样本的在轨检测。

基本技术 以芯片为操作平台，以微管道网络为结构特征，以空间生命科学为应用对象，把地面整个化学或生物实验室的功能集成在微芯片上，具有非重力依赖、小型化、自动化、样品试剂消耗少、分析速度快等特点，能在空间环境中正常工作，实现特定功能。生物芯片，又称微阵列芯片，是微流控芯片中操作单元只有一种、微流量为零的点阵列型杂交芯片，根据分子间特异性地相互作用的原理，将生命科学领域中不连续的分析过程集成于芯片表面开展微型生物化学分析。微全分析系统是以样品分析为最终目标的一类微流控芯片的统称，曾在一定时期与微流控芯片概念混用，但实践证明其只是微流控芯片的一个类别。

空间微流控芯片技术特点决定于微流控芯片的结构特征。典型的芯片尺寸约为几个平方厘米，操作单元的尺寸在微米量级，由于尺寸微细，面体比增加，雷诺数变小，物理量梯度提高，传热、传质的推动力增加，虽然对分子的行为没有本质影响，但样本和试剂消耗降低到微升级甚至纳升级，分析速度成倍提高，且不受空间微重力的影响。

空间微流控芯片技术集成多学科技术实现生物样本的在轨处理与检测，涉及的基本技术包括微机电加工技术、计算机技术、电子学技术、材料科学技术、分析化学技术、微电子学技术、航天生物学技术和医学工程技术。

应用 空间微流控芯片技术已用于航天环境生物安全性监测与预警、空间生物学科学研究、地外生命、水资源探索和空间环境下生物晶体生长特性研究。在航天员健康在轨监测与预警、空间失重生理效应与防护机制研究、航天食品卫生监测等领域具有重要应用前景。

（王春艳）

kōngjiānzǔzhīgōngchéng

空间组织工程（tissue engineering in space） 利用空间特殊微重力环境及细胞生物学、生物材料学和工程学原理，研究开发生物活性替代物的技术。这些生物活性替代物通常用于修复或改善病损的组织或器官的结构、功能。

人体组织损伤、缺损导致功能障碍。传统的器官移植方法虽然可以取得比较满意的疗效，但依然存在很多问题，如组织器官来源有限、排斥反应、炎症及并发症等。利用自身细胞培育出活性替代物，将为众多组织缺损、器官功能衰竭病人治疗带来曙光。组织工程利用工程学和生命科学的原则和方法，从根本上了解正常组织和病理组织的结构与功能关系，利用活细胞与天然或合成的细胞外基质相结合，建立活性替代物，以恢复或改善组织结构、功能；是治疗组织、器官衰竭的有效疗法和辅助手段。空间组织工程就是利用空间特殊微重力环境，培育受损组织器官的替代物；其核心是建立哺乳动物细胞三维培养体系，包括由高分子可降解聚合物支架、胶原和微载体构成的三维培养系统，与单层培养相比，三维组织培养体系可以含有高密度细胞，对细胞分化和正常功能维持都具有重要影响。

发展历程 组织工程是 20 世纪后期兴起的一门新兴学科，组织工程一词最早是由美国国家科学基金会 1987 年正式提出和确定的。20 世纪 80 年代美国国家航空航天局（National Aeronautics and Space Administration，NASA）设计了转壁式生物反应器（rotating wall vessel bioreactor，RWVB），研究发现离体细胞在进行 RWVB 中呈现高密度聚集，并形成较大的组织样结构。由此揭开了空间组织工程的新篇章。

进入 20 世纪 90 年代，随着生命科学研究的深入和多学科的渗透与交叉，在空间生命科学研究领域，将细胞培养技术与微重力环境相结合，使重建组织研究获得重大进展。1995 年研究者首次建立了模拟微重力条件下小牛软骨细胞的三维培养模型，获得了与体内软骨组织形态和功能相似的结构，1997 年再次证实了利用空间微重力进行组织工程构建的可行性。随后科学家们以内脏器官再造为目标，利用空间资源开展了大量的微重力组织工程化心肌、胰岛及肝脏的研究。研究者用 NASA 研制的旋转式生物反应器，将取自新生鼠的心肌细胞培养在 PGA 支架上，也得到三维的组织样心肌细胞团块，具有自发搏动现象。空间组织工程得到重大发展，确立了其在空间生命科学和组织工程学中重要地位。

基本技术 组织工程的核心是建立细胞与生物材料的三维空间复合体。将体外培养扩增的正常组织细胞，吸附于一种生物相容性良好并可被机体吸收的生物材料上形成复合物，将细胞-生物材料复合物植入机体组织、器官的病损部分，细胞在生物材料逐渐被机体降解吸收的过程中形成新的在形态和功能方面与相应器官、组织相一致的组织，而达到修复创伤和重建功能的目的。组织工程研究包括四个方面：种子细胞研究、细胞外基质研究、组织器官构建和组织工程临床应用。①种子细胞的培养是组织工程的基本要素，细胞主要来源于自体、同种异体、异种组织细胞等。干细胞是目前研究最多的也是最有发展潜力的种子细胞。②细胞外基质是细胞附着的基本框架和代谢场所，其形态和功能直接影响所构成的组织形态和功能。③组织器官构建就是把种子细胞和支架材料结合得到设计的组织器官，生物反应器是关键。临床应用是人造组织在人体上的应用，目前只有活性皮肤达到这一步。④组织工程的核心是动物细胞的三维培养技术。空间微重力环境中，细胞黏附分子、胞外基质、培养基均一性等细胞微环境都发生了变化，不同类型的细胞不受密度的影响而处于同一层，相互作用，更易形成三维结构，从而为组织细胞的三维生长提供有力条件。研究表明微重力对细胞的增殖、分化都产生一定的影响，这是空间生物学、航天医学、组织工程学需要阐明的重要问题。

应用 约翰逊空间中心推出的微重力生物反应器，可以在一个较大的应力范围内对微重力作用进行模拟研究，成为组织工程的重要工具。旋转式生物反应器使细胞维持在持续的自由落体状态，具有极低的剪切力和较好的物质传递。一般认为该方法在三维组织培养方面优于传统的静态培养、转瓶培养、搅拌悬浮培养和空心纤维灌注培养。现已构建多种能够模拟微重力状态的培养系统，如模拟微重力旋转生物反应器、固定转动旋转生物反应器、旋转壁生物反应器等。空间和地面研究结果表明：真实或模拟微重力培养环境可以显著改善离体细胞的生长状况，使在普通条件下只能二维贴壁生长的动物细胞表现出三维增殖与分化的趋向，进而形成了有功能的组织。细胞和组织体外三维培养体系的微重力或模拟环境有助于基因和细胞水平的应答。中国科学家利用旋转式细胞培养系统（rotary cell culture system，RCCS）建立了软骨组织、骨组织、肝组织的三维培养模型。在模拟微重力条件下成功再造了气管软骨、鼻软骨、关节软骨、圆形颅骨和肝细胞团等。在欧洲建立了一个"组织工程平台"（tissue engineering platform）。以往已经进行过飞行实验的生物反应器有动态细胞培养系统（dynamic cell culture system，DCCS）和灌注生物反应器（perfusion bioreactor）。还出现了商业性生物研究单元（commercial biological research unit，CBRU）和发展出新的无损伤光学检测仪，可用于空间或地面的细胞、组织和器官的观测和诊断。

空间组织工程的关键是空间细胞培养技术和空间环境细胞效应研究。在培养技术上，还需要完善模拟微重力效应的仪器设备、支架材料的优化等方面都是限制空间组织工程的急需解决的重要问题。此外，微重力环境下，细胞与基质相互作用、细胞增殖分化等生物基础性问题依然没有得到详细阐述。从长远目标来看，应用空间组织工程技术所构建的组织或器官最终在医学临床上得以应用还存许多有待解决的问题。空间生物技术，尤其是空间组织工程，是空间生命科学的研究热点。可以预见，在现有组织工程的研究成果基础上，进一步开展微重力条件下的软骨、骨、心脏、肝脏、胰岛等器官的再造研究，哺乳动物细胞三维培养体系的成功建立，将为人类器官或组织移植提供丰富的材料，为空间生物技术的商业化开辟新途径。

（戴钟铨）

kōngjiān xìbāoxué xiàoyìng mónǐ jìshù
空间细胞学效应模拟技术
（simulation technology for cytological effects of space flight） 在地面环境条件下通过有效手段使细胞产生与在空间环境条件下相似效应的技术。空间环境条件包括微重力、强辐射、弱磁场、极端温度与真空等，但载人航天器具有一定的屏蔽与防护功能，因此，以中长期空间飞行航天员健康防护措施机制研究为目标的空间细胞学效应研究将主要包括微重力、辐射和弱磁场的细胞学效应研究，空间细胞学效应地基模拟技术也聚焦在于上述三方面，其中以空间微重力效应模拟研究开展最为广泛与深入。

基本技术主要包括：空间微重力细胞学效应模拟技术（实现设备：细胞回转器）和超重细胞学效应实验技术（实现设备：细胞离心机）。

种类繁多的回转器服务于不

同的研究目标，它们都具有培养密度高、培养环境剪应力低等特点。离心机作为空间细胞实验装置中的对照设备，已在空间细胞学实验中得到了广泛的应用。

（谭映军）

细胞回转器（clinostat）

通过样本回转技术实现细胞模拟微重力效应的细胞生物学研究设备。细胞回转器是专用于细胞生物学研究的设备，可使细胞样本产生模拟微重力效应。它的出现已有近百年的历史，随着人类向宇宙空间的进军逐渐深入，特别是当航天医学和生命科学在细胞分子水平研究的逐步深入，迫切需求一种模拟研究手段作为空间实时研究的前提、基础和补充时，细胞回转器得到快速发展。

原理和结构 其工作原理是利用生物体的重力响应机制，即任何生物体对重力的响应都需要一定的时间，如在生物体的重力响应时间内发生方位变化，使其来不及对感知的重力方向进行响应，生物体将会产生一种无重力作用的效应，与微重力效应类似。细胞样本在回转器上沿水平轴转动时，一定的转速使其处于来不及感受重力作用的状态，细胞样本将表现出微重力效应。不同的细胞实现模拟微重力效应所要求的转速不同。虽然现有的细胞回转器类型各异，但主体结构和工作原理一致。主要包括①传动结构：实现多个样本沿水平轴协同转动；②样本安装结构：负责细胞样本的安装与固定；③控制系统：主要完成对设备转速的调控。

性能特点 不同类型细胞的重力响应时间不同，细胞回转器的工作转速也必须因实验样本而异，才能达到模拟微重力效应的

最佳效果，一般转速从每分钟几转到几十转不等。细胞回转器并不是工作转速越快越好。所有样本不可能安装在轴线上，过快的转速可能导致显著的离心力而削弱模拟微重力效应。回转过程中细胞培养瓶内的微流动有利于培养液中传热与传质，有效消除浓度梯度和温度梯度，但转速过快，瓶内培养液流动速度将过大，所产生的剪应力对细胞增殖、代谢等功能与结构方面产生不利影响。已有多种不同类型及结构特点的细胞回转器服务于不同科学研究目标。它们都具有培养密度高、培养环境剪应力低等特点。根据细胞培养方式，可分为流加式回转器和非流加式回转器；根据样本数量可分为单样本回转器和多样本回转器；根据转动轴向分为单轴向回转器和多轴向回转器。图1为单样本流加式回转器，最大的特点是有一个容积较大的细胞培养室，并具备一套培养液流加回路。图2为多样本双轴向非

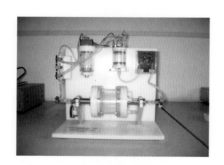

图1 单样本流加式回转器

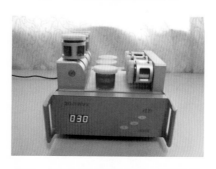

图2 多样本双轴向非流加式回转器

流加式回转器，图中双轴细胞回转器具备多个独立样本支持功能，根据实验要求，设备可建立动态回转实验组，实现一次实验同时设立静态实验组、动态实验组和回转实验组。

（谭映军）

hángtiān shēngwù xìnxīxué

航天生物信息学（space bioinformatics）

对人体等复杂生命体在航天环境下不同层次的响应规律、机制和特征进行数据集成、建模与预测的学科。航天生物信息学是综合利用生物学、医学、信息科学的技术和方法，在分子、细胞、组织、器官系统、整体、群体行为等不同层次上进行研究。

简史 生物信息学是利用信息技术的方法、运算法则和工具，运用统计学和计算机技术解决生命科学的问题，从生物数据中挖掘知识，理解生命本质。20世纪90年代起，生物信息学进入以"生物分子序列数据库和序列比对算法"为代表的前基因组时代。随着人类基因组测序的完成，生物信息学不断发展。现代生物信息学研究中，基因芯片等高通量检测技术日益成熟，基因功能研究积累日益丰富，为生物遗传信息的获取和理解带来便利。随着航天生命科学，尤其是航天细胞分子生物学研究范围的不断发展及研究层次的不断加深，现代生物信息学的方法和技术不断渗透在航天细胞分子生物学研究的各个环节，航天生物信息学应运而生。

研究范围 航天生物信息学基于基因组学、转录组学、代谢组学、蛋白质组学等多种组学数据，从系统生物学角度出发，从分子、细胞、组织、器官等多个水平对复杂的生物系统进行探测，

并对多种生物信息数据进行数据集成、数据挖掘和建模分析，研究重力、辐射等外在环境因素和生物节律等内在环境因素对于生物体的影响，对人体的响应特征（生理效应、心理效应、行为与工作能力效应）进行建模与预测，为医学预警、防护等实施医学问题提供基础解决方案。

航天生物信息学在传统生物信息学研究方向的基础上，结合航天生物医学领域的特殊需求，将主要研究以下几方面的问题。

基于高通量检测技术的航天环境细胞效应探测　高通量检测技术是生物信息学的重要分支之一，基因芯片是最主要的且发展最早、最快的生物芯片，其最大特征在于能同时定量检测成千上万的基因表达信息，具有传统生物技术不可比拟的高效、快速、多参量的特点，为研究基因功能、生长发育、疾病发生等生物学命题创造了条件，为同时检测生物体所有基因在特定组织、特定条件下的 RNA 表达水平的整体面貌提供可能。随着学科和技术的发展，第二代测序技术为高通量检测领域带来了新的活力，而针对表观遗传学研究的甲基化芯片、针对代谢组学研究的质谱检测、针对免疫系统的免疫组库测序等技术的扩展，也为高通量刻画航天环境下的细胞分子生物学效应提供了更广阔的空间。

多环境因素对生物系统影响的建模研究　航天环境条件下，重力、辐射等外在环境因素和生物节律等内在环境因素，均对人体产生影响。航天生物信息学基于多维度、高通量的生物学数据（基因组数据、转录组数据、代谢组数据、蛋白质组数据、表观遗传学数据），通过数学建模的方

法，对多环境作用条件下的生物体响应效果进行模拟和预测，并进一步探索环境影响因素的干预方法。

航天药物筛选及药效预测研究　结合航天防护医学、航天临床医学发展的需求，通过系统的生物学实验设计获取检测数据，从基因组、蛋白质组、代谢组等多个维度对生物体进行刻画，并对多维度数据进行整合分析，结合众多生物学先验知识和数据资源，分析筛选潜在的航天特因环境疾病对抗药物。基于机体内细胞之间、组织之间、器官之间的相互作用与"对话"机制的不断认识，发展基于人体内源化合物或分子机制的防护措施。

航天医学数据挖掘与知识发现平台研究　通过计算机技术、统计学和数据库技术，设计构建适应于航天医学研究的"航天医学数据挖掘与知识发现平台"（图）。该平台立足于整合航天医学研究领域相关的人体、动物、细胞实验数据，集成高通量的分子数据及行为与表型的整体数据。在航天生物信息数据平台的基础上，发展生物数据分析和整合技术，进而推动理论生物学和系统生物学在航天医学领域内的发展。

研究方法　航天生物信息学是多学科交叉及特殊应用需求下的产物。航天环境条件下出现的复杂的生命系统现象为航天生物信息学提供了科学问题的源泉，数学和统计学为航天生物信息学的研究提供思路和方法，计算机科学，包括大规模并行计算技术、数据库技术、数据挖掘技术等为航天生物信息学提供解决问题的工具和手段。系统生物学概念与技术的广泛应用，为航天生物信息学带来了新的机遇。

与其他学科关系　航天生物信息学致力于解读反映人体在航天特因环境下综合响应特征的数据和信号。围绕航天环境人体研究的航天重力生理学、航天环境医学、航天员选拔训练、航天器环境控制与生命保障系统、航天生物电子工程学等学科，均能为航天生物信息学提供涵盖"人-机-环境"等多个维度的信息和数据，并为航天生物信息学的分析与建模带来丰富多样的科学问题。航天生物信息学挖掘的信息、构建的模型，也为航天环境人体研究的相关学科提供新的知识，拓展新的思路。

如何从系统的角度，全方位解释航天条件下的生命科学问题，已成为航天生物信息学面临的重要挑战。航天条件下的许多现象已经超出地球生物学和医学知识所能解释的范围。这意味着航天生物信息学相比于传统生物信息学，需要面对更多新的生命科学现象，这也为航天生物信息学发展的提供了独特的机遇。

作为生物信息学与航天医学领域独特的科学问题跨界交叉的产物，航天生物信息学是关注在特殊环境因素影响下，人体这一复杂生物个体从分子、细胞、整体表型等多个层析的协同扰动状态。航天医学各学科研究中产生的实验数据具有"时序性"和"多维性"，赋予了航天医学实验数据独特的科学价值。航天生物信息学正是为解读这些实验数据提供技术和方法。随着科学技术的发展，不断诞生的新型检测技术和装备已经成为航天医学数据丰富和扩展的催化剂。基因组学、表观遗传学的发展，带来了基因芯片、DNA 甲基化芯片、免疫组库检测等技术在航天医学领域的

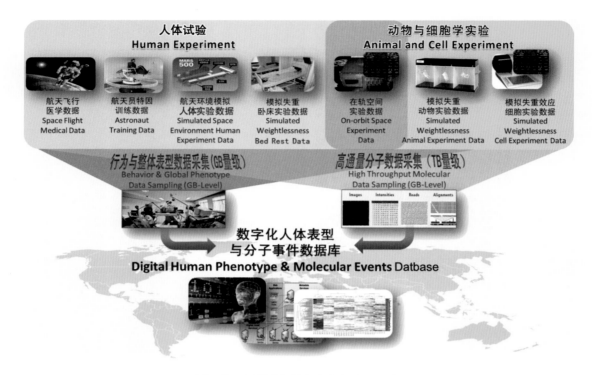

图　航天医学数据挖掘与知识发现平台

应用。可穿戴式检测设备的发展也使得高效、并行检测多维度人体健康表型信息更为便利。这些技术均促进航天医学实验数据的规模快速发展，促使航天医学和航天生物信息学研究进入"大数据时代"。以上发展趋势将促使航天生物信息学研究面临数据存储、数据分析方法、数据分析工具等多方面的创新需求。面对新的科学问题和视野，航天生物信息学将在发展和实践中提出创新的生物学理论、数据建模与挖掘技术，并将其成果进行转化应用，造福人类。

（熊江辉）

kōngjiān fāyù shēngwùxué

空间发育生物学（space developmental biology）　研究生物在空间环境下生殖、发育过程中生物学表现基本规律的学科。主要研究空间环境条件下生物生殖、发育调控的细胞和分子机制，为太空人类生殖健康和动物高效繁殖提供科学依据和理论指导。

此学科涵盖了空间性腺生物学、受精生物学与生殖工程、胚胎发育生物学、生殖免疫学、生殖生理学和生殖内分泌学、行为学等领域。通过研究空间环境因素对哺乳类动物生殖、分化、发育生物学的影响，比较其与重力条件下生殖生物学的异同，可能克服空间环境对生殖带来的不利影响或为利用空间环境某种特殊优势造福人类生殖健康提供依据，也可为人类将来长期探索空间资源过程中为航天员提供食物等。

发育生物学是动植物繁殖、遗传育种、动物胚胎与生殖工程等生产应用技术发展的理论基础，是解决人类面临的许多医学难题及器官与组织培养等新兴的医学产业工程发展的基础，是基因工程发展为成熟实用技术的基础。研究空间遗传发育生物学不但有助于揭示生命体的奥秘，还为航天疾病发生的机制研究和制定对抗防护措施提供新思路。

学科形成与发展　发育生物学是研究生物体发生、发展、衰老与死亡的科学；其任务是阐明发育、衰老与死亡机制，服务于人类的生产实践与生物医学临床，为人类造福和促进生物科学的不断发展。是生命科学的一个重要分支学科。发育生物学由实验胚胎学发展起来。

发育生物学是胚胎学的继承和发展，伴随着生命科学的发展，从胚胎学的酝酿到建立，再到发育生物学的出现经历了一个漫长的历史过程。据历史记载，早在公元前460～前377年，古希腊人就开始观察鸡胚的发育，提出了胚胎发育的概念。在18～19世纪，开始对动物胚胎发生进行系统研究，提出胚层的概念，建立了胚胎学。20世纪以后，在细胞学、遗传学、分子生物学发展的推动下，胚胎学开始向发育生物学转化，研究内容发展到雌雄性生殖细胞的发生和形成、受精过程、细胞分化及其形态形成；细胞群的时空有序配置、特化；组织器官表型特征的出现和特殊功能的建立；基因在不同发育时期的表达、调控与调节；基因型与表型之间的因果关系等；将研究对象由胚胎延伸到特定分子、配子、胚胎、个体生长直到个体衰老、死亡的整个生物体过程。在发育生物学的总题目下，又出现了更多的研究分支，如神经发育生物学、进化发育生物学等。

伴随着载人航天的发展，确保太空探险者和太空开发者的生命安全、身体健康、生殖功能正常及其后代健康则成为世人最为关注的问题，也给生命科学工作者提出了富有挑战性的课题。空间发育生物学应运而生。米克尔等在苏联"宇宙"号生物卫星上进行的果蝇生长发育实验，较系统地研究了微重力对昆虫生长发育的影响，开始了空间发育生物学研究。20世纪80~90年代是空间发育生物学的"黄金时代"，在这期间开展了大量的空间和地面实验。

研究范围 重力因素是地球生物进化中非常重要的环境调控信息。越是高等动物，对抗重力的能力越强。鱼类之前的低等生物依靠水的浮力消极对抗重力。两栖类和爬行类动物身体承重逐渐增加，骨骼肌肉系统得到强化和大脑神经系统出现新皮层；直立行走的动物，骨骼肌肉系统和神经系统都出现质变。高等动物受精卵分裂、两级形成过程都受重力调节，其发育过程对重力的依赖程度也逐步加深。进入空间微重力环境后，这些对抗重力进化而来的组织器官会发生生理功能变化，以至产生航天疾病，如

航天运动病、空间骨丢失和失重肌萎缩等，严重影响航天员在轨操作、身体健康安全和再次飞行能力等。还不了解重力影响生物发育过程的哪个阶段、何种组织发育对微重力敏感等。

空间发育生物学不仅要从个体，还要从细胞分子、组织器官形成、种属发生等方面了解重力作用的影响。每个器官系统都有一个发育关键期，这一时期发育受到较小环境应激即可对其产生破坏性影响。空间辐射是长期载人空间飞行的主要限制因素之一，会引起生物体内一系列生理、生化变化，甚至病变。发育过程中发生空间辐射生物效应，不但会导致该生物体各组织器官的病变，也可能导致遗传性疾病。因此，重力可作为刺激因子在生物体正常发育中起着至关重要作用，辐射等其他航天环境因素也对生物体发育产生重要影响。国际空间站、火星探测和月球基地等新空间计划和战略要求人们长时间在空间生存和繁衍后代。这就需要了解航天因素对机体生长发育有什么影响、失重情况下机体能否完成一个完整生命周期以及航天环境对其后代的影响。空间生物学研究也逐渐分出专门研究这些的新学科，即空间发育生物学。

空间发育生物学在传统发育生物学基础上，结合航天特殊环境和载人航天发展的特殊需求，在整体、组织器官和细胞分子3个层次上，研究航天环境对生物体整个生命过程的影响，从精子和卵子发生、受精、发育、生长到衰老、死亡等。在整体水平，需要了解微重力是否会影响整个发育进程，是否存在微重力影响生物体发育的时间窗口。阐明微重力对生物体组织器官发育的影

响及其机制，将为航天医学问题发生机制及发展对抗防护措施奠定理论基础。很多航天疾病的产生与其细胞更新过程受微重力的影响有关。阐明微重力对干细胞激活、增殖和分化的影响将提高人类对基础生物学的认识。寻找微重力影响生物体发育的关键基因、代谢途径等，研究重力在多细胞生物进化和发育中的作用。这些都是空间发育生物学研究的范围。

研究方法 水生生物、果蝇、两栖类和鸟类等模式动物具有在空间操作简单的特点，人们利用这些模式动物研究重力对其发育过程的影响，同时，也在地面建立了多种模拟微重力效应模型。人们利用这些模式动物等在地面模拟微重力效应和空间飞行条件下开展实验，得出一些非常有意义的结果。虽然这些结果不完全一致，但已得出低等动物可以在空间完成一个以上生命周期的结论。随着研究的深入和科学技术的发展，模式生物的研究范围逐步发展到哺乳动物，如鼠和猴等。在低等生物，更多的是研究微重力对生物体发育及其行为的影响；而在小鼠等较高等生物的空间发育学研究中，逐步深入到关于神经系统发育的研究，包括空间图形的建立和维持、神经与肌肉之间的关联等。综合观察表明，生物进化程度越高，微重力对其影响也越明显。重力因素确实影响生物的生殖和发育，但仍需深入研究重力是如何影响哺乳动物，尤其是人类的生殖和发育。

与相关学科关系 空间发育生物学是21世纪空间生物学的前沿学科之一，研究内容与许多其他学科相互渗透、错综联系，特别是和遗传学、航天细胞分子生

物学的联系最紧密，空间发育生物学研究也将逐步深入到细胞分子水平。空间发育生物学是空间生物学和生命科学的重要分支学科。

空间饲养动物设备缺乏、飞行次数有限和飞行时间短，限制了空间发育生物学的发展。虽然空间发育生物学研究进展缓慢，但空间发育生物学研究意义深远，美国国家航空航天局专家咨询委员会已经将空间遗传发育生物学列为空间计划和地面生物医学相关研究中最有前途的科研项目。相信在不久的将来，必将为探索生命科学规律，全面了解生命奥秘提供新途径、方法和机会。

（戴钟铨）

hángtiān xīnlǐxué

航天心理学 （space psychology）

揭示航天条件下航天员心理活动的发生、发展规律的学科。最终目的是将研究总结出的规律运用于航天员的选拔、训练、心理保健、心理支持乃至航天器的工程心理学设计等工作中，保证航天员的安全、保持其良好的工作状态或提高其工作效率和维护促进航天员的身心健康，确保航天任务的圆满完成。航天心理学的研究成果不仅丰富了心理学的理论、拓宽了心理学的应用领域，而且直接为载人航天实践活动服务。

研究内容 主要包括如下方面。

航天环境任务对人心理的影响 航天飞行环境和任务会对航天员的心理产生影响。例如，研究超重、失重、噪声、振动、狭小环境、社会隔离、感觉信息输入过多或过少、社交活动减少或受限、工作单调乏味、必须或被迫执行工作程序、责任重和风险大等航天因素复合作用下，航天员视知觉改变、失重定向错觉、时间知觉改变（时间压缩）、空间姿势位置觉改变、超常体验、情绪变化、性格改变等的发生、发展规律。这些心理变化会给航天员的生活、工作造成一定的困难，有的甚至产生严重的影响。这些心理现象发生的规律和机制以及防护措施是航天心理学专家研究的热点内容之一。

航天员心理选拔 航天员的心理选拔是航天心理学最先面临的重要问题之一。航天心理学要研究合格航天员应具备的心理品质，从初选到训练乃至正式执行飞行任务，都有选拔问题。心理选拔的研究内容包括航天员的来源、心理选拔的方法与标准、任务乘组选拔等问题。航天员的来源问题要遵循职业接近性原则，苏联、美国的首批航天员都来自飞行员。航天驾驶员、任务专家和科学家航天员有不同的要求、不同的来源。随着长期载人飞行的到来，乘员数量增多，航天员的来源更趋复杂，长期载人飞行中还要研究不同性别航天员的心理选拔。各国航天员心理选拔方法与标准不统一。即使在同一国家，不同时期的心理选拔方法也在不断改变。航天员心理选拔标准有选入标准，也有选出标准。纵观世界航天事业发展的历史，航天员的心理选拔越来越受到重视，尤其是对航天员的创造潜力和在乘组内高效工作的能力要求越来越高。因此乘组的心理选拔、心理相容性评定方法和标准、航天员乘组动力学影响因素、乘组领导的选拔问题等都是航天心理学研究解决的课题。个性心理品质的选拔也是长期航天任务必须研究解决的课题。

航天员心理训练 根据航天职业活动的需要，应用心理学原理和方法，对航天员的心理过程和个性心理特征施加影响，使其满足和达到航天职业心理特点和要求，为航天员职业训练奠定心理基础。心理训练的基本目的是发展有助于提高航天职业活动效率、保障飞行安全、顺利完成航天任务所需的心理条件，并形成对航天活动的心理准备。航天心理学研究航天员心理训练的内容设置、不同内容的具体实施方法以及心理训练如何与其他职业训练内容的结合等。例如，如何进一步激发和培养职业动机、如何实施心理相容性训练、如何找到适应于不同压力情境的放松训练、职业训练的什么阶段实施表象训练以及狭小环境和隔离条件下高心理负荷适应性训练等。

航天员心理健康维护 航天心理学研究航天特殊环境中的心理社会因素、心理生物因素、心理生态因素对航天员健康和疾病的影响，预防和减少心理疾病，促进和保证航天员的心身健康，提高航天员的工作效率，确保航天任务的完成是航天心理学的任务之一。载人航天的实践证明，短期航天飞行中航天员虽然还没有发生严重的心理疾病，但各种形式的心理适应不良乃至神经衰弱、神经症、人际关系紧张等现象时有发生。因此，长期载人航天中的心理健康和疾病问题仍然是一个不可忽视的重要问题。

环境工程心理学问题 航天心理学研究航天器如何适应航天员的需要，如何使工程、环境设计适应于人的特点和需要，使人机功能适配，人机界面适配，以及人机环境达到高效、安全可靠、经济、舒适或受航天员欢迎的效果，这是环境工程心理学研究的问题。

航天飞行安全的心理学问题

随着航天技术的发展和航天任务的多样化，航天员在载人航天活动中的作用越来越重要。因此，研究航天飞行安全的心理学问题，除了考虑研究航天环境工程心理学外，还需要研究飞行安全与航天员的心理特征关系以及提高航天飞行安全性的心理学对策等问题。

研究方法 常用研究方法如下。

观察法 通过被观察者的动作、表情、言语、行为了解人的心理活动的方法。包括主试的直接观察法和间接观察法（即由主试设计行为观察评定表，让与被试有工作联系的相关工作人员填写该表）。直接观察法是有目的、有计划地对被试的心理、行为进行观察的方法，得到的结果比较真实、客观，尤其是把主试的观察评定与相关工作人员的观察评定结合起来、相互印证，其结果就更加可靠。然而，该方法只能被动、消极地等待所需要的心理现象的出现，是缓慢获取材料的过程，观察法只能评估外在的行为，却无法直接评估行为背后的动机以及各种心理活动之间的内在联系，有的甚至纯属偶然。在航天任务中，观察法是最基本的研究方法之一，因为航天器和航天员的情况总在不断地通过电视遥测系统传输到地面，观察、记录十分方便。为使观察取得更有效的结果，要求观察要有明确的目的和周密的计划，事先要做好航天员的详细地面对照观察，返回后要继续进行跟踪观察，注意和收集有意义的事件以及发生的频率、持续时间、类型、形式和程度等，采取多人观察和专家评价相结合方式，以避免个人的主观和偏好。

访谈法 又称晤谈法、谈话法、会谈法等，通过与被试进行交谈，从中获取其心理信息的主动方法。

谈话的方式按结构性质可以分为结构性访谈和非结构性访谈。结构性访谈又称标准化访谈，其主要特点是有固定的程序，事先拟订好访谈提纲，并以同样的措辞和顺序向每一个被试提出同样的问题。结构性访谈便于施行，结果便于分类和评估以及相互比较。非结构性访谈没有固定的访谈程序，只需具备访谈技术和丰富的心理学背景知识，明确访谈要达到的直接目的。访谈中，主试提问的内容和次序会因被试的回答不同而不同，因而给访谈双方以更大的主动性和自由发挥的机会。主试可以根据对方的回答提出对主试来说更有意义的问题，对方也可更自由地暴露其内心世界，十分有利于主试了解对方心理活动的具体细节及各种心理活动之间的内在联系。非结构性访谈对主试提出了更高的要求，即在不偏离访谈根本目标的前提下允许对方自由发挥，如何不知不觉地引导对方谈出需要了解的内容，需要主试具有高超的技巧，只有受过专门训练的人才能胜任。非结构性访谈收集到的资料非常丰富，分类比较困难，处理也较麻烦，不容易相互比较。要保持结果比较的统一性和可靠性，需要2~3名受过专门训练的心理学工作者同时访谈。谈话时，主试是谈话的主体，掌握着说的主动权，谈话能否达到预期目的与质量的优劣主要决定于主试的知识、经验和技巧。特别是访谈技巧是一种复杂的人际交往能力与艺术，能否与被试建立信任、和谐的关系，直接关系到有效资料的获得和访谈的效果。

自陈问卷法 用标准化的、具有明确的信度、效度和常模的量表对被试的心理品质进行研究的方法，该方法简便、经济、易实施，其结果以分数高低呈现，表达清楚明了，而且结果与常模直接比较，解释比较容易。其问世以来应用日益广泛。美国、苏联航天员心理选拔中大量使用该方法了解被试的基本个性特征、心理品质与心理能力，选出具备航天员所必需的个性特点和能力的候选者。它的不足是，被试对问卷的回答不一定反映其真实情况，尤其是那些人格面具较膨胀的人。

投射测验法 所呈现的刺激的性质含混不清，要求被试对模糊的刺激编一个故事，如纳格尔图片测验，罗夏墨迹测验等都属于投射测验，被试对模糊刺激的解释实际上是被试内心状态的投射。通过被试对模糊刺激的"自由想象"和创造，显现了被试内心世界的内容或人格动力学过程的不同表现形式，不知不觉提供了更有意义的个体内心世界的信息。但是，投射测验结果的分析完全凭主试的经验，测算其效度异常困难。

实验法 通过严格控制和创设一定的条件，有目的地引起或改变某种心理现象的研究方法。实验方法有3种：①实验室实验法：在具有专门仪器设备的心理实验室内进行心理现象研究的方法；②模拟实验法：在实验室内创造一种条件或环境，模拟实际情景以进行心理现象研究的一种方法，如用隔离室模拟隔离狭小环境对心理的影响等；③自然实验法：在自然条件下，研究者适当创造或改变一些条件，以引起和记录被试的某些心理现象进行研究的方法，如利用跳伞研究航天员的情绪稳定性；用野外生存训练研究航天员的心理应激的适应能力和耐受能力；用失重飞机飞行研究失重对航天员的心理生理影响等。

航天心理学与其他学科研究一样，也必须遵循三个原则：①客观性原则：研究者尊重客观事实，以实事求是的态度，按事物本来的面貌反映事物。从实验设计、方法、指标的建立，实验资料的收集（包括口头报告）、数据处理、结果的分析综合和解释，直至最终做出结论，一切都要从客观实际出发，以客观事实为依据，避免任何主观片面的臆想和猜测；②发展性原则：运用事物发展的观点和事物之间相互联系的观点研究心理现象，航天心理学的研究也必须遵循发展性原则。用发展变化的观点、遵循发展的规律、创造发展的条件来培养和训练航天员。航天员进入太空，脱离地球处于另外一种特殊环境之中，其心理活动也会随之而变化，航天员训练就要根据动态变化规律设计训练目标和内容；③系统性原则：坚持系统、整体的观点，既要对人的心理进行多层次、多水平、多因素的系统分析，又要对各种心理现象及其形成因素之间相互作用的关系进行整合研究。

与其他学科关系 航天心理学是心理学的一个新的分支，是随着载人航天活动的实践而逐渐发展起来的新学科，是心理学与航天工程技术、医学以及其他有关学科交叉形成的应用性学科。

航天心理学伴随着载人航天诞生和发展，随着载人航天事业的发展，航天心理学的研究内容和范围也不断扩大，特别是中长期飞行的心理学问题更加复杂，不仅包括航天员的心理选拔方法与标准、乘组选拔、乘组搭配的研究，而且还要研究航天员心理训练的内容与方法、航天员心理健康的维护、环境工程与飞行安全等心理学问题。随着飞行任务乘员的增多，航天心理学越来越重视人际互动及其影响乘组士气和乘组工作效能因素的研究；随着载人航天工程技术的发展，航天心理学的研究方法也由轶事分析、飞行人员调查、地面航天环境的模拟实验发展到空间站、太空实验室作为航天心理学的研究平台以及多种方法的相互补充；随着航天飞行时间的延长、任务复杂度和难度的增加，航天心理学研究的内容也从航天环境对人的身心影响扩展对从航天员的心理选拔、心理训练、工程设计的适居性、飞行中的心理支持与保障、返回后的心理适应，更加系统地进行飞行前、中、后心理对抗措施的研究；随着国际合作的扩大与深入，航天心理学也越来越重视不同文化、价值信念、动机等乘员异质性对乘组工作效能影响的研究。

（刘 芳）

hángtiān xīnlǐ yìngjī

航天心理应激（psychological stress in space） 航天员面对失重、隔离、特定人际关系、狭小空间、过重的工作负荷、单调乏味等航天环境中的应激源时所产生的心理反应。

形成过程 应激反应是机体在受到躯体、精神或情绪的威胁时所引起的非特异性的紧张状态。"应激（stress）"一词，词典里与 strain 同义，在古希腊它是 strabgale 的词根，意即束缚、抑制（halter）。在拉丁文中其原意是拉紧、压制。20 世纪初，美国哈佛大学的生理学教授沃尔特·布拉德福·坎农（Walter Bradford Cannon）（1871～1945 年）有关应激的研究发现了交感神经系统对内分泌的控制、内分泌系统对代谢的影响，以及情绪混乱对各种生理过程的影响等。1929 年坎农提出了交感神经系统在机体紧急情况下起到重要作用的紧急学说。

后来一些科学家将心理因素引入应激，形成了心理应激学说。首先是美国的约翰·韦恩·梅森（John Wayne Mason，1924～2014）和理查德·S·拉扎勒斯（Richard S Lazarus，1922～2002）等将心理因素引入应激学说，指出内分泌系统对心理影响很敏感。随着研究的进展，人们发现不同的情绪反应引起的神经-内分泌反应不尽相同，应激时的行为反应也受到足够的重视。

航天心理应激方面的研究始于 20 世纪 60 年代，为确保航天员的心身健康，航天领域也在上述应激研究的基础上开展了大量的航天应激研究，且越来越多的研究开始将心理因素纳入研究设计，逐渐形成了有关航天心理应激的系统性内容。

基本内容 主要涉及航天应激源、航天应激心理反应以及应激心理防护措施等。其中航天应激源和航天心理应激反应两个概念比较重要。

航天应激源 航天环境中影响航天员的一种刺激因素或要素，通常是以负面唤醒的方式对人施加影响。载人航天过程中常见的应激源见表 1。

载人航天和航天环境本身是一个综合应激源，上述各种应激源在航天中有的影响小，有的影响大，因人、因时、因事而异，不同的应激源组合，影响也不同。例如，微重力和辐射对居住环境产生某些制约，这些制约又产生振动，增加了环境噪声。同样，居住特性造成的物理环境影响到对狭小封闭空间和危险的体验，并限制居住其内的乘组人数。

航天心理应激反应 航天员在受到一个或多个应激因素的影响后所产生的反应，即航天员对事件的威胁性或潜在威胁的认知评价，及其导致的心理上和生理上的反应。包括 5 个关键要素：①航天员对航天中特定情景的认识和评估：只有当此情景给其造成紧张时，才可将其称为应激情景；②航天特定情景本身：应激源，包括外部情景和心理内部情景，后者即航天员内心特定的需求、冲突等；③航天员对威胁或潜在威胁的判断：对一个航天员构成应激的事件，对另一个航天员却可能是令人激动的挑战；④随后反应：应激源比较复杂的航天环境内，很难确定哪些反应

是特定事件所致；⑤心理反应：认知的、情绪的及行为的反应，即应激源（事件）引起了航天员的思维反应、接着情绪发生变化、最后导致可见的行为变化。

航天员的心理应激反应有 3 种（表 2）。生理、绩效和人际的应激有助于航天员做出适应地球以外环境的正常化努力。相反，精神病性应激则往往是对这些条件的异常反应，某些案例中存在中间类型。例如，某些长期太空旅行者体验过抑郁或轻度衰弱反应的感觉，这可通过让他们借助视听装置增强与地面家人和朋友的联系来解决，决不会发展成完全的精神病。鉴于这些应激会危害航天员的健康，干扰他们彼此之间以及他们与飞行控制人员之间的关系，引发危险局势乃至阻碍完成飞行任务的目标，了解并解决这些心理应激反应带来的影响是很重要的。

应用 通过研究，制定心理防护措施，保护航天员的心理健康，使其更好地完成飞行任务。防护措施主要分两大类，第一类核心是使航天飞行环境顺应人的特定心理需求和实际能力，属于"适居"或"环境工程"的硬件和软件设计，还包括航天飞行期间的工作计划和作息时间安排等因素。这类防护措施不完全是心理学的方法，更多的涉及航天飞行的工效学和人因问题，是让环境条件尽可能地顺应人的特点以保障航天员的最佳绩效。第二类则是一个相反的视角，其核心是使人尽可能适应航天飞行的特定生活条件和工作要求，即选拔和训练能在这种条件下表现最佳的人（图）。这类措施包括航天员选拔、组建最和谐的航天乘组、按照飞行任务的心理要求对航天员个体及乘组进行训练，飞行过程中对航天员个体及乘组进行监控、提供支持等特定的心理防护措施，以及飞行后的地面环境再适应。例如，可以通过发射前精心安排的作息时间表使单调和工作负荷应激因素减至最弱，并可通过细致的乘员选拔和训练使性别和文化差异应激因素的影响减至最弱。

（王 峻）

hángtiāng ǎnzhī cuòjué

航天感知错觉（spatial illusion of sensory perception） 航天中由于重力丧失，人对自身所处位置、运动或周围物体所产生的知觉紊乱。微重力从根本上改变了依赖于重力的一切活动，破坏了人在地面上已习惯的协调性，导致航天员出现一系列的感知错觉，大部分发生在太空飞行中，有时也发生在返回地面后。

基本内容 主要内容如下。

空间定向错觉 在三维空间环境范围内确定自身位置的能力，这对在大型空间站内的导航作业

表 1 载人航天飞行任务中遇到的应激源举例

物理性应激源	生理性应激源	心理性应激源	人际性应激源
加速度	生物节律改变	隔离	性别问题
微重力	体液转移	限制	文化效应
电离辐射	肌肉失用性萎缩	危险	个性冲突
宇宙尘碰撞	骨质脱钙	单调	乘组人数
噪声、振动		工作负荷	领导问题
温度、照明空气质量		空间狭小	

表 2 载人航天飞行任务中遇到的心理应激举例

知觉性心理应激	人际性心理应激	精神病性心理应激
定向障碍	关系紧张	适应问题（焦虑、睡眠障碍等）
视错觉	退缩/领地行为	心身性疾患
注意缺乏	缺乏私密性	抑郁
心理运动问题	迁怒	自杀意向
	情感移置	衰弱

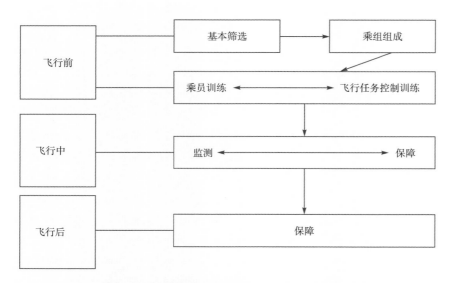

图 航天心理应激的防护措施——人适应环境

意义重大。在地球上人们习惯将重力作为自身位置、定向和运动的参照系，在太空，作为参照系的重力消失，空间定向受到明显的干扰，即空间定向错觉。

空间定向错觉的特点：①普遍性：在太空，由于失去重力参照系，视觉印象的影响被加强，空间定向变得非常混乱。曾对104名俄罗斯航天员的调查，98%的人报告存在部分或完全的空间错觉，尤其是在黑暗中或闭眼时。缺乏清晰的视觉参照，航天员可能无法正确确认自己相对于航天器的位置、方向和运动；②多样性：航天员主观体验到的错觉表现形式呈多样性，最常见的是头向下、面部向下、倒转、落下、身体悬挂在右侧、离开座椅向上运动、围绕身体纵轴向右旋转、围绕身体前后轴向右旋转、头落下的感觉等；③时程性：失重定向错觉往往在进入微重力环境后即刻发生，持续数分钟或数小时，但有些可持续14～30天，直到充分适应。还有的持续时间较长，甚至在整个飞行期间（96～365天）内，均有错觉发生，有的还反复出现或呈周期性；④个体差异性：虽然大多数航天员都有失重定向错觉发生，但其表现形式、发生时间、持续时间、严重程度、诱发因素等方面均存在着很大的个体差异性。还有些航天员飞行中感觉很好，但返回地面后却发生了此类错觉。

本体错觉 提供身体（或身体部位）的位置、地点、方向和运动等信息的全部感觉系统方面的错觉。俄罗斯和美国航天任务的飞行中和飞行后均发现有本体错觉发生，具体表现多种多样。例如，俄罗斯的两位航天员在飞行21天后，振动刺激胫骨前肌时，产生整个身体从飞船甲板上升起的感觉；再如"空间实验室"1号航天员在返回地面后，进行耳石-脊髓反射试验时，有地板上下跳动的错觉；有俄罗斯航天员体验到"墙壁倒下来"和地板从脚下离去的错觉；还有身体不同部位的位置错觉，如感觉到手向下，而事实上手向上；感觉到自己弯曲地坐着，而实际上是平坦地躺在睡袋内等。

本体错觉产生的原因：①微重力下本体感觉功能改变而导致感觉缺失；②微重力下人的很多运动模式改变而引起了感觉-运动程序的变化；③人作为一个系统性整体，在比较运动命令和感觉输入中，不能正确区别究竟是自身运动还是外界运动所引起；④与耳石倾斜-转移再解释理论相符。

自身或周围事物运动错觉 航天员在再入和着陆后，头部运动时可觉察到自己或周围事物运动的错觉。在轨道上错觉强度似乎随着飞行时间的延长而增强。少数航天员出现头部移动看仪表板时仪表板移位的错觉。有32%航天员在执行视觉作业时，头部运动导致部分航天员产生振动幻视的症状，还会发生外部物体振荡的错觉。此类错觉有3种典型情况：①增益（输入/输出）紊乱型：当头部和身体运动后，觉察到自身或周围事物的运动，并且在速度、幅度或位置上似乎有夸大；②时间紊乱型：觉察到自身或周围事物的运动，在头-体运动后有滞延，并在真正运动停止后还持续着；③通路紊乱型的：头部和身体有角度的运动引起直线性的或直线与角度复合的自身运动或周围事物运动的错觉。

空间知觉改变（space perception） 微重力导致航天员对两个外界物体之间空间关系的感知发生紊乱。原因是依赖于重力的前庭感觉、本体感觉的信息及其在中枢的整合都发生了改变。

空间位置知觉改变 美国空间实验室在航天中也进行了类似实验，其方法如下：在航天员面前不到1m处竖放一个平面，上面设5个目标点；在航天员记住这5个点的位置后，闭眼用手逐个指向各目标点，手每次皆从胸前出发。航天飞行中的测试结果是多数指在偏下的部位，若在每次指之前都睁眼看，则准确程度大为提高，说明失重下若无视觉参与，空间位置的知觉紊乱会更明显。

空间姿势知觉改变　人在地球上建立起来的维持直立姿势和运动的结构与功能，已不适应微重力的环境，在空间飞行的最初几天中常常出现身体定位（向）、姿势控制和平衡方面的困难，尽管在主观上航天员想保持直立，但事实上并不能。美国空间实验室的研究结果表明，航天员身体纵轴的位置，以习惯的地球重力线来评价时，可看到航天员有向前 20°~40° 的倾斜，直到飞行的最后一天（第 10 天）时，才有恢复到垂直位的倾向；而且航天员头向上的定向占 88%~100%，因为在微重力下航天员可利用航天器内部结构的"上""下"来替代地球重力线来做判断。而一旦适应了航天微重力环境，重返地面重力环境后，又可出现姿势、平衡和步态的紊乱。

时间知觉改变　时间知觉是客观现象延续性和顺序性在人大脑中的反映。航天员在预定时间内不能完成工作的现象被称为"时间压缩"。其原因可能与超心理负荷、信息过载和数据不足以做出推理、判断和决策的认知过程等因素有关。例如，美国第三次载人"天空实验室"飞行中，航天员的几次实验时间都落在预定日程时间表之后，并开始出现错误，这就导致了航天员和地面飞行控制人员的意见不合。又如，1985 年航天飞机上发现航天员在飞行中对短时间的时间估计出现过长估计的情况。

此外，时间间隔再现的研究发现，对失重飞行产生积极情绪的航天员能正确或延长时间间隔，而对失重飞行产生消极情绪的航天员则往往缩短再现的时间间隔。

质量甄别能力减弱　在太空不能获得重量信息，只能感觉物体的质量，这需要有力的加速运动。在短期航天飞行中进行过两项心理生理学实验，要求航天员通过摇荡小球，两两比较它们的质量。这两项实验的结果均表明，在太空质量甄别能力减弱。更明确地说，与地面比较，辨别阈提高了 1.2~1.9 倍，这取决于摇荡动作的振幅和频率。但尚不清楚这是否由于重量信息丧失或在摇荡小球时人体的运动控制和本体感觉紊乱所致。

定向自主运动　在微重力条件下，人的感觉运动系统的改变将导致在地面非常熟悉的自主运动的速度和精度降低，影响空间工作的效能，至少在航天飞行的初期如此。例如，在微重力下，手臂定向运动的精度和可靠性均下降；在手动控制运动中，手指的精细运动的效率也降低。而且在太空中人还会出现"电梯错觉"，即眼部肌肉在重力的作用下产生对目标定位过高的一种视觉效应。这种定向自主运动的效率，必须通过增强控制过程来加以补偿。

应用　充分了解以上感知错觉，对太空工作量的安排以及工作时间表的编制都有参考价值；航天员充分了解航天飞行中常见的感知错觉，可提高其对太空错觉的适应性，降低心理不适感。

(王　峻)

hángtiān xīnlǐ shìyìng

航天心理适应（psychological adaptation to space flight）

航天员在微重力、昼夜循环周期改变、空间狭小和限制以及社会隔离等因素导致的心理适应过程。

基本内容　包括地面实验和航天飞行的适应过程。

地面试验中的适应进程模型（adaptation stage model）　在隔离和限制特征的地面类似环境和模拟研究中，最流行的就是"适应进程模型"。其最早来自南极科考和潜艇上的研究，如 1961 年罗勒（Rohrer）的三阶段模型、1992 年里沃利耶（Rivolier）的研究发现了经典应激研究中被称为"常规适应综合征"的现象。最有影响的适应进程模型是 1991 年贝希特尔（Bechtel）和贝尔宁（Berning）提出的，他们发现每次飞行任务的第 3/4 阶段对航天员来说是最为关键的心理阶段（"第三季现象"），此时情绪和人际关系问题开始明显增加。而且，这种现象被认为与一次飞行任务所持续的时间无关，既可发生在几个星期的短期飞行任务中，也可发生在几个月甚至几年的长期飞行任务中。由于这一模型的简单和高似真性，它已成为了解人类适应极端环境的一个极受欢迎的模型。在其他类似的自然环境（如南极）和隔离实验的多数研究中也都有相似结果。2005 年德康（Decamps）和罗斯内（Rosnet）的研究又有了进一步的结果。他们监测了 27 个在南极越冬者整个任务期间（近一年）的适应性反应，由任务医生通过栅栏观察法，收集所有人的不同应激反应的系统观察资料，发现：仅心境改变方面（情绪反应）显现出一个清晰的"第三季现象"，即心境在南极前 6 个月中基本没有变化，而在飞行任务时间过半后变得消极得多。负面的社会反应的数量则随飞行任务进程而增多，在后半程任务中有一个暂时的降低；身体反应是在飞行任务的前半程显示减少，自此保持不变；未观察到职业反应在时间上有任何显著改变。但这些结果不应被过度推广，因为即使这些数据多数显示适应极端环境的时间进程不是一个线性发展过程而可能更准确地说是一个按阶段顺序的发展过程，阶段的详细构建和数量似乎不仅取决于所研究的反应类型，而且取决于环境条件的具体特征。

航天飞行中的心理适应进程（space adaptation stage） 中长期飞行中，Cazes 等监测到 4 种不同类型的适应性反应：①情绪反应/心境改变（如无言、忧虑、厌倦）；②社会反应（如对他人的攻击反应、冷漠）；③身体反应（如睡眠障碍、头痛、酒精饮料滥用）；④职业反应（如不能完成任务、工作退缩、对工作量估计过高）。研究结果显示，这 4 类适应性反应的时间进程不同，但有关长期航天飞行任务心理适应的大部分数据仍基于轶事报告。俄罗斯长期航天飞行任务期间的观察报告表明，人对长期航天飞行的适应是一个与上述适应进程模型有某些相似处的 4 个不同阶段的连续过程。表就是 1993 年古申（Gushin）等根据俄罗斯"礼炮"

表 俄罗斯航天乘组在一次为期 5 个月的航天飞行任务中的适应进程

阶段	心理状态特征
1	工作能力降低 前庭不适 对微重力的急性适应期
2	完全适应期
3	睡眠障碍 兴趣范围变窄 活动减少 易激惹、疲劳固着 神经系统衰弱状态期
4	兴奋、激动 缺乏自我控制、欣快症

6 号空间站的一次为期 5 个月的航天飞行任务期间的观察报告说明了这些适应进程。

第一阶段包括对身处太空的新奇事物的初步适应。在此阶段，航天员必须适应微重力环境并伴随出现生理变化，还要适应航天居住舱内的其他环境条件。安宁心境的损害主要是由生理变化的不愉快的副作用（头痛、航天运动病）和工作超负荷引起的。第二阶段是航天员已完全适应了航天飞行条件并且尚未遭受限制和隔离、居住舱内不舒适或小乘组内社会生活单调的负面影响。飞行任务的第 6~12 周为第三阶段，此时航天员习惯于航天的日常工作，重大的心理改变可发生在此阶段，这与类似环境中观察到的"第三季现象"相似。主要是心境的改变，对由工作负荷低、亚刺激和远离家人和朋友而致的有限社会接触产生的单调和厌倦的反应的改变。观察到的行为反应包括情绪不稳和超敏性，易激惹，以及精力和动机大大降低。同样，也有报告称出现微妙的心理变化，有迹象表明，长期航天飞行任务期间知觉灵敏度可能改变。例如，有些俄罗斯航天员在航天飞行 3~5 个月后对喧吵声音的敏感性增高。1992 年，凯利（Kelly）和卡纳斯（Kanas）在他们对执行过航天飞行任务的美国、俄罗斯航天员的调查中也报告过类似的知觉超敏反应。在这阶段还报告有精神病案例，出现俄罗斯心理专家所说的"衰弱"综合征，这种病伴有精疲力竭感、活动性减退、低动机、低食欲和睡眠障碍，这可能最终导致欣快症、抑郁状态以及负面个性加强。飞行任务快要结束时进入第四阶段，这是非常忙碌期，此期欣快情绪盛行，

但也可能掺杂着数月航天幽闭后再适应地球生活的担心。

然而，上述航天心理适应进程问题仅在很少的研究中提出，此模型的经验依据很少，而且存在不一致现象。若这种经验证明的结果前后不一致，则此模型是否真能为各项航天适应提供一个框架仍是一个悬而未决的问题。

针对航天飞行其他研究也已着手探讨人对空间的适应问题，但其重点是乘组内乘员间的相互作用以及乘组与地面人员的沟通问题随时间的变化。

应用 对航天心理适应的规律性认识，可帮助地面确定在轨心理支持的关键时段及支持方式；长期飞行乘组航天员了解这些规律，可提高心理适应困难期相互提供心理支持的意识，有利于保持良好的乘组功能。

（王 峻）

hángtiānyuán xīnlǐ jiànkāng

航天员心理健康（mental health of astronaut）

航天员的心理状态保持良好水平且自我内部以及自我与环境之间保持和谐的良好状态。航天员的心理状态包括适应能力和人格健全状况，自我内部是指自我意识、自我控制、自我体验等。

航天员心理健康的影响因素主要来自 3 个方面。航天环境和任务的特殊性，对航天员的心理健康产生特殊的影响，一方面，运载工具和航天器带来的超重、失重、噪声、振动、冲击和曲线加速以及舱内的狭小环境、大气压力、气体成分、温湿度、废气、辐射、真空、流星、陨石等综合因素对航天员身心造成影响，导致焦虑、烦躁，影响睡眠，听力下降。另一方面，航天员不仅要监视、操纵和管理飞船内的仪器、

仪表，还要进行出舱活动、交会对接、设备维修、军事侦察、资源勘查和科学研究，工作负荷不同程度地增加了航天员的精神负担，从而影响航天员的心身健康。第三方面，长期停留太空，单调、重复的工作，与社会、家人、朋友完全隔绝，环境狭小、感觉刺激减少、缺乏独处、活动受限等因素，也会使航天员感到厌烦、倦怠及抑郁，引起睡眠障碍、食欲缺乏、疲劳、情绪不稳、易怒、焦虑不安、衰弱、敌意及工作能力下降等。

基本内容　体现在下列方面。

　　矢志航天　有为航天事业奋斗的现实的人生目标，即使受挫，也能坚持不懈地训练、学习，实现"飞天梦"成为工作、学习和生活的强大精神力量。热爱并自觉地专注于自己的工作和学习，并在负责的工作中体验生活的充实及自身存在的价值。

　　情绪健康　平时心情平静稳定，有时因挫折产生消极情绪体验，但能够很快自我调节。能适度表达和控制自己的情绪，心情开朗、乐观。

　　敢为坚强　面对紧急情况时处变不惊、忙中不乱；能做到喜不狂、忧不绝、胜不骄、败不馁；能经得住狭小环境中长期隔离孤独的考验。

　　相容协作　充分估计航天环境适应可能遇到的各种困难，充分认识航天事业需要众多人努力才能完成，生活工作中能包容、接纳他人，主动协作。人际交往中既不妄自尊大，也不退缩畏惧，人际关系协调。

　　自知自信　对自己的能力、性格中的优缺点能做客观、恰当的评价，谦而不卑、自尊自重，能体验自我存在的价值，遇到问题既能努力发挥自己的智力和道德潜能，又能吸取他人合理的建议，自信但不自满。

　　独立自主　对事物有独立、自主的观点，不盲从，对自己的生活、工作及行为后果负责，不过分依赖他人求得安全和需要的满足。

　　应用　对航天员心理健康的研究，可指导航天员心理健康的维护。一是选拔心理素质优秀的人员执行中长期任务，二是对航天员有计划地进行严格的心理训练，使其逐步提高应对不良环境的能力。苏联在"礼炮"号与"和平"号空间站计划中，通过采取心理选拔、心理训练、飞行中的心理支持等保障措施，使航天员在太空生活、工作了438天，创造了人类在太空停留时间最长的纪录。美国为"自由"号空间站180天的飞行和在火星停留一年的计划提出了飞行前、中、后各阶段心理健康保障措施。其中包括航天员乘组的选拔、组成、乘员和地面关键人员的心理训练、资源管理、适居性问题、飞行中的心理咨询、危机干预、心理支持以及飞行后的心理保健等问题。航天员心理健康维护是包括选拔、训练及任务不同阶段、由多种措施构成的系统工程，不仅要关心生理问题，还要关心心理、行为问题。

　　航天员的心理健康维护按任务阶段可分为地面训练阶段的心理健康维护、航天条件下的心理健康维护及飞行后心理健康维护。

　　地面训练阶段航天员心理健康维护包括心理健康教育、心理调适能力训练、提供心理咨询等多种形式。

　　航天条件下航天员心理健康维护主要有：①执行长期飞行任务的乘员舱环境布置应注意更有利于航天员的休息、娱乐、通信信息交流和更有效的生命保障设施；②重视乘组人员的选拔与搭配。乘组人员组合是否得当是飞行任务成功与失败的重要影响因素，有研究表明，若将成员安排在能发挥各自人格优势的工作岗位上，则能创造出最佳协作。乘组内各成员心理相容性越高，越能减少飞行中的人际冲突，减少压力和负性情绪；③重视提供符合航天员个性化要求的航天食品，制订符合心理卫生要求的工作制度和作息制度，给予心理支持；④重视飞行过程中的心理支持，需要时适时给予心理干预。

　　飞行后的心理健康维护指航天员返回地面后运用心理学的专业技术手段，帮助航天员消除太空飞行任务中留下的不良情绪，消除航天飞行给任务航天员心理造成的负性影响，使航天员的心理状态调整到良好状态，恢复对地球社会环境的适应。

（刘　芳）

hángtiānyuán xīnlǐ jiànkāng pínggū

航天员心理健康评估（mental health assessment for astronaut）　用心理学的理论、技术和方法对航天员的心理状态进行评价、描述，确定航天员的心理健康状况和水平的方法。

　　原理　航天员在地面训练阶段心理健康状况评估依据3个原则，即主客观世界是否相统一、心理过程之间是否协调一致、个性是否相对稳定。只要感知觉、情绪情感、思维及行为正常，即使有时表现出焦虑、紧张担心、睡眠障碍等症状，只要是源于现实刺激，反应不很强烈，没有泛化，心理冲突没有变形，没有影响思维记忆等，没有对社会功能产生严重影响，并且能够经过自我或经他人辅导很快调节，表明心理健康状况良好。

航天飞行任务中，航天员的心理健康评估主要以对工作环境任务的适应情况为依据。在航天飞行过程中，航天员长期处于失重状态，必然会出现适应及适应不良。适应是机体对环境的变化产生的调节，以保持机体在变化了的环境下的新的平衡（稳态），而且也是以心、身整体的方式产生的一种适应。航天实践中有航天员出现心理适应不良，其中包括感知觉改变所引起的错觉和幻觉、衰弱、轻躁狂、抑郁、神经症以及性格特征改变等一系列心理障碍。心理适应不良最重要的特点是对心理性因素不能组织适当的、有目的的反应。其原因是超过了适应性防护的限度。

基本方法　航天员心理健康评估是一个系列过程，总体上分为两个阶段，即收集资料阶段和分析评估阶段。前阶段是心理工作者用心理健康量表或通过心理访谈，对航天员表情、行为、人际互动、工作现场表现观察和收集相关个人资料。后阶段是在取得大量感性材料、形成第一印象的基础上，对获得的材料进行整理，依据心理健康的标准做出明确结论。评估方法有多种。

测验法　地面训练时期，常用"心理健康量表"让航天员进行自我评价，如采用明尼苏达多相人格调查表、90项症状自评量表（SCL-90）、汉密尔顿抑郁量表和汉密尔顿焦虑量表进行评价，判断航天员的心理健康状况。

调查法　用心理健康量表让对航天员熟悉的相关工作人员，对航天员的生活、工作中的表现进行评价，主要从情绪状态、工作出勤情况，与领导、教员和同事的关系，工作和学习效率等方面进行调查，依据评价标准对其心理健康状况做出评价。综合分析所收集到的资料对航天员的心理健康状况进行评估。

访谈法　心理学家、精神病学专家用结构性访谈的方法，依据国际通用的《中国精神疾病分类方案与诊断标准》、《国际疾病分类》的"精神与行为障碍分类"或美国精神医学学会发表的《精神障碍诊断与统计手册》（DSM-Ⅳ）诊断标准及相应评定工具进行心理健康检查，包括一般表现、智力活动、情感活动、意志行为、自知力，将现场回答问题、表现与标准对照做出精神卫生评估诊断，确定是否存在可能危及飞行安全或影响执行任务的任何精神、心理或行为障碍的可疑情况，如易受暗示、易烦躁、易抑郁、情绪易波动、个性古怪等。

综合评估法　太空飞行中的航天员心理健康状况评估，主要是通过航天员自我情绪评价、地面工作人员通过下传画面中航天员的情绪状态、人际互动中的表现等信息对航天员的心理健康进行综合评估。俄罗斯专家们已发展出一套有效的心理评价系统，由一些心理诊断量表组成，可对航天员执行飞行任务时的心理状态与乘组互动情况做出比较客观的综合评价，客观评价其潜在的心理适应不良和某些症状的严重程度。这种动态评定还可让专家们同时考虑可能出现的衰弱、轻躁狂、抑郁、神经症等，并在变严重以前及时识别和减缓其发展。俄罗斯对航天员心理状态进行诊断评价的系统共有19个指标：个体评估、主导兴趣、要求和抱怨、

剥夺症状、情绪反应、心境、意志行为、一般行为、健康、感觉现象、运动活力、言语、睡眠、心理生理紧张度、整体评估、工作成绩、群体互动、群体凝聚力、群体内控制、群体功能。其中14个用于个体评定，5个用于乘组群体评定，每个指标均采用7分评级制，1分最好，7分最差。该量表能评价航天员在飞行中的心理适应过程，了解每个航天员各心理指标的状况及不同航天员之间这些指标的差别。根据情绪反应、感觉现象、运动活力、言语、睡眠、心理生理紧张度和工作成绩等诊断衰弱状态；根据心境、意志行为、健康、一般行为、情绪反应等诊断欣快和抑郁状态；根据主导兴趣、要求和抱怨、一般行为和所有的群体指标等诊断神经症状态；根据剥夺症状、主导兴趣、意志行为、一般行为和群体指标等诊断负性人格特质加重状态。为评价伴有神经症性障碍的心理适应不良状态，俄罗斯的专家们还使用了一种定量诊断系统卡，由两种线性量表组成。第一个量表由下列个性特质指标组成：内向、外向、体力过盛、衰弱无力、焦虑不安、癔症性倾向、心理性行为刻板、冲动性。第二个量表由下列神经症的典型症状（失代偿状态）和类似的障碍所组成：焦虑和恐惧、情感障碍、疲劳增加或精疲力竭、癔病、存在感觉、疑病（症）、强迫症、妄想狂和自主性障碍。每个指标都用四级评分制。0分代表正常，1分代表有轻度特征性表现，2分代表中度表现，3分代表重度表现。这种诊断卡在评价航天员心理状态和进行鉴别诊断时，是一种有用、方便的工具，还可预测神经症样障碍发生的可能性。有

些学者用心理语言学、声音的语言数据评价航天员的活动状态，常分为正常心理（工作）状态、疲劳状态、紧张状态（即忧虑状态）、情绪低落状态、情绪高涨状态（即愉快状态）、激越状态等。

应用 俄罗斯通过无线电通信、生物遥测和电视图像，将航天员的生理、心理和工作等情况的信息传输到地面飞行控制中心；由飞行支持中心和医学支持中心的医学专家和心理学专家（或精神病学专家），对信息做出独立评价，再由地面医学支持组的首席精神病学家、神经病学家根据这些资料，结合其他活动（如舱外活动）前的心理健康状况对航天员做出总的评价和结论。在国际空间站运行中，俄罗斯、美国的心理保障团队在检测其乘员心理状态时除跟踪乘组与地面的声音通信、通过电视屏幕观察乘员的行为举止、分析乘组差错和作息时间表外，最重要的手段之一是让乘员单独与地面心理学专家对话，心理学专家通过对航天员言语行为的不同结构参数（如评价说话时间的长短、单位时间说的单词数量）的分析和声音特征（如语音节奏和结构特性）的分析评定其心理健康状况。

与地面心理评估方法相比，航天飞行中的心理评估有其特殊性，航天员在天上，不能与之直接接触；信息有限，且来自遥测资料；不能及时地、继续做进一步检查；遥测监视和信息局限；航天员在天上也担心有太多的信息传递到地面，会影响地面人员的情绪而不愿意过多告诉实情或将某些信息隐藏起来。而且考虑到航天员在超负荷工作状态下，不可能对自己的情绪状态做出仔细、客观的评价。所有这一切一

定程度上影响心理评估。因此，航天飞行中的心理评估，常借助生理指标的变化情况分析判断心理因素所起的作用；充分利用电视、通信的信息，根据表情、手势、姿势、乘员之间交往情况、语音的频谱分析、语调、语速的变化获得很有价值的评价资料，并与航天员在地面时获取的全面、详细的相应资料做对照比较。

（刘 芳）

hángtiānyuán xīnlǐ zīxún

航天员心理咨询（counseling for astronaut）

心理咨询师用心理学的理论和技术帮助航天员解决心理问题、提高航天员工作生活质量的方法。目的是消除或缓解航天员的心理问题，帮助航天员顺利、有效地完成训练阶段必须掌握的知识技能，在航天活动任务中拥有健全的身心、高质量的工作和生活。内容包括6个方面：①心理健康知识的普及；②科学学习方法指导；③人际相容性指导；④压力管理方法指导；⑤心理调适方法指导；⑥科学认知方法指导。

原则 包括5个方面。

主动求助与制度化定期访谈相结合 航天员都是比较健康的个体，不同于社会人员的无奈求助，咨询问题内容、焦点也带有职业的特殊性。为了及时消除航天员的不良情绪和心理负担，在航天员心理训练日程表上有心理访谈的时间，以便心理咨询师有机会与每一个航天员进行个别交谈，及时帮助他们解除内心苦恼和包袱，避免问题及苦恼的累积而有碍航天员心理健康。

普及性与个体化工作方法相结合 为提高心理指导的工作效率，针对共性问题采取普及性集体指导的方法可节约心理咨询师

的时间，收到良好教育效果，但更深入的个性化问题，必须采取个体化工作方法。

疏导启发、助人自助、促进成长 帮人自助是心理咨询的根本目的和出发点。心理咨询师相信来访者具备解决自身问题的能力和条件，只是还没有意识到而已，心理咨询师理解与关爱来访者的疑难、苦楚、孤独寂寞，运用语言帮助来访者反思、理清混乱的思绪、建立新的认知结构，促其心理成长，提高适应环境的能力。

平等、尊重、理解 心理咨询师与来访者在人格上平等，必须相互尊重。平等相待是消除顾虑、提高咨询效果的前提。在人的精神需求中，人与人之间的平等、尊重、理解可使郁结消融，使无助的心理注入勇气和力量。

尊重个人隐私权与兼顾国家利益相结合 尊重他人的隐私是心理咨询工作中必须坚持的基本原则，保密是咨询过程中来访者产生安全感、释放压力、释怀自己的重要条件。但保密不是绝对的，若当事人暴露的隐私使当事人或他人确实处在危险境地，应采取合理措施，通知有关人员或组织，其根本目的仍是保护当事人的利益。保密原则是心理咨询师不把来访者有关的信息资料透露给无关人员，但在选拔乘组确定人员时必须考虑国家利益，把有严重心理问题或不适宜航天工作环境的心理品质的人滤除，把适宜航天任务的有关人员及其心理品质资料通报有关决策领导，既对国家利益负责，也顾及当事人利益。

常用方法 包括以下方法：

按干预对象的人数和形式划分，可选用小组咨询、家庭访谈

及个别访谈的方法。

小组咨询　心理咨询师（1~2人）根据问题的相似性组成小组，与成员之间交互作用，共同商讨、训练、引导、解决成员共同的发展或共有的心理问题。小组咨询法感染力强，影响广泛，因为小组咨询是多向沟通过程，对每个成员都存在多个影响源，从多个影响源诸多角度洞察自己，在信息反馈过程中逐步学会客观评价自己、信任他人，学会与他人建立良好、协调的人际关系。问题的共同性及求解的迫切性形成了强大的互动力量，促使问题快速有效解决。小组咨询也有其局限性，小组情境中个人深层次的问题不易暴露，个性差异难以照顾周全，对心理咨询师的要求也较高。

家庭访谈　心理咨询师以系统理论为指导，用干预技术对一个家庭系统进行干预，以改变家庭成员间的相互关系，修正失调的家庭功能，使家庭成为航天员迎战任务的动力之源。心理咨询师把注意力放在问题及其相互作用的网络之上，访谈中注意有无特定的互动顺序和模式。注重的是对家庭已有互动模式的扰动及扰动所引起的变化。

个别访谈　心理咨询师面对一个航天员有针对性地对问题进行个别指导的过程。个别访谈较适用于涉及个人隐私的问题，容易进行深层次内容的讨论，来访者的顾虑较少，压力较小。

按理论操作基础划分，心理咨询又可分为认知重建方法、行为训练方法、精神分析方法。

认知重建方法　认知理论家贝克（Aaron Beck）认为，任何情绪和行为障碍都伴有认知歪曲和思维的紊乱。常见的认知歪曲有任意推断、过分概括化、选择性抽象概括、"全和无"的思维方式以及夸大或缩小客观事件的实际结果。贝克提出的认知重建方法包括4个过程：让当事人分析了解自己的认知特点、弄清楚为什么这种认知是不准确的和歪曲的、用正确的更客观的认知代替原来不理性的认知、检验新认知观念的功效。埃利斯（Albert Ellis）的认知治疗分4步完成，第一步指出思维方式、信念是不合理的。第二步指出情绪困扰是自身存在的不合理信念所导致。第三步，与不合理信念辩论，认清其信念的不合理性，进而放弃不合理信念。第四步以合理的思维方式代替不合理的思维方式。

行为训练方法　行为学认为，人的行为都是经过学习而获得的，而且也能经过学习而更改。行为训练步骤包括：①指导，准确地向来访者描述某种正确的行为以及行为产生的情境；②示范，在适当的情境中向来访者直接展现正确的行为，或通过录像带、录音、卡通片或电影的形式表现正确的行为，来访者观察后进行模仿；③练习，在解释指导和观察行为示范后对行为进行实践；④反馈，行为练习后要立即给予反馈，表扬正确的，更正错误的，确保学会了这种行为。

精神分析方法　精神分析理论认为，人的精神生活主要由两个独立部分组成，即意识和无意识，中间夹着很小一部分为潜意识。人的精神活动会在不同的意识层次里发生与进行。该理论强调一个人的心理与性格是经层层有序的过程而发展，而且在每个成长发展阶段有其特殊的心理课题要面对或解决。如果一个阶段的课题没有解决，就会影响下阶段的成长，而且在不同的成长时期出现障碍或挫折，产生特别的心理障碍。

心理咨询运用精神分析要充分了解来访者当时的状况、需要解决的问题、人际交往、家庭状况和儿童期主要经历，要从"过去"了解"现在"，思考过去如何影响现在，了解其贯穿生活的主要倾向，要比较"访谈"室里的表现与"外界"行为。向来访者解释儿童期愿望、隐蔽的动机或没有解除的情结等如何影响当前的行为，如何处理自己的欲望要求，以较有效的方式应付外界之现实的要求。

应用　航天员心理咨询集教育、发展、预防、治疗四大功能于一体，在航天员训练中有特殊地位和意义。心理咨询师协助航天员增进自我了解、促进自我抉择和自我发展，航天员在咨询中不仅可以学习分析问题的技术，学会了解自己、改进行为，学会了解他人及与人共处的方法，也可学会调节当前目标与长期目标之间的平衡，减少动机冲突所带来的烦恼和焦虑，预防心理问题的发生或减少其发生的概率。有情绪困扰者在咨询过程中可毫不压抑地宣泄，诉说自己的痛苦体验，通过心理咨询师的启发、帮助，发掘其自身的潜能，通过认知重建、改变行为方式提高对环境的适应能力。

（刘　芳）

hángtiānyuán xīnlǐ wèishēng

航天员心理卫生（mental hygiene for astronaut）

包括两方面的含义：一是指航天员的心理健康状态，二是指维持航天员心理健康、预防心理障碍、心身疾病与精神病的原则和措施，具体见航天员心理健康。

（刘　芳）

hángtiānyuán xīnlǐ zhīchí

航天员心理支持（psychological support for astronaut）

针对航天员个体、乘组成员的心理健康和士气采取的集预防、支援性质于一体的综合性心理学措施。包括情感、物质、信息的支持和援助。

载人航天以来，苏联的航天专家为抵抗航天特殊环境（如失重、环境狭小、社会隔离、信息缺乏、感觉输入减少、单调常规的工作和限定的人际关系等）对航天员引起的剥夺效应和预防情感障碍的发生而研制了称为"心理支援"的系统，并已作为心理预防的手段编入了医学保障系统。自1997年"礼炮"6号开始，俄罗斯开展了大量心理支持活动，旨在防止长期飞行中的情绪障碍，保持航天员的良好动机和士气。美国航天精神病学专家桑蒂曾将航天中的心理支援称作心理社会支持，并定义为"在天/地系统中，对航天员个体、乘组成员的心理健康和士气做出仔细的、不断的评估，目的是发现问题，并在影响到航天员操作活动之前进行干预"。事实证明心理支持和其他形式的保障对飞行任务的完成和成功都起着重大作用。

原则　首先要坚持服从规律、满足需求的原则。航天员在地面训练期、在轨飞行期以及返回后恢复期，心理压力源不同，应据此采取针对性心理支持策略。中长期飞行和空间试验发现，航天飞行任务期间的心理适应呈规律性变化，开始阶段表现为好奇与初步适应，中间阶段易出现兴趣下降、疲劳、烦躁、易激惹、睡眠障碍，最后阶段易出现兴奋、缺乏自我控制，心理支持的内容和时间要与此相适应，以便及时有效地发挥心理支持的作用。其次，要坚持尊重习俗、传递关爱的原则，促进乘组心理相容，有效的心理支持需要关注不同国家、文化、习俗的航天员，传递符合于其国家、民族习俗的人文关怀，要选择在他们看重的日子进行，关怀航天员内心的"重要他（她）人"，对航天员就起到了激励、关怀的作用。

基本方法　按任务分为3个阶段　①飞行前心理支持：航天员在训练期间，心理支持工作是根据任务需要和航天员个人的要求，定期、不定期对航天员进行心理访谈，及时了解航天员的压力，及时帮助其减压。刚入选的航天员面对新的工作环境和人际环境、新的任务要求，面临不断学习、重塑自我的挑战和压力，心理支持主要提供科学学习方法指导、人际适应和任务要求适应的指导、心理冲突指导；发射前，给予任务航天员有效的心理咨询，消除一切心理压力，回答诸如有关乘员的相容性或维护个人动机的问题等。②飞行中心理支持：航天飞行中地面成立心理支持小组，负责对航天员的心理和行为进行监测、记录和分析。用语音频谱、电视图像、生理指标分析法，测量航天员对各种航天环境应激因素的反应能力、应激耐力、不确定条件下的工作能力、自我调节的能力以及乘组的行为方式等，并对各种心理和行为问题提供咨询和提出解决办法，记录飞行中的干预日志及飞行后的总结等。③飞行后心理支持：飞行后美国、苏联航天员均已产生过飞行后性格改变，如有的航天员深居简出、闭门谢客；有的长期沮丧需要心理干预；有的出现婚姻问题等。飞行后的随访支持一方面要帮助航天员面对社会，面对新闻媒体的"名人效应"和长期脱离家庭生活后的恢复所造成的应激，定期随访，以便检查飞行结束后可能出现的后遗症。另一方面，帮助航天员配偶，解决她们为亲人担心的压力和不安。减少影响转变的负性因素，促进个体的心理康复。

按内容分为专业性心理支持和社会性心理支持两大类，按心理支持作用发挥过程的主体是靠自己还是外界他人，分为自我心理支持和外界心理支持。

自我心理支持　在地面训练和准备阶段，通过加强对航天员进行应对策略训练（专业心理技术培训），并向航天员提出明确要求，使之在出现负性情绪或睡眠困难或人际问题时具备自我心理支持的能力。内容包括　①各种情绪调节技能培训：训练航天员及早觉察自己的情绪状态，并使其掌握情绪状态的自我调节方法，避免负性情绪长时间驻留对航天员身心带来不利影响。②各种促进睡眠正常化的技术培训；大量试验证明，长期密闭隔离环境容易导致个体出现失眠问题，睡眠不足又可导致情绪的焦躁不安等一系列问题，要教会航天员促进睡眠正常化的方法。③沟通技能培训：大量试验证明，长期密闭隔离环境中航天员容易出现人际问题，教会航天员沟通技术是促进和谐、避免冲突的重要条件。

在地面训练和准备阶段，明确要求航天员做到3个主动　①主动合作，以礼相待：工作任务中主动配合其他成员，以礼相待，主动创造和谐的工作氛围，良好的和谐氛围对每个成员都起到巨大支持作用。②主动作为，乐于分享：一方面休闲时主动与乘组伙伴分享电影、喜剧、乐曲等文化作品，主动与同伴分享节日快乐，主动邀请同事和自己一起自拍录像发送出来；另一方面主动与舱外支持人员分享有意义的事。用摄录像设备把试验过程中有意义的活动拍摄下来，传给舱外的同事。分享能增加理解、加深友谊、提高自我价值感，分享式的互动能很好地发挥社会支持作用。③主动梳理，尽快减压：工作任务中当航天员内心状态不佳时，及时在笔记本上记下不良感受，自我梳理，并主动向舱外支持人员倾诉。负性情绪积累不利于身心健康，要及时梳理情绪并充分利用舱外支持系统及时解除内心压力。

外界支持 可分为专业性外界支持和社会性外界支持。虽然在培训和准备阶段航天员已接受各种专业技术培训，但内容和体验次数均有限，一旦通过实时监控录像发现航天员有明显负性情绪时，或航天员提出需要专业心理支持，应直接或通过网络给予相应的专业心理辅导，及时缓解航天员的负性情绪，或提醒航天员选择针对性的专业方法，解决当前问题。长期飞行中航天员容易思念亲人，出现烦躁、孤独等负性情绪，尤其是重要传统节日安排家人、领导慰问，赠送生日礼物，定期与同事通话都是很好的社会性外界支持。每一次外界与航天员通话都要表达对航天员的赞赏，使航天员充分感受到被支持、被关心、被尊重的温暖。

应用 航天飞行环境狭小、与社会隔离、环境复杂，航天员的心理承受能力受到巨大的挑战。航天员能否有效应对压力，将直接关系到飞行任务的成败，心理

支持工作在飞行前、中、后对提高航天员的士气、保障航天员的身心健康和工作效率具有重要的积极意义。航天员心理支持可理解为一个多维结构，包括精神支持、情感支持、物质支持和道义支持，以及家庭、亲戚朋友、组织、团体、单位等支持，客观、可见的支持或主观、可体验的支持。心理支持对应激可起减压或缓冲作用，对应激状态下的个体提供保护。

(刘 芳)

hángtiān fēixíng qián xīnlǐ zhīchí

航天飞行前心理支持（psychological support before spaceflight）针对航天员在地面训练和任务准备阶段的压力源采取的综合性心理学措施。俄罗斯在航天员训练期间和任务准备阶段很重视对航天员进行心理应对策略培训、文化差异与注意事宜培训。中国航天员科研训练中心根据任务需要和航天员个人的要求提供心理支持，及时消解航天员的心理压力。

团体授课法：航天员心理支持以培养适合航天任务需要的人才为目标。地面训练阶段，利用团体辅导方法，让航天员了解航天环境对人心理的影响、航天活动对航天员心理品质的要求，了解心理卫生知识、心理保健方法，使航天员对未来工作有充分的心理准备和明确的自我努力方向，促进航天员对职业要求的快速适应。

个体心理访谈：根据平时的跟踪观察和心理测评，分析每个航天员的特点，定期、不定期对航天员进行心理访谈，力争做到"因势利导"，达到"扬长补短""一把钥匙打开一把锁"的目的，提高心理支持的效果。

体验训练法：既可利用小组体验训练方法使航天员进一步了解自己、了解他人、了解彼此之间的差异以及存在性格差异的必然性，也可用个体体验训练的方法帮助航天员缓解当下的负性情绪，掌握应对不同情境的有效心理调适方法。体验训练法的一般分4个步骤。第一步：激发训练动机，每一项训练开始之前都要先讲相应的理论基础，让受训者知其然、知其所以然，还要使其理解、掌握该项技能对执行航天任务、提升自我心理调节能力的意义；第二步：训练方法的教授；第三步：布置课后作业；第四步：训练后交谈，每次训练结束，教员都要了解受训者在训练过程中的感受和训练效果。

家庭访谈：家庭是一个人生存的基本系统，也是个体最重要的情感支持系统，从人际关系的角度出发，只有理解了一个人与其周围人的相互作用，才能更好地理解这个人。要有效缓解航天员的压力，需要动员、整合家庭系统的一切积极资源，使每个家庭成员具有家庭成就的概念和力量一体化的意识。不仅对任务航天员进行心理支持，而且对其家属进行心理支持，形成最大的合力，有效提升任务航天员在压力面前的心理稳定性和自信心。对没有执行任务的航天员、航天员家属也要进行定期和不定期心理支持工作，及时解除航天员的心理压力。

(刘 芳)

hángtiān fēixíng zhōng xīnlǐ zhīchí

航天飞行中心理支持（psychosocial support for astronauts during spaceflight） 在载人航天中对航天员个体、乘组和家庭成员的心理健康和士气所采取的集预防、

支援性质于一体的综合性心理学措施。

原理：航天飞行中的心理支持就是尽可能让航天员与外界联系，进行思想交流，提高士气，减少孤独感。若一个人感到有可依赖的人在关心、照顾、尊重和爱护自己，就会减轻挫折反应的强度，增加对挫折的承受力和适应性。心理支持不仅能帮助个体摆脱困境、调整防卫机制、培养应对能力，而且能缓冲事件的情绪冲击、保护个体心理健康。

基本方法：为提高飞行中心理支持的针对性和有效性，国际空间站任务中，俄美心理支持小组通过传输图像、生理指标对飞行乘组情绪、行为进行动态监测，通过心理询问及心理测评软件对任务航天员及乘组进行情绪状态和飞行中的人际关系特征检测与评估，在此基础上对飞行中的任务航天员进行有效心理支持。国际上采用的方法主要包括　①提供声像资料：飞行中给航天员提供大量的声像资料，航天员感觉厌烦、无聊时，给航天员传输活泼、有生气的声像资料，如歌曲、电影等供航天员欣赏，缓解他们的厌烦情绪。②加强与地面的交往：让航天员能经常与地球上的家人、朋友和其他人之间进行双向通话或电视通信，并备有与上述地面人员进行私人谈话的保密通信线路。尽可能地让航天员保持与外界的联系，进行思想交流以提高士气和减轻孤独感。③播送来自地面的新闻：经常向航天员传输广播、地面新闻、电视节目、纪念集会，甚至传播地面的风雨声、鸟叫声。④鼓励航天员充分发挥自身潜能：鼓励航天员在航天飞行中充分发挥自身潜能，利用闲暇时间进行写作、作曲或

从事个人爱好的活动。⑤放置或送去礼品：通过供给飞船派访问者到空间站上去，由他们从地球上给空间站航天员送去各种礼品、纪念品，送去可口喜爱的食品或其他物品等。⑥鼓励乘组相互沟通和支持：例如，让载荷专家在周末做科技报告或讲讲一周来的科学发现和研究进展；可让其他人帮助载荷专家收集实验数据和排除故障；也可让载荷专家协助驾驶航天员和随船工程师完成一些简单的控制任务或设备的维修任务等。⑦合理安排作息制度，增加自由活动时间：允许航天员有一定程度的自主权和自由活动时间，这是维护乘员的身心健康和提高执行任务能力的有力措施。⑧恰当处理负性信息：长期飞行中航天员家庭出现负性事件时，如何通知航天员或什么时候通知航天员，才能稳定其情绪和确保航天任务的顺利完成。心理支持人员在发射前需要与每个航天员讨论这种问题，以便确认个人对此问题的观点。

（刘　芳）

hángtiān fēixíng hòu xīnlǐ zhīchí

航天飞行后心理支持（psychological support after spaceflight）

用心理学的原理、方法，帮助航天员返回地面后消除遗留心理问题，恢复对地球社会环境适应的综合心理措施。此方法可帮助航天员消除不良情绪痕迹、航天飞行给任务航天员心理造成的负性影响等，使航天员的心理调整到良好状态。

航天环境中，物理的、生理的、心理的与人际的应激源都会对航天员的心理状态产生影响，微重力导致航天员常出现空间错觉、本体错觉和周围事物运动错觉、时间知觉改变、姿势和平衡

障碍。舱内噪声或昼夜节律改变导致航天员出现睡眠障碍。高度责任感、对当前和即将发生事件的高度关注、持续的警惕使航天员精神持续紧张。压力应激的持续积累会造成航天员累积性疲劳和衰弱。

航天员返回地面后，由于重力变化，感知系统、运动系统和自主神经系统功能再次发生紊乱，工作、休息周期改变，加上成功后的兴奋，航天员仍会出现入睡困难、睡眠质量差、睡眠周期改变等睡眠障碍。因此，需要对返回地面的航天员进行心理调适工作，以使其尽快恢复良好的状态。飞行返回后心理干预介入越早，效果越好。

俄美航天员返回地面后通过入院隔离检查，确保不受外界打扰、保障睡眠环境和时间，通过桑拿、游泳等方法促进航天员身心放松。中国航天员常用的心理支持方法如下。

提供安静的环境、充分的休息时间和自由时间：航天员正常返回后，给他们提供安静的环境，保障充分的睡眠休息，充足的自由时间，使航天员尽快恢复地面上的生物节律。

心理访谈和咨询：心理访谈或咨询可给航天员提供一个保护性场所，通过访谈可了解航天员的情绪状态、主导心境、感知觉反应、语言思维、注意力、动作行为，以及有无心理不适或烦扰等。根据航天员的需要给予专业的指导。心理咨询师与航天员分享其飞行中的体验和感受，帮助航天员梳理内心思绪，使航天员的不良情绪可以得到宣泄或释放。

心理放松训练：用构建个人"安全岛"、想象放松、肌肉渐进式放松、音乐放松等技术缓解航

天员的紧张，保证其良好充分的休息。

提供社会支持：社会支持分为家庭支持，亲戚朋友支持，组织、团体、单位支持和他人支持。航天飞行返回后，每天至少安排1小时让航天员与家人团聚，使其享受家庭带来的温暖、安全感和放松；使航天员与亲人分享成功的喜悦，分享航天飞行的各种感受。成功的分享可使航天员产生良好心理状态，提供航天员与亲友随时联络的通道，使其能随时获得亲友的支持。

提供丰富多彩的文化娱乐活动：返回后的医学康复阶段，应提供书籍、报纸、杂志、音乐、电视电影碟片等满足航天员的文化娱乐需要，使其恢复社会交往功能。

(刘 芳)

hángtiān fēixíng ānquán xīnlǐ

航天飞行安全心理（psychology of spaceflight safety）

影响航天飞行安全的相关心理因素和预防措施。航天飞行安全心理主要研究的是与航天飞行安全相关的心理因素及预防飞行事故的心理对抗措施，以避免或减少航天飞行事故的发生。

载人航天飞行是一项高投入和高风险的事业，任何小的差错和故障都可能导致无法挽回的灾难性后果。无论是从航天器的建造维护和航天员的选拔培养的昂贵费用，还是从载人航天牵涉到的国家政治和军事影响力等方面来考虑，都必须减少发生航天灾难的可能性，提高航天飞行的安全性，避免航天飞行事故的发生。载人航天医学工程学科体系奉行安全、健康和高效的理念，以"人-机-环境"作为一个整体系统，在这个系统中，航天员居于中心地位，航天员的安全是进行载人航天活动的前提，然而，载人航天飞行环境中的限制、隔离、噪声、振动、累积性疲劳以及缺乏隐私等各种应激源容易使航天员出现负性心理变化，是影响航天飞行安全的潜在因素。必须通过工程设计、心理选拔、心理训练和心理支持等措施来满足载人航天飞行对航天员心理素质的需求，保障载人航天飞行的安全。

基本内容：为保障载人航天飞行安全，必须保证"人-机-环境"中各个因素之间的良好匹配。具体到心理属性，可以从两方面来看，一方面是航天飞行环境对心理的影响，航天飞行会使航天员的情绪状态、认知能力等发生变化，影响中长期航天飞行任务的顺利实施，这是航天心理学研究中的重要内容；另一方面是航天飞行任务对航天员心理的要求，主要包括对航天员心理过程和个性心理的要求，心理过程主要包括 ①认知过程：在航天活动中，航天员与航天器组成了复杂的人机系统，航天员通过感觉和知觉对航天器仪表显示的舱内环境、状态及航天器位置信息进行确认，将这些信息存储于短时记忆中，与长时记忆中的知识比较判断，如短时记忆能力比较差或长时记忆提取出现困难，认知能力与任务失匹配，可出现判断决策或操作失误，引发航天事故。工作负荷过低或过高，也会降低航天员的认知能力，容易引起注意松弛、不注意或疲劳，导致错误发生，引发航天事故。②情绪过程：良好的心境可使认知活动处于积极状态，提高工作效率，提高安全性；不良的心境会使人的意志消沉，降低工作效率，甚至造成不可控的行为，导致事故的发生。航天飞行中的各种不良应激，容易使航天员出现焦虑、抑郁、乘组人际冲突等，影响飞行安全。③意志过程：飞行中航天员会遇到许多预料之外的问题，必须依靠乘组之间的协作和坚韧的毅力去克服困难、摆脱困境、完成任务。④个性心理：航天飞行的高技术性、高风险性等特点，要求航天员必须具备一定的心理素质，包括能力和性格特征等，如敢为精神、责任心、认真、反应迅速、思维敏捷、情绪稳定、良好的人际相容性等。

应用：保障航天飞行安全的心理学措施主要有：选拔出个性心理特征良好的航天员；通过心理训练培养航天员感知觉敏锐、情绪稳定、临危不乱、毅力坚忍等特征；进行心理支持，减少不良应激，保障良好的心理状态；通过心理研究，使舱内布局、照明等工程设计符合心理需求，作息制度和飞行计划安排合理，保证航天员的任务负荷适中。

(刘 芳)

hángtiān gōngxiàoxué

航天工效学（space ergonomics）

研究航天员与航天器及航天环境的特性以及它们之间的相互关系，提高航天器系统运行效率的学科。即研究载人航天过程中的人机工效学问题。

简史 从20世纪50年代开始，美国与苏联发展载人航天工程，应用工效学的理论、原则和方法，解决了很多载人航天的工程学问题，美国国家航空航天局（National Aeronautics and Space Administration，NASA）于1995年发布了人系统整合标准（NASA-STD-3000），大部分章节是航天工效学的研究成果，用于指导美国载人航天工程的研制工作。中国航天工效学研究工作起步于 1968 年宇宙医学及工程研究所成立。1992 年出版的《中国医学百科全书》将航天工效学作为一门学科做了介绍。经过历次航天任务工效学研究项目实践，航天工效学得到了长足的发展，在学科的形成与发展中，具有标志性意义的事件是 2003 年《航天工效学》出版，对航天工效学学科的概念、理论体系和方法做了全面的阐述。随后在中国载人工程历次任务中，针对任务特点与航天员工作能力与特性进行研究，提出工效学要求，形成了航天工效学的标准，用于指导和规范载人航天的相关工程设计。2009 年出版的《航天医学工程学发展 60 年》对中国的航天工效学发展进行了全面总结，标志着中国的航天工效学学科走向成熟。

研究内容　包括航天员工作能力与特性、航天器工程设计工效学要求和工效学评价方法。

航天员工作能力与特性　包括对人体参数、感知特性和工作负荷等研究：①航天员人体参数：载人航天器舱内设计的主要依据，包括人体形态、生物力学和关节活动等参数。航天员的形态参数是载人航天器舱内结构设计最基本的数据，它制约座椅尺寸、工作生活空间等设计。航天员是一个经过针对飞行任务要求选拔后的群体，在身高和体重等人体参数方面有一定分布规律。生物力学参数包括航天员的质量参数、质心参数、转动惯量参数（又称惯性矩参数）等，可用于控制器的设计和航天器内的物品安装位置的统筹安排等。关节活动参数表示航天员各活动部位在某一方向的活动范围，根据关节活动参数可以确定控制器、显示器的安

装位置以及操作行程的设计。在实际应用中，应根据不同的任务要求采用人体参数数据的适宜百分位数，尽可能达到最佳设计。②航天员感知特性：航天员任务设计的主要依据，航天员在轨飞行中，作为信息的接收者首先应实现信息的获取。航天器系统的信息和任务目标的信息以不同模式呈现，文字信息应满足航天员的视觉特性；事件通报单元发出的语音信息应满足航天员的听觉特性。基于此要求，在航天员的视觉、听觉、本体感觉等感觉系统的特性方面，探索在太空环境中的特异性等，同时从原型概念入手，分析航天员在监视和操作时的学习记忆过程、情境意识、信息加工的认知变化规律，探索人的信息加工认知、注意力分配和眼-手协调匹配等特性。③工作负荷：包括体力负荷、脑力负荷和心理负荷。体力负荷指人在从事体力操作时，人体在单位时间内承受体力活动的工作量，一般用人体消耗的能量的相对值表征。脑力负荷指反映工作时人的信息处理系统被使用程度。在载人航天工程研制任务中，航天工效学在地面模拟在轨飞行监视任务，利用脑电技术研究了多任务作业下人的注意力资源分配特点。在手控交会对接预先研究任务中，利用生理指标测量方法、绩效分析、主观问卷等手段，研究控制回路中的人的脑力负荷和体力负荷。

航天器工程设计工效学要求　航天工效学与每次载人航天任务结合的关键点就是充分考虑航天员在飞行任务过程中实施监视、操作作业的实际工况。在发射段和返回段中，航天员受到诸如超重、失重、噪声、振动等环境因

素的影响，航天员在穿着舱内航天服条件下以束缚状态固定在盆式座椅内，以有效对抗和防护加速度对人体带来的不利影响；进入轨道段飞行，由于失重，航天员身体处于自由飘浮状态。在这两种姿态下航天员完成对载人航天器状态的监视和操作是航天工效学研究的约束条件。面向载人航天飞行任务的需求，航天工效学针对乘员舱内的人机界面等问题开展了大量的研究工作。人机界面是航天器系统与航天员之间进行交互和信息交换的媒介，实现了工作和生活信息的内部形式与航天员之间的可接受的形式转换。人机界面包括各种控制器、舱内结构布局、显示与照明、页面综合布局、光学瞄准镜、全姿态仪、报警方式和参数等。这些研究成果以工效学要求的形式作用于载人航天器的研制。

工程设计的工效学评价方法　载人航天是一项复杂的系统工程，航天员、航天器和航天环境的匹配程度对整个系统的可靠性与工作效率有着很大的影响，正常状态下关系到工作效率，故障或危急状态下关系到载人航天器系统的安全。针对飞船工程设计的工效学要求是否得到认真、全面的执行，产品是否达到了工效学提出的要求，应在载人航天器的研制工程进行到一定阶段，有重点地选择工效学评价项目开展工效学评价，验证工程落实工效学要求的程度，是确保航天员"安全、高效"地完成任务的前提。航天工效学评价就是采用一定的评价方法按相应的工效学评价标准，对航天产品适合航天员操作的程度或任务设计的合理性进行综合评价。主要包括：工效学评价标准和工效学评价方法。

评价标准是确定产品所达到的宜于航天员完成任务的程度。评价等级有单部件、分系统、系统级层次。工效学评价紧跟产品研制的不同阶段，实施评价并及早发现问题，最大限度地确保产品设计质量。随着工效学研究的深入，针对飞船工程设计的工效学评价方式逐渐确立文档评价、模型仿真验证、实验室特性测试、现场联合测试等手段。工效学在工程中所起的作用是引导工程"以人为本"开展设计，并通过评价督促落实在产品和系统整合中。载人航天器工程具有环节多、结构复杂且资源有限并呈分阶段研制的特点，航天员的特性与任务要求更是多种多样，决定了工效学评价是一个复杂的过程，它是一个围绕"人"的需求展开的评价体系，分场所、分类型、分层次开展，最终评定人机系统的全面效能。

研究方法 包括实验法、观察法、访谈法、问卷法和模拟法。

实验法 航天工效学最基本、最常用的研究方法。①实验室实验：针对一定的研究目的，严格控制一定的实验条件和环境参数，观测被试对象的某个或某几个属性的特征值的变化，揭示它们的内在关系，为航天员使用的产品进行实验研究。此法可严格控制某些条件参数，突出某个或某几个因素的作用，得出相应的结论。但应用结论时，应认真考虑实际应用环境与实验环境之间的差异，防止不当应用；②现场实验：把实验室中不能研究的问题放到现场研究。其优点是生态效度和外部效度高，但实验过程容易受到干扰，内部效度较低。现场实验研究一般采用准实验设计的方法设计实验。

观察法 航天工效学一直沿用的方法。通过直接或间接观察记录并分析实际作业情况下被观察者的行为表现，找出规律。其最大的优点是被观察者的行为表现不受观察者的干扰、限制，所观察到的结果直接、真实。由于科学技术的发展，观察法可借助于摄影或录像等设备进行，便于保存和分析。根据目的，观察内容可事先让被观察者知道，也可秘密进行。

访谈法 航天工效学研究人员通过与受访人进行有目的的口头交谈从而搜集事实材料的方法。制定交谈内容和方式预案。每次载人航天任务结束后，研究人员对参飞人员就航天设备的操作、观察与居住相关设备的使用效果等进行有针对性的访谈，收集航天器设备实际应用的效果。

问卷法 以书面形式向被调查者提出问题，并要求被调查者也以书面形式回答问题的搜集事实资料的方法。问卷中的问题由一套系统性、规范性的程序设计，通过它来搜集被调查者对被评价对象使用效果的有关意见、态度和观点，据此得出评价。这种方法不影响被调查者对评价对象的使用，但属主观评价法，受被调查者个人因素和条件的影响。此法配合其他研究方法使用效果更理想。

模拟法 利用模拟技术，对环境、装置、设备或系统、人体形态、人体生物力学过程或认知过程进行模拟，然后利用模拟系统对被模拟对象进行相应的实验研究。此法实际上是创造实验条件和工具的方法。用数学、物理、机械或实物模型以及计算机模拟技术或综合模拟被研究对象的特性，揭示各变量之间的关系。

与其他学科关系 航天工效学是一门多学科综合的交叉学科。航天工效学是随着载人航天事业的兴起而创建，是人类工效学的一个重要分支，与人类工效学相近的学科有工程心理学、人因工程学、人机工程学、人-机-环境系统工程学。这些学科与人类工效学的理论、原则、方法都适用于航天工效学。航天工效学是从航天器系统的角度来研究航天员、与其所乘航天器和所处的航天环境的相互关系，所以系统理论是航天工效学的理论基础学科。涉及航天员的工效学要素包括生理、心理和组织3个方面。与生理有关的学科包括生理学、人体解剖学、人体测量学、人体生物力学、重力生理学等；与人的心理有关的学科包括心理学、认知科学、神经科学等；与组织有关的学科包括管理学、行为学等。与航天器工程技术有关的学科，如机械工程、工程设计、工程管理等；与太空环境有关的学科包括环境卫生学、环境工程学、放射生物学等；信息科学为航天工效学提供技术条件，信息学科包括数据库技术、计算机模拟、传感器与测量技术。

(王春慧)

hángtiānyuán réntǐ cèliàng

航天员人体测量（astronaut anthropometry） 对满足航天员选拔要求或特定的航天员目标人群抽样，进行人体测量参数的测量和统计分析，并研究如何将这些参数应用于航天器工效学设计的方法。是从人体测量学发展而形成的，属于航天工效学研究的一个重要组成部分。应用人体测量学的理论、原理、方法，针对空间飞行环境下微重力、不同着服工况对人体特性产生的影响，通过测量人体几何特性和力学特性参数，基于个体之间与群体之间的差异，研究航天员人群的特征及其变化规律，为载人航天器工程工效学设计和评价提供航天员人体测量参数。

原理 在载人航天器工程设计中，为了设计出符合航天员生理、心理特点的载人航天器系统产品、设备，确保航天员在轨飞行期间能安全、舒适、高效地完成作业任务，必须对航天员开展人体参数测量，获取航天员在不同着服工况下的人体测量参数。利用航天员人体测量数据及其相关研究结果，合理有效布置航天器内的工作、生活场所，保证在轨飞行期间航天员采取舒适的操作体位、选择合理的操作运动方式，在成功完成作业任务的同时实现能量消耗最小、疲劳程度最低、工作效率最高。例如，在载人航天器乘员舱结构、舱门、座椅、仪表板的尺寸与安装位置的设计中，需要依据航天员人体形态参数确定。飞船总体的质心、转动惯量（又称惯性矩）与航天员着服后的质心位置密切相关。乘员舱内工作和活动空间等的大小是否符合航天员着服后的身体几何特性，各种操纵装置和显示装置的布局、形状大小、操作方向、操作力大小是否符合航天员的要求，以及其他工程设计和生活照料设施，如通道、脚限制器、扶手、卫生间、餐桌、睡袋等的设计、布局都需要利用航天员人体测量参数。

基本方法 人体测量学是航天员人体测量的基础。人体测量学的基本理论、原理和方法、应用经验、法则同样适用于航天员人体测量。电子和计算机技术的飞速发展，推动了电子测量技术

和计算机辅助测量技术在人体测量中的广泛应用。以非接触自动测量为发展方向的航天员人体测量代表人体测量技术发展的前沿和最新成果。

按测量内容可分为 ①人体几何特性（形态参数）测量：即航天员人体尺寸特性，航天员在不同着服工况下的人体及各个部位的几何尺寸。人体几何特性测量包括人体高度、宽度、围度和各体段长度测量。②人体力学特性测量：即航天员生物力学特性，航天员在不同着服工况下的质量参数、质心参数、转动惯量参数、力量参数、关节活动度和可达域范围。③失重状态下中性体位。

统计分析时使用以下 3 类统计量。利用这些统计量能很好地描述航天员人体几何特性与力学特性。①平均值：表示人体测量数据分布集中趋势的统计量。平均值是描述人体测量数据位置特征的值。可用来衡量一定条件下的测量水平或概括地表现测量数据集中情况。在飞行器工程工效学设计评价工作中常用算术平均值、中位值或众数（最频值）表示。②标准差：表示数据集中和离散程度的统计量。标准差大表示各数据分布广，远离平均值；标准差小表示各数据分布比较集中，接近平均值。③百分位数：表示人体测量数据离散趋势的统计量。百分位数表示设计的适应域。在航天器工程工效学设计评价工作中常用最小值、最大值或第 5 百分位数和第 95 百分位数、第 50 百分位数作为上下限和中间值。

测量方法是否准确、合理、有效，对航天员人体测量数据有直接影响。不同的测量参数有不同测量方法和测量仪器。为尽量

减小航天员人体测量的误差，提高测量数据的可靠性，测量应遵循以下原则 ①一致性原则：航天员人体测量选用的测量项目、参数、测量仪器、测量部位和测量方法等应有统一的要求、一致的标准。测量过程应与规定或标准的要求相符。②可靠性原则：采用规定的测量方法，在一定时间内对同一对象进行重复多次测量时，前后测量数据应相同或基本相同。参数测量中，对于同一参数，应测量两次或两次以上，以提高测量的精确性。③有效性原则：应根据载人航天器工程设计工效学设计需要，并结合作业过程中航天员着服工况选择合理的测量项目和方法，确保测量结果满足工效学设计的目的要求；④客观性原则：航天员人体测量的数据结果应具有客观性。

应用 航天员人体测量参数在载人航天器乘员舱结构布局和尺寸设计、乘组人员选拔、航天服设计和航天员工作任务设计中广泛应用。在世界航天发展的早期，美国和俄罗斯等国家均开展了此项研究，制定相关标准，建立数据库，并在航天器和航天服的工程设计中广泛应用。中国在载人航天工程的初期，主要是参考空军飞行员的人体测量数据进行飞船工程设计的工效学设计和评价。随着载人航天工程的发展，经过几十年的努力，中国在航天员人体测量领域不断拓展研究内容、完善测量方法、改进测量仪器设备，并建立了航天员人体测量参数数据库，为载人航天器工程工效学设计评价提供了强有力的数据支撑，也为航天工效学后续研究提供了良好的基础条件。

航天员人体测量是人体测量

学在航天医学工程领域的应用延伸和扩展。随着现代科学技术的飞速发展，人体测量学已跨出人类学的传统研究范围，成为工效学的一个重要研究方向，在工业产品设计、体育运动等方面有很大的实际应用价值。航天员人体测量是随着载人航天工程的发展，基于航天器工程工效学设计评价的需要，为重点研究航天飞行环境中微重力环境、着服工况对航天员人体特性产生的影响，获取航天员人体测量数据，将人体测量学的理论、原理、方法应用到航天工效学研究中，逐步发展而成的。

（王　政）

hángtiānyuán réntǐ chǐcùn tèxìng

航天员人体尺寸特性 （physical dimensions of astronaut）

航天员在不同工况下人体几何尺寸特性及其变化和分布的规律。包括人体高度和各体段长度、宽度、围度等。为使与航天员人体尺寸相关的对象能符合航天员人体尺寸的生理特点，使航天员在舒适的状态和环境下工作生活，设计中必须充分考虑航天员人体尺寸特性。世界航天发展早期，美国和俄罗斯等国家均开展了航天员人体尺寸特性的研究，依据相关标准，建立航天员人体尺寸数据库，并在载人航天器乘员舱结构布局设计、航天服尺寸设计、航天员工作任务设计以及航天员选拔中广泛应用。

基本方法　主要是用人体测量学的原理和方法，测量航天员的人体整体高度和各体段长度、宽度、围度。以不着服工况下的人体形态参数为基础，主要分为以下 4 部分　①头部人体尺寸：头全高、头耳高、头长、头宽、头围、头矢状弧、耳屏间弧、两耳屏间宽 8 项。②立姿人体尺寸：身高、眼高、耳屏点高、颏下点高、颈椎点高、肩高、桡骨点高、桡骨茎突点高、中指指尖点高、中指指尖点上举高、腰围高、髂前上棘点高、大转子点高、会阴高、胫骨点高、内踝高、外踝高、顶颈距、颈肩距、上臂长、前臂长、大腿长、小腿长、上肢长、颈围、颈根围、两腋之间围度、胸围、下胸围（女）、腰围、臀围、上臂围、前臂围、腕围、大腿围、大腿中部围、腿肚围（小腿围）、踝上围、踝围、肩宽、背宽、胸宽、两乳头点间宽（女）、两髂嵴点间宽、臀宽、胸厚、乳头点胸厚（女）、颈椎点至乳头点长（女）、肩颈点至乳头点长（女）、颈椎点至腰长（前身）、肩长、背腰长、前腰长、躯干长、直档、会阴上部前后长（下躯干弧长）、腿外侧长、腿内侧长、腹侧弧（女）、耻骨结节宽（女）60 项。③坐姿人体尺寸：坐高、坐姿眼高、坐姿肩高、坐姿肘高、坐姿小腿加足高（坐姿腘高）、坐姿膝高、坐姿股厚、坐姿肩肘距、坐姿肘腕距、坐姿两肘间宽、坐姿腹厚、坐姿臀宽、坐姿臀－腹厚、坐姿臀－膝距、坐姿臀－腘距（坐深）15 项。④手/足部人体尺寸：手长、手宽、拇指长、示指长、中指长、无名指长、小指长、拇指指关节宽、示指近位指关节宽、示指远位指关节宽、中指近位指关节宽、中指远位指关节宽、无名指近位指关节宽、无名指远位指关节宽、小指近位指关节宽、小指远位指关节宽、拇指第二指节长、示指第二指节长、示指第三指节长、中指第二指节长、中指第三指节长、无名指第二指节长、无名指第三指节长、小指第二指节长、小指第三指节长、中指近位指关节至第一指叉距离、中指近位指关节至第二指叉距离、中指近位二指关节至第三指叉距离、中指近位指关节至第四指叉距离、拇指第一指节长、示指第一指节长、中指第一指节长、无名指第一指节长、小指第一指节长、掌围（四指）、掌宽、掌厚、最大手围、最大手宽、最大手厚、足长、足宽 42 项。

按测量方式可分为两类：①接触测量：传统手工测量方式，主要测量仪器有人体测高仪、直脚规、弯脚规、软尺、足高仪、坐高椅。②非接触测量：以计算机视觉为核心理论的二维图像自动测量技术与三维扫描自动测量方式，是人体形态参数测量技术发展的重要方向。

航天员人体尺寸受以下因素的影响　①着服工况：航天员着服后人体尺寸特性与着服工况密不可分。服装的结构外形、加压状态影响着航天员着服后人体尺寸特性。在载人航天器工程设计中，航天员着服工况主要分为着内衣、着舱内压力服、着舱外压力服、着企鹅服/套带等工况。②年龄差异：30 岁以后航天员人体尺寸尤其是身高，随年龄增长而缩减，体重、肩宽、胸围、腰围、腹围、臀围等宽度、围度数据则随年龄的增长而增加。③性别差异：男性航天员的平均身高和体重高于女性航天员。女性航天员的人体形态数据大约相当于同龄男性航天员的 92%。人体尺寸的不同，性别差异量显著不同。即使身高相同，女性与男性身体各部分的比例也不同。女性的四肢较短，躯干和头占的比例大，肩较窄，骨盆较宽，脂肪厚度及其在身体上的分布与男性有明显的差异。④种族差异：航天员人体尺寸、比例关系因国家、地区、民族的不同差异很大。⑤失重环境差异：失重环境下人体椎骨由于没有重力作用的影响，互相舒展开，飞行的前 2 周身高增高，然后稳定于飞行前基准的约 3%，返回后身高恢复正常。人体处于中性体位，与地面 1G 重力环境的立姿或坐姿完全不同。

应用　载人航天器工程设计，为符合航天员生理、心理特点的载人航天器系统产品、设备，确保航天员在轨飞行期间能安全、舒适、高效地完成作业任务，必须依据航天员在不同着服工况下的人体尺寸数据及其相关研究结果，合理有效地设计、布置航天器工作、生活场所和设施，使之符合航天员人体尺寸特性要求。例如，载人航天器乘员舱结构、舱门、座椅、仪表板的尺寸设计与布局，需要依据航天员人体尺寸数据确定（见航天器空间布局）。航天服的结构形态和尺寸设计也要以不着服航天员人体尺寸数据为基础。出舱活动时，出舱舱门/通道直径、出舱扶手、脚限制器、控制器设计等都需要与着舱外服加压工况下的人体尺寸数据相匹配。失重状态下中性体位是确定航天员在轨工作空间布局的基本姿势。空间站舱内各类生活照料设施，如通道、脚限制器、扶手、卫生间、餐桌、睡袋、工作空间等的设计和布局也都需要符合中性体位下航天员人体尺寸特性。

（王　政）

hángtiānyuán shēngwù lìxué tèxìng
航天员生物力学特性（biomechanics of astronaut）
航天员在不同着服工况下人体整体各体段的质量、质心、转动惯量（又称惯性矩）等力学特征，以及关节活动度和可达域等运动的特点和规律。应用力学的原理和方法进行研究。

人的一切活动都由骨、关节、肌肉组成的运动系统完成。人体的运动以关节为支点，通过附着于骨面上的骨骼肌的收缩，牵动骨骼改变位置而产生。航天员生物力学特性测量是指用力学（静力学、运动学和动力学）原理和方法，结合人体解剖学和生理学知识，研究人体运动器官的结构和功能，反映航天员不同着服工况下在受外力和内部受控的肌力作用下的运动特点和规律。

基本内容　载人航天器人机界面设计需用与航天员生物力学特性相关的人体测量参数，包括航天员的质量参数、质心参数、转动惯量参数、力量参数、关节活动度和可达域。

质量参数　物体含有物质的多少称为质量。质量不随物体形状、状态、空间位置而改变，是物体的基本属性和物体惯性的度量。航天员人体整体和各体段的质量是航天员选拔、座椅等承受力设计、人体建模仿真工效学设计中的重要参数。重力环境下，人体整体的质量即体重，可直接用体重计测量，人体各体段的质量主要依据经验公式计算。在航天员人体测量中，通常将航天员人体分割成头颈、躯干、左右上臂、左右前臂、左右手、左右大腿、左右小腿、左右足共 14 个体段。在空间飞行过程中，由于失重所致体液丧失、骨丢失、肌肉萎缩，人体的总质量会减少 3% ~ 4%。

质心参数　质量中心简称质心，指物质系统上被认为质量集中于此的一个假想点。航天员质心参数主要用于载人航天器内物品位置的统筹布局和航天员动作任务规划，以保持航天器和航天员运动的姿态平衡。航天员质心测量通常分为着内衣、着舱内压力服全配置束缚和着舱外压力服等工况。航天员整体的质心可利用质心测定仪测量。着内衣工况下各体段的质心位置以接近身体中心的关节起算，主要依据经验公式计算得。受舱内压力服、座椅设计以及人体对称性的约束，航天员着舱内压力服全配置束缚于座椅中的质心位置可依据经验公式计算。

转动惯量参数　又称惯性矩，描述一个物体对其旋转运动改变的对抗，是转动物体惯性的度量。航天员的转动惯量主要用于确定载人航天器、人服系统等的总体转动惯量，进行姿态控制。航天员的转动惯量主要依据经验公式计算。

力量参数　操作力是指人体的手、足或身体某部位直接同控制器接触时，作为驱动力或制动力施加于控制器的动态作用力。航天员在不同着服工况下的操作力特性是制定载人航天器中各控制器操作力和航天服工效学要求与评价的设计依据。航天员人体测量主要测量航天员着工作服裸手、着舱外压力服加压等不同着服工况下上肢在不同角度和方向上的操作力。基于航天飞行中，航天员主要对控制台各类按键、阀门、舱门、助力辅助装置进行操作，航天员操作力测量类型主要有指拨力、指捏力、按压力、推拉力、手握力、手轮旋转力矩、手臂旋转力矩等。测量指标主要分为最小感知力、最大力和保持力。与着工作服裸手工况下的操作力相比，着舱外压力服加压工况下，航天员上肢操作力下降 55%。

关节活动度 关节运动时所通过的运动弧，是构成关节的远端骨朝向或离开近端骨运动的过程中，远端骨所达到的新位置（结束位置）与开始位置之间的夹角，即远端骨所移动的度数。人体关节的运动是绕轴的转动，其运动形式与关节面的形态密切相关。根据关节运动轴的方位，关节运动有以下4种形式 ①屈伸运动：关节绕冠状轴所进行的运动。同一关节的两骨之间，角度减小为屈，角度增大为伸。②内收外展：关节沿矢状轴所进行的运动。关节转动时，骨向正中面靠拢的运动为内收，骨离开正中面的运动为外展。③旋转运动：骨围绕垂直轴或绕骨本身纵轴的旋转运动。骨的前面转向内侧称为旋内，骨的前面转向外侧称为旋外。④环转运动：骨的近侧端在原位转动，远侧端做圆周运动，全骨做一圆锥形式运动轨迹。环转运动实际上是屈、展、伸、收的依次连续转动。航天员人体测量针对不同着服工况对人体关节活动度的影响，主要测量肩、肘、腕、髋、膝、踝等关节的关节活动角度。具体为：肩内收/外展、肩前屈/后伸、肩旋内/旋外、肘弯曲/伸展、肘旋内/旋外、腕内收（尺侧弯）/外展（桡侧弯）、腕弯曲（掌屈）/伸展（背屈）、髋弯曲/伸展、髋内收/外展、膝弯曲/伸展、踝跖屈/背屈。

可达域 在空间微重力环境中，航天员使用脚限制器，主要依靠上肢完成各项作业任务。上肢可达域是指由于肩、肘、腕关节的运动，以肩关节为轴心，上肢伸直在空间回转时，中指指尖点的运动轨迹所包括的区域。不同着服工况下的上肢可达域数据是进行工作区域设计的基础数据。

为便于工程设计方使用，可分为水平面可达域和垂直面可达域。

应用 在航天员/人服系统基本特性作业能力研究、航天员/人服系统建模、工效学设计评价中，航天员生物力学特性不仅提供了定量化质量、质心、转动惯量、力量、关节活动度和可达域的基础数据，还为人机界面设计、工作负荷分析以及工作程序设计和工作任务规划提供理论分析依据，在航天工效学研究中有着广泛的应用。

（王 政）

shīzhòng zhuàngtài xià zhōngxìng tǐwèi

失重状态下中性体位 （neutral body posture in weightlessness）

人体没有受到环境重力等外力和刺激的影响，身体处于完全放松状态所呈现的自然姿态。

在失重状态下，人体所呈中性体位描述如下：①踝跖屈（向脚底方向弯曲）；②髋和膝弯曲，髋略微外展；③躯干略微向前弯曲；④头和四肢向活动范围的中点移动；⑤肩、臂、肘向上抬；⑥颈部向前弯曲。具体数据如图所示。

在失重状态下，中性体位即为人体正常的工作姿势。该体位呈半蹲姿态，与地面1G环境的立姿或坐姿完全不同。在失重状态下若采取地面1G环境下的立姿、坐姿或其他姿势，肌肉会紧张；人体需要通过肌肉施力补偿重力的作用，会发生疲劳。弯腰和屈身都是在失重状态下产生疲劳的操作体位。

美国国家航空航天局在1973~1974年利用太空实验室3次飞行任务，在轨分别飞行28天、56天、84天的时间，由航天员拍摄中性体位下的全身照片。

利用图像，通过确定测点，绘制出头、颈、躯干、上肢、前臂、手、大腿、小腿、足等身体各体段的棍图，然后利用角度尺测量失重状态下中性体位的关节角度。

失重状态下中性体位是确定航天员在轨工作空间布局的基本姿势。与在地面1G环境下坐姿和立姿相比，失重状态中性体位变化，导致工作空间布局设计应进行调整：①足的角度：足与通过躯干的轴线呈近似111°倾斜，鞋面和脚限制器的表面应是倾斜的。②足和腿的位置：在工作面之下必须安装脚限制器。臀/膝弯曲移位躯干向后，远离足平面，所以在中性体位身体不是垂直的。足和腿相对躯干位于处于立姿和坐姿时的中间状态。③高度：失重状态下，乘员工作面高度应介于坐姿和站姿高度之间。太空失重状态下工作面必须高于地面1G或月面等部分重力坐姿工作任务时所设计的工作面高度。④臂和肩升高：在中性体位下肩和肘弯曲，上肢提升，导致工作面升高。⑤头倾斜：在失重状态下，头向前下方弯曲呈近似24°角，视线的降低要求显示器布局高度降低。

（王 政）

hángtiānyuán tèxìng

航天员特性 （astronauts characteristics in space）

航天员在航天环境下所呈现的体力、脑力等方面的特性。航天工作环境下的航天员不同于自动系统或工作于地球表面一般工作环境所呈现的特性。

基本内容 包括航天员相对于自动系统所具有的特性和航天员在太空的能力变化。航天员与自动系统相比较具有一定的优势特征和劣势特征。

航天员的优势特征 ①机动灵

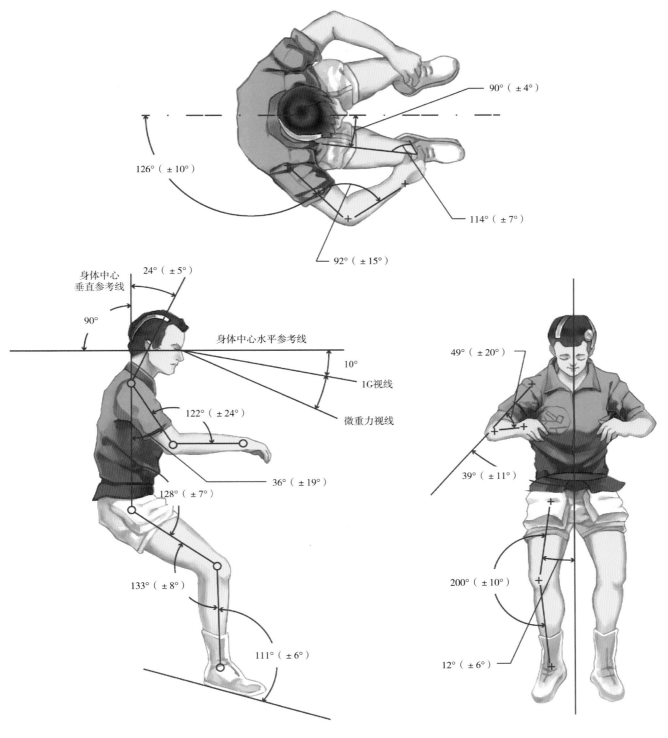

图　失重状态下中性体位

活性：表现在从感知到执行的各个方面。首先对信息的感知和识别具有任何传感器都无法取代的优越性，航天员有多个信息接收通道，有很高的敏感度和分辨力，有很强的抗干扰能力，能从不规则的、杂乱的信息中提取出有用的成分，可"见微而知著"。决策方面，航天员可根据取得的信息，依靠经验、知识，进行对比、联想，加上与时间和空间的综合考虑，可做出数种备选方案，在执行决策时，最后选定一种更正确的决策。航天员可随机应变，根据情况和条件，改变操作程序和策略。即使在航天器控制器的性能发生了很大变化甚至故障情况下，航天员经过尝试和体验后，仍能执行正确的操作。②预见和联想的特性：表现为航天员相对自动系统，能根据航天器系统出现的一些征兆，预见可能发生的问题，预测故障发生的可能性、表现方式和严重程度，并预先设计出针对不同情况的处理办法，防止灾难性故障的发生。③适应性：人根据外界环境情况对自身内部功能进行调节。人体在对外界环境变化所发生的反应中，不断地调整体内各部分的功能及其相互关系，以维持正常的生命活动。在航天特因环境中，航天员刚开始在空间特殊因素的作用下，会产生航天运动病等不适症状，适应空间环境后，症状一般会减轻或消失。另一个方面是一旦外界刺激超过一定限度，人体将表现为疲劳，这是人的生理适应性的特殊表现形式，也是人的能力限制和自我保护机制。

航天员的劣势特征　航天员与航天自动化设备相比也有缺点①信息处理能力有限，人在单位时间里可能处理的最大信息量有限；②易疲劳，注意力容易分散，工作能力降低；③计算的速度相对较慢，信息的存储与记忆的能力有限；④航天员的生命保障比较繁杂。太空航天员的变化如下

①外型尺寸的变化：人体椎骨间能够互相舒展开，航天员的身高将比在地面高 $2.5\sim5.0\mathrm{cm}$，人体其他带关节的体段的长度也有相应的改变。②生物力学特征的变化：航天员在失重环境中的感受与地面完全不一样。进入失重状态以后最先感觉到的是飘浮，由于缺乏重力的向下吸引，双足自然离开工作环境底面，身体悬浮在空中，正常行走已不可能，舱内外的作业必须有相应的助力装置及脚限制器装置。由于缺乏重力的作用，操作力的施力支撑也与地面不同。在失重状态下，由于对抗重力以保持身体直立的

功能消失，部分肌肉发生形态变化，出现肌萎缩现象，导致操作力的变化。③感觉特征的变化：各种感觉功能，尤其是感受重力刺激和参与空间定向的感觉功能（如前庭和视觉等），会产生不同程度的变化（见太空视觉特性、太空听觉特性）。微重力导致两种前庭的副作用：空间失定向错觉和航天运动病。空间失定向错觉是航天员在太空由于失去重力的作用而感觉自己的身体和航天器的设施都上下倒置。在航天微重力环境中约有40%的人患航天运动病，这种病的症状表现为头晕、恶心甚至呕吐，导致人的认知等能力下降。持续时间一般不长，少数人在一天后症状消失，多数人两三天内症状消失，个别人则要一周才痊愈。由于失重环境对人的肌肉、前庭等系统有明显影响，进入失重初期会出现运动协调功能的紊乱，经过一段时间的适应后逐渐恢复正常。航天中由于重力消失，由重力引起的肌肉传入冲动减弱，严重影响人的运动控制能力，人必须根据经验，不断地靠意识和注意来监督和修正自己的所有动作。④神经生理的变化：在生物卫星上进行的动物实验，有助于揭示航天条件下脑功能的变化。美国生物卫星试验中，在高等动物（猩猩）脑深部神经核和皮质表面埋藏电极，观察到脑生物电的一些变化。大白鼠神经组织化学研究表明失重条件下与生物应激功能有关的下丘脑视上核中分泌神经元的活动增强，细胞质中分泌颗粒呈弥散式分布，神经元中蛋白质浓度和核糖核酸浓度下降；更有意义的是与运动协调功能有关的小脑浦肯野细胞中核糖核酸含量发生明显改变。在脊髓运动神经元中蛋

白质浓度也有一定变化。有研究显示宇宙重粒子对神经组织有破坏作用。航天员曾多次观察到空间"闪光"现象，被解释为重粒子作用于视网膜神经组织的结果，但机制尚不清楚（见失重神经系统效应）。⑤心理特性的变化：在航天环境中，人会受到各种特殊因素的作用，如失重和超重、噪声、高温和低温、电离辐射和非电离辐射、特殊照明条件、狭小环境和长期隔离等。在此条件下，人体功能发生一系列变化，情绪紧张是航天员心理特性的一个重要方面。在飞行的关键阶段，如起飞、返回、出舱活动、交会对接，都有明显的情绪紧张，尤其在出现某种事故情况下，如自动控制系统失灵、通信中断、系统故障等，都会使情绪紧张。即使在正常的飞行和科学试验任务中，由于工作繁重、时间不足，也有一定的心理负荷（见航天飞行安全心理）。⑥航天条件下的睡眠功能：航天员一般报告"良好"。但美国生物卫星上的实验动物睡眠功能发生紊乱；从"天空实验室"返回的航天员也有睡眠失调现象。睡眠、觉醒和昼夜节律仍是航天认知工效学研究的重要课题。随着航天事业的发展，航天员在轨时间会越来越长，航天环境对脑功能的长期影响正在受到特别重视。⑦习惯干扰：在地面形成的运动习惯，在失重空间反而成为一种干扰，使人不能有效对新的重力条件产生适宜反应。尤其是舱外活动等无支持空间中，这种现象更为明显，动作失去协调，能量消耗增加，紧张度增加、工作效率下降。

应用　1985年"礼炮"7号空间站发生严重故障，当时空间站上无人值守，由于自动控制系

统无法判断故障且无法修复，导致空间站与地面完全失去联系。如果这种状态持续下去，空间站将会发生自动坠毁的后果。苏联发射了载有两名航天员的"联盟"T-13号飞船去进行修复，经过航天员的判断找到了故障所在并排除了故障，终于使空间站重新恢复工作。美国国家航空航天局在发展路线图中提出了用机器人、遥控机器人和自主系统完成在环境恶劣情况下风险大的航天任务，与载人航天器上的人进行协作工作，确保任务的高效、安全完成。

（蔡 刿）

tàikōngshìjuétèxìng

太空视觉特性（visual characteristics in space）

航天员处于太空密封舱体的特殊环境而呈现的视觉特性。视觉是航天员与周围世界发生联系的最重要的感觉通道。苏联和美国在载人航天工程起步以来一直探索人在太空的视觉特性。在"上升"2号、"联盟"4号、"联盟"5号、"联盟"8号任务中，做了关于视功能特性的实验研究。在美国国家航空航天局 NASA-STD-3000（1995）中，对航天员的太空视觉特性进行专门描述；在 NASA-STD-3001（2011）中，针对视觉能力的主要特性指标进行了分析。太空视觉特性的研究工作在中国起源于1968年宇宙医学及工程研究所成立。1992年中国"载人航天工程"正式启动，根据太空视觉特性开展了航天器显示与照明的工效学要求与评价研制工作；在交会对接任务中，开展了大量的视觉特性研究，为视觉显示的设计与评价提供了有力支撑。

基本内容 主要包括3个方面：视觉的空间特性、时间特性与颜色特性。

视觉的空间特性 包括中性体位状态时的视轴、视野、视敏度 ①中性体位的视轴：在地球重力作用条件下，人头部垂直地面时的视轴在水平线以下10°的方向上；在航天飞行环境失重条件下，失重导致的脊柱伸长而使视觉的空间特性发生变化，航天员处于中性体位时的视轴要再向下偏移约15°（图）。②视野：头部处于正常姿势，头和眼球不动，眼向前平视所能看到的整个空间范围。视野范围大小常用角度表示。分为双眼视野和单眼视野。人的每只眼有各自的视野，双眼视野呈椭圆形，是左右眼视野的

叠加。对于重合部分区域内的物体，人的观察可有立体视觉。人对视轴周围15°范围内的物体看得比较清楚，称最佳视野范围。在视轴以上40°，以下20°，左右各35°范围为有效视野范围。视野中能感受颜色的区域称为色视野。红、绿、蓝等色视野比白色视野小。色视野的大小次序为蓝、黄、红、绿。③视敏度：又称视力，指眼能辨别物体最小间距的能力，用最小可辨别视角的倒数表示，而最小可辨别视角是被辨最小物体尺寸所对应的视角。在一定视距条件下，最小可辨别视角越小，视敏度越高。视敏度是评价人的

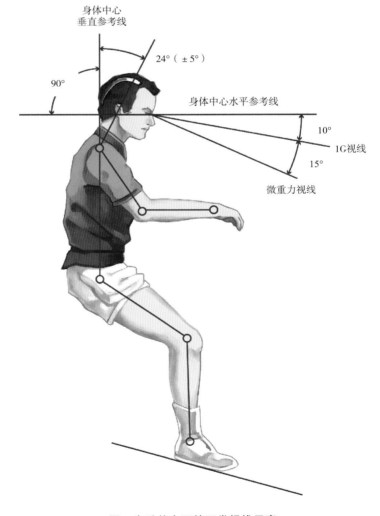

身体中心
垂直参考线

24°（±5°）

90°

身体中心水平参考线

10°

1G视线

15°

微重力视线

图 失重状态下的正常视线示意

视觉功能的主要指标。

航天飞行时加速度对人的视觉影响程度决定于其方向和大小。若加速度增大 4 个重力加速度以上和作用时间达到 5 秒，头足向加速度会导致视物模糊、视力下降。胸背向加速度达到 4 个重力加速度以上会导致周边视野丧失。航天飞行振动也对视力有影响，人的头部的共振频率为 20~70Hz，视力的易影响频率范围是 2~30Hz，火箭发射时的振荡频率的峰值是 12Hz。航天员执行任务时，环境振动对人的观察视力有影响。空间光的影响：在太空由于没有大气对光的散射，物体受照面和阴影面亮度反差极大，使视觉系统判断物体的形状、距离、位置和相对运动的能力降低。

视觉的时间特性　表现为：视觉的光适应及对不同频率光刺激的分辨能力　①视觉的光适应：人眼对光的适应可分暗适应和明适应。暗适应是指人从光亮处进入暗处时视觉感受性随时间延长而提高的现象。正常人的暗适应过程可分为两阶段。第一阶段只涉及明视功能的适应性变化，时间持续 7 分钟左右；第二阶段暗视功能的适应性变化，这个过程一般持续 30~60 分钟。暗适应能力与年龄、亮环境光的性质及色温有关。年轻人的暗适应过程比年长人短；亮环境光的波长越长，人的暗适应时间越短；色温越高，人的暗适应时间越长。明适应是指人眼位置从暗处转移到光亮处时视觉感受性变化的过程。明适应在最初 30 秒内进行得很快，然后变慢，一般 1~2 分钟完全适应。人眼由暗环境转到亮环境时为防止进入眼的光亮度太强导致视网膜受损害，瞳孔会自动变小。人眼由亮环境转到暗环境时，为

防止进入眼的光亮度太弱导致视网膜不能感知光信号，瞳孔会自动变大。如果环境的亮度不稳定，明暗适应导致瞳孔频繁放大缩小，会造成眼部肌肉疲劳；明暗适应需一定的时间，会降低观察的准确性和速度，所以根据视觉的明暗适应特征，要求工作面和工作环境的设计须保证亮度均匀，避免阴影；环境的亮度要保持稳定。航天员在出舱活动中，近地轨道产生一个 1.5 小时的明/暗周期，这个周期的一半为黑夜。结合航天员可能执行的观测任务及操作，这些条件会造成飞行中较大的光照变化，有时会产生比较恶劣的光照条件。很多视觉活动要通过视窗或面罩完成，因此会产生一定的物体形变或位置差异，有时与实际物体不一致或产生重影现象。特殊的处理措施也可能造成色彩失真或造成偏振光源图像模糊，如面罩涂层或偏振光设计。②视后现象：光刺激所引起的兴奋并不因为刺激的停止而立即消失，可继续存在短暂时间。人眼对一个持续稳定的光源进行观察，视觉中自然也产生持续稳定的映像，如果这个光源的亮度作周期性变化或明暗作间歇变化，人就会感到光源在闪动。闪光频率高达一定限度后，人就会看不出它在闪动。刚刚能使人发生稳光感觉的闪光频率称为闪光临界融合频率，是评价人眼对光间断时间分辨能力的指标。人眼的闪光临界融合频率容易受光刺激强度、波长、人眼的光适应水平、视觉疲劳、年龄等多种主客观因素的制约。一般闪光亮度高、视网膜受光面大、眼适应于较暗光时的闪光临界融合频率均比处于相反状态时提高，正常人的闪光临界融合频率在 30~45Hz。

视觉的颜色特性　人可对不同波段的光感知为不同颜色的光，对人的身心产生不同程度的影响。在明视觉条件下，人眼对黄光的感受性最高；在暗视觉条件下，对绿光的感受性最强。在太空飞船上曾专门进行视力试验，据航天员飞行报告，视觉对比敏感度随着飞行圈数增加逐渐下降，70~80 圈时达最低值。颜色亮度感觉变化尤为明显，7 名航天员下降值为 20%~25%，红色下降值最大（"上升" 2 号、"联盟" 4 号、"联盟" 5 号、"联盟" 8 号）。眼球运动功能在进入失重状态时即有改变，产生大量的大幅度眼球运动，但很快（2~3 天）恢复正常。

应用　航天员的太空视觉特性是载人航天器的视觉显示器、人机界面以及人机交互方式设计的依据（见航天员-显示器适配性）。载人航天器的视觉显示器的设计应考虑以下因素　①安装位置：应安装在飞行条件下的视轴上。②安装方向：显示面应与视轴尽可能垂直，两者夹角不能小于 60°。③信息显示的设计应满足可视性的要求：可视性就是航天员能够看清和阅读视觉显示器的内容。④信息的组织应容易被航天员所理解。

(蔡　刿)

tàikōng tīngjué tèxìng

太空听觉特性（auditory characteristics in space）

在太空环境中人体对环境声源信息的感知所呈现的特性。听觉信息的作用在传入神经中枢的全部感觉信息中占第二位，仅次于视觉信息。几乎没有证据表明在空间飞行中发生了听觉功能的变化。但是一些与地面环境不同的因素，如气压和气体成分、噪声、密闭环境对声

音的影响等应在乘员舱和舱外航天服的设计中加以考虑。听觉感知和相应的认知因素在进行用户界面和控制的设计时需要考虑。NASA-STD-3000（1995）对人在太空的听觉特性进行了专门描述，重点叙述了噪声的影响。NASA-STD-3001（2011）对听觉能力进行了全面的论述。中国对太空听觉特性也进行了研究，并根据相应的结果，对报警系统的声音呈现的设计提出了相应的工效学要求。

基本内容 包括声音强度、声音频率、空间感知和语言可懂度。

声音强度的听觉响应特性 声音达到一定的强度后才能被人听到，当声音超过最大能忍受的声音强度时，声音会使人难受，甚至引起听力损失。听阈曲线表示了在安静环境中不同频率的声音恰能引起听觉所需的最小强度。听力最大耐受阈限曲线指示了人刚刚忍受的最高声压，超过此水平，人耳将产生痒感、压感或痛感。听觉感受性与声音的频率有关，由听阈曲线和听力最大耐受阈限曲线组成可听度区域，它描述了人耳在没有环境噪声的条件下感知声音的声压级范围（图1）；

可听度区域内的中间区是正常人耳在 3.0~3.7m 处能够正常感知自然语音源的范围。

对高声强噪声的生理反应就是诱发性耳聋，这一现象引起美国国家航空航天局的高度重视。航天员和飞行员在训练和任务中经常暴露在高水平噪声条件下，均可引起对听觉敏感度暂时和永久的影响。

声音频率的听觉响应特性 包括频率的选择性、同强度不同频率的不等响度和声调及掩蔽性。听觉系统的频率选择性是指感知确定或检测复杂声音中同时呈现的个体正弦成分的能力。它影响听觉的许多方面，但通常在背景屏蔽时考虑。听觉声音屏蔽定义为一个声音的听阈由于另一个声音存在（屏蔽）而提高的过程，单位是分贝。掩蔽指在声环境中

的一个声音成分使人耳对另一个声音成分的感受性降低的现象。在日常生活中屏蔽的影响非常明显，语言在噪声环境下变得模糊。响度感觉实际上是声音的声压与频率两者的函数，同样声压、不同频率的声音听起来，在人的感觉上呈现不同的"响"（图2）。听觉系统对声音频率响应的另一个最重要方面是音调的感知。声音频率越高，音调也越高，但其关系不是线性的。对频率不同的声音，人能辨别的频率差异也不相同。

听觉的空间感知特性 利用听觉系统可以判断声源的方位，主要依赖于听觉空间感知的两种线索，即声源声音到达双耳处的强度差和时差。可以运用双向理论解释听觉空间感知的原理（图3）。当一个声音来自于人的右侧

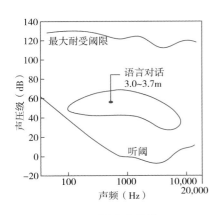

图1 可听度曲线
（摘自 NASA-STD-300 Volume I, 1995）

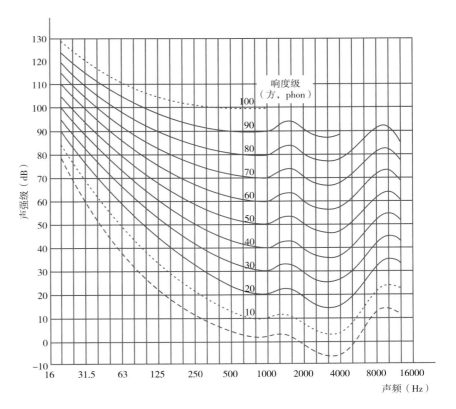

图2 等响曲线
（摘自龙井照，黄端生，等. 人-机-环境系统工程理论及应用基础. 北京：科学出版社，2004，8.）

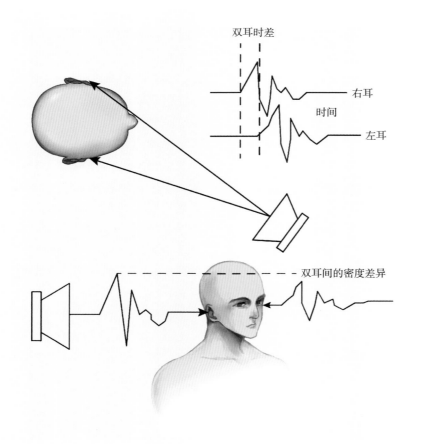

双耳时差

右耳

时间

左耳

双耳间的密度差异

图3 听觉空间感知的双向理论
（摘自 NASA/SP-2010-3407《人整合设计手册》）

时，该声音的传播到人的右耳要早于左耳，其时差大小与声源相对于人位置有直接关系，并且到达左耳的声音空间密度受到头部遮挡的影响，小于右耳的声音空气密度。由于双重线索的综合作用，人就会感知声源所在方位。当声源位于正前方或正后方附近时，线索的强度较弱，感知能力也较弱。

语言可懂度 根据标准测试方法能够正确识别语言材料（特别是词语）的能力。NASA-STD-3001阐述了语言的可懂度起着重要作用，在相距遥远的团队人员互相协作时作用更是关键（所有航天任务的特征）。语言交流对成功完成非书面语言的任务非常重要，如因异常事件应急返回时，确保在任务全过程中的语言可懂度和质量。所有舱内系统设计需要考虑噪声、环境振动和其他听觉屏蔽源（来自额外噪声），并考虑着装和不着装条件下是否用头戴和扩音器。

对中长期飞行任务，航天员长时间地工作和生活于载人航天器内密闭噪声环境，噪声水平在64～100dBA，航天员的听阈会逐渐有所提高。回到地球表面环境正常的工作生活环境，听力水平会逐渐恢复。

听觉的空间感知特性在载人航天的一些情况下将发生变化，声音的传播速度依赖于气体的密度和压力，在出舱活动中的气闸舱内进行泄/复压时，气体的密度和压力会发生较大的变化，在1个大气压下形成的固定的方位距离与大气环境的对应关系发生变化，导致人的听觉空间感知特性发生变化。

应用 在航天器报警和通信系统中，听觉信号设计应遵循以下原则：听觉刺激所代表的意义应与人们已经习惯的或自然的联系相一致；用声音的强度、频率、持续时间等维度作信息代码时应避免使用极端值，而且代码数目不应超过使用者的绝对辨别能力；信号的强度应高于背景噪声，要保持足够的信噪比，以防听觉掩蔽效应带来的不利影响；尽量用间歇或可变的声音信号，避免使用恒定信号，使人耳对声音信号的听觉适应减至最小；用话音显示或通信时，话音的可懂度应达到相应的标准；不同声音信号应尽量分时段呈现，间隔不宜短于1秒。对必须同时呈现的信号可采取将声源的空间位置分离或按其系统的重要程度提供显示的不同优先级；显示复杂的信息时可采用两级信号，第一级为引起注意的信号，第二级为精确指示的信号；不同场合使用的听觉信号尽可能标准化。

（蔡 刿）

tàikōng běntǐ gǎnjué tèxìng

太空本体感觉特性（proprioceptive characteristics in space） 在太空环境中，航天员能感知人体关节相邻部位的相对位置及运动状态的感觉特性。本体感觉是人的主要感觉通道，英国的神经生理学家查尔斯·斯科特·谢林顿（Charles Scott Sherrington）于1906年发表了关于本体感觉的里程碑的著作，在他的著作中介绍了"本体感觉""内部感觉"和"外部感觉"等概念。在太空由于失重，航天员的本体感觉特性的变化非常突出，载人航天开始就重视本体感觉这一特性。美国和苏联为评定航天员在太空的运动协调能力的变化，都开展了一系列的研究，苏联"上升"号上的飞船定方位实验、舱内收发报实验，以及"联盟"9号在轨飞行中的多动作运动特点的研究等，在太空失重环境和陆地环境分别采用人机追踪模拟的方法，观察航天员对某一输入信号进行相应操作后所产生的输出信号，比较两者的差异，据此研究在两种重力情况下的工作能力。

基本内容 本体感受器是位于肌肉、肌腱及关节支持的韧带内的感受器。生理学家和解剖学家致力于关节头部和肌腱上的特殊神经末梢信息传输。运动觉是人对自己身体各部位的相对位置及其运动状态的一种内部感觉。运动觉的感受器有3种 ①广泛分布于全身肌肉中的肌梭，它接受肌肉收缩长短的刺激；②位于肌腱内的腱梭，接受肌肉张力变化的刺激；③关节内的感受，接受关节运动（屈、伸）的刺激。人体运动时，上述感受器接收来自肌肉、关节的刺激发放神经冲动，经传入神经最后传至大脑皮质的相应区域，使人感受自己在相应关节的相对位置、姿势以及身体各部位的运动状况，此外还有人的整体运动情况靠视觉、前庭功能感知。运动觉涉及人体的每一个动作，是仅次于视觉、听觉的感觉。人的各种操作技能的形成，更是有赖于运动觉信息的反馈调节。运动觉在随意运动的精确化和自动化方面有其他感觉所不能及的作用。人进入微重力环境后，与重力有关的肌肉传入冲动、前庭器官传入冲动、触觉及内感受器传入冲动均减少，影响人的空间定向和运动控制能力。因此，在失重初期，航天员必须根据经验，不断地修正和监督自己的动作。然而，航天员在地面重力条件下形成的习惯，在空间微重力环境中将会成为一种干扰，尤其在舱外无支持物的空间干扰更大，致使他们出现运动协调障碍，在运动或工作时用力过度、肌肉工作不协调、失定向、能量消耗过大、肌肉紧张度过高等现象，导致工作能力下降。这种协调障碍通过一段时间的适应，会建立新的协调，运动系统的紊乱也会逐渐消失。但航天员返回地面时，这种新的适应又会影响航天员对重力环境的运动协调功能。

应用 为减少在太空的空间失定向对航天员的影响，舱内顶部、地板和舱壁的颜色应与地面工作生活环境相接近，使乘员有上下、左右的方向感。舱内顶部可涂成天蓝色，使乘员有头顶蓝天之感；地板可近似一般地面颜色。减少航天运动病可用药物改善，也可用生物反馈技术，改善或缓解航天运动病的症状。针对运动觉的变化适应性的特性，对一些在太空的盲操作，在地面训练的基础上，还需在太空进行训练，以适应太空的操作，如交会对接任务，航天员在观察显示器上交会对接参数变化的同时，还要同时操作控制器。所以在太空对一些盲操作还要进行练习。航天员返回地面后，由于一时不能适应地面的重力环境，出返回舱时及后续一段时间内的行动都需要其他人协助，逐渐适应地面的运动环境。

（蔡　㛃）

hángtiānyuán rènzhī tèxìng

航天员认知特性（cognitive characteristics of astronaut） 航天员在执行航天飞行任务时从信息的感知到执行之间的信息加工过程中各个环节所呈现的特性。包括注意、知觉、记忆和思维。航天员在执行航天任务时不仅需要掌握飞行器的软硬件知识，注意到需要关注的事物，还要有记忆相关信息、能对出现的新情况进行推理的能力等。航天员的认知特性是人的认知特性在航天领域的应用。1879年12月，在德国莱比锡大学，研究者设置了简单的电路用于测量人的简单反应，这个实验是在实验室进行的第一个认知特性实验。第二次世界大战后，关于反应时、感知觉、判断和决策等方面的内容得到大范围的推广。在航天 NASA-STD-3000（1995）中，对反应时等认知特性提出专门的数据；在 NASA-STD-3001（2011）中，航天员的认知能力得到应有的重视，对航天员的认知特性及分析方法进行规范。中国对航天员的认知特性进行系统的研究始于交会对接任务研制任务与空间医学实验，内容包括反应时、眼手协调性、决策偏好、三维心理旋转等。

基本内容 包括注意、知觉、记忆、思维。

注意 心理活动对一定对象的指向和集中。当人的心理活动指向和集中于某一对象时，该对象即成为人的注意中心，它所提供的信息，将得到大脑最有效的加工，在大脑中产生清晰、完整而深刻的反映，没有被指向和集中的事物则处于注意边缘或处于注意范围之外。处于注意边缘的事物，虽为人所意识但反映得模糊不清；处于注意范围之外的事物则完全不被人所意识。注意的功能包括选择功能、保持功能、调节功能和监督功能。注意的特性包括注意的广度及深度、注意的稳定性、注意的分配和转移。

航天活动是一项信息负荷比较大而且持久的活动，航天员需要持续监控飞行器的状态、保持与地面飞行控制中心的信息交流、随时进行各项操作活动，这些都要求良好的注意品质保证，航天员要有良好的注意广度，能够持续地将注意力投入到正在进行的工作中，还要灵活地分配注意，需要时能迅速转移注意。

知觉　对直接作用于人感觉器官的客体刺激的整体反映，知觉是在感觉基础上产生的，是对感觉信息的整合和解释。根据知觉所反映的事物的主观特性，知觉可以分为空间知觉、时间知觉和运动知觉。空间知觉包括大小知觉、形状知觉、深度知觉和方位知觉，其中方位知觉对航天员最重要。方位知觉是人对物体的空间位置关系以及对机体自身在空间所处的位置的知觉，受经验影响，在太空飞行条件下常会失去视觉参照线索，对普通人来讲会出现方位定向障碍，但航天员有丰富的空中飞行经验，很可能保持正确的方位知觉。时间知觉对航天活动的重要性主要体现在时间估计，年龄、生活经验和一定专业技能训练不同，人与人的时间知觉有明显差异。大多航天员利用精确的"时间感"把握动作的时间节奏，确保动作的正确性和精确性。拥有强大的知觉能力是人类优于自动系统的特点之一。例如，阿姆斯特朗在登月舱距离月面仅有 150m 时，透过舷窗，发现预定的着陆场散布着许多巨岩，无法安全着陆。他非常及时地发现危险，改用人工控制，驾驶飞船寻找到安全的新着陆场，成功地着陆。

记忆　人的认知功能极其重要的特点是与其他认知过程有机地结合，实现人类的认知。记忆包括瞬时记忆、短时记忆和长时记忆。记忆有其相应的结构特性，并有很强的时间特性、遗忘特性、组块化特性等。为适应航天生活，航天员需要了解和掌握有关航天的各项基础知识和专业技术，实际飞行中航天员必须熟练遵循操作规程，这都需有良好的记忆支撑。在航天员选拔与训练中，对航天员的记忆能力都有考察。

思维　人脑借助言语、表象或动作实现的、对客观现实的概括和间接的反映。人只有通过思维活动才能认识事物的本质，掌握变化的规律。人的思维的形式包括演绎、归纳、类比、计算等过程　①演绎：人应用一般的概念和规律到具体实例的过程；②归纳：人从一定量的具体实例进行抽象归纳，得出一般性的规律；③类比：从一种现象的存在或变化推知另一种现象的发生；④计算：从输入的已知量得到输出的过程。狭义上的计算就是数学上的算术所解决的问题。较复杂的计算包括工程计算等，从广义上讲"认识就是计算"，包括神经网络计算等。人的思维主要表现在解决问题的过程中。人在遇到问题时从记忆中不能直接提取问题所对应的现成答案，需要开展思维活动。解决问题的过程也是不断做决策的过程。人在遇到问题时首先要对是否有必要去解决这个问题做出判断。决策的结果除受问题各方面信息的准确程度及决策方法的制约外，还受决策者的知识多寡、经验水平、能力高低等因素的影响。人的思维决策的优越性是人在航天中必须参加的主要原因，大多数航天活动在新的空间和轨迹上进行，对这些区域的探测不可能非常精确，

航天还会遇到不可预知的情况，自动系统对突发事件的处理能力几乎没有。航天员在实施航天活动遇到很多在地面不曾训练或不曾预见的情况时，会利用思维能力找到解决问题的办法。例如，1970 年 4 月驾驶"阿波罗"13 号的航天员发现飞船发生事故后，在地面人员的协同指挥下，将登月舱改为"救生阀"，利用太阳定向进行核准导航，使飞船能返回地球轨道。特殊的航天环境也会导致航天员的认知能力下降。例如，1966 年美国"双子星座"8 号飞船航天员操作失误，再加上姿态控制发动机输送系统故障，致使其姿态失控。在航天飞行中，大多数航天员自称"主观感觉良好"。但客观试验表明，航天员工作效率受到不同程度的影响。地面模拟和航天试验（"上升"1 号、"上升"2 号、"联盟"6 号）发现，人的操作记忆能力有明显下降。飞行 20~40 圈时达最低值，下降 50% 左右，以后逐渐回升。记忆功能的变化必然影响脑的其他活动，如复杂反应时间、控制跟踪和手动操作效率等都有变化。

应用　航天员的认知特性被广泛用于航天器的工效学设计与任务设计。航天器的所有显示器（视觉、听觉、触觉等显示器）设计及任务设计都要根据人的认知特性进行，如交会对接任务决策信息的提供与呈现都要符合人的感觉和知觉的特性，包括字符与数字的大小、页面刷新的速率等。在航天器的设计中，为防止航天员操作错误，根据人的认知特性，对控制器进行科学地编码设计。

（蔡 刿）

hángtiānyuán gōngzuò fùhè

航天员工作负荷（workload of astronauts）　航天员在执行工作

任务时所付出的总努力。航天员工作负荷包括体力负荷、脑力负荷和心理负荷。载人航天器设计初期，首先确定的一个重要问题就是"人"与"机"的功能分配，给人分配的工作，保证不能超过人的工作负荷。对人机交互作业必须考虑人体负荷的问题，人机界面引起航天员的负荷是评价人机界面方案优劣的重要依据。不合理的工作负荷对航天员的身心健康和完成任务都不利。1975年在国际工效学联合会的倡议下，成立了国际标准化组织工效学委员会，这个委员会的任务是建立标准，使工作条件更适应于人的心理、生理特性，要求工作量不能超过人的负荷，提高系统的安全可靠性与工作效率。在载人航天领域，评价工作负荷的方法是美国国家航空航天局（National Aeronautics and Space Administration，NASA）于1988年开发的任务负荷指数（NASA Task Load Index，NASA-TLX）量表，考虑了6个因素：脑力要求、体力要求、时间要求、绩效、努力程度和挫折水平。对每一个因素的评分都在1~10分之间。总的工作负荷被认为是这6个因素的加权平均值。美国陆军研究所在1999年完成的提升战斗力的分析集成工具（Improved Performance Research Integration Tool，IMPRINT）就是依据工作负荷作为评价指标提高人的工作效能。在美国国家航空航天局航天飞行人系统标准NASA-STD-3001中第二卷《人因、适居性和环境健康》中，将认知工作负荷作为人系统整合能力的标准之一，在相应的人整合设计手册中将该工具作为负荷预测的主要指标。

基本内容　包括体力负荷、脑力负荷和心理负荷。

体力负荷　体力操作时，人体在单位时间内承受体力活动的工作量，主要表现为肌肉工作的负荷。体力操作负荷过高导致肌肉疲劳，影响工作效率。人的体力劳动能量有限，能量过度消耗使肌肉不能及时补充，乳酸较多，效率明显下降，影响个体的认知和情绪状态，工作错误增多，可能引起身体损伤，影响任务的顺利进行。体力负荷的测量可以根据需要进行，包括　①工作分析测定：是分析工作内容，比较工作的时间要求与能利用的实际时间及工作的力量要求与个体的生理能力，分析工作活动对人体某些部位或器官的影响。②生理指标测评：主要用能量代谢量或肌电数据分析来表征。能量代谢量是单位时间内操作人员所吸收的氧气质量和产生的二氧化碳质量。③生化方法测评：主要通过对能源物质消耗、代谢物积累、尿成分含量和内分泌激素水平变化等体内能源物质和代谢物含量的变化来反映工作负荷强度变化；④主观评定，根据被测者的主观描述评估生理工作负荷状况，简单易行，是评价体力负荷的最常用技术。航天员在出舱活动中大部分是执行维修任务，舱外航天服内在大气压力使航天员操作体力负荷大大增加，用能量代谢量监测体力负荷保证航天员的安全。

脑力负荷　单位时间内人的信息处理系统因工作而被使用的程度。1992年美国工效学家威肯斯将脑力负荷描述为一种资源与任务要求之间的平衡。若脑力负荷过高，轻则导致工作的失误率大增，重则导致生理和心理上的疾病。在航天作业中，工作负荷多是以脑力负荷为主。对航天任务的工作负荷研究就要考虑脑力负荷的特点和复杂性。脑力负荷的评价方法有主观测量法、主任务测量法、辅助任务测量法和生理指标测量法。

主观测量法是最简单且最流行的脑力负荷测量方法。用这种方法，评价人员要求操作者判断并描述某项工作加给他的脑力负荷。通常要给出一些定义和规则以指导操作者的评估。主要方法有库珀-哈珀主观评价法、SWAT和NASA-TLX，通过测量操作者在工作时的绩效指标判断这项工作给操作者带来的脑力负荷。这种方法假定：若脑力负荷增加，由于需要操作者做出更大的努力，需要更多的脑力资源，人的表现会发生变化，这种测量方法直接反映了操作者努力的结果。主任务测量法可分为单指标测量法和多指标测量法。用辅助任务测量法测量脑力负荷，要求操作者同时做两件工作。主要精力放在一件任务上，被称为主任务，若有多余能力应尽量做另一项任务，被称为辅助任务。在主任务完成同时用辅助任务完成的水平评价脑力负荷。辅助任务的完成水平是操作者在做主任务时剩余能力的一个反映指数。生理指标测量法是通过人在做一项脑力工作时，根据某一个或某一些生理指标的变化判断脑力负荷的大小。脑力负荷过重时，与脑力相关的某些生理指标将发生变化，这种变化可反映脑力劳动的强度。用来测量脑力负荷的生理指标包括心率、闪光融合频率、瞳孔大小、脑电数据分析指标等。

人的工作绩效指人的工作效果，包括人的工作速度、正确率、准确率等，它与人的脑力负荷有一定的关系。人的绩效随脑力负荷变化的曲线可分为两段。第一段的特征是脑力负荷增大，操作的绩效比较稳定；第二段的特征是脑力负荷增加时，绩效下降。在航天系统中，系统的设计一般将乘员的工作负荷水平设计在这两段的接合点处 B 点附近（图）。

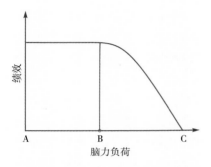

图　人的绩效水平与脑力负荷的水平的关系图

心理负荷　特定情景下既定的作业在心理上给人带来的负担。主要来源于作业对人的心理要求和作业对人体产生的心理应激。决定心理负荷程度的因素主要是作业要求人所从事活动的心理特性。作业的单调性、孤独性、限制性、持续性和潜在性都对作业人员造成负性心理刺激，构成心理负荷；操作的强度和难度则可加重心理负荷。作业过程的负性心理刺激越严重，作业人员所承担的心理负荷也越大。人体对心理负荷的反应身心俱有，过度心理负荷引起的精神疲劳总伴有明显的体力疲劳和脑力疲劳。

应用　在载人航天任务中，人是任务的中心，选拔适当的航天员对任务的完成有重要意义。应当针对航天操作的特点，建立一套科学的选拔方法。选拔的依据之一就是完成航天作业的业绩水平和工作负荷的大小，通过建立逼真的模拟系统，选择适当的操作，考察操作者的工作负荷。在航天员的训练过程中，要根据业绩和工作负荷的变化，改进训练方法，预测可能出现的工作负荷量。人机功能分配的任务是将对人轻而易举而对机来讲具有不易计算的复杂性的作业交给人完成，把重复性或机械性的且对机而言是具有高度可靠性和安全性且超过人的负荷的作业交给机来完成。在这个过程中，必须根据航天员的能力和工效数据分析航天员能承担的作业类型和作业量（作业难度）。航天应激因素，如失重、航天运动病、长期航天的心理应激、穿着航天服行动不便的不利因素等，都会对航天员的操作业绩产生影响，引起工作负荷增加。选择能反映感知、中枢处理与运动输出功能的作业，在不同的应激水平下进行实验，观察应激因素对有关作业业绩的影响。为保证航天员安全可靠、高效地完成航天任务，需要及时了解航天员的状态和工作能力，尤其在承担关键性操作任务之前，必须根据航天员和机器当时的状况，动态地调整人机功能分配方案，避免航天员过高的工作负荷，提高整个系统的工效，需要实时地测量航天员的工效与功能状态。

（蔡　刿）

hángtiānyuán kěkàoxìng

航天员可靠性（reliability of astronaut）　在规定时间和特定条件下，航天员无差错地完成规定航天任务的概率。人的失误（human error）就是人不能精确地、恰当地、充分地、可接受地完成规定的绩效标准。航天员的可靠性概率与其失误概率之和等于1，对任务中的航天员可靠性的研究也可转变为对其发生失误（即人的失误）的研究。航天员可靠性分析与评估起源于 1998 年美国国家航空航天局（National Aeronautics and Space Administration，NASA）安全与任务保证办公室启动的载人航天人的可靠性分析工程。在该工程中开发了人的因素失效模型和效应分析（human factors process failure mode and effect analysis，HFPFMEA）方法以识别潜在的人的失误、诱因和失误的潜在后果。最初肯尼迪航天中心用此方法分析航天员在地面航天飞机进行任务活动时的可靠性，后来也用于航天飞机热防护罩的安装和取下过程的安全性的评估。美国国家航空航天局开发了 "human-rating requirements for space system"，并于 2005 年列为载人航天员的失误的管理基础。2006 年 6 月 NASA 组织美国国内的人因可靠性专家对现有的人因可靠性方法进行综合比对研究形成了《人因可靠性方法选择指南》，供美国载人航天任务航天员可靠性分析与评估时参考。中国于 2001 年开始对航天员的可靠性与技术进展进行跟踪研究；2010 年中国航天员科研训练中心人因工程国防重点实验室设立人的可靠性研究方向，开始对航天员的可靠性进行系统研究。

基本内容　包括 5 个过程 ①任务分析过程：确定航天员所执行任务的范围，对任务进行分解，确定任务的操作步骤。②失误辨识过程：识别可能出错的任务环节。③失误表征和量化过程：采用一种适宜的逻辑结构对其进行表征并计算发生失误的可能性。④失误描述和效应评价过程：确定人的失误对系统的影响。⑤优选改善航天员可靠性措施过程：确定减少人的失误影响的方法。

研究大致分为两个阶段，第一阶段是以专家判断为基础的人的失误概率的统计分析与预测方法，如 THERP 等；第二阶段是以人的认知可靠性为重点，研究人在应急情景下的动态认知过程，如 ATHEANA、CREAM 等。这两个阶段中人的可靠性分析技术都是通过构建人的可靠性分析事件树或故障树描绘失误模式及它们之间的关系，并最终获得任务中人的失误概率，根据系统对可靠性的要求，改进对人的可靠性影响的关键环节，提高人的可靠性。

由于航天员在复杂的人机系统中，处于复杂的航天环境，航天员的失误有以下特点　①随机性：航天员作为载人航天系统的主体，是操作失误发生的载体，人本身又是一个极其复杂的系统，有明显的时变特性。因此，每个人操作差错发生的时间、部位、场合及何人发生都是随机的、不确定的，很难用确切的数学模型预测失误发生的时机。②突然性：由于航天任务的特殊性，航天员的失误不像机械元器件的可靠性那样随着性能衰减或构件强度降低而降低的一个渐变过程，它造成的后果往往会突然爆发，使操作者措手不及。③隐蔽性：航天员操作失误往往是在操作者误认为正确的情况下发生的。由于人的习惯迟滞性，对自己的差错纠正能力比较低，一些差错可能发生在系统的组装过程中。组装完毕，差错以隐蔽的形式存在于航天器内部，很难发现。④后果严重性：载人航天器在太空没有依托，航天员发生关键性的失误会带来灾难性的后果，例如，1967年1月27日在发射"阿波罗"4号宇宙飞船时，航天员的误操作导致指令舱内电路短路，引起火灾，座舱门又不能及时打开，3名航天员当场死亡。

航天员失误的原因　①航天员自身因素所致：航天员在乘坐航天器飞行过程中，执行飞行控制任务、监视和判断系统运行状态、操作舱载其他设备、与地面飞行控制中心进行通信联系、开展航天技术试验和科学实验以及进行组装、维护、检修和排除故障等诸多任务。在执行任务过程中，有可能由于注意力不集中、遗忘、乘员技术不熟练等因素导致应该完成的操作没有完成。例如，1978年在"阿波罗"号/"联盟"号飞船联合飞行中，失误所致乘员手控失误，使有毒气体进入"阿波罗"号飞船座舱，造成乘员中毒；1977年苏联"联盟-26"号飞船的一名乘员未经地面控制中心同意，擅自出舱活动，险出事故。②系统设计失误所致：航天器设计人员在产品设计或任务设计过程中产生的失误。航天飞行表明，航天器人系统整合设计的优劣直接影响航天任务的成败，NASA针对空间飞行中的风险进行分析，在列出的27类风险中显示控制界面设计相关的风险居首位。航天器设计中人机功能分配不合理、人机界面设计不符合航天员长期飞行条件下的能力和特性变化、工作负荷过高等都会影响航天员-航天器系统效能，如信息显示系统中信息呈现和获取方式如果与航天员认知特性不匹配，会导致信息获取不准确；出舱活动、人控交会对接等复杂任务程序如果设计不合理、时间过长，会导致航天员操作负荷过大。此外，在人机界面设计中，最容易导致人的失误的原因是操作区域照明不佳、仪表和控制器设计不符合工效学要求（见航天器空

间布局）。③航天特殊环境所致：在长期空间飞行任务中，微重力是航天员首先面对的挑战。长期微重力环境对人的工作效能的影响主要有二，一是影响人体骨骼肌肉系统，导致工作效能下降，如微重力引发的脊柱伸长、肌萎缩、骨丢失等造成航天员的形态尺寸、骨骼肌力量特性等发生变化，进而影响航天员的运动操作能力。二是影响中枢神经、感觉器官功能，导致感知觉、认知和决策能力变化，如前庭感觉冲突、眼压升高等引发空间失定向、视功能变化等，影响航天员的信息获取和处理能力（见太空本体感觉特性）。这些基本特性的变化直接影响航天员的作业绩效，严重时导致作业出现失误。辐射会对视觉和中枢神经系统产生影响，影响航天员在轨的信息获取和认知决策等能力，如高能宇宙核子使人产生闪光效应，造成航天员的视幻觉，影响任务的执行。辐射还可造成味觉厌恶性条件反射下降，操作性条件反射和空间学习记忆能力发生变化。昼夜周期快速变化与睡眠紊乱，近地轨道昼夜周期快速变化会造成生物节律失调和睡眠紊乱，加之工作负荷较大，容易疲劳，导致认知能力和作业绩效下降，增加失误风险。长期空间飞行中隔离幽闭的环境容易使航天员出现负性情绪，导致作业绩效下降，同时长期封闭隔离的飞行环境和单调的人际关系可能引发乘组之间沟通不畅、团队凝聚力下降等社会心理学问题，降低乘组内航天员协作完成任务的能力，严重时可能影响航天任务的完成。空间站舱内的活动空间、功能布局、噪声水平、照明条件、进餐与个人卫生设备等因素都会影响空间适居性，如

个人卫生设备使用过于复杂，耗时长，航天员可能会不自觉地减少使用次数，进而影响航天员的清洁卫生状况和身心健康状况；此外睡眠空间较小、装饰不合适以及睡眠环境（噪声水平、照明条件等）不佳直接影响航天员的睡眠质量。④由人际相容性不佳所致：在执行同一任务的成员中，如果成员间配合不好，则有可能引发失误（见航天活动人际关系）。

提高人的可靠性的措施包括①提高航天员任务操作的熟练水平；②人机界面或人机交互的设计要符合人的特点；③改善航天器内的工作环境条件，使航天员工作或生活于一个适宜的环境；④选拔适宜的人员。

应用 通过对航天员的可靠性的计算和分析，确保载人航天系统可靠性，对航天员的选拔和训练、载人航天器的适人性设计、针对航天特因环境进行相应的对抗措施、加强飞行乘组人员的安排与配合提供数据支持。

（蔡 刖）

hángtiānyuán-hángtiānqì guānxì

航天员－航天器关系（relationship between astronauts and spacecraft）

航天员与航天器之间因相互联系或相互作用而存在的各种关系。包括人机功能关系、人机信息关系、人机空间关系和人机作用力关系。

人机功能关系 主要体现为人机功能分配，是把载人航天任务的各项功能任务合理分配给航天员（人）和航天器（机）完成。载人航天技术的发展初期，对人在太空飞行条件下的能力一无所知，主要倾向用自动控制完成所有飞行任务，航天员处于从属的地位。但美国的"水星"计划表明，航天员不仅能在严酷的空间环境中生存，在环境及目标感知、复杂条件下决策控制方面有着自动系统无法替代的作用。因此后来设计载人航天器时就减少了很多自动设备和备份元件，以人控方式代之，既简化系统的复杂性和保证安全与可靠性，又节省投入的研制费用。尽管在载人航天中由于失重及其他因素的影响，航天员会产生感觉和运动功能紊乱、前庭功能障碍、错觉、运动能力下降，工作效率降低，但航天员在短时间内逐步对空间飞行环境适应后，均能较好完成飞行任务，可进行操纵控制、系统监视、机器设备的维修、科学实验和生产加工以及出舱活动等。决定功能分配的主要准则是在确定系统及系统功能的基础上，按功能的属性与重要性分类，然后根据航天员和自动控制系统各自的能力和特性，确定由人还是自动系统操作完成该功能。基于航天员和自动系统各自特点的分配过程还是一个不断反复、连续决策的过程，并紧密联系于系统设计的各环节中。

人机信息关系 主要指人机信息的交互，包括机器向人呈现的信息及人向机器发出的控制信息。人机交互设计需要考虑交互内容、交互形式、交互界面等方面的问题。随着人机交互的发展，人机交互的内容、形式、界面也发生了相应的变化。人机交互通过人机界面实现，是否符合操作者的相关功能特性，是保证系统有效工作的重要因素，人与机器之间信息交流的界面主要有显示器和控制器。

显示器 把机器设备的状态等有关信息以人能接收的形式传示给人的装置，包括视觉显示器、听觉显示器、触觉显示器。人的视觉和听觉系统在其感知信息的数量、信息感知的速度与精度方面都优于人的其他感觉系统，因此在人机交互显示界面中普遍、大量使用的是视觉与听觉显示器（见航天员－显示器适配性）。

控制器 把人的操作控制行为变成机器控制的输入装置，主要有手动控制器、脚动控制器、声音控制器和眼动控制器。这4类控制器的选择、设计要考虑人的控制特性，控制界面设计适合于人的原则。基本要求：①适合任务操作活动的特点；②控制器要与操作的机体功能特性相适应；③考虑使用的环境条件。在航天环境中，主要使用手动控制（见航天员－控制器适配性）。

人机界面的设计 不仅要考虑各类显示器、控制器的不同特点，还要考虑它们的使用环境条件（如照明、噪声等）以及它们的组合与布局问题。例如，在航天环境条件下，控制器与显示器的设计必须考虑超重、失重、强振动与冲击、高噪声等特殊环境中能可靠工作的要求。对关键的控制器还必须具有防误操作的设计，或有安全保护设计。对一个具体的人机交互的显示界面如何选择、如何布置、内容如何设计安排、合适的照明环境条件能否保证等，将直接关系到人机交互的效率、准确性和可靠性。要做好一个具体的人机界面的选择、设计和布置，必须根据人的视觉特性、人体测量数据、人机交互需要显示的信息内容的要求、各类显示方式的特点，用先进有效的显示技术产品，并按最佳的观测方式显示。影响人对人机显示界面显示信息感知的因素很多，显示器方面，主要有显示器与呈现的信息载体的属性、形状、大小、颜色、亮度及其与背景的对比，显示变化的速度，显示的持续时间等。听觉显示界面也是人机交互的重要信息通道之一。听觉显示界面是以人的听觉系统所能接收的信号的形式，向操作者显示机器相关工作信息的装置。听觉显示装置包括：话音装置，显示的是语音编码的信息；音响报警器，显示以音频、音强、连续及断续进行编码的信息。这两类听觉显示装置的选择或设计也要遵循一定的原则。

人机空间关系 人与机器之间的物理空间关系，又称作业域布局（见航天器空间布局）。包括两方面内容 ①人与机器之间的空间距离尺寸、空间位置、作业空间；②人的工作/作业场所。前者主要涉及工作空间大小、控制器和显示器的位置安排或布局等方面。

人的作业空间 包括近身作业空间、个体作业场所、总体作业空间等。近身作业空间是当作业者在某一位置操纵时，坐姿或站姿的状态下，其身体四肢所能达到的静态尺寸（结构尺寸）和动态尺寸（功能尺寸）。根据不同的作业姿势与作业性质，近身作业空间又分坐姿近身作业空间和站姿近身作业空间。另外，除上肢外还要考虑脚的作业空间，一般脚的活动范围较小，脚的操作限于踏板类装置。正常情况下，脚的近身作业空间位于身体的前侧面和坐高以下的区域。近身作业空间的尺寸是作业空间设计与布置的主要依据。在作业面的设计中，作业的内容与近身作业空间的限制是主要设计依据。个体作业场所是作业者周围与作业有关的（包括设备）作业区域，如

"神舟" 5 号飞船舱内空间。总体作业空间反映的是多个作业者或系统使用者之间作业的相互关系。总体作业空间是由不同个体作业场所的布置构成的，如多名航天员一起工作的飞船乘员舱、空间站的工作区等。

人的作业空间要求的确定 解决人机空间关系问题中的重要工作。作业空间的设计需要操作者的各种测量数据和人体物理尺寸的测量，后者涉及人的作业场所、作业环境等问题。人的作业场所涉及的内容包括：工作活动空间、座椅、工作台/操纵台、手握工具、作业场所的总体布局等方面。这两方面都以人体测量作为基础，使用人体的静态与动态测量数据，也要考虑人体相关系统的特性，使布局符合人的各肢体的能力特点。在人的作业空间中，操作者的作业面上可能有众多的显示器、操作元部件，需按一定原则安排。整体上考虑这些元部件的安排，才能使操作方便、准确。尤其在飞船乘员舱空间相对狭小、显示内容与操作的元部件数量又很多的情况，人的作业空间的设计更重要。例如，飞船乘员舱的布局设计必须考虑失重条件下人的行为姿势，穿航天服后人体尺寸的变化与对肢体活动范围的影响。作业场所布局设计总的原则是在确定每个元部件在作业空间中的位置时，要依据作业的性质，科学利用人体测量数据，充分考虑人的力学特性、视听觉感觉特性等，处理好各种操作干涉。

人机作用力关系 可表现为两个方面 ①航天员对航天器的力的作用：航天员在航天器内的不同动作会产生不同的角动量对航天器产生影响，航天员在舱内

的有些活动可能与航天器的其他干扰相耦合。②航天器对航天员的力的作用：主要表现在操作时，控制器对航天员的反作用力，由于失重或微重力的作用，脚与工作环境底面缺乏摩擦力，导致航天员不能像在地面那样操作和行走，必须用脚限制器增加航天员对自己身体的控制。

（王春慧）

hángtiānqìnèi kōngjiān bùjú

航天器内空间布局（spacecraft layout） 航天器作业空间、舱内仪表、设备位置的布局设计和规划。是为有效利用航天器的有限空间，便于航天员工作、生活，依据航天员的特性和飞行任务要求而进行的。依据航天员工作和生活场所作用的不同，航天器乘员舱可分为返回舱、轨道舱（留轨舱）和试验舱、节点舱等类型。航天器乘员舱容积有限，为保障航天员舒适生活和高效工作，又最大限度提高空间利用率、充分利用有限空间，在方便航天员执行不同任务的同时缩短转移路程，必须以航天员人体测量数据为基础，在考虑空间飞行条件对航天员特性影响的前提下，对航天器乘员舱作业空间、各类设备装置（作业类设备、生活类设备）的位置布局、同一舱段不同区域的功能规划布局及舱内照明、颜色装饰等进行统一工效学设计。

基本内容 航天器空间布局是从飞机驾驶舱空间布局发展而来的。航天器乘员舱空间布局与飞机的驾驶舱布局类似。由于失重状态下人体为中性体位、飘浮运动方式及舱内压力服、舱外压力服、企鹅服等服装对航天员关节活动度的限制，在航天器空间布局中需要考虑空间飞行环境中微重力和着服限制等因素，以保

障乘员飞行安全、提高系统工效、技术支持费用最低为设计的主要标准。

航天器空间布局设计应遵循以下5个基本准则 ①满足航天器上仪表、部件的功能使用要求。②航天器上各仪表、部件不能发生相互干扰，例如遮挡、污染、振动干扰、电磁干扰以及热干扰等。③改善航天器上仪表、部件布局的力学环境，减轻航天器过载、振动、冲击、噪声、气动力、内部压力以及热效应等因素对环境敏感设备的影响。④满足人机工程学的通用要求，便于使用、装配、维修。为便于航天员进行操作、维修，应根据重要性、使用频率、功能分组、使用顺序、连接频率等原则，从系统的角度，尽可能将最重要的设备装置放在最便于迅速操作使用和观察的位置上，且应允许对可更换设备进行简单替换。⑤综合利用航天器乘员舱的有限空间，在保障航天员各项活动彼此相容、活动与环境相适应的前提下，提高空间的利用率。

应用 主要研究以下几个方面的相关应用。

航天器乘员舱作业空间设计 在考虑航天器内乘员人数、飞行持续时间、航天员着服后的几何特性、乘员个人的社会心理空间、工作姿势、航天作业任务中人员的移动、空间飞行视觉等因素的影响后按照综合利用空间的原则对航天器乘员舱作业空间进行合理合计。

航天器乘员舱设备布局 依据航天员人体测量数据，遵循航天员认知、思维、决策、执行的特性，按照重要性、使用频次、功能分组、使用顺序、连接频率等总体布局原则，对航天器乘员

舱内仪表设备的排列、分组和布置进行综合设计，立足全局统筹兼顾，提高航天员的操作绩效。

返回舱座椅设计 依据人体生物力学原理，考虑航天员着舱内压力服和工作服后的人体几何特性，按功能需求，从座椅壳体和座椅赋形缓冲垫两个方面，对座椅的结构和尺寸进行人体工效学设计，确保航天员在载人飞行的上升段和返回段能承受一定强度的振动、超重和冲击载荷，在轨道飞行阶段能舒适高效地完成作业任务。

舱门设计 按照压力舱门、内部通道舱门、应急舱门等功能的不同，在考虑失重状态下中性体位及人体着工作服、舱内压力服、舱外压力服加压工况下的人体几何特性和力学特性，从舱门的形状大小、舱门的通畅性和安全性、开启结构的工作方式、操作力等方面进行工效学设计，保障航天员进出舱或穿舱的通过。

舱内装饰 基于航天器乘员舱内部装饰通过航天员心理认同感影响到其操作绩效，从乘员舱内部颜色、织物或涂层、用具、饰物选择搭配方面，按照舱内主色调应体现柔和舒适、用于标识编码和点缀装饰的副色调与主色调差异鲜明且搭配合理，舱内天花板、地面和舱壁的涂色与地面习惯一致，控制器、显示器涂层无光泽且颜色与周围环境的色彩有良好的视觉对比，有利于航天员迅速识别、利用视觉线索进行空间定向的原则，对乘员舱内部装饰进行工效学设计，在增加舱内美感、减少压抑、改善适居性的同时提高操作工效（见航天器舱内装饰）。

舱内照明 根据飞行过程中对乘员舱内泛光照明、仪表照明、

特殊照明和应急照明的不同需求，在整体性能上综合考虑舱内照明的颜色、强度、光源位置、光源分布、照明对象、人的适应能力等因素相互影响，从照明水平、照明分布、照明光性质3个方面进行舱内照明的工效设计，提供适宜的舱内照明，防止并降低眩光效应，为航天员从一般生活到观察精细仪表或发现微弱目标提供有效的观察条件（见航天器舱内照明）。

（王　政）

hángtiānyuán-xiǎnshìqì shìpèixìng

航天员-显示器适配性（astronaut-display suitability） 向航天员的各种感觉通道传递航天器及其各系统运行状态有关信息和指令的显示器，其性能必须满足航天员感知器官的特性。

显示器输出的信息由航天员的不同感觉器官接收，是航天员和载人航天器进行信息交换的界面。帮助航天员对航天器的运行状态进行监视、判断、决策和控制，对在轨的日常生活进行管理。显示的信息越全面、越准确，航天员对航天器的状态了解得也越具体，越易尽快做出正确的决策。显示器的选择、设计、布局等，都是进行显示器工效学设计时必须考虑的问题。航天员-显示器适配性直接影响着航天员在轨工作的有效性和可靠性。

视觉显示器设计原则 显示器的种类很多，按不同的分类原则，有不同的分类方法。按航天员接收信息的感觉通道不同，可分为视觉显示器、听觉显示器、触觉显示器。其中视觉显示器是载人航天器中用得最多、最重要的一类显示器。这是因为视觉是人最重要的感觉通道，80%以上的信息由视觉通道获取，航天员

对视觉显示器的接收能力最强，利用它可以传递多样、复杂、精细的信息。视觉显示器可以是标尺、数字指示器、信号灯、视频显示终端或其他能给航天员提供目视信息的装置。按结构原理，可分为机械仪表显示器、电子屏式显示器、光学屏式显示器和灯光显示器等。按显示功能与作用可分为控制用显示器、监视用显示器、报警用显示器、程序用显示器、维护用显示器等。根据具体显示的信息类别，分为压力、温度、湿度、时间、姿态、位置等显示器。视觉显示器最重要的工效学指标是信息的可读性，即其安装位置应确保航天员在在轨飞行的中性体位下，可做快速、准确的判读。

视觉显示器设计应考虑以下因素　①显示器相对于航天员在轨飞行观察时视轴的位置。包括显示器在航天员视轴的上下、左右的角度范围，以及显示器中心至航天员眼点的距离。②显示器的显示面与视轴应尽可能垂直，两者夹角不应小于60°。③根据显示器的功能和用途及航天员的分辨能力确定显示范围和精度。能显示实际需要的范围和最小差异即可。④对于电子屏式的显示器，显示速度有双重含义：一指单位时间内能显示的画面数量，又称更新速率；二指状态显示与状态变化之间的时相差异，通常指滞后时间或响应时间，又称响应快慢。在载人航天器的实际应用中，要根据显示功能、目的及航天员的能力确定显示速度。显示应尽可能是实时的，不应有过多的延迟，但也不应追求过快的显示。⑤非动态信号和显示信息应一直显示，直到航天员给出取消输入为止。动态信号和显示信息应有足够长的显示期，确保航天员在各种可能遇到的条件下都能可靠识别。⑥根据不同的使用目的，确定合适的显示速度、精度和准确度。⑦显示信息的文字、数字、字母、符号和图形等的形状、大小、笔画的粗细，行和字的间距，指针、刻度、标尺的粗细、长短，必须满足一定的工效学标准要求。⑧载人航天器舱内空间狭小密闭，必须采用合理的照明，其中字符、背景的亮度、对比度及颜色、照度水平、照明方式等均是工效学设计必须考虑的因素。⑨显示器的设计、布局和安装位置，应尽量避免由于载人航天器舱内环境照明对显示器屏幕产生的眩光，以免影响航天员的判读。但是如果存在不可避免的眩光，则应设置相应的防眩光措施。⑩为确保显示信息的完整性、正确性，显示的内容要全面、完整，按优先级的次序排列，确保航天员方便获得执行某些动作或做出某些决策所必需的信息。⑪若显示器和（或）航天员处于振动条件下，显示器的可读性不得降低到完成任务所需的水平之下。⑫故障显示要准确、清楚，既要保证显示器及时地把故障显示给航天员，又要保障在需要由正在运行的装置自动切换到备用或冗余电源和信号源的情况下，能立即显示出自动切换的状态。

操作相关显示器设计原则

载人航天器有很多不同的显示器，其中同航天员操作相关的重要显示器有全姿态显示器、报警显示器、潜望镜等。

全姿态显示器　载人航天器飞行时，航天员控制其姿态时必须使用的重要显示器。其功能是显示航天器的俯仰、偏航、滚动的角度及其变化速率，使航天员了解载人航天器的变化趋势。一般采用象形物相对刻度运动的方式显示，并辅以数字，不能单独使用上述三类姿态或数字显示；所使用的显示方式应便于航天员在进行控制时判定航天器姿态及其速率；必须显示出整个姿态范围，并达到所要求的显示精度；安装位置必须满足航天员在轨控制姿势时的观察要求。

报警显示器　由视觉和听觉显示器组成。向航天员发出信息/信号，指明航天器中某个系统或某个设备的状态发生了问题，要求航天员必须采取相应的措施，并提供指导性信息。不要求航天员时刻察看，但要求其时刻处于警戒状态。为不增加航天员的工作负荷，使其能集中主要精力完成所承担的各项飞行任务，又确保其及时地发现故障，报警显示器的设计与其他显示器的不同之处是，要靠听觉显示器及时发出听觉报警信息，引起航天员的注意，根据听觉信息/信号的不同特性，如频率、声调、间隔等，定性感知报警的类别和等级，再根据视觉显示器，察明报警的内容。视觉报警显示器要有主报警灯，该灯应安装在航天员的主视线30°视野之内，应让航天员在航天器的任何工作或生活区域内均能看到，还要有方便可靠的关闭方法。

潜望镜　用于显示追踪航天器相对于参照物目标航天器的位置和姿态。根据参照物或目标图像在屏上的位置、方向，判定航天器的姿态或运动速率。可用光学机械式显示器，没有电子器件，不需提供电源，具有极高的可靠性。在其他全姿态显示器发生故障时，这是最可靠的显示方式。但随着科技的发展，用舱外摄像机加电子显示屏的显示方式，也可确保航天员完成相应任务。

(王 丽)

hángtiānqì cāngnèi zhuāngshì

航天器舱内装饰 （decoration in spacecraft）

为给航天员提供良好的工作和生活环境而在航天器舱内表面与设备上进行相应的颜色、织物、饰物等装饰。舱内装饰可使舱内空间显得宽敞、协调，产生良好的心理空间，减少压抑、提供方向感等，其作用是使舱内美观、适于航天员工作和生活，对长期飞行有重要意义。

舱内装饰颜色是舱内装饰重点考虑的问题，描述颜色的特性可用色调、饱和度和亮度3个指标。色调是各种不同波长的可见光在视觉上的表现；饱和度是指颜色的纯洁性，表明其浓烈或鲜艳的程度；亮度指颜色深浅关系。舱内装饰颜色的主色调对航天员的生活工作氛围有很大影响。乘员舱要求宽敞、庄重；生活舱的颜色色调应柔和。舱内装饰颜色应冷暖色调相结合。给人以温暖感觉的色调叫暖色调，暖色调有助于提高人的兴奋水平，如红色、黄色等；令人感觉凉爽且有使人趋向宁静的作用的色调叫冷色调，如白色、绿色等。暖色调一般适用于离乘员较近物体的表面颜色，冷色调适用于离乘员较远物体的表面颜色。舱内顶部、地板和舱壁的颜色应与地面工作生活环境相接近，使乘员有上下、左右的方向感。舱内顶部可涂成天蓝色，使乘员有头顶蓝天之感；地板可涂成土灰色或黄色。除舱内各段的主色调颜色外，还有标识编码、点缀装饰的颜色，这些颜色与主色调或背景色应有较大的反差，但着色面积不能太大，应与主色调兼容。控制器及面板涂色应与周围环境的色彩有良好的对比，

以利航天员迅速识别，舱内仪表部件等装舱产品的表面反射系数应尽量小。影响航天员观察物体表面颜色的效果除光源的特性外，还与被观察物体表面的反射率及航天员的视功能有关。

舱内织物装饰就是用织物对舱内的组件或区域进行一定程度的遮挡或包裹，在织物上用字符或图符对部组件或功能区进行标识，并可对织物饰以一定的颜色。舱内织物起着标志、装饰、分割或保护航天人员在工作生活过程中免受坚硬物体的碰撞的作用。

对中长期飞行任务，航天员在空间有限、密闭且环境噪声较大的舱内进行工作和生活，运用一切方法改善个人活动空间的适居性可提高其工作效率，如可设置有个性化的饰物。

(王春慧)

hángtiānqì cāngnèi zhàomíng

航天器舱内照明 （illumination in spacecraft）

航天器内设置光源为航天员提供的生活和工作视觉条件。一个适宜的照明条件不仅可提高航天员的工作绩效，而且能使航天员保持良好的情绪，提高航天器的适居性水平。航天器舱内照明的研究内容是环境光评价、光源的评定、光对视觉作业的影响和眩光。

环境光评价 其指标主要是照度和亮度，即均匀投射到物体平面单位面积上的光通量，单位为勒克斯（lx）。用于测量照度的仪器是照度计；光亮度是用于描述发光面明亮程度的术语，其单位是坎德拉/平方米（cd/m^2），用于测量光亮度的仪器是亮度计。

光源评定 光源种类的选择主要考虑光源的发光效率和光源的颜色特性。由于载人航天器的能源容量有限，尽量选用高发光

效率的光源，白炽灯的发光效率为 20～30 流明/瓦（lm/W），荧光灯的发光效率为 65～78 流明/瓦，LED 灯的发光效率为 80～130lm/W。光源的颜色特性包括色表和显色性两个方面的性质。光源色表是光源外观颜色，即人们直接观察光源时所看到的颜色，光源的色表可用色温做定量描述。光源显色性指对被照射物体所产生的颜色效果，它是和标准光源相比，对物体颜色产生的颜色效果。显色性越好的光源，物体色彩失真的程度就越小。白炽灯的显色指数为 95～100，荧光灯的显色指数为 70～80，LED 灯的显色指数为 70～90。最终选择何种光源，工程人员还要根据光源的发光强度、光源的寿命、光源的质量等因素综合确定。

光对视觉作业的影响 舱内照明对航天员操作工效的影响主要取决于照明水平、照明分布和照明光性质3个方面 ①有关照明水平与作业工效关系的大多数研究结果表明，在照明水平较低的情况下，较小的照明水平增量即可产生较大的收效；在较高照明水平上，这种收效逐渐变小，甚至还可能发生收效负增长。因此，对视觉作业必须仔细选择一个合理的照明水平，保证被观察的信息与其背景处于一个合理的对比度。②照明分布是指在整个视场中不同区域的照明水平的分配情形，可分为3种方式：第一是一般照明，又称为泛照明，指不考虑特殊局部需要，为整个照明区域提供大致相等的照明水平；第二是局部照明，它是为增加某些特定区域（如工作台）的照度而设置的照明，其特点是可以保证作业的高照度要求，但往往造成整个视场照明较大的不均匀性；

第三是混合照明，即一般照明和局部照明相结合的方式，它既可保证某一特定区域的高照明要求，又可使整个照明区域保持较好的均匀性。通常可以用最低照度均匀度、平均照度均匀度和亮度比为指标评价视觉环境中照明分布的优劣。最低照度均匀度是整个视场中最小照度值与最大照度值之比；平均照度均匀度是视场中最小照度值与平均照度值之比；亮度比则是视场中任意两个区域的亮度之比。视场中照明分布不均匀性在一定程度上妨碍操作者的作业工效，并引起视觉不适感，因此，根据任务特点，亦须对舱内的照明分布加以仔细考虑。各种光源由于光谱能量分布不同，对视觉作业的工效和舒适性产生不同影响。③照明光性质指的是不同种类的光源或不同颜色的光对人的影响。对于对比或识别等任务，日光的视觉效果优于白炽灯和荧光灯等人工光源。而对人工光源来说，在相同照明度下，荧光灯的视觉效果要优于白炽灯。从国际空间站的实验中发现，蓝光照明环境可提高航天乘员的警觉性。

眩光　视野中光源或反射面亮度太大或者光源与其背景之间亮度比太大所致视觉不适，或观察目标能见度下降的现象。在乘员舱内，太阳光照射、舱内照明光过强或仪表安装位置不适等因素可产生眩光。眩光现象是光作用下产生的一种视觉负效应，产生的客观条件有两个：一是光源亮度过大；二是光源与背景反差太大。眩光引起的负效应包括眼不舒适、影响视觉对象的能见度、降低视觉作业工效，降低眩光效应是舱内照明环境设计中的重要一环。产生眩光的光源（反射面）

一般通称为眩光源。根据光源不同，眩光分成两类　①眩光源的光线直接射入观察者双眼时产生的眩光是直射眩光（又称直接眩光）；②光线经反射面间接地进入眼内产生的眩光是反射眩光（又称镜面眩光），这种分类法在实施控制眩光的具体技术手段时很有用。根据对视觉的不同影响，眩光分为　①不舒适眩光：主要是引起视觉上的不舒适。有4种因素影响其不舒适度：眩光源的亮度、眩光源的立体角、眩光源与观察者视线夹角以及眩光源的背景亮度。②失能眩光（又称碍视眩光）：主要引起视觉作业工效降低。国际照明委员会提出用失能眩光指数作为评价指标。③失明眩光：亮度很高的眩光源作用于人眼一定时间后，人在一段时间内暂时失明的现象。在航天器舱内防止和降低眩光效应的主要措施包括选用眩光指数小的灯具，用较多的低亮度光源代替少数高亮度光源，提高眩光周围环境亮度以减少亮度反差，眩光源尽可能远离视线，用挡光板、灯罩、窗帘等遮挡眩光源光线等措施。

应用　主要用于指导航天器内外的照明设计，为航天员的工作与生活提供合理的照明条件。

（王春慧）

hángtiānyuán-kòngzhìqì shìpèixìng

航天员–控制器适配性（astronaut-controller suitability）　航天员根据飞行任务要求，执行决策或操纵控制的控制器性能必须满足航天员输出的指令与动作器官的特性。是航天器人工控制系统的主要指标，也是航天器可靠性的重要保障。

控制器分类　按航天员操作时所用身体部位，可分为手动控制器、脚动控制器、眼动控制器

及声音控制器。按控制器运动方式，可分为旋转式控制器、摆动式控制器、按压式控制器、滑动式控制器、牵拉式控制器。按运动的连续性，可分为连续控制器和不连续控制器。按控制器的功能，可分为操纵控制器、调节控制器和维修控制器等。按使用环境，可分为舱内控制器和舱外控制器等。每种控制器的结构和控制方向各不相同，应根据目的和功能要求选择。在设计和选择控制器时，必须了解航天员的心理、生理特点和信息输出器官的特征。其中航天员手、脚运动的方向、速度、范围、力量和位移感受能力等最重要。手动控制器是用手或手指操作的控制器。人手具有很强的灵活性，这类控制器适用于较精细、准确、快速的控制。在航天领域，由于特殊的失重飞行环境，大部分控制器都是手动控制器，如姿态和平移操纵杆，就是典型的手动控制器，也是非常重要的控制器。脚动控制器，是用脚踏动操作的控制器。适用于要求精度不高、用力较大的简单操作，特别是在手被占用的情况下，可用脚做辅助性操作，如操纵型脚限制器。声音控制器和眼动控制器也可协助手和脚执行某些操作。但这两种控制器可靠性较差，在航天领域还未得到应用。随着科技的进步，载人航天领域越来越多地采用集显示和控制于一体的多功能便携式显示控制系统。它将显示器和控制器集成在一起，采用多级菜单方式，菜单的深度和广度由使用者自行定义，实现功能多、性能强的优势，节省载人航天器舱内的空间，方便航天员的操作。

控制器设计　为确保航天员信息输出的准确性和可靠性，控

制器设计必须考虑 5 个因素 ①控制-显示比：控制器的位移量与显示器标记的位移量之比。此值只适用于连续控制。航天员为执行一个控制动作，必须完成行程调节和精细调节两种运动。此值可以保证控制精度，因此，应该选择最佳的控制-显示比，使航天员调节控制器动作的总时间最短。②控制与显示的位移方向协调：控制器位移方向与显示器标记运动方向的协调一致。它能使航天员反应时间缩短，减少换向误差，提高调节的速度和精度，并缩短学习和训练时间。③控制器阻力：通常采用弹性、摩擦、黏性和惯性 4 种方式。不同类型的阻力有改善操作精度和速度、产生控制感觉和使操作平滑等功用。一定形式的阻力还可降低控制器对偶然活动、振动和加速度过载的敏感性。④控制器编码：为防止控制系统中诸多控制器相互混淆，提高操作效率，防止误操作，应以适当的代码标明控制器的各自特征，即对控制器进行编码。在控制器数量多、距离近、排列繁杂的情况下，编码的作用更突出。它使航天员易于辨认控制器，减少错误动作次数，缩短感知正确控制的时间，不仅改善人机系统性能，而且缩短航天员的训练时间。⑤预防偶然活动：控制器设计应尽量减少使用中发生偶然活动的可能性，以提高其可靠性。对可能带来严重后果的偶然活动，尤应从控制器的结构设计上消除。

控制器设计一般应遵循以下设计原则。

一般性要求　包括控制器的操作、安装、防护、方位、形状大小和颜色等应尽量标准化；在 2G 以上的持续或短时加速力条件下使用的控制器，其设计应适合已经改变了姿势和能力的航天员使用；在微重力环境中，航天员处于"漂浮"状态，因此应提供限位或束缚装置，使航天员可以稳定地实施控制；当控制器的控制模式是分段或分步控制时，应为控制器加制动装置；对于有一定活动范围的控制器，要加限位装置，限定起点和终点，防止超出界限；控制器应有足够的强度，应能耐受航天员可能施出的最大力；航天员在不同环境条件和操作姿势下，控制器的操作力不能超出力量最小的航天员施出的最大力，否则应提供辅助措施，使航天员借助辅助措施，施出所要求的操作力；如果要求航天员在进行仪表观察的同时，完成对控制器的盲操作，则必须对此控制器进行形状编码，或使相邻的控制器与其间隔至少达到 13cm。

误动要求　航天员在微重力环境下，身体运动的准确性受到一定的影响，设计控制器时应当采取措施，防止被意外启动。主要包括：控制器的设计和安装位置，应考虑减少其受到意外启动的可能性，尤其关键性的控制器，应给予特别注意；防止控制器发生意外启动的措施，主要有安装方位、凹槽、护盖、围栏、联锁装置、阻力、制动装置、避开人员活动区等；设计防护装置必须考虑防止这些装置对航天员的操作产生不利影响，或降低控制器的性能，应重点考虑干扰、脱落、开启方向、距离。

控制器的编码　编码的方式主要有形状、大小、材料（质地）、位置、颜色、标记编码等。每种编码均应遵循各自的设计要求。几种编码既可单独使用，也可将多种以上的编码方式结合使用，以提高控制器的可分辨性，使航天员能迅速找到所需要的控制器，特别是对重要的控制器更应如此。

控制器的形状和大小　为航天员设计的控制器，必须满足航天员的人体特性要求，便于航天员操作，保证航天员有较高的工作效率，较低的工作负荷，防止出现误操作。控制器的形状应方便航天员使用。手动控制器的形状应符合手的生理特点，不仅便于航天员用力，也不会压迫神经，利于血液循环，不易造成疲劳。控制器的尺寸不仅应与操作控制器身体部位的尺寸适应，而且必须最大限度地适合于航天员在特定环境下的使用。

控制器的间距　为便于航天员的操作，不同控制器之间必须保持一定的间距。航天员舱内的操作一般不戴手套，但在舱外活动或舱内特殊工况下，要求航天员戴舱外压力手套操作，对间距的要求不同。尤其是戴手套工况下的操作，还必须考虑着压力服后航天员的能力变化。

控制器的操作力　操作力的作用是向航天员提供控制反馈信息，改善操作的准确度和速度，降低控制器对于振动和过载的敏感性，防止控制器受到外界的干扰，或被航天员无意触动引发失误。操作力的大小除根据航天员所使用的操作部位施力能力外，还应考虑控制器的形状、大小、安装位置、运动方式与范围、使用频率及持续时间、施力方式等因素。操作力不应增加航天员的控制难度和工作负荷、引起疲劳、降低控制的精度和速度。

控制器的操作反馈　设计控制器时，应考虑操作反馈装置，使航天员获取关于操作结果的信息，提高操作效果，防止错误。反馈方式可通过设置显示器获得，也可以通过肌肉、关节中的感受器得知控制量。对按钮类的控制器，可有视觉和听觉反馈方式。还可以通过刻度指示、阻力大小的变化为航天员提供反馈。

（王 丽）

hángtiānyuán shǒudòng kòngzhì

航天员手动控制（manual control by astronauts）

航天员用手动操作模式参与航天器飞行控制的控制方式。

在各类载人航天活动中，航天员、载人航天器、航天器舱室内外环境共同构成了一个典型的人-机-环境系统。在航天器设计初期，需要从系统的角度，充分考虑人的因素，在充分发挥航天员的主观能动性、确保操作正确率的前提下，让航天员采用手动操作模式参与航天器飞行控制，最大限度地简化航天器自动控制系统的复杂性，提高航天器飞行任务的安全性和可靠性，在航天器自动控制系统失灵时，使航天员通过手动控制方式完成飞行任务，返回地面。飞行目的和飞行任务不同，航天员手动控制完成的任务和起到的作用也不相同，主要涉及航天器轨道飞行、交会对接、出舱活动。

基本内容 自1961年4月12日，苏联航天员尤里·加加林实现人类载人航天飞行之后，美国和苏联/俄罗斯的多次载人航天飞行经验证明，航天员在太空飞行条件下不但能很好地生存，而且还能通过操作控制器完成多种飞行任务。许多方面航天员手动控制的优点正是机器自动控制的缺点，自动控制的优点又正是航天员手动控制的不足，两者互为补充。因此，航天器设计考虑航天员的因素，充分发挥航天员对信息的认知、提取、分析、综合、比较，以及做出判断和决策并执行控制等方面的能力，让航天员介入航天器的控制系统，对航天员与机器自动操作的特点进行综合考虑，将两者有机结合，航天员参与操纵和控制航天器，处理预料不到的应急情况，不仅能简化航天器系统的复杂性，还能提高航天器系统的可靠性和执行任务的效率。美国、俄罗斯、中国载人航天器都设有手动控制装置。美国"水星"号飞船的控制系统就采用自动控制为主、手动控制备份的方式，通过喷管向外喷射气体控制飞船的俯仰、偏航、滚动等动作。由于计算机设备的原始，"水星"号飞行还鼓励航天员通过手动方式控制飞船。世界载人航天史上也有因自动控制系统失灵而靠手动控制方式返回地面的实例。例如，1963年"水星"9号在飞行时自动控制系统故障，航天员库帕从舷窗观察地平线，手动控制飞船姿态，成功返回地球。

在航天器设计中对航天员手动控制与机器自动控制的特点进行综合考虑，最终使得航天员人工控制与航天器自动控制两者"取长补短、各尽所能、密切配合"，航天器系统在整体上达到最大的安全性和有效性。

航天员手动控制设计的主要原则是 ①航天员-航天器功能合理分配，根据空间飞行条件下航天员手动控制能力、机器自动控制水平（可能性、可靠性和研究周期及费用等）及航天员工作时间分配的保证条件（几项任务不能同时进行），确定哪些任务由机器自动控制、哪些任务由航天员手动控制来完成（即人机功能分配）。②航天员手动控制对象必须简单，任务容易完成、可靠性高。③至关重要、涉及航天员生命安全的任务，除自动控制系统外，应提供航天员手动控制备份。④航天员手动控制系统和自动控制系统应最大限度地各自独立。手动控制系统不工作时不能对自动控制系统的安全产生影响，需要时又能与自动控制系统之间迅速、可靠切换、接续工作。⑤航天员在控制回路中起着重要作用，因此在进行控制系统设计时必须考虑航天员的特性因素，如精神状态、训练水平、疲劳、空间环境等因素对航天员操作能力和工作绩效的影响。

应用 航天器设计实施航天员手动控制的项目主要是有以下几方面 ①逃逸：为确保安全可靠性，发射阶段的逃逸系统应提供航天员手动控制备份，保证航天员根据具体情况判断，稳定其心理状态，有效逃逸救生。②两舱分离和返回落点控制：包括应急返回和正常返回落点的两种手动控制，采用手动控制，航天员可根据指令控制落点范围，为快速营救和及时回收提供必要条件。③姿态控制：载人航天器相对一定参照物的方向，靠控制航天器绕其质心的转动实现姿态变化。姿态控制是执行其他任务或完成后续飞行所必备的条件，是航天员在轨道飞行阶段的重要控制任务之一。除自动控制系统外，设计航天员手动控制备份，可有效保证整个系统的安全可靠性。特别是在自动控制失灵和一些关键性飞行阶段（如返回点火、手动控制返回等），进行航天员手动控制能有效提高飞行成功率。④平移控制：调整载人航天器的飞行轨道，如高度、倾角等。控制航天器运动是手动控制的重要对象，而且难度最大，要求最高。⑤交会对接：两个或两个以上的航天器通过轨道参数的协调，在同一时间到达空间同一位置后，通过专门的对接装置让航天器进一步接近，并固联在一起（包括机械、电路和气路）的过程。交会对接控制系统从航天员参与控制任务的程度可分为手动控制方式或自动控制方式两类。美国多采用手动控制方式，苏联/俄罗斯主要采用自动控制。⑥舱外活动：载人飞行过程中，有时需要在舱外进行空间维修、装配、太阳能电池帆板展开、转移和营救等活动，对其进行手动控制，可起到自动控制无法替代的作用。

航天员手动控制工效学设计是载人航天器系统总体设计的最基本决策，直接影响系统的人机界面设计，并在很大程度上决定着实际执行飞行任务中航天员和航天器的相互作用。载人航天技术特别是长期载人飞行技术是世界航天技术发展的重要方向，因此，应提前研究长期在轨飞行对人的作业能力的影响，以便优化设计手动控制系统，提高载人航天器系统的有效性、安全可靠性，并在降低系统的支持费用等方面起到重要的作用（见航天员-航天器功能分配）。

（王 政）

hángtiānyuán-cāngzǎijìsuànjī jiāohù
航天员-舱载计算机交互（astronaut-computer interaction）
航天员利用输入、输出装置，与载人航天器舱载计算机系统之间进行信息传递以完成任务的方式。

航天员-舱载计算机交互过程为航天员感受到舱载计算机显示给航天员本体感受器上的信息，由体内的传入神经并经丘脑传达到大脑皮质，在大脑分析器中经过综合、分析、判断，最后做出决策；由传出神经再经过丘脑将决策信息传送到骨骼肌，使人体的执行器通过输入装置向舱载计算机下达航天员的指令；舱载计算机在接收到航天员的指令后，将按照自身内部的规律做出相应的调整和输出，并将其工作状况用一定的方式显示，再反馈给航天员，如此周而复始。

基本内容 航天员-舱载计算机交互技术是研究航天员与载人航天器舱载计算机系统之间通过相互理解的通信形式，最大程度上为方便航天员完成对空间飞行过程中信息的判断、决策以及控制等任务，使舱载计算机真正成为航天员实现各项飞行操作任务的和谐助手的一门技术科学。航天员-舱载计算机之间的交互作用通过用户界面来实现。与传统人机系统不同的是，随着人机交互界面技术及其在载人航天技术的发展，航天员-舱载计算机中的交互形式已成为用户与计算机两个"智能系统"之间的通信和对话。

航天员-舱载计算机交互技术是涉及心理学、人体工程学、计算机科学等多学科交叉的边缘技术。其主要研究内容分为 ①基于航天员的心理、生理特点，研究航天员在航天飞行环境下对信息感知、决策、处理的规律，以及航天员-舱载计算机交互的基本原理。②基于航天作业任务特点，研究航天员-舱载计算机交互的协同匹配性。③基于航天作业任务中用户模型和用户知识特点，研究航天员-舱载计算机交互用户界面设计方法。④基于计算机输入输出设备技术的发展，研究航天员-舱载计算机交互设备及其开发工具。⑤从可用性层面，研究航天员-舱载计算机交互人机界面设计的工效学评价方法。

航天员-舱载计算机人机交互工效学设计的总体要求是在航天员与航天器舱载计算机系统之间提供一个与航天员能力特性相适应的功能界面，以提高航天员空间飞行的工作绩效，减少航天员产生操作失误的可能性（见航天员-航天器功能分配）。其基本设计准则如下 ①信息输入功能设计应确保信息输入处理方式的一致性，减少航天员的输入活动和记忆负担，保证信息输入与显示兼容，并使航天员能灵活地控制信息输入方式。②航天员对舱载计算机的每个信息输入都应在舱载计算机上产生与之相对应的可感知的响应输出。③与飞行活动密切相关的载人航天器系统状态信息、突发事件通告或报警信息应在任何时候都能自动地或在航天员要求下提供给航天员。④若两名或多名航天员必须同时从多个人机界面访问舱载计算机，任一航天员的操作不应干扰其他航天员的操作，除非该操作任务是优先占用。⑤舱载计算机内的数据信息应加保护，防止航天员越权使用，或由于系统故障、航天员操作失误而丢失数据。⑥舱载计算机的响应时间应与航天员操作作业的要求相一致。不能超过规定的阈限。如果舱载计算机响应时间超过阈限值，舱载计算机应提供信息告知系统正在响应；⑦舱载计算机要求航天员响应的时间应与舱载计算机系统的响应时间相适应。

应用 舱载计算机通过显示装置将信息以人能接收的形式传递给航天员，主要方式有视觉显示器和听觉显示器。视觉显示器是为航天员用眼观看设计的，其重要技术指标是可读性。设计安装舱载计算机的视觉显示器应确保航天员在正常的观察和操作工位上对显示器进行快速准确的阅读。适合于舱载计算机视觉显示器显示的信息有以下特征 ①比较复杂、抽象的信息或含有科学技术术语的信息；②传递的信息很长或需要延迟；③需有方位、距离等空间状态说明的信息；④以后有被引用可能的信息；⑤所处环境不适合用听觉传递的信息；⑥虽适合听觉传递，但听觉负荷已很重的场合；⑦不需紧迫传递的信息；⑧传递的信息常需要同时显示、监控。针对舱载计算机视觉显示器的安装位置、安装方向、显示范围和精度、显示速度、显示时间、显示准确度、字符、照明、反光性、信息显示内容、振动要求、故障显示等问题，应依据显示器设计基本要求进行工效学设计。

航天员在接收到信息后，通过控制器调整和改变舱载计算机的工作状态。其重要工作方式为鼠标、键盘、按键。"触摸屏"技术的使用，使航天员与舱载计算机之间的交互更方便。舱载计算机控制器可依据控制器设计的基本要求进行工效学设计。为便于航天员完成操作，舱载计算机系统的控制器和显示器需在布局位置、运动方向和控制-显示比上保持一致或相匹配（见航天器布局）。

在载人航天发展初期，受航天员作业任务单一和计算机技术发展的限制，航天员必须调整自己的行为去适应舱载计算机的要求，完成监视和控制任务。随着载人航天技术的发展，需要航天员监控和控制的任务数量增多、难度加大，对航天员-舱载计算机交互的人机界面设计提出了更高的要求。与此同时，面向载人航天作业任务，通过发展航天员-舱载计算机交互的人机界面设计，实现提高航天员在轨作业能力的重要性已经得到广大工程设计人员的高度重视。

（王 政）

hángtiānyuán-hángtiānqì gōngnéng fēnpèi

航天员-航天器功能分配（assignment of tasks between astronauts and spacecraft）

确定载人航天器系统的功能或任务分配给航天员完成还是航天器自动控制系统或两者共同完成的活动。

载人航天器是人与机器自动化不同程度互相结合的系统。航天员在系统中发挥巨大作用。基于人和机器各自的特点，只有航天员-航天器有效结合，充分发挥各自优势，才能提高航天器系统的总体效能。美国"水星"计划的经验表明，航天员不仅能在严酷的航天飞行环境中生存，而且在航天器飞行控制操作中是一个敏感的能发挥作用的部分。后续的航天器设计就加强了对于手动控制功能，既简化系统的复杂性、保障安全可靠性，又节省研制费用。但随着载人航天技术朝着长时间、远距离、多乘员飞行的方向发展，系统的复杂性越来越高。航天器内的仪表板、控制台以及需航天员搜集处理的信息量成倍增加，如何合理分配航天员所承担的任务就显得十分重要。假如分配不当，航天员工作负荷过高，工作效率会明显减低，出现操作错误、操作遗漏，严重时还会出现操作紊乱、惊慌失措，无法执行任务。另一方面，若航天员处于监管地位，工作负荷过低，航天员的警觉水平降低，持续注意力下降，对目标信号或紧急事件的发现和处理出现延迟或错误，也会导致严重事故出现。为提高航天器系统整体的工效，在航天员、航天器之间合理地分配工作任务，是航天器系统设计中必须考虑的一个重要内容。

基本内容 包括考虑因素、基本要求和原则。

考虑因素 在航天员-航天器功能分配中，通常应根据空间飞行条件下航天员的能力、自动化水平、可行性、研究周期和支持费用等因素进行人机功能分配，具体如下 ①航天员手动控制和航天器自动控制的性能、特点、负荷能力、潜在能力以及各种限度；②航天员适应航天器所需的选拔条件、培训时间和培训成本；③航天员个体差异以及航天员群体差异；④航天员和航天器对突发事件应激反应能力的差异和对比；⑤长期空间飞行对航天员工作能力的影响；⑥航天员-航天器人机功能分配的有效性，以及可行性、可靠性、经济性。

基本要求 航天员-航天器功能分配的合理性是提高航天器系统效能的一个关键因素。基本要求如下 ①凡可程序化的、重复性的功能一般应分配给航天器系统中的机器自动化完成。②任务简单，航天员又能很容易完成的任务，分配给航天员执行。③至关重要，涉及航天员生命安全的任务，除自动系统外，应提供航天员手动控制备份，确保安全性。④手动控制系统和自动控制系统要最大限度的各自独立，避免各系统互相依赖，一个主系统的故障可以蔓延到另一个系统，致使两个系统都失效。⑤功能分配时要考虑航天员的能力和工作负荷的大小，确保航天员有充裕的时间、足够的能力和充分的保证条件完成任务。

原则 为在航天员-航天器功能分配中实现人-机器两者"取长补短、各尽所能、密切配合"，在系统的整体上达到最大的安全性和有效性，航天员-航天器功能分配应遵循以下原则 ①比较分配原则：依据空间飞行条件下航天员和航天器自动控制的特点，进行"客观、逻辑"的功能分配。适合航天员完成的任务分配给航天员，适合机器自动控制时分配给航天器。②剩余分配原则：把尽可能多的功能分配给航天器，尤其是计算机自动控制，把不宜用机器完成的剩余功能分配给航天员。③经济分配原则：以经济效益为根本依据，一项功能分配给航天员还是航天器完全视经济与否而定。④适人分配原则：适应现代人观念的一种分配方法，即在有意识地多发挥航天员主观能动性的同时注意补偿航天员的能力限度。⑤动态分配原则：适应载人航天和电子计算机技术的发展，由航天员选择参与航天器系统控制的程度。航天器有多种相互配合的人机接口，航天员可根据任务需求、兴趣等选取功能。

应用 对航天员-航天器功能分配还没有系统可普遍采用的决策方法。航天员-航天器功能分配的实际设计，基本是按照首先确定系统及分系统的功能，然后按功能属性和重要性，对其进行分类，参考经济和未来可能的变化，确定究竟是由航天员还是航天器自动控制系统操作才能最好地完成该功能。

航天员-航天器功能分配需要考虑系统总的效能，即实现系统的效率、研制成本、使用经济性和安全可靠性等方面的最优协调，

属于多目标综合决策的范畴。应用模糊数学理论而建立的多目标模糊综合评价模型，既考虑了各目标的定性、定量评价特性，又考虑了专家综合加权的模糊性，在航天员-航天器功能分配的研究中有着科学而实际的应用意义。

（王 政）

cāngwài huódòng

舱外活动（extravehicular activity） 航天员着舱外航天服到航天器舱外执行任务的过程。任务包括架设、组装、维修等，任务过程从气闸舱减压开始到航天员返回，以及气闸舱复压结束。

按不同的标准，舱外活动可有多种分类方法，主要有 ①根据航天员舱外活动发生场所，分为在太空进行的舱外活动和在其他天体表面进行的舱外活动。②根据航天员舱外活动的目的和任务，分为验证类舱外活动、有效载荷操作类舱外活动、维护与维修类舱外活动、空间站装配类舱外活动等。载人航天活动的早期，航天员一次舱外活动的目的和任务相对单一，容易依据舱外活动的目的和任务进行归类。而在多数情况下，航天员一次舱外活动需要完成多种或多个任务，如既进行舱外活动系统功能或部件验证，也进行有效载荷操作，甚至同时进行维护与组装作业，因此，依据上述方法不易进行归类，可称为综合舱外活动或多任务舱外活动。③按是否预先列入计划可分为计划内舱外活动，指发射前或执行任务前就安排好时间和程序，完成指定飞行任务的舱外活动；计划外舱外活动，指发射前或执行任务前未列入计划，事先没有安排任务程序和时间，但临时必须进行的舱外活动。另外还有一类应急舱外活动指当发

生应急情况时，需要航天员出舱作业。应急舱外活动的显著特点是时间的紧迫性和舱外活动的结果对于航天员安全的重要性，属于计划外舱外活动的特例，但又不同于一般性计划外舱外活动，一般性计划外舱外活动的时间具有可选性或相对从容性。④按任务的复杂程度和困难程度分为简单舱外活动、中等舱外活动、复杂舱外活动三类。无论何种分类，舱外活动任务的关键都是既要确保航天员高效地完成各种舱外任务，又要确保航天员安全返回。

基本内容 主要有 ①搭建大型的空间站，完成大型航天结构的装配、定位、安装、配对或拆卸，可到太空或外星体表面进行大型工程，推动航天技术发展，促进对空间的探索与利用。②对航天器进行必要的维护与维修，包括预防维修和故障维修，挽救航天器，确保飞行安全和任务完成。航天器的建造和在轨运营是各种高技术的复杂综合，难度大、风险高，即使在地面进行了充分的研究和试验，在太空仍然可能出现各种问题，有些影响到飞行安全和任务完成的问题必须依靠航天员进行维护与维修类舱外活动来解决。例如，舱外设备的检查和更换，推进剂的补充，修复被流星或其他物体造成的损坏。最著名的哈勃空间望远镜的维修，就是航天员从航天飞机上进行的8次、共52小时的舱外活动，更换了失效部件，终于使其能以更高的精度和更长的寿命继续服役。③完成某些飞行任务，进行有效载荷或机械作业，卫星部署与回收等，并充分利用真空、高低温交变及辐射等特殊环境因素，开展舱外科学实验研究。如美国航天员曾多次释放或抓取卫星，据

称用此方法发射和回收卫星可以提高效率，节约大量成本；美俄航天员还多次在航天器外表面安装有效载荷试验装置，并回收试验样品，取得了大量很有价值的研究成果。④实施太空救生，进行有效载荷、设备或航天员的转移。载人航天风险高、技术难度大，在太空中运行的载人航天器，如飞船、空间站等，出现严重故障，航天员需要转移至另一个可供航天员正常生活和安全返回的航天器的可能性始终存在。另外，也存在正在执行舱外活动任务的航天员因为某种原因而无法自主返回母航天器的可能性。如果上述情况发生，唯一有效和能采取的措施就是航天员进行舱外活动实施自救或互救。

工效学要求　人具有许多自动系统无法比拟的优势，舱外活动时，航天员可发挥巨大的作用，如在舱外的工作站点可进行徒手或使用工具的操作；可完成较高分辨率的视觉识别；有认知和理解能力，有能力采取适当办法及时解决具体问题等。

只要有人参与的活动，就存在人机界面，就必须进行工效学研究。舱外活动时，航天员必须穿着舱外航天服，其工作能力相对于地面不穿舱外航天服时有所改变。一方面由于失重环境，航天员在工作时操作、转移与转运装备时增加了活动范围；另一方面，舱外航天服的束缚会降低航天员的操作工效。舱外活动工效学研究主要体现在以下几个方面。

航天员舱外工作能力　着舱外航天服后，航天员的活动性、操作力、感知觉、视野等均发生较大的改变，其对任务的影响程度，一直是舱外活动工效学研究的重点。如舱外活动时航天员的肢体感觉减弱；视野变小；航天员的活动范围、手灵活度、操作力均大幅下降；工作空间和可达域受到限制。这些研究成果对提出舱外活动工效学设计要求、确定航天员合理的作业任务的作用十分重要。

舱外航天服　舱外作业最重要的特征是航天员必须着舱外航天服，以保证航天员舱外作业安全。舱外航天服是穿着在航天员身上的航天器，主要有三大功能①保障航天员在舱外太空环境下，免受真空、辐射、微流星体等的伤害；②提供航天员舱外活动的生命保障，也就是要保持一个适合人生存的气体和温湿度环境；③具备良好的工效，确保航天员穿着舱外航天服在舱外的操作任务。特别是舱外航天服在加压、太空低温等条件下工作时，将会给航天员的关节活动度、可达域、操作力以及视野等工效性能带来很大影响，在确保舱外航天服对航天员安全性保障的前提下，操作工效问题研究得越充分、解决得越好，舱外活动任务的成功率就越高（见航天服医学要求、航天服工效学要求）。

气闸舱　航天员进出载人航天器的必经之路，是保障航天员舱外活动安全和有效的重要设施。航天员舱外活动前，在气闸舱内进行出舱前的准备、训练、吸氧排氮等，舱外活动后进行出舱后的整理、维护等操作。为此，气闸舱及其内的设备必须进行工效学研究。例如，气闸舱的设计、布局、尺寸；与航天员操作相关设备的设计、标识、可操作性、操作力。气闸舱的出舱舱门至关重要，其尺寸、开启方式、操作力、可操作性应确保航天员可有效地进行操作，能以最短的时间和尽可能小的负荷出舱和返回舱内。

载人航天器外支持设备　航天员在进行舱外活动时，无论是采用安全系绳、机械臂还是载人机动装置任何一种方式出舱，均要使用载人航天器外表面的支持设备。但是在舱外活动过程中，航天员着舱外航天服加压后操作能力会发生很大的变化，如身体尺寸变大、关节活动度和手抓握能力降低等。因此，设计和研制舱外活动支持设备，必须考虑这些因素。

舱外活动涉及的工效学问题还有很多，如机械臂设计、舱外照明、报警、路径设计、工具使用等。总之，凡是与航天员存在人机界面的项目均存在工效学问题，良好的人机界面设计是保证航天员顺利出舱和完成任务的关键。

（王　丽）

cāngwài zuòyè nénglì

舱外作业能力（extravehicular operating ability）　航天员着舱外航天服状态下舱外作业的效能。对航天员舱外作业能力的研究通常还包括研究这些效能的变化规律。

基本内容　主要有视野及视觉、关节活动度及可达域、操作力、手灵活度、行走特性等。

视野及视觉　舱外活动时，为确保航天员的安全，舱外航天服的头盔面窗一般被设计成三层，外面再加一层滤光面窗。在阳面出舱，为防止紫外线对航天员眼的伤害，必须放下滤光面窗，此时对可见光的透光率只有10%～15%，因此对航天员的视觉产生较大的影响；在阴面出舱时，虽然不需放下滤光面窗，但仅借助舱外照明也会使航天员的视觉下

降。同时，由于面窗的限制，航天员的上、下、左、右视野均下降，尤其上视野，下降40%以上，对于某些操作，必然存在影响。因此，作业面、工作站点、航天员操作任务等设计，必须考虑视野和视觉的变化（见太空视觉特性）。

关节活动度及可达域 中国的舱外航天服为半硬式一体化结构，躯干为硬式结构，四肢为软式结构，服装的工作压力为40kPa，对航天员的活动造成很大的限制，着舱外航天服后航天员各个关节的活动度和肢体的可达域数值下降显著。而在舱外活动中，航天员主要依靠上肢完成抓握、推拉、捏拧等操作，并且利用扶手移动身体，进行舱外行走，下肢主要使用脚限制器固定及调整身体姿态，因此舱外扶手、脚限制器、舱外工具、舱外工作站点布局以及操作任务等设计必须考虑关节活动度和可达域的变化（见舱外活动辅助装置、舱外活动辅助工具）。

操作力 舱外活动时，航天员处于失重环境，施力特性与地面存在很大差异。同时由于舱外航天服的限制，航天员的操作力下降明显。在舱外活动时，航天员一般采用一手抓握扶手以便于稳定身体姿态，用单手完成操作任务。因此操作任务设计，必须考虑航天员的操作力下降以及单手完成任务的因素（见航天员手动控制）。

手灵活性 由于安全性的要求，舱外航天手套设计为多层结构，局部多达十余层，因此在进行舱外活动时，航天员手的灵活性大幅降低。而在舱外活动中航天员主要利用手进行操作，因此设计扶手、连接器、工具、作业对象等必须考虑航天员着舱外航天服后的抓握直径、抓握时间、对力量、形状、距离等的感知觉、双手对接、插拔操作的能力等。

行走特性 舱外活动时航天员的行走与地面时的行走完全不同。失重环境下，如果没有固定或束缚身体的措施或装置，航天员处于飘浮状态，因此必须在舱外设计扶手、脚限制器等装置，航天员依靠这些装置才能行走。而着舱外航天服后，由于服装的限制以及腰、膝、踝关节的活动度较小，航天员转动身体变得非常困难，在地面轻易完成的下蹲、弯腰等动作，在舱外变成无法做到的事情。因此舱外作业任务设计，必须考虑航天员的这一特点。

应用 能完成舱外活动的国家设计的舱外航天服结构不同，工作时压力制度不同，因此获取的航天员舱外作业能力的数据亦不同，不能直接引用，只能自行进行试验测试获取。然后通过分析计算，提出合理的工效学要求，指导舱外航天服、舱外作业任务、舱外设备等的设计。

（王 丽）

cāngwài huódòng fǔzhù zhuāngzhì

舱外活动辅助装置（assist device in extravehicular activities）

辅助航天员舱外活动时稳定身体、调整身体和设备姿态的装置。

基本类型 主要类型包括①身体限制器：航天员舱外活动时，为使其不远离航天器的外表面及确保操作任务的顺利完成，必须提供身体限制器，将航天员的身体固定，但这种身体限制器不应对航天员的活动、视野、操作方便性造成不利影响，不能造成航天员疲劳。常用的身体限制器有脚限制器、安全系绳等，其中脚限制器最重要，又分固定式

脚限制器和便携式脚限制器。②设备限制器：将设备临时固定的装置。航天员舱外作业时，在操作过程中，经常会遇到为了完成某项操作，或者更换某个设备，必须先将某个设备或部件取下，在完成操作后再安装回原来的位置。这些取下的设备或部件，以及航天员从航天器舱内带出的新设备或工具，必须使用设备限制器进行临时固定，以防飘走。常用的设备限制器有束缚带、尼龙搭扣等。③扶手：航天员舱外活动必须抓握扶手才能稳定身体和移动身体，在工作站点，除脚限制器固定身体外，通常需要一手抓握扶手稳定身体姿态，方便施力和操作。扶手可分为固定式扶手和便携式扶手。

设计原则 ①根据航天员完成任务的需要确定辅助装置的安装位置和数量。②限制器应保证舒适性，其对航天员束缚的力应合理地分布在身体上，使用限制器时航天员不需费力即能保持住束缚状态。限制器应允许航天员不小于4小时连续舒适使用。③限制器应与背景具有显著区别，对比度应不小于3∶1。④身体限制器的碰锁机构在闭锁和开锁两个操作上要有明确、肯定的反馈，且应适用于航天员单手操作。系绳扣合件应能够承受住沿着纵轴的负荷，排除任何侧向负荷。系绳附件固着点的强度应该满足所有方向的最小负荷。⑤所有脚限制器的大小应满足所有航天员着舱外航天靴时的脚部尺寸，提供舒适的支撑，使航天员保持在一定的位置上，在此位置上可自由地活动。所有安装脚限制器的位置，均应在航天员腰和肩之间的高度内安装有扶手，以辅助脚限制器穿/脱，所有脚限制器必须能

很快固定、穿上和脱下，并且穿/脱不应用手协助。脚限制器应满足最小抗拉强度的要求。同一类型脚限制器的颜色与背景的对比度应不小于10∶1。⑥设备限制器应采取直接用手操作的方式，不需要工具，最好支持盲操作，即航天员不用看就能安上或取下。应可以进行适当调节，以适合被限制物品的各种尺寸范围。不应损坏被限制的物体，不会造成被限制物体、接触表面及邻近的物体相互挤压、磨损等。设备限制器的颜色应与其他设备或被限制物体相区别。限制器设计应尽可能用成组限制器限制相同尺寸的物体，提供一种方法允许一次取下一件物品，若被限制的设备尺寸大、精密、易损坏，或当固定限制器困难、复杂时，应使用单个限制器。⑦舱外扶手的横截面尺寸应标准化，设计成使航天员的手能稳住的形状，不应使用圆形截面。扶手的直径、抓握的最小长度和扶手的下表面与安装表面之间的最小间距应满足航天员戴舱外航天手套的使用。扶手的颜色应标准化。在需将其与背景进行区分时，其颜色与背景的对比度应不小于5∶1；所有扶手应确保安装后牢固、稳定，在任何方向上可承受的负荷应满足航天员着舱外航天服后施力要求；扶手的表面应光滑，无毛刺、锐角或突出物；固定式扶手的把手应使用普通的工具就可以拆卸，便携式扶手处于锁定位置时，应有明确的指示；扶手应安装在显而易见、能抓握得到的地方。

（王　丽）

cāngwài huódòng fǔzhù gōngjù

舱外活动辅助工具（assist tools for extravehicular activities）　航天员完成舱外作业必须使用的工具。

包括手动工具和电动工具。

航天员在适当的束缚条件下能和在地面环境中一样使用标准工具，有效完成大多数的在轨操作任务。为满足航天员进行舱外组装和维修的要求，合适的身体束缚装置及适当的工具很重要。一般的舱外活动均使用通用工具，只有在通用工具不能适用、专用工具明显优于通用工具或因安全上的考虑而要求使用专用工具的情况下才使用专用工具。

舱外工具的设计原则　①航天员携带工具出舱比较困难，因此应提供工具箱/包。该箱/包最好为透明设计，方便航天员看清其内的工具，或在箱/包体上设有内部工具的布局图。还需为箱/包及其内部工具提供有效的固定装置。使用过程中，应为工具箱/包提供临时存放位置及固定措施。②工具应尽量设计成标准化和一致化，方便航天员使用。每次舱外活动所携带的工具箱/包内，应含有可以覆盖支持航天员此次舱外操作活动任务所需的工具种类和数量，并且确保工具不会对航天员的安全造成损害。③所有工具均应支持航天员单手完成操作，且在操作时，应为航天员提供合适的身体束缚装置；操作力和扭矩应满足航天员施力要求；工具握柄应与航天员戴舱外航天手套后手的尺寸相匹配，握柄表面应做防滑处理；最重要的应考虑工具操作空间的要求，如为了便于插入、转动和取出工具的传动头，在紧固件或驱动螺栓附近应有适量间隙；工具手柄和头部间距应满足要求等。④舱外组装维修作业有时必须使用电动工具。电动工具必须确保航天员不会受到电的危害。

（王　丽）

cāngwài zuòyè lùjìng guīhuà

舱外作业路径规划（operational road planning in extravehicular activity）　为航天员舱外活动找出一条从初始点到目标点的最优行走路线。

舱外活动是一项复杂的载人航天飞行任务，由于太空的微重力环境和舱外航天服对人体活动性的限制影响，航天员舱外活动时，完成操作任务会受到很大制约，同时受到舱外航天服自身生命保障系统的限制，每次舱外活动均有时间约束，无论舱外活动的任务完成与否，航天员均需在规定的时间内返回航天器，因此舱外活动应进行路径规划，以节省舱外活动时间。

航天员在舱外完成任务时，需要从一个工作站点移动到另一个工作站点。距离较远时，需用机械臂转移；路程较短或缺少专门的移动设备时，航天员移动过程中主要通过扶手沿航天器外表面移动，最终到达预定的工作点。用机械臂转移时，航天员必须固定于机械臂上的脚限制器内，由载人航天器舱内航天员操作机械臂，将舱外活动的航天员送到预定工作站点。舱外活动时，航天员的工作时间有限，要求舱外作业路径设计尽量耗时少、效率高。

路径规划研究主要包括扶手、脚限制器等辅助装置的安装位置、布局、数量（见舱外活动辅助装置）；机械臂的活动范围、操控特性以及与航天员存在的人机界面，包括脚限制器的安装位置、转动角度、穿脱方式等。

茫茫宇宙，没有视觉线索，加之航天员着舱外航天服后各种工作能力的下降，认知能力发生变化，经常失定向，因此必须在航天器的外表面设置相应的导向标识，确保航天员的正确方向，节省航天员转移的时间，提高舱外活动的有效率。由于舱外活动时航天员视觉能力的变化，导向标识的颜色、字体大小、放置位置、安装方式、一致性和标准性等均非常重要。阳面出舱应考虑眩光影响；阴面出舱必须考虑舱外照明。舱外的真空环境，没有大气对光的散射，物体的被照面和阴影面的亮度反差极大，使得人眼判断物体的形状、距离、位置、相对运动的能力降低，路径规划的标识设计，还应考虑这一特性。

（王　丽）

hángtiānyuán

航天员（astronaut）　经选拔和训练能乘航天器进行太空飞行并执行特定任务的人。按国际航空联合会定义，太空飞行是指飞行高度超过海拔 100km。在太空飞行中航天员要承担驾驶、管理、维修航天器等任务，或从事科学实验、生产加工等活动。以观光为目的，不承担具体任务和具体活动，进行太空飞行的人不能称之为航天员，一般称之为太空游客。

简史　1959 年 4 月 2 日，美国国家航空航天局（National Aeronautics and Space Administration, NASA）宣布为"水星"计划选出 7 名航天员，组成了世界上第一个航天员队伍。美国航天员选拔人数和时间根据任务需要而定，约每两年 1 次。2013 年 NASA 完成了第 21 批航天员选拔，航天员队伍总人数为 337 名。

1959 年 10 月～1960 年 2 月，苏联成立了由 20 人组成的航天员队伍。此后，苏联/俄罗斯曾有多个机构拥有航天员队伍，主要包括　①加加林航天员训练中心航天员大队，人数最多，均从空军飞行员和航空兵中选拔；②"能源"火箭公司航天员大队；③生物医学问题研究所航天员大队。2011 年 1 月 1 日俄罗斯航天局将各航天员大队合并，由尤里·加加林航天员训练中心统一管理。2012 年 1 月 27 日至 9 月 4 日，俄罗斯联邦航天局首次面向公众招募选拔了新一批航天员，有 8 人入选，其中包括 1 名女航天员。

法国在 1980 年开始选拔训练航天员，德国在 1982 年、加拿大在 1983 年、日本在 1985 年、意大利在 1988 年也开始训练自己的航天员。1998 年欧洲空间局（ESA）开始将各成员国的航天员合并组建欧洲航天员大队，2000 年 7 月完成了航天员大队的合并，并于 2009 年 5 月进行了最近一批航天员的选拔。

中国于 1998 年选拔并组建了 14 人的首批航天员队伍。2010 年完成第二批航天员选拔，选拔出了 5 名男航天员和 2 名女航天员。截至 2013 年 5 月，中国共有 21 名航天员。

基本内容　航天员在俄文中被称为"KOCMOHABT"，其斯拉夫词根派生自希腊语"kosmos"（宇宙）和"nautēs"（水手），直译就是"宇宙航行者"，英语对译为"cosmonaut"，在国际上"cosmonaut"一般特指俄罗斯航天员。美国航天员的称谓为"astronaut"，通常译为"宇航员"，"astro"在希腊语中有"宇宙、星、天体"的含义，其"naut"的后缀与"cosmonaut"类似，现在国际上"astronaut"比较通用。1998 年马来西亚华人赵里昱（Chiew Lee Yih）创造了由"太空"的汉语拼音"taikong"和后缀"naut"组成"Taikonaut"特指中国航天员，在拉丁语系的语言中"Taikonaut"变体为"Taikonauta"。

任务　①航天器运行管理：在航天器飞行过程中，完成对航天器的监视、操作、控制和通信等任务，保证航天器的正常飞行。②航天器组装和维修：在空间（包括近地空间、月球或行星表面）对航天器、空间站或行星表面基地进行建造、组装、维护和检修工作。③科学研究和探索：根据空间飞行任务的要求，进行某些空间科学研究、实验和探险任务。④空间资源开发与应用：利用空间资源（高真空、微重力、高洁净、高远位置、强辐射等）进行空间资源开发与应用。

分类　按航天员在太空飞行承担的任务与分工，一般分为①航天驾驶员：载人航天器上负责航天器操纵、控制的航天员；②航天飞行工程师：在空间从事航天器操作、设备管理和维修的航天员；③载荷专家：载人航天器上负责有效载荷的管理、操作、维修，从事空间科学技术实验/试验的航天员。

按航天员是否以航天飞行为职业分类，又分为：以太空飞行为职业的职业航天员和为执行某具体任务进行过太空飞行，任务结束不再从事太空飞行的非职业航天员。

著名航天员简介　只包括美国、苏联和中国的部分航天员。

尤里·阿列克谢耶维奇·加加林（Yuri Alekseyevich Gagarin, 1934～1968），苏联航天员，1959 年入选。1961 年 4 月 12 日完成人类历史上首次太空飞行，开创了载人航天的新纪元。

艾伦·巴特利特·谢波德（Alan Bartlett Shepard, 1923～

1998），美国航天员，1959 年入选，1961 年 5 月成为美国第一名进入太空的人，1971 年 1 月再次进行登月飞行。

约翰·赫舍尔·格伦（John Herschel Glenn，1921～），美国航天员，1959 年入选。1962 年 2 月成为美国第一名完成轨道飞行的航天员。1998 年 10 月再乘"发现"号航天飞机，以 77 岁高龄重返太空，成为世界上最年长的在轨飞行航天员。

捷列什科娃（Tereshkova，1937～），苏联航天员，1962 年入选。1963 年 6 月 16 日乘"东方"6 号飞船升空，是世界上第一个女航天员。

列昂诺夫（Leonov，1934～），苏联航天员，1960 年入选。1965 年 3 月 18 日乘"上升"2 号飞船进入太空，成为世界上第一个在太空行走的人。1975 年 7 月，再次担任"联盟"19 号飞船指令长。

尼尔·奥尔登·阿姆斯特朗（Neil Alden Armstrong，1930～2012），美国航天员，1962 年入选。1966 年 3 月乘"双子星座"8 号参加首次太空飞行。1969 年 7 月担任"阿波罗"11 号飞船指令长，成为人类第一个登上月球的人。

萨莉·克里斯滕·莱德（Sally Kristen Ride，1951～2012），美国女航天员，1978 年入选。1983 年 6 月乘"挑战者"号航天飞机升空，成为美国进入太空的第一名女航天员。

杨利伟（Yang Liwei，1965～），中国航天员，1998 年入选。2003 年 10 月乘坐"神舟"5 号载人飞船进入太空，是中国进入太空第一人。

翟志刚（Zhai Zhigang，1966～），中国航天员，1998 年入选。2008 年 9 月乘坐"神舟"7 号载人飞船进入太空，是中国第一个太空行走的航天员。

刘洋（Liu Yang，1978～），中国航天员，2010 年入选。2012 年 6 月乘坐中国"神舟"9 号载人飞船进入太空，是中国进入太空的第一个女航天员。

（赵　静）

hángtiānyuán chéngzǔ

航天员乘组（astronaut crew）

2 名以上航天员组成的执行航天任务的小组。航天员乘组的选拔和训练，见航天员选拔、任务航天员选拔和航天员训练。

（白延强）

chéngzǔ yìzhìxìng

乘组异质性（crew heterogeneity）

航天员乘组内不同乘员在性别、年龄、个性以及文化背景等方面的差异。随着飞行持续时间的延长、任务复杂性的增加以及飞行成本越来越昂贵，国际合作、设备和人才资源的共享越来越多，乘组异质性的问题更显突出，且对乘组的整体绩效有重要影响。

基本内容　不管是一国或多国组成的乘组，乘员异质性都客观存在。

性别　迄今为止，大部分男女混合乘组进行的都是短期飞行，且女乘员与其男性同事一样出色地完成了任务。211 天的"礼炮"7 号空间站飞行任务期间发现了固守性别上的陈规旧习的现象，空间站上的乘员用鲜花和一个有印花图案的蓝色围裙表示对新来的苏联女航天员斯维特兰娜·萨维茨卡娅的欢迎，并在她刚一开始为期 8 天的访问飞行时就被支去做饭。因此，男女混合乘组在隔离和限制的环境中，即使可以不考虑智力和工作绩效上的差异，

态度问题也会影响男女之间的关系，还需要考虑长期航天任务期间男女交往和性接触的可能性。

年龄　航天飞行的航天员年龄一般在 20～50 岁。从实际飞行的结果看，年龄不会引起摩擦，事实上，在乘组中包括有经验的、成熟的航天员是有益的，可以扮演"父亲"角色，满足年轻成员的需要。

个性　个性中具有心理相容品质的乘员将会在长期航天飞行任务中使乘员间的错误传达降至最低程度，使乘员融洽相处的能力达到最高水平。在类似太空环境的研究中，已证明个性差异和互补在人们相互关系上的重要性。

文化差异　包括三个方面，即国家、组织和职业　①乘员不同的种族出身、国籍和母语，会导致行为上的差异：如同一身体姿势在不同文化下可能表达不同的含义、不同文化下的人们所需的私密空间的大小会不同等，这些因素都有可能被误解为对他人的侮辱、冷淡或令人厌烦，导致人际关系紧张。②乘员所就业机构（或组织）的特点：例如，美国航天员领取的是与他们的职责相应的固定薪金，而俄罗斯航天员是根据他们在航天中的表现被发给奖金或减少薪金，这种组织原则上的差异会影响来自不同航天机构的乘员之间的相互作用。③乘员的职业教养、职业动机等：例如，航天驾驶员和任务专家，他们在飞行任务之前就形成了不同的职业准则、价值观和传统，导致他们的行为模式上的差异，这在一定程度上会导致人际应激。国际航天飞行任务中乘员的不同文化背景是乘组异质性的重要因素之一。据参加过"和平"号空间站飞行任务的一位航天员说：

他作为乘组中唯一的美国航天员，与两名俄罗斯航天员在一起时有一种从文化上被孤立的感觉，他说在长达 6 个月或更长时间的飞行任务中这种孤立感会成为问题。1992 年在麦克唐纳·道格拉斯公司（简称麦道公司）进行了一项研究，采用"多文化乘组因素问卷"的形式调查了来自美国国家航空航天局、欧洲空间局、加拿大航天局和日本国家航天发展局的 74 人，确定了语言、是否尊重他人的文化等因素会影响多文化乘组的操作和乘员间相互作用。研究者调查过 9 位曾执行过国际航天飞行任务的美国航天员，记录了 17 次影响飞行任务的错误传达、误解或人际冲突事件，所有回答者都认为飞行前就文化问题进行训练非常重要，特别是关系到同乘组伙伴的文化背景时。文化差异在以下 10 个方面影响航天任务：交流，认知和决策，技术界面连接，人际互动，工作、管理和领导风格，个人卫生和着装，食物配制和进餐，宗教和宗教节日，娱乐消遣，居住舱美学。但是，1996 年美国一位女航天员在"和平"号空间站上与其他两位俄罗斯男航天员一起成功地完成了一次为期 6 个月的飞行任务，这在另一角度证明了，不同文化背景、不同性别的航天员能够在太空相处较长时间。

国际空间站飞行任务一直保持着这种态势，从 2002 年 12 月起，有两次国际空间站飞行任务乘组都是由一名美国女航天员和两名男航天员组成（一次是与一名美国男航天员和一名俄罗斯男航天员，另一次是与两名俄罗斯男航天员），他们在太空共同生活和工作了 5 个多月。轶事报告表明乘组成员相处融洽而且达到了

主要的任务目标。

应用 如果航天乘员间的差异非常突出，而且不能纠正错误传达，异质乘员会导致乘组内部关系紧张。苏联航天员列别杰夫在他的日记中间接提到"客座"航天员，特别是来自苏联/俄罗斯以外国家的访问乘员，来访期间加剧了群体内紧张关系。他还报告了在他们的 211 天飞行任务期间他和他的同乘组同事间变得互相厌烦对方的事件。

通常，如果一个乘组里只有一个人代表一个亚群体（如一个女人、一个美国人、一个科学家），他很可能会被策划成替罪羊。在隔离和限制环境中，一个受到排斥的人可能遭受一种在极地任务中被称为"凝视"现象的综合征的折磨。受这种综合征侵袭的人会目不转睛地盯视着远方的空间，经历失眠、抑郁、焦虑和精神病症状（如幻听、被害妄想）。"凝视"现象的这些特征可能是瞬时的，一旦这个受排斥的人重新被群体接受这些特征就会消失。

然而，乘员异质性也可造成一个积极的人际环境，因为观点的不同可能有助于阻遏长期任务后期产生的单调枯燥。这在很大程度上取决于如何对待性别、文化背景、职业动机和个性上的差异：是猜疑的消极方面还是利益的积极方面。

因此，执行国际空间站飞行任务的乘组包含具有不同职业背景和来自多国的男女乘员，他们要在每次太空飞行中相处数月。为了提高任务的成功概率，需要对这种异质性的影响做出评估，这对国际空间站和火星之旅长期航天飞行任务尤为重要。

（王　峻）

乘组凝聚力（crew cohesion）乘员间相互吸引和乘员对乘组目标的认同程度。良好的乘组凝聚力可增进团体的团结，提高工作效率，促进任务的完成。

基本内容 包括以下内容。

乘组强凝聚力的特点　①乘员都喜欢飞行和探险活动；②乘员都同意所执行任务的总体目标；③乘员之间相互鼓励；④乘员之间拥有非任务需要的相互帮助。

干扰乘组凝聚力的因素　太空飞行及地面类似（或模拟）太空飞行中存在许多干扰乘组凝聚力的因素　①任务阶段的不同：俄罗斯长期航天飞行任务期间已有不同阶段发生破坏凝聚力事件的描述，例如，1988 年列别杰夫在日记中描述，在他们拖得很长的飞行任务的进程中，他与乘组伙伴的关系越来越疏远。韦恩内斯、哈索恩等在太空模拟环境下也曾观察到这种冷漠疏远现象。这种情况发展到极端时可能导致领地行为，在这种行为下人变得对自己个人空间和所有物的需要过度敏感，很小的侵扰（如借某人的钢笔或坐在"他们的"的座位上）都会引起争吵和打架。这比正常的隐私关注更极端，可能会严重摧毁乘组的凝聚力并对其执行任务产生显著破坏作用。②亚群体：所有群体都会发生一些结派事件，因为具有共同的利益、嗜好、背景的人容易建立良好的关系。但发展到极端时，则会加深乘员间的分歧，破坏集体职能。例如，1991 年泰勒等发现，在 12 人的国际生物医学考察团赴南极考察期间，出现按国家结派的现象，导致了群体冲突，表现出易怒、好斗、派别争斗和缺少相互关怀的特征。沃尔福德等发

现，在"生物圈2号"任务中，8人组成的工作队分裂成两派（每派由2男2女组成），一派忠于计划管理，另一派则对管理持更多的否定态度，两派之间所产生的个人差异有时是强烈的。2000年，Palinkas等描述了在南极的结派模式，他们给这些小圈子取名为"生物医学派""图书馆派"和"酒吧派"，在心境状态剖析图上，比起其成员更认同群体整体性的工作群体，具有这种派系结构特征的工作群体显示出更高水平的紧张-焦虑、抑郁和发怒-敌意。结派是常见的一种现象，如果这些亚群体间没有互动，则会埋下对任务不利的误解和误传的隐患。

凝聚力有时也会随时间的流逝和人们彼此的适应而提高。1995年Palinkas和他的同事在对参加为期3周的北极科考的7名男女队员研究后指出，任务开始前的紧张程度明显高于任务期间，任务进行期间科考队员似乎已经适应了他们的处境。1996年Kanas和他的同事在135天的"和平"号空间站模拟研究中发现，隔离期后半段的紧张程度明显低于前半段，受试组内的紧张状态在进入隔离舱之前明显高于任务开始之后。但是还不清楚随时间的流逝而表现越来越好的群体与表现更差的群体之间的区别。在"和平"号空间站模拟研究中，受试者在任务中期物资补给期间收到来自本国的计算机备件、爱吃的食物和信件，也许是这些有积极意义的事情提高了士气和凝聚力。也许，这种模拟实验任务并不会使受试者有很大的危险，乘组随着时间的延长而学会了放松自己，享受远离日常生活中烦恼和悲伤的干扰。

应用 群体凝聚力的发展阶段、隔离和限制对乘组凝聚力的积极或消极影响及其成因，还需要更多的研究。以上研究结果提示，乘组搭配应考虑乘员间的心理相容性因素，明确任务前心理相容性训练的必要性和重要性。具体训练方法见航天员乘组心理相容性训练。

（王 峻）

hángtiān huódòng rénjì guānxì
航天活动人际关系（interpersonal relationship in spaceflight）载人航天飞行中所有影响航天员工作状态和效率的两人或多人间相互作用及其成因和效应的总和。

20世纪60年代中期开始，航天中的人际关系问题得到关注。数十年来，航天心理学家沃尔夫、列别杰夫及卡纳斯等对乘组成员之间的互动方式、乘组作为一个小组的功能、乘组与地面人员的关系如何影响工作效率以及任务的完成等，做过调查性研究、地面航天环境模拟研究以及飞行中研究，结果发现：在6周以上的长期航天飞行任务期间，人际关系问题显得更加重要 ①长期飞行任务的目的和活动更复杂，对乘员的要求更高。②短期飞行可忽略的人际问题，长期飞行可能变得突出或难解决。③在隔离环境下工作的人们之间的交互作用，会随时间的延长而发生改变，如对其缺乏了解和不能很好地处理，将危害飞行任务。因此，及时评估航天活动中的人际关系，对保障航天飞行任务的成功非常重要。

基本内容 包括乘组内及乘组与地面人员的交互作用。

乘组内的交互作用 小群体交互作用效应。航天心理应激因素作用所导致人际关系应激，可影响乘员实现任务目标的能力，甚至出现问题行为。

乘组人数 影响乘组人际关系很重要的变量。与其他隔离和限制环境（如潜艇、南极基地）不同，航天员乘组的人数一般少于8人，这就限制了可利用的双向接触的数量，长此以往可能因总听同样的话题及他人反应变得可预知而导致人际厌倦感。2人乘组可能出现关系紧张、逐渐形成心理分离和领地行为。事实上，在211天的"礼炮"7号空间站飞行任务期间就报道过这些特质的迹象，俄罗斯航天员列别杰夫在日记中描述了随着飞行任务的进程他和同乘组航天员伙伴曾经历过的人际关系紧张，其导致的结果是沉默和冷漠。3人乘组可因转换同盟关系和一个人成为替罪羊或被置于少数派地位倾向而可能非常不稳定。在较长期的"航天飞机和'和平'号空间站"飞行任务的3人乘组中，有美国航天员报告说有一种社会孤立感。1972年史密斯和哈索恩研究显示，在隔离和限制环境下，3人小组的工作比2人小组的工作做得好。乘组人数越多，形成"领导者-追随者"关系的倾向越大，稳定性也越高；在奇数人数的群体中，在包括无领导指挥的行动的局面下形成可成僵局的亚群体的可能性较小。未来国际空间站或探险类的航天飞行任务可能需要由6~8人的乘组参与，单从人数考虑，7人乘组是理想的，因为这会是人数最多的奇数乘组。

领导角色 在航天飞行任务期间，任务型（或工具性）领导，满足与工作相关的活动和处理操作的需要；支持型（或表达性）领导，满足与人相关的活动和强调情感和士气的需要。通常飞行任务指令长是任务型领导者，但也并不总是这样。有时一人兼这两种职责，但常常是两种职责各由专人担当。错误的时候不清楚或不适当地表达领导角色可产生职责混淆，会导致群体绩效问题或乘员之间的争斗。

时间　航天活动中的人际关系会随时间而发生变化。航天环境模拟研究的结果表明，在飞行任务期间的第三个1/4时间，会出现较多的人际关系问题。

常见的航天人际问题主要为长期航天飞行中人际关系问题（表）。

表中所列出的具体后果被认为与所述问题密切相关。在某种情况下也可有重叠之处。例如，乘员之间的个性差异不仅可导致紧张和迁怒，而且可引发人际冲突，致使乘组不能沟通、领导角色混淆和凝聚力瓦解，继而导致冷漠或分裂成子群。

乘组与地面人员的交互作用见乘组-地面人际交互作用。

应用　航天活动人际关系的研究结果，向未来飞行任务提出多种对抗训练方面的需求。①飞行任务中乘员与地面任务控制人员之间存在相互依赖关系，他们应一起接受发射前的心理教育训练。包括：改善乘组与地面人员关系的途径、应对乘组紧张性和移置作用、文化差异对任务成功的影响、不同时间运用不同的领导方式等；②担任任务指令长的人具备任务取向和支持的双重能力，且在以往的空间或类似环境中被证实。

但将这些研究结果扩大到未来的地球轨道以外的远程飞行任务应当慎重，因为彼时任务已经根本改变。此类飞行中的人际关系问题可利用国际空间站或月球基地等任务实施进一步研究。

(王 峻)

chéngzǔ-dìmiàn rénjì jiāohù zuòyòng

乘组-地面人际交互作用

（crew-ground interactions）　乘组与地面人员各自作为一个整体，一方的行为充当另一方行为的刺激所产生的人际效应。

类别　航天活动中，乘组与地面人员的交互作用主要表现为两类。

乘组与地面控制人员的交互作用　航天飞行中乘员与地面控制人员之间的关系非常重要，尤其是近地飞行任务期间，因为其目的是保证乘组的安全、工作效率和任务的完成。其关系主要通过沟通来实现。但是，地面工作人员不能过度介入乘组的生活空间，否则会引起强烈的负性反应，因为监督本身会减少乘组的自主性，降低工作的满意度，而且若沟通系统允许地面窃听或粗鲁介入乘组内部事务，乘组会感到被侵犯了隐私权，尤其在乘组相信所发生的事件属于内部事务时。例如，在航天飞机或"联盟"号飞船、国际空间站乃至登月飞行等近地飞行任务期间，地面人员经常调整飞行任务的时间表，如果他们不能敏锐察觉乘组的特定要求和需要，就有可能出现给航天乘组布置过多任务或曲解乘员需求的危险。反之，地面控制人员与乘组的积极沟通对乘员对抗长期隔离和限制的生活有很大的支持作用。

乘组与地面亲友的交互作用乘组远离地面，但地面社会、亲友系统会对其产生影响，因为乘组的许多价值观、目标和规范来源于这些系统，乘组的精神与物质支持也依赖地面，且乘组与地面之间存在不断的沟通。沟通（通话、书信等）是航天飞行任务期间乘组与地面之间主要的互动方式，与亲友的社会情感沟通可帮助乘员对抗长期隔离和限制所带来的负性心理作用。

首先与家人和朋友沟通，可减少航天员对家庭的思念和人际关系需要上对其他成员的依赖。俄罗斯航天飞行表明，随着飞行时间的增加，沟通的时间和深度有帮助作用。1993年凯利（Kelly）和卡纳斯（Kanas）在对54名美俄航天员的调查中发现，他们更多地承认与地面上所爱的人保持接触能对完成飞行任务产生积极影响的价值；贝里等建议给予航天员更多的机会与他们的亲人沟通，而且这种沟通系统应是隔离（防窃听）的，保护他们的

表　长期航天活动中常见的人际关系问题

原因	负性结果
性别、文化差异、职业动机和经验、个性所致乘组异质性	乘组内部关系紧张、代人受过、"凝视"现象
凝聚力随时间而改变	冷漠和领地行为、分裂成亚群体
语言和方言的改变	乘组缺乏交流
乘组人数	两三人的小乘组的问题比六七人的大乘组的问题更难解决，可致少数派的孤立；3人以上的人数为奇数的乘组比偶数的乘组更容易达成一致的意见
领导角色：任务与支持	领导角色混淆、地位趋平效应
乘组与地面控制人员的交互作用：移情作用、过量的任务安排、自主权、心理封闭、移置作用	乘组与地面控制人员缺乏交流，感到缺乏来自地面的支持、解决乘组内部问题失败、信息过滤

隐私。应该注意的是要对信息进行筛选，避免亲友传递不当信息给航天员造成负性影响。

也有学者认为，在航天隔离与狭小环境下，航天员与家人和朋友不进行沟通反而有益，原因是 ①一些人会独占沟通系统，造成乘员组内的冲突。②性急的航天员可能一直惦记着与家人的联系，忽视自己的职责。③听到的信息量少，不能满意。④即使满意的沟通过后，也可能伴有一段时间的抑郁。有一个问题需要注意，即航天员与亲友的沟通有可能影响乘组内的人际关系。因为通过电子设备进行的沟通主要是为了完成任务，而航天员与亲人的沟通是充满感情的，可能会影响乘组凝聚力。

典型表现 航天活动中，乘组与地面人员的交互作用的典型表现包括移置作用和心理封闭等。

移置作用 乘组内部的关系紧张和消极的烦躁不安情绪转移到更安全、更远的外界人员身上，即移置作用。例如，有太空模拟研究报告称，被隔离的人变得对监测其行为的控制人员无缘无故地发怒，特别是在被隔离的乘员之间不表露愤怒的心理紧张期，这表明正在发生的是移置作用。来自太空研究的报告也证明有移置作用。例如，1988 年在 211 天的飞行任务期间，俄罗斯航天员列别杰夫在他的日记中描述了他因地面人员而日益加剧的挫折感，还记述了在空间站上他与他的俄罗斯伙伴之间的并没有在两人间公开表露或谈论过的紧张关系。有时跟地面人员生气是觉得地面人员改变了说话的声调。列别杰夫特别提到，随着飞行任务的进行，他的一位医生朋友的说话声音似乎变得越来越令他心烦和刺

耳，由于找不出对这种改变的合理解释，这令他困惑和烦恼。

乘员通过将在轨所发生问题的焦点转移到外界可能会感到暂时的安慰，但问题的根源没有得到解决，会激起他们更大的怨气。最终，移置作用可能对乘员和他们在剩下的飞行任务中的同生活和同工作的能力产生不利影响，也会导致地面飞行任务控制人员为了缓解自身的压力而向管理人员甚至太空中的乘员发泄紧张和不愉快的烦躁情绪。

心理封闭 在长期隔离和限制的环境下，乘员会变得更为独立自主，希望摆脱外界控制人员的影响。例如，在莫斯科进行的为期 90 天的 ECOPSY 和为期 135 天的 HUBES 隔离研究中，研究者对乘员和外部控制人员之间的沟通次数和方式的分析结果表明，被隔离的乘组随着时间的推移变得更为独立自主，这一现象被称为"心理封闭"。乘员似乎滤除了外界给予的信息，变得更为自给自足，开始依赖他们自己的资源。这提示航天飞行任务的策划需要将乘组不断增强的自主性作为长期飞行任务（如火星任务）中的一个重要因素来考虑。

乘组－地面人员交互作用案例 在美国 3 个月的"天空实验室"空间站飞行任务期间，乘员在巨大的压力下遵照一个活动排得很满的时间表开展工作，他们感觉不到飞行任务控制人员的支持。随着乘组与地面人员紧张关系的加剧，乘员们展开停工斗争，这无异于在太空的一次罢工。经过乘组与地面人员的"自由讨论"消除误会后，对工作进度表做了修改，飞行任务才继续进行。

应用 乘员与飞行控制人员的冲突有可能导致灾难性结果，

尤其是在紧要关头。因而，需要不断监控乘组和地面人员之间的人际互动，及早发现问题并及早解决。这也说明任务前对地面监控人员进行心理教育及训练的必要性。

（王　峻）

hángtiānyuán xuǎnbá

航天员选拔（astronaut selection）

依据标准选拔出能执行载人航天飞行任务的个人或乘组的过程。

简史 20 世纪 50 年代以来，苏联/俄罗斯先后为"东方"号、"上升"号、"联盟"号、"礼炮"号、"和平"号等载人航天计划进行了 38 批次选拔，共选出了 285 名预备航天员（其中女性 17 名）。2012 年 1 月底，俄罗斯联邦航天局首次面向公众开始招募新航天员，并于 2012 年 9 月选拔出 8 名航天员，包括 1 名女性。

美国先后为"水星"号飞船、"双子星座"号飞船、"阿波罗"号飞船、航天飞机、国际空间站计划进行 20 批次选拔，选出 354 名预备航天员（其中女性 48 名）。2013 年 6 月，美国国家航空航天局公开选拔 8 名新航天员，其中包括 4 名女性。

中国于 1998 年完成了首批 14 名男航天员的选拔。2010 年 5 月，完成第 2 批 7 名航天员的选拔（其中女性 2 名）。截至 2013 年 5 月，中国共有 21 名航天员。

航天员在载人航天活动中要经受超重、失重、振动、噪声等动力学因素、航天器内部的微小气候因素、航天器外部的环境因素和社会心理学因素等特殊而又复杂的综合环境的作用，其生理功能、心理状态和工作效能会受到明显影响，在特殊情况下，还可能出现疾病和身体损伤，严重

者会导致生命危险和航天飞行任务的失败。尤其是在载人航天初期，首要目标是选拔出身体健康、对航天环境因素耐力好的乘员，因而临床医学选拔、各种生理功能选拔倍受重视，并成为当时航天员选拔的主要内容。后来，随着载人航天技术的发展与进步，航天员承担的任务发生了很大变化，航天员不仅是实验对象，更要监视、操纵和维护航天器，出舱活动、航天器交会对接，开展科学研究，出现故障和应急情况还要果断、正确处置。因此，越来越艰巨的飞行任务对航天员的心理素质、身体基本素质和操作能力提出了更高的要求。

航天员选拔标准 根据载人航天飞行任务、飞行时间、载人航天器资源配置、航天飞行环境等因素制订的候选人的基本条件，对身体健康状况、身体素质、心理素质、知识储备与操作技能等方面的要求，随着载人航天事业的发展、航天员任务的变化以及飞行经验的不断积累，美俄航天员选拔标准已逐步细化出适合于航天驾驶员（指令长）、飞行工程师（俄罗斯称随船工程师）和载荷专家的Ⅲ级选拔标准，其中对航天驾驶员选拔的要求和评价标准最为严格，而对飞行工程师和载荷专家则较宽松。另外，女航天员的选拔标准也充分考虑了女性的生理和心理特征。中国经过多年的研究与实践，已制定了一套科学有效的航天员选拔标准，包括预备航天员医学选拔标准（临床医学选拔标准、生理功能选拔标准、航天环境因素耐力与适应性选拔标准、心理学选拔标准）、训练期航天员选拔标准和飞行乘组选拔标准等。

航天员选拔原则 航天员选拔涉及预备航天员选拔、训练期航天员选拔、飞行乘组选拔及飞行后再选拔等阶段。各阶段选拔的目的、项目和方法均有不同，都涉及选拔的标准、方法、组织、实施及评定录取等环节，任何一个环节都不可或缺。选拔必须遵循下列原则。

自愿原则 自愿和向往高风险和极具挑战性的航天飞行。该原则主要适用于预备航天员选拔。

职业适合性原则 航天员的职业活动对人的身体素质、心理素质、知识结构、特殊技能与能力等均具有特殊的要求。无论是预备航天员选拔还是飞行乘组选拔都要对候选者进行航天员职业适合性分析。

满足任务需要原则 每次载人航天飞行的目的、时间与任务的不同，对航天员的身体、技能水平及个性特征等方面都有不同的要求，飞行乘组选拔必须考虑飞行任务对人的要求，有针对性地选拔能够满足任务需要的个体。

客观公平原则 对所有候选人采用统一的检查方法与评价标准，对各项检查、考核与评定结果必须客观、真实和有效。

个体与乘组评价相结合原则 乘组人员选拔时，除应对每名航天员进行单独考评外，还应重点考察乘组人员之间的协同配合能力及整体效能（见乘组凝聚力）。

综合评定原则 航天员选拔是一个优中选优的过程，也是一个连续、不间断的动态选拔过程，涉及临床医学、航天医学、心理学等多学科领域的结果。所有选拔过程都必须贯彻综合评定的原则。

预备航天员选拔 从特定职业申请人中选拔出达到标准并取得航天员训练资格的过程。主要是针对候选人的基本条件（年龄、身高、体重、学历、职业背景等）、身体健康状况、身体基本素质和心理素质进行检查和评定。一般由载人航天主管部门组织临床医学专家和航天医学专家成立选拔委员会，依据载人航天任务要求和选拔标准，确定选拔实施程序，执行各阶段的选拔任务。

训练期航天员选拔 预备航天员通过训练取得航天员资格的选拔过程。训练期航天员选拔是预备航天员选拔的继续，将选拔和训练相结合，充分利用各种训练现场对他们进行考察，将能力最强、对航天环境适应性最好、综合素质最优的个体推选出来。航天员在训练期间所接受的所有训练科目都要进行考核与评定，参加考核与评定的训练科目为基础理论、身体基本素质、心理素质、航天环境适应性、航天专业技术训练、飞行程序与任务模拟训练、有效载荷操作、交会对接、出舱活动、救生与生存训练等。航天员每年还要定期进行医学、生理学、航天特殊环境因素耐力检查与评定，只有评定合格者才能取得航天员资格。

飞行乘组选拔 从合格航天员中为某次载人航天飞行任务选拔出飞行乘组的过程。乘组选拔贯穿于航天技术训练、飞行任务技术训练、有效载荷训练、出舱活动/交会对接训练及飞行程序与任务训练的全过程，是确定飞行乘组梯队（主份和备份乘组梯队）及在临飞前对乘组梯队进行最终确定的过程。乘组选拔应充分考虑飞行任务的特点与要求，主要从思想政治素质、医学检查与评定、心理素质测评、训练成绩考评等结果进行综合评定。实施过程中，除应对每名航天员进行单独考评外，还应重点考察乘组人员之间的协同配合能力及乘组整体效能，并最终择优排序选出飞行乘组（见任务航天员选拔）。

飞行后再选拔　航天员在执行完一次航天飞行任务后的再选拔过程。飞行后再选拔的项目、内容与飞行乘组选拔相同。除地面例行的选拔项目之外，重点考察其在飞行中的表现，如完成飞行任务的情况、身体状况、心理素质及乘组人员之间协同配合能力等，这些表现将是决定其是否能参加下次飞行的重要依据。

载人航天初期，美国和俄罗斯等国在选拔航天员时都十分重视航天环境因素耐力和适应能力的选拔，并将其作为航天员选拔的重要内容之一，这是由于当时载人航天技术条件还不能很好满足人对恶劣的载人航天环境因素的适应。随着航天技术的不断发展、航天器内部环境条件的改善，航天飞行对身体的影响不像最初那样严重，以往曾经作为选拔的航天特殊环境因素（噪声、振动、温度等）现在也只作为航天员体验性训练项目。21 世纪以来，长期载人航天飞行、载人登月和火星探测已成为世界载人航天发展的热点，也是中国载人航天发展的长远目标。在未来的航天员选拔中，心理素质、身体基本素质及综合素质的选拔将会越来越受重视。

（刘玉盛）

yùbèi hángtiānyuán xuǎnbá

预备航天员选拔（astronaut candidate selection）　从特定人群中选拔出达到航天员选拔标准并取得航天员训练资格的过程。

载人航天初期对预备航天员候选人的身体条件要求很高，限定在有经验的试飞员或优秀的歼击机驾驶员中选拔。因为优秀的驾驶员或试飞员熟悉航空飞行技术和理论，有良好的身体素质和处理各种紧急情况的快速应变能力。苏联载人航天计划总设计师科罗廖夫在选拔首批航天员时提出的基本要求是：健康状况良好、具有高超的飞行技能、有乘火箭飞行器飞行的迫切愿望，年龄不超过 30 岁。美国首批航天员选拔的基本条件是：拥有 1500 小时以上的航空飞行经验，有对抗环境应急和良好的复原能力。中国首批预备航天员选拔的基本条件是：拥有 600 小时以上飞行经验，年龄不超过 35 岁，身体健康。进入 21 世纪以后，随着载人航天事业的发展，人类利用和探索空间资源的活动逐渐增加，飞行中航天员不仅要监视、操纵和维护航天器，还要进行有效载荷操作与实验等科学研究，他们在飞行中既是航天员又是研究人员，这就要求航天员既要具备良好的身体素质，也要具备良好的专业知识背景。

选拔方法　预备航天员选拔由临床医学专家和航天医学专家在内的选拔委员会制订选拔标准和方法，确定选拔实施方案。预备航天员选拔一般需经历基本条件选拔、临床选拔、生理选拔、心理选拔等阶段。

基本条件选拔　对申请人的年龄、身高、体重、健康状态、职业与教育背景等进行审定的过程，主要针对申请人提供的个人资料和档案资料进行审查，合格者可进入临床选拔。

临床选拔　对候选人进行临床各科常规检查并依据航天员医学选拔标准挑选合格人员的过程。目的在于排除明显的和潜在的疾病及其可能存在的功能紊乱。选拔包括健康与病史调查、临床各科常规检查以及实验室辅助检查三大部分。临床选拔合格者可进入生理功能选拔（见航天员临床选拔）。

生理选拔　对临床选拔合格的候选人进行生理功能检查，目的是择优选出机体储备能力强、调节功能好、对航天特殊环境因素耐力好的个体。内容主要包括心血管功能、肺功能和脑功能等一般生理检查及航天环境因素耐力和适应性选拔（见航天员生理选拔）。

心理选拔　运用心理学原理和方法对航天员候选人进行心理检查和评定，挑选出具备航天职业心理素质的人员。预备航天员心理选拔的内容包括认知、情绪和意志心理过程及个性心理特征等。心理选拔的方法主要有调查法、会谈法、观察法、测验法等。在检查中除了有明确的心理病理性证据可以进行单项淘汰外，一般情况下都要将调查法、会谈法、观察法、测验法所得结果进行综合评价。综合评价要依靠专家全面权衡各项心理品质的相互关系，根据经验和以往实验结果给出心理品质的权值，此外，借助于多元统计分析方法进行综合评定（见航天员心理选拔）。

评定录取　将候选人基本条件选拔、临床选拔、生理选拔、心理选拔的结果进行综合评定，评定采取定性与定量相结合的原则和方法，其中既有个别选拔项目的综合评价，又有全部选拔内容及候选人的身心储备能力、可训练性等综合素质的综合评定。在录取前还要对候选人进行政审、家庭医学查访和家属体检。最后，经预备航天员医学选拔委员会审定后报请上级有关部门批准。

（刘玉盛）

rènwù hángtiānyuán xuǎnbá

任务航天员选拔（astronaut crew selection）

从训练合格的航天员中选出执行特定飞行任务的航天员并组成飞行乘组的过程。又称飞行乘组选拔、航天员乘组选拔。面对各种载人航天任务，选拔合格的航天员在正式执行任务前，还必须经过针对任务的、全面、系统的训练。他（她）们不但要继续维持良好的身体状态、心理状态，还要细致了解任务需求，熟练掌握任务所需的各种操作技能，尤其还要具备处理各种异常和紧急情况的能力。

选拔内容 苏联和美国的初期任务航天员选拔均是从培养航天驾驶员起步，这也决定了最初的航天员均来自空军飞行员（还有部分跳伞员）。随着载人航天任务的发展，航天员在轨承担的工作逐渐增加，需要对执行任务的航天员岗位进行详细分工。根据航天任务的具体需求，有选择地从培训合格的航天员中挑选出执行任务的航天驾驶员、飞行工程师或载荷专家。

参与国际空间站任务的航天员选拔就按照指令长、飞行工程师、载荷专家等分类选拔。各参与国根据总框架、标准和程序选拔各自的航天员。选拔的主要内容包括通用要求、医学指标、心理行为特征、语言能力等各个方面。被分配飞行任务的航天员还将进行 12 个月以上的高级训练（航天飞机飞行任务模拟器训练、与飞行控制中心联合进行的训练等）和针对性强化训练。训练完成后，专门的联合乘组管理部门要对任务航天员是否完成了任务准备进行复审，主要审查训练期间的医学检查指标和训练成绩等，全部合格方可执行任务。

并非所有训练合格的航天员都能够执行飞行任务，任务航天员选拔存在一定的淘汰率。他（她）们中的很多人都曾经担任过执行任务航天员的备份，有的还担任过数次，有些航天员则在训练合格后就一直没有执行过飞行任务，直到退役。

中国的首次任务航天员选拔开始于 2003 年的"神舟"5 号载人航天飞行任务，2005～2013 年又分别进行了"神舟"6 号、"神舟"7 号、"神舟"9 号、"神舟"10 号载人航天任务航天员的选拔，共选拔出了杨利伟、费俊龙、聂海胜、翟志刚、刘伯明、景海鹏、刘旺、刘洋、张晓光、王亚平等 10 位航天员。

选拔策略 航天员的知识、技能及熟练程度将随着训练时间的增加而增加，其身体基本素质和心理素质也将随着训练的增加而得到进一步改善和提高。然而，健康状况虽然通过医学监督和医学保障可以得到一定的保障，但是随着年龄的增加不确定性也在增加。因此，在实施任务航天员选拔时必须制定满足任务要求的选拔策略，必须把航天员个人综合素质、乘组差异互补、良好的相容性与乘组整体效能评价相结合。

满足任务要求 随着载人航天任务的发展，航天员承担着越来越多且复杂的任务，乘组一般由多名不同类型的航天员组成，他们要按照各自的任务分工，各司其职，共同完成飞行任务。飞行时间的长短、飞行器及飞行任务的不同，均对航天员的身体、个性特征、能力、技术、专业背景等有不同的要求。因此，任务航天员选拔时，首先要考虑飞行任务对人的要求，选拔出适合该次飞行任务的若干类型航天员，并按他们的能力、技术水平、个性特征组成乘组进行训练。

综合素质 乘组个人的身心素质、能力和技术水平是决定乘组整体实力的基础，在水平接近或相当时，乘组彼此之间交流与相互配合将更为默契。因此，在满足任务要求的前提下，选择综合素质接近或相当的个人构成乘组。

乘组差异互补 成功的团队都是由能力突出而且在技术和个性方面互补的个人组成。因此，技术水平卓越、心理素质优秀和个性互补是保证高质量完成任务的基础条件。在选拔乘组成员时，不仅要考虑成员技术、能力方面的互补，而且应考虑成员的个性互补，以达到乘组整体效能最佳。

相容性 在载人航天中，乘组内部及航天员与地面飞行控制人员、支持人员之间的人际关系对航天员的心理状态、操作可靠性及完成任务的质量都有重要的影响。随着飞行时间和国际合作的增加，乘组人数多、成员的种族、文化、宗教、信仰、价值观、性格等方面的差异，使冲突发生的可能性增大。因此，乘组内人际相容性是一个重要问题，人际关系处理得好，对完成任务有积极的促进作用，否则会影响任务的完成或导致失败。

组成 任务航天员一般由不同类型的人员组成，包括航天驾驶员（指令长）、飞行工程师或载荷专家（成员的选择与飞行任务要求有关）。人数多少与航天器的规模和类型有关。

选拔项目 任务航天员必须在身体素质、心理素质、知识与技能等方面满足航天任务需要的预备航天员中选拔。中国任务航天员选拔项目主要从政治思想、身体健康情况、心理素质、知识与技能等4个方面进行全面考核与评定，应特别重视心理素质和知识与技能相结合的考评，尤其是技术能力的考评不仅能反映出航天员心理稳定性，而且可以反映出航天员的应变能力和协同配合能力。

选拔步骤与内容 中国的任务航天员选拔一般分为初选、复选、定选、确认等四个阶段。

初选 以医学检查与评定的排序结果初步筛选出能够执行任务的航天员。

复选 选拔项目包括政治思想考评、医学检查与评定、心理素质测评、训练成绩考评等4个方面，以训练成绩考评为重点。该阶段结束时，将优选出的航天员进行分组，组成固定搭配的乘组，并开始进行后续强化训练。

定选 对参加任务的飞行乘组进行强化训练，根据航天员训练考核成绩、心理素质和健康状况，对任务航天员进行择优排序，并对乘组成员组成再次确认或进行必要的调整。

确认 一般在发射前由资深专家组确认任务飞行乘组，并逐级上报，最终宣布执行该次任务的飞行乘组航天员。需要说明的是，在发射前训练和任务准备过程中，存在航天员健康状况发生变化等变数，因此在此期间乘组的搭配和飞行乘组都可能会发生变化。

（田立平）

hángtiānyuán yīxué xuǎnbá

航天员医学选拔（medical selection for astronaut） 依据航天员医学选拔标准对航天员候选人进行临床、生理和心理项目检查和评价的过程。目的在于选出身体健康、心理素质好、对航天环境因素有较高耐力和适应能力的候选人。

载人航天工程是一项技术高度复杂、综合性程度极高的工作。首先，航天员在航天活动中，经受包括航天动力学因素、航天器内部的狭小环境因素、航天器外部的环境因素以及社会心理学等综合环境因素的影响。这些影响，轻者会造成疾病和损伤，严重者会导致生命危险和航天飞行的失败。因此，要求参与航天活动的候选者无明显的临床疾病，还要求身体的各个器官和系统有良好的应急储备能力、快速调节能力，并对航天特殊环境因素有较高的耐力、适应能力和潜力，以适应日后的严格训练和圆满完成载人航天飞行任务。因此，必须对航天员候选人进行严格的医学选拔。

20世纪50年代末开始，载人航天的实践表明，航天员的表现将直接影响飞行任务的成败，科学合理的医学选拔有助于降低他们在训练中的淘汰率，保证航天员队伍的数量和质量满足载人航天任务的需要。航天员职业风险度极高、专业性极强，一般来说，航天驾驶员和飞行工程师最好从职业相近的歼击机和强击机飞行员中选拔，而任务专家和载荷专家可在相应的科学技术领域中选拔。对有任何危及飞行任务、乘员健康与安全的不合格项目的候选者实行单项淘汰，不再继续检查。

选拔方法 包括选拔标准制定、临床选拔、生理选拔、心理选拔等方面。

选拔标准制订 航天员医学选拔标准主要是根据载人航天飞行任务、飞行时间、载人航天器及其装备、航天环境对人的需求而提出。包括基本条件、健康素质、心理素质以及对载人航天特殊环境因素耐受与适应能力等方面的要求。1977年，美国国家航空航天局制定了一套用于航天员选拔的医学评价标准，1991年，又修改上述医学标准，增加了对长期航天飞行中个人健康风险的的内容，如关于骨骼、骨骼肌、心血管失调、心理问题以及辐射暴露等方面的影响。中国于20世纪90年代中期制定了一套预备航天员医学选拔标准，内容涉及临床医学选拔、生理选拔、航天环境因素耐力选拔以及心理学选拔等，并在中国首批航天员和第二批航天员选拔中得到了成功应用。

临床选拔 旨在排除有明显疾病和功能障碍的个体，对候选人进行临床各科体检与评定是航天员医学选拔首先实施的项目。功能性疾病或功能障碍的个体，可能会妨碍他们执行航天飞行任务。与航天飞行任务有关的医学问题主要有肌肉骨骼变化、心血管失调、社会心理障碍、神经-前庭功能改变等。对有任何危及飞行任务完成、乘员健康与安全的候选人必须施行单项淘汰，不再进行后续检查。如果发现某单项结果异常或超出正常水平，要结合临床其他常规检查、特殊检查结果及病史等进行个别评定（见航天员临床选拔）。

生理选拔 旨在确定那些是否满足航天环境因素耐力与适应性的个体，是在临床选拔的基础上，对候选人机体的储备能力、调节能力、对航天飞行环境耐受和适应能力进行检查和评定。目的是优选出机体储备能力强、调节功能好、无潜在疾病或功能障碍以及对航天特殊环境因素耐力好的候选人。生理选拔包括一般生理功能选拔和航天环境因素耐力适应性选拔等内容。候选人通过上述检查后，根据候选人的主客观表现进行综合评价和择优排序（见航天员生理选拔）。

心理选拔 旨在确定心理素质适应航天飞行任务要求的个体。用心理学原理和方法，对候选人进行心理检查和评定，按航天员心理选拔标准挑选出那些具备从事载人航天优良职业心理品质的候选人，淘汰潜在性心理异常、个性偏离和障碍者。内容包括认知、情绪和意志、个性心理等。选拔从三个方面进行 ①个人心理、生理特性评价；②社会心理学品质，如交际能力等评价；③心理过程、心理状态和心理特性，如记忆力、注意力、思维能力、感情、意志、性格、才能等特点评价。选拔方法是调查法、观察法、访谈法、测验法和模拟实验法。有明确的心理病理性证据者实行单项淘汰。一般情况下必须将调查法、观察法、访谈法、测验法和模拟实验法所得结果进行综合评定。综合评定既要依靠专家全面权衡各项心理品质的相互关系，给出各项心理素质的权重，又要借助于多元统计分析进行综合评定（见航天员心理选拔分析）。

评定录取 候选人通过了各项选拔之后，由航天医学专家和心理学专家组成的选拔委员会实施综合评定，对候选人在上述选拔中的表现做出评定结论，实行优选劣汰。

（刘玉盛）

hángtiānyuán línchuáng xuǎnbá

航天员临床选拔（clinical selection for astronaut）

用现代医疗技术和手段对航天员候选人进行临床各科检查和评定的过程。旨在淘汰不符合预备航天员临床医学选拔标准的器质性和功能性障碍的候选人。是航天员医学选拔中的重要组成部分，目的是依据航天员医学选拔标准，排除明显的和潜在疾病、查明任何可能存在的功能紊乱，以及严重的医学危险因素。

载人航天多年的经验表明，与航天飞行任务有关的医学问题主要有：心血管系统、神经系统、骨骼及骨骼肌系统、前庭功能等，这些系统的问题或疾病有可能会对航天员完成载人航天飞行任务构成直接的威胁。

选拔标准 是航天员医学选拔的重要依据。美国、苏联等国在 20 世纪 70 年代末期制定了一套适合于航天员临床医学选拔的检查项目、内容、方法以及医学评价的程序和标准等。美国国家航空航天局的航天员医学选拔标准分为三个等级，I 级为指令长和航天驾驶员，要求最高；II 级为任务专家或随船工程师，要求次之；III 级为载荷专家，要求最低。中国在 20 世纪 90 年代中期，制定出一套适合于中国航天员选拔的临床医学选拔标准，在中国第一、第二批预备航天员选拔中得到了应用。中国的航天员临床医学选拔标准尚未进行分级。

选拔实施 成立包括临床医学专家和航天医学专家在内的选拔委员会，制定或修订选拔标准，确定选拔实施程序和医疗机构，并对参加选拔的医务人员进行专业培训。一般是在住院情况下完成的，在选拔过程中，对有任何危及飞行任务成功、乘员健康与安全的候选人必须施行单项淘汰，不再进行后续检查。如果发现某单项目检查结果异常或超出正常水平，要结合临床其他检查结果及病史等进行个别评定。

选拔内容 包括病史调查、临床各种检查和特殊检查。

病史调查 询问病史，查阅医疗、保健和体检记录档案。询问病史包括候选人的籍贯、居住地是否有传染病或地方病接触史、过敏或变态反应史、外伤史（特别是颅脑损伤、晕厥、意识丧失）、晕车（船）史、眩晕史、家族遗传病史等。

内科检查 对候选人的心血管、呼吸、消化、血液、内分泌、免疫等各系统的脏器进行严格的常规、物理、化学检查，详细询问其相关脏器病史及传染病史，排除内科系统明显或潜在疾病者。

外科检查 对候选人的胸腹部脏器、淋巴结、头颅、脊柱、四肢、泌尿系统、肛门及生殖器进行全面、详细的检查，排除外科系统的各种疾病，并详细询问其相关病史、外伤史，排除外科系统明显或潜在疾病者。还需观察身体发育、营养状况、体型匀称、反应灵敏与协调性等情况。

神经科检查 对候选人中枢神经（脑、脊髓）、周围神经等系统进行严格、详细的常规检查，排除神经系统明显或潜在疾病与功能异常者。

精神科检查 对候选者的精神状态、语言、行为、意识、思维、情感、运动、智能、定向力、自知力等进行全面、详细的观察和检查，排除精神系统明显或潜在疾病者。只有一两项虽然构不成精神疾病诊断但指标异常者，也应淘汰。

眼科检查 对候选者的视力、眼睑、泪器、眼球、角膜、结膜、前房、瞳孔、晶状体、玻璃体、眼底、眼压、视野、色觉等进行全面、详细的观察和检查，排除眼科明显疾病与功能异常者。

耳鼻咽喉科检查 载人航天对耳鼻咽喉器官的影响比较大，应对候选人的鼻部、咽喉部、耳及发音、语言、听力等方面进行严格而细致的检查，排除明显或潜在疾病与功能异常者。

口腔科检查 对候选者的牙齿、牙龈、涎腺、面部颌骨、颞下颌关节等进行严格、详细常规检查，排除慢性牙周炎、牙齿松动、口腔畸形、肿瘤等疾病与功能异常者。

皮肤科检查 对候选者的全身皮肤、黏膜、毛发、指（趾）甲进行详细检查，详细询问个人和家庭皮肤病史和药物过敏史，排除明显或潜在皮肤疾病者。

妇科检查 对女性候选者的乳腺、下腹部、会阴部进行详细检查，并详细询问妇科现病史、月经史、婚姻史、孕产史，排除明显或潜在疾病与功能异常者。

特殊物理、化学检查 用先进的医学设备和仪器对候选者进行常规、特殊的物理和化学检查，达到准确诊断的目的，为健康状况评价提供有价值的资料。包括临床生化检验、临床免疫学检验、临床内分泌系统检验、临床影像（超声波、CT、MRI）等检查、微生物检验及基因诊断方法等。但此项检查应根据需要确定。

评定录取 在临床各科选拔的基础上，由临床医学专家和航天医学专家组成的临床选拔专家组对候选者进行综合评定，评定分为合格、不合格和个别评定3个等级。在单项（不合格项）淘汰的基础上，实行择优录取，合格者才能进入下一阶段选拔（航天员生理选拔）。

（刘玉盛）

hángtiānyuán shēnglǐ xuǎnbá
航天员生理选拔 （ physiological selection for astronaut） 对航天员候选人进行一般生理功能和航天特殊环境因素耐力和适应能力检查和评定的过程。择优选出机体储备能力足、调节功能好、对航天特殊环境因素耐力好的个体。航天飞行是一项高风险和极具挑战性的职业，具有工作环境特殊、任务艰巨和责任重大等特点，对航天员的身心状态、知识和技能都提出了很高的要求，因此，必须通过科学和严格的选拔。

选拔内容 在航天员临床选拔合格的基础上进行，包括一般生理选拔和航天环境因素耐力和适应性选拔，此检查一般不实行单项淘汰，而是在所有检查完成后进行综合评定。

一般生理选拔 对候选人进行身体基本素质、心血管系统、呼吸系统和神经系统检查和评价。包括身体基本素质、心血管功能、肺功能和脑功能检查。一般将心血管功能检查和肺功能检查结合进行。心血管功能检查进行静态心电图、动态心电图和血压以及运动负荷试验检查，了解候选人动态心肺功能和体能状况。脑功能检查是选拔出脑功能基本素质佳的候选人。

身体基本素质检查 对候选人的力量、反应速度、灵敏性、柔韧性以及平衡功能进行检查和评价。项目：闭眼单脚站立时间、台阶试验、反应时、坐位体前屈、握力、立定跳远等。

静态心功能检查 候选人在静息状态下的心血管功能检查。项目：静息心电图、动态心电图、动态血压、超声心动图、心脏血流图。

运动心肺功能检查 候选人在自行车功量计或跑台上进行的最大运动负荷试验。运动中记录心肺功能指标及其主、客观反应等。

运动超声心动图检查 候选人在仰卧位自行车功量计上进行亚最大负荷运动。利用超声心动图设备观察心脏动态变化。

脑功能检查 用 ET-Q/ET-S 程序，分析脑电波优势频率-能量涨落图的特征，评价脑功能。

航天环境因素耐力和适应性选拔 对候选人进行航天环境因素的单项或复合作用的耐力筛选过程。在航天员训练和载人飞行过程中，航天员会受各种特殊环境因素刺激，并对其生理和心理产生很大影响。因此，选拔出耐力强和适应性好的个体，对确保载人航天飞行任务的完成尤为重要。包括以下各项。

超重耐力检查 在载人离心机上进行的胸-背向（+Gx）和头-盆向（+Gz）两种方式的检查。测试候选人的心血管功能及大脑的供血调节能力。

低压缺氧耐力及耳气压功能检查 利用低压舱检查低压易感性、缺氧耐力及耳气压功能的负荷试验，其目的是淘汰低压易感者、缺氧敏感者及耳气压功能不良者。缺氧耐力和耳气压功能检查在5000m高度上进行，低压易感性检查是在7000m高度上进行。

前庭功能检查 检查前庭、半规管和耳石等器官的功能。用在秋千舱内线性加速度敏感性、在座椅上的科里奥利加速度敏感性、在暗室内冷热刺激敏感性以及在动态姿态平衡仪动态姿态平衡功能等检查方法。

下体负压耐力检查 将候选人髂嵴以下部位置于负压装置内，使人体下半身处于负压环境使体液发生再分配，而引发一系列类似于空间失重环境下的血液再分配的应激反应。以此评价候选人心血管的储备能力和调节适应能力。下体负压试验一般采取阶梯式递增方法（-2.7~6.65kPa），时间为20分钟，观察、记录和评价受检者心血管功能等指标的反应。

立位耐力检查　将候选人置于+75°的倾斜床上维持20分钟，记录受检者心血管功能等指标的变化。因为航天员从空间返回地球后经常出现立位耐力降低，以此评价候选人在血液足向分布以后心血管的调节功能。

头倒位耐力检查　将候选人头朝下置于-30°的立位床上维持45分钟，观察候选人血液头倒位方向再分配时心血管系统的调节能力、适应能力和储备能力。

血液重新分布适应性检查利用立位旋转床引起头低位与头高位的交替改变，致使血液由头至足、足至头双向转移，观察候选人心血管功能的变化。立位旋转床运行角速度为15（°）/s，检查时间为45分钟。检查的目的是从候选人中挑选出血液重新分布适应和调节能力较好的个体。

综合评定　根据候选人的各单项目检查中的主、客观反应和对各种生理指标的综合评价而给出Ⅰ～Ⅲ等级及得分，其中Ⅰ、Ⅱ级为合格等级，Ⅲ级为个别评定或不合格等级。再根据候选人在生理选拔过程中的等级及总得分情况进行择优排序，并最终实行优选劣汰。

（刘玉盛）

hángtiānyuán xīnlǐ xuǎnbá

航天员心理选拔（psychological selection for astronaut）　根据心理学原理和方法对航天员候选人进行心理检查和评定，并按预定标准，挑选出具备航天职业心理素质的人的过程。是航天员选拔必不可少的重要组成部分。目的是从心理学方面挑选能有效从事职业活动，并能成功地完成航天任务的人。世界各国航天员的心理选拔过程大同小异　①初选阶段：主要根据事先制定的心理学要求或标准，对候选人进行仔细的档案调查与资格认定。②复选阶段：对初选认定的候选人进行全面深入的心理检查。③定选阶段：根据心理学检查结果进行综合分析评定，确定心理素质合格人选。训练阶段仍要进行选拔，训练阶段的心理评定以及定期的心理学检查都可视为心理选拔过程的继续。

选拔内容　各国航天员心理选拔的评定内容存在一定差异，美国航天员心理选拔重点放在淘汰上（精神病学选拔），欧洲和日本对心理和行为因素很重视，俄罗斯航天员心理选拔内容广泛，不仅包括心理过程、个性、能力，还有社会心理、生理心理方面。1988年美国国家航空航天局对智力、人际关系、耐受应急能力、可训性、追求精通、努力工作和最佳的竞争意识、情绪稳定，具有形成稳定良好人际关系的能力和言语表达能力及其幽默感等都提出了较高的选拔标准。苏联/俄罗斯航天员心理选拔内容包括低焦虑水平、情绪稳定和平衡、外向型性格、高智力和高感知能力、对厌烦和重复性工作有耐力、警戒和集中注意的能力、灵活性、记忆、自控能力、高水平的道德和意识形态与完全成熟、自我批评和容忍他人、快速学习能力、较好发展的想象力、幽默感、强的均衡的灵活的神经类型、可靠性及噪声条件下的工作能力。欧洲空间局对航天员的职业动机、灵活性、能动性、忍受隔离的心理准备、外向性、情绪稳定性等也提出了具体的要求。中国航天员心理选拔内容包括认知、情绪、意志及个性心理特征。

选拔方法　由于心理选拔标准、要求和内容及各国国情、文化背景不同，心理选拔方法也必然不同。就其类型而言，大致包括下列方法。

调查法　比较广泛而又详细地收集航天员候选人有关材料的方法。包括文件分析、社会调查、座谈等方式。文件分析主要指个人档案、学业成绩、证书等。候选人的作品、书信、日记，家属、亲戚、朋友、同学、同事领导的评价与看法都可成为调查材料。

观察法　有目的、有计划地对被试的心理、行为进行观察并做出评价判断的方法。可作为一种独立的方法，但经常与其他方法结合进行，如在心理访谈、心理测查、集体活动和体育比赛中进行观察。内容包括动作、表情、言语、情绪、意志、认知特点、个性特征等。

访谈法　心理学家与候选人通过面对面的谈话，从交谈的答案中取得信息的主动方法，是航天员选拔中不可缺少的方法之一。分为：结构性访谈，是事先对访谈的内容组织好问题或提纲，进行提问，让被访谈者按要求回答；非结构性访谈，是未经组织的、"随意"进行的访谈，但绝不是没有目的。通过被访谈者对一些有针对性的问题的看法、社会交往、特殊事件、是否受过挫折等问题的回答以及在谈话中的表现，是否容易与之交谈、回答问题的特点、语言的运用、情绪反应情况等，可能获取政治态度、献身精神、个人经历、倾向性、性格和气质特点、记忆、思维和注意品质、职业工作能力、人际关系等方面的资料。运用该方法可得到一些其他方法得不到的有价值的信息，但对访谈专家要求较高，也较费时。

测验法　根据所测心理素质的不同，心理测验可分为能力测验和个性测验两大类。航天实践中最常用的几种个性测验包括明尼苏达多相人格调查表、十六种人格因素问卷（Sixteen Personality Factor Questionnaire，16PF）、气质结构量表（TSS）、艾森克人格问卷（Eysenck Personality Questionnaire，EPQ）、五态性格测验表、投射测验等。航天中常用的投射测验方法有罗夏墨迹测验（Rorschach inkblot test）、主题统觉测验（Thematic Apperception Test，TAT）。能力测验和个性测验可了解受检者的基本个性特征、心理素质与心理能力。

模拟实验法　利用环境条件和设备，模拟航天飞行中的一些环境因素，对受检者进行测试，了解其心理耐受性与适应性。

综合评定　心理选拔内容和方法很多，必须将调查法、观察法、访谈法、测验法和模拟实验法所得的所有结果进行综合评定，一方面依靠专家全面权衡各项心理素质的相互关系，根据经验和以往实验结果给出各项心理素质的权重；另一方面借助多元统计分析，特别是模糊数学的综合分析方法综合评定。

（刘　芳）

hángtiānyuán xùnliàn
航天员训练（astronaut training）

依据载人航天飞行任务的要求，对入选航天员进行身体、心理、基础理论知识、航天飞行专业技能和综合素质等方面的专业训练的过程。

航天员训练是确保载人航天飞行任务圆满完成和飞行安全的重要环节，在各国载人航天计划中一直受到高度重视。航天员训练的项目、内容、方法和标准是随着载人航天技术的发展、飞行技术状态的变化、飞行经验的积累逐步发展而完善。美国、苏联从20世纪50年代末开始实施载人航天计划，先后创建了各自的航天员训练系统。随着载人航天事业的发展，航天员训练的项目、内容、标准、方法和程序也得到了进一步的发展和完善。中国从20世纪90年代初开始发展载人航天事业，经过20多年的实践，逐步完善了航天员训练内容、方法和程序，建立了一套具有中国特色的训练体系。载人航天活动不仅要求航天员必须具有健康的体魄和良好的心理素质，对航天环境具有良好的耐受能力和适应能力，而且飞行任务的艰巨性和操作技能的复杂性对他们的知识、技能及能力也提出了很高的要求，要求航天员必须感知敏捷、情绪稳定且具备良好的注意分配能力、信息提取能力、快速决策能力以及丰富的知识储备和熟练的操作技能。航天员训练内容具有明显的工程任务特点和时代特征，必须在精心选拔的基础上，通过理论学习和各种操作训练，使航天员熟知飞行任务、飞行计划、正常飞行程序和应急飞行程序，熟练掌握与载人航天相关的各种操作技能，包括对航天器的操纵、控制、飞行工况的监视，对应急状态和故障的识别、判断和处理，对舱内设备的管理与维护，对各种安全保障装备、通信设备、有效载荷、日常生活与工作用品的使用和操作、交会对接和出舱活动操作以及返回地面后的救生技能等。

训练目标　依据训练大纲对航天员进行系统的训练，使其具备执行载人航天飞行任务的能力，满足飞行任务需要。训练目标如下。

综合素质　具备良好的思想政治素质、身体素质、心理素质、综合文化素质、航天飞行环境耐力和适应能力等。

基础知识　掌握与载人航天飞行有关的基础理论和科学技术知识，系统了解与掌握载人航天工程总体及各系统的组成、任务、功能、工作原理、故障情况及安全措施等。

航天专业技能　熟练掌握载人航天飞行必须具备的各种专业知识和技能，包括载人航天器的操纵、控制，运行工况的监视，应急状态和故障的识别、判断和处理，舱载设备的管理与维护，各种安全保障装备、测量通信设备、医学监督与医学保障设备的使用和操作，以及出舱活动、交会对接、空间实验和有效载荷的操作等。

飞行程序　熟练掌握载人航天飞行各阶段飞行程序，包括正常、故障和应急飞行程序，熟知载人航天飞行的全过程与环境，包括发射前待发段、待发段紧急撤离、救生与生存、在轨飞行、返回后出舱、回收和营救的全过程与环境，以及与地面支持人员的配合等。

飞行乘组　飞行乘组乘员之间心理相容性好，具有良好的协同配合能力，必要时其岗位职责能互相替代。

训练原则　内容涉及基础理论、航天医学、心理学、运动生理学、航天技术、系统工程等学科领域，具有项目多、内容广、周期长等特点，而且训练内容是分阶段实施的，为确保训练效果，必须遵循以下原则。

满足需求原则　航天员训练应遵循的首要原则。训练项目繁多，必须在训练资源有限的情况下，针对任务需求设置训练科目和内容，以实现任务的总体目标。

系统性原则　航天员训练是一项复杂的系统工程，具有项目内容多、要求高、涉及面广、实施过程复杂等特点，需要多部门密切协同与配合，通过系统训练，航天员在政治素质、心理素质、身体素质、综合文化素质、航天飞行专业技能素质等方面满足载人航天飞行任务的需要。

科学可行性原则　在制定训练目标和训练实施过程中，既要重视科学性又要考虑可行性和可操作性，确保航天员训练能够满足载人航天飞行任务的需要。

理论与实际相结合原则　航天员的理论学习是为操作训练奠定基础，为航天员在空间飞行中正确判断和处置异常情况提供帮助，训练中必须理论与实际相结合。

针对性原则　在身体基本素质、心理以及航天特殊环境因素适应性等训练科目中，依据个体差异制定针对性训练方法，对不同岗位职责的航天员乘组也采取针对性的训练方法。

安全有效性原则　某些训练科目（例如模拟失重水槽训练、离心机训练、救生训练等）有一定的危险性，在训练实施中应全面分析各种可能影响航天员安全的因素，制定相应的安全保障措施，严格执行各种安全规章制度，确保航天员训练的效果和安全。

训练项目　航天员训练项目和内容的设置主要取决于航天飞行环境、航天器和航天飞行任务三个方面的需求。训练项目多、涉及面广、针对性强是航天员训练的主要特点。航天员训练项目包括载人航天基础理论训练、体质训练、航天环境适应性训练、心理训练、救生训练、航天专业技术训练（航天器技术训练、舱载设备与空间实验技术训练、出舱活动技术训练、交会对接技术训练、空间站技术训练等）、飞行程序与任务模拟训练及乘组训练等。每一种训练由若干不同的科目组成，对不同类型的航天员（指令长、航天驾驶员、飞行工程师、载荷专家）、不同航天器的航天员和担负不同任务的航天员有不同的训练要求，训练内容以及考核标准均有不同。

基础理论训练　使航天员掌握与载人航天飞行任务密切相关的专业基础理论知识的训练过程。目的为后续的专业技术训练奠定基础。课程内容分为五大类①通用性基础课程：高等数学、飞行力学基础、自动控制基础、计算机基础、电工电子学基础等。②与载人航天飞行环境有关的课程：宇宙物理学、大气物理学、天文学、地理与气候等。③与载人航天工程技术相关的课程：飞行力学、空间制导与导航、飞行控制基础、载人航天工程基础等。④与载人航天特殊环境因素防护及身心健康相关的课程：人体解剖与生理学基础、航天医学基础、临床医学基础知识、心理学基础知识等。⑤与载人飞行任务相关的课程：流体物理学、材料科学、生命科学、空间科学等（此类课程内容随飞行任务而定）。

体质训练　维持和提高航天员的身体基本素质，提高航天员对载人航天特殊环境因素适应能力的训练过程，旨在使航天员以健康的体魄和精力完成载人航天飞行任务（见航天员体质训练）。

心理训练　为提高航天员的心理素质及相互配合能力，运用心理学原理和方法开展训练的过程（见航天员心理训练）。

航天环境适应性训练　航天员接受各种模拟载人航天特殊环境因素的训练过程，旨在提高航天员对航天飞行特殊环境因素的耐力与适应能力及返回地面后的再适应能力（见航天环境适应性训练）。此项训练最具载人航天特色，对航天员的生理、心理有极大的挑战性。

救生与生存训练　航天员掌握发射前、飞行中、返回后的救生与生存技能的过程。项目包括发射前紧急撤离训练、飞行中救生训练、着陆后出舱、生存和营救训练等（见航天员救生训练）。

航天专业技术训练　通过讲课和实际操作，使航天员熟练掌握载人航天飞行所需专业知识和各种操作技能的训练过程，目的是使航天员掌握载人飞行所必须具备的各种技能及相关知识。航天飞行专业技术训练的内容取决于航天器系统和航天飞行任务的需求，训练内容为航天器技术训练和飞行任务技术训练，包括对航天器姿态的操纵、控制、应急状态和故障的识别、判断和处理，各种装备的使用和操作，舱内设备的照料与维护，飞行日常生活和工作用品的使用和操作，有效载荷操作、交会对接、出舱活动、舱外作业等项目。

飞行程序与任务模拟训练　航天员在模拟器上进行飞行任务、飞行计划、正常和应急飞行程序、飞行手册及其各种操作技能的模拟飞行训练过程，训练项目包括正常飞行程序、应急飞行程序、故障识别与处理、逃逸救生程序、全任务模拟等训练。

有效载荷操作训练　随着空间飞行时间的不断增加，有效载荷操作与实验任务已经成为航天员在空间飞行期间的主要工作之一。由于每次飞行所搭载的有效载荷项目不同，在每次飞行任务最终确定后，都要对飞行乘组进行相应的有效载荷操作训练，内容是飞行任务所搭载的空间实验/试验理论与操作技能训练。

飞行乘组训练　在共同科目训练的基础上对飞行乘组进行的进一步强化性训练过程。目的是强化乘组乘员之间以及乘组人员与地面指挥人员之间的协同与配合。项目涉及正常飞行程序、应急与故障处理、全任务模拟、出舱活动、交会对接、有效载荷操作等训练。

训练考评　考查受训航天员是否达到训练大纲规定的训练目标，并且对航天员的能力和水平客观评价。由于航天员训练项目多、内容广，考评应贯彻平时考核与阶段考核相结合、定量与定性考核相结合以及客观公平的原则。航天员的操作能力和水平是航天员执行航天飞行任务的关键项目，单项训练器和模拟器、正常飞行程序、应急、故障处置，以及飞行任务乘组间的协同配合等操作科目考评，必须借助现场观察和媒介记录（录音、录像、自动记录仪等）相结合的手段客观评价。考评结果一般采取多科目的综合评价，但是，对于关键操作科目的考核（例如，航天员出现了直接影响飞行安全和飞行任务成败的误操作）采取"一票否决"制。

几十年的载人航天实践表明，现代载人航天是人和自动系统的有机结合，航天员既是驾驶员、检修工程师，又是探险家、空间科学家，更是信息的管理者、决策者、空间生产加工和大型空间设施的建造者，人的参与可使航天器飞行得更安全、更可靠，完成任务的成功率更高。但是，人是一个复杂的、无法固化的巨系统，具有两面性，一方面，航天员可以成为一个高度智能化的冗余系统，以弥补工程系统的某些缺陷和故障，提高安全可靠性和保证航天任务的完成；另一方面，当航天员自身可靠性降低时，容易出现人为失误，或不能正确处理突发事件，或出现身体和心理问题，可能会给飞行安全和航天任务的完成带来负面影响。因此，必须在精心选拔的基础上，对航天员进行严格、科学的训练，最大限度地减少和消除副作用，充分发挥航天员的智能化作用。

（刘玉盛）

hángtiān huánjìng shìyìngxìng xùnliàn
航天环境适应性训练（space environment adaptation training）

用模拟航天环境因素的航天训练模拟设备对航天员进行适应性训练和体验，使其掌握相关操作与防护技能的方法。

载人航天飞行中，航天员所遇到特殊而复杂的航天环境因素，分为两大类，一类是航天动力学因素，如超重、失重、振动、冲击、旋转、噪声等；另一类是航天器内环境因素，如气体压力、气体成分、温度、湿度发生改变而产生的低压、缺氧、高温、高湿等因素。它们或单独或以复合方式作用于人体，给人的生理、心理和工作效率带来了不利影响，

严重者还会威胁人的健康和生命安全，造成载人航天活动被迫中断，甚至失败。为此，必须设法减轻或消除该环境因素对航天员的不利影响。这就要求在火箭、航天器及其内部的生命保障系统采用新技术、新方法，以降低航天动力学因素的强度，增加航天器内部环境的稳定性，还要对航天员进行航天环境适应性训练。航天环境适应性训练作为航天员训练中风险性最大和最具特色的项目在航天员训练中占有重要的位置。

训练内容　人体接受外界刺激产生的生理和心理改变存在个体差异。航天环境因素选拔是人为给候选者施加一定量刺激，暴露其生理心理的个体差异，经个体差异指标的分析，筛选对航天环境因素敏感的个体。反复刺激则可提高人体对应激的适应性。航天环境适应性训练旨在通过反复刺激，改善航天员的生理调节功能，特别是心血管调节功能，增强心理稳定性，提高人体对该环境因素的适应能力。中国的这项训练分为常规性训练和体验性训练两部分。主要包括：超重耐力训练、前庭功能训练、血液重新分布适应性训练、失重飞机飞行训练、模拟失重水槽训练等。常规性训练即每年或任务前必须进行的1次以上的训练。常规训练采取理论授课、利用训练设备进行训练的方法，训练项目有超重耐力训练、前庭功能训练、血液重新分布适应性训练。体验性训练一般只进行1次，目的是使航天员能体验航天飞行中所遇到的环境因素，提高对该因素的生理心理适应性。由于航天技术的进步，早期作为选拔项目的噪声、振动、隔绝等航天环境因素，现

在成为航天环境适应性训练中的体验性训练项目。此外，利用冲击塔进行冲击环境体验也是其项目之一。短期飞行期间失重飞机飞行训练也是航天员航天环境适应性训练中的一项体验性训练。

应用 航天环境适应性训练项目根据航天器性能、航天员类型及项目的重要性和意义不同设置有所选择。苏联/俄罗斯和美国的航天活动计划中都有航天环境耐力和适应性训练的内容，因飞行任务的不同，训练内容和训练强度有所差别。苏联/俄罗斯的训练项目包括超重耐力训练、前庭功能训练、飞行训练、高温训练、失重飞机飞行训练、模拟失重水槽训练和头低位训练等。美国在"水星"和"双子星座"计划中，航天员都进行超重耐力适应性训练，而在航天飞机计划中，航天飞机在上升和返回过程中的过载不大于3G，故不对航天员进行超重训练，但是自航天飞机停飞后，又开始关注超重耐力适应性训练。在前庭功能稳定性训练上，俄罗斯专家认为地面的训练可有效预防航天运动病的发生或减轻其程度，因此，前庭功能稳定性训练作为俄航天员训练的一个特色而一直保留。美国却对此持怀疑态度，只采取了药物预防措施，不进行专门的前庭功能稳定性训练。中国已经摸索出一套适合中国航天员训练的航天环境适应性训练技术，并在中国"神舟"5号～"神舟"10号飞船载人飞行中应用，取得了良好的效果。其中，抗+Gx呼吸对抗动作训练方法和血液重新分布适应性训练方法对提高中国航天员+Gx耐力和心血管快速调节功能方面发挥了重要的作用。

(吴 萍)

chāozhòng nàilì xùnliàn
超重耐力训练（hypergravity tolerance training） 旨在提高航天员对超重耐受能力、掌握载人航天器操作技能的训练方法。通常使用的训练方法是在超重训练设备上模拟航天器起飞、入轨、再入、返回的超重G值。

飞船在上升或返回过程中会遇到不同方向的超重G值，包括胸-背向（+Gx）超重，加速度作用于人体的方向是由背到胸，惯性力作用于人体的方向是由胸到背；头-盆向（+Gz）超重，加速度作用于人体的方向是由足到头，惯性力作用于人体的方向是由头到足。在超重的作用下表现为人体的组织器官沿惯性力方向发生形变、位移和重力增加，血液和体液发生惯性转移和重新分布，从而导致人体各种生理功能的变化，这种变化随着超重G值的增加，将影响人的操作、判断、控制能力，甚至对器官造成一定的损伤。

训练原理 为提高或维持航天员的超重耐力，使航天员达到执行飞行任务时所要求的超重耐力水平并适当保有余量，应在地面上对航天员进行超重耐力适应性训练，内容包括：胸-背向超重（+Gx）耐力训练，头-盆向超重（+Gz）耐力训练，模拟飞船上升、返回过载曲线训练，飞船应急返回过载曲线体验等。

胸-背向超重（+Gx）对人体的影响 飞船在上升和返回过程中，人体在飞船乘员舱内采取仰卧位，其重力作用方向为胸-背向，即为+Gx。+3～+6Gx时，人体会出现渐进性的胸部紧张和胸痛，周边视野减小，视物模糊；偶见心律失常。+6～+9Gx时胸痛增加，周边视野进一步减小，视物模糊感增加，重要器官功能开

始出现衰退迹象。在+10～+15Gx时出现严重呼吸困难，胸痛剧烈难以忍受，周边视力丧失（灰视）或视力完全丧失，心、肺、脑等功能失代偿；操作、判断、控制能力下降；采用20°背角时，头-盆方向的超重可达+5.1Gz，有发生中心视力丧失（黑视）和意识丧失的危险。

头-盆向超重（+Gz）对人体的影响 人体在乘员舱内采取仰卧位，存在一定的背角，重力在Z轴方向有一定的分量，即+Gz。+3～+4Gz时出现外貌变形、呼吸困难、内脏牵拉感、渐进性视物模糊，个别受试者出现灰视或黑视，可见心律失常，人的操纵、控制、反应能力明显下降。+4.5～+6Gz引起严重视觉障碍、听力丧失、眩晕，心、肺、脑功能失代偿现象增多，意识模糊、丧失，发生中度至深度昏迷和痉挛的概率达50%，心律失常发生率增加，人的操纵、控制、判断和反应能力显著下降。

训练方法 超重耐力训练的负荷根据飞行任务和飞船性能而定，例如，苏联"东方"号飞船航天员的超重耐力训练每个单元进行4次离心机训练，每次以2Gx递增，两次训练间隔1天。每年进行2个单元训练。"联盟"号飞船，助推火箭性能的提高和飞船再入技术的改进，使上升段和返回段的最大过载比原G值减小4～5G，航天员超重耐力训练方法也发生了相应变化，每个单元先是+4Gx、120秒，再是+6Gx、60秒，最后是+8Gx、40秒。每年亦进行2个单元，经过6～8个单元训练即可达到并维持+8Gx、30秒的耐力。+Gz训练是一种体验性训练，所用的过载曲线一般为梯形，上升速率为0.4G/s，峰值

和持续时间一般不大于 +5Gz、30s。

胸-背向超重（+Gx）训练 航天员仰卧（+Gx）于离心机座椅内，连接各种监测和固定装置，关闭舱门。首先进行预体验，完成后静息 5 分钟进行正式训练。训练中眼注视前方仪表板上指示灯和边灯，同时进行边灯对答，技术人员通过监视器观察航天员的表情和动作，各种记录仪记录生理指标的变化，用通话系统随时询问航天员的主观感觉或给予必要提示。训练中，若航天员出现头晕、精神恍惚；灰视或黑视；呼吸困难、胸痛难以忍受；心率≥180 次/分或<60 次/分；出现频发或多源性期前收缩等，应立即中止训练。

头-盆向超重（+Gz）训练 航天员坐于离心机座椅上，训练流程与胸-背向超重（+Gx）一致。

模拟飞船上升、返回过载曲线训练 让航天员体验航天器发射和再入时最大超重 G 值，一般在飞船发射前 1 个月进行，通过在离心机上模拟飞船起飞、入轨、再入、着陆的过载曲线进行周期性的训练，使其维持对正向和横向超重高 G 值的耐受能力。

飞船应急返回过载曲线体验 目的是使航天员体验飞船在应急返回工况下的超重 G 值，一般持续时间较短。

离心机训练是维持和提高超重耐力的最为有效的方法之一。适当的离心机训练，可使人的胸-背向超重（+Gx）提高 1.6~5.8G、头-盆向超重（+Gz）提高 2~2.5G。此训练已成为航天员训练的必训科目。通过多年的训练和任务积累，该项训练不仅应作为一项常规性训练周期进行，而

且还应根据飞行任务的特点进行任务前的强化。

（谷志明）

qiántíng gōngnéng xùnliàn
前庭功能训练（vestibular function training） 航天员借助特殊训练设备（如转椅、平行秋千）对其前庭器官进行反复刺激，最终实现前庭习服效应的训练方法。旨在降低前庭器官的敏感性、减轻其在太空飞行中可能出现的航天运动病或飞行错觉。国际上首例航天运动病的报道是 1961 年苏联"东方" 2 号的航天员盖尔曼·季托夫（Gherman Titov）。此后，随着人类进入太空次数的增多，发生航天运动病的例数也逐渐增加。航天运动病的发生率高达 50%。因此，美国、苏联/俄罗斯对航天运动病的防护颇为重视，前庭功能训练就是主要手段之一，但各国措施不尽相同，俄罗斯/苏联非常重视秋千、转椅等被动式前庭功能训练，将其作为航天员常规训练的内容。美国则偏重于生物反馈训练和药物防护，在飞行前和飞行初期，给航天员注射药物防止航天运动病的发生。中国则采取综合方法，既进行训练也研究药物预防，并在早期的"神舟"系列飞行中取得了良好效果。

训练内容 包括主动和被动训练两种。前者包括体操、弹跳网、浪木、转轮等专项体育训练项目，通常与常规体质训练结合进行，目的在于巩固和维持被动训练的效果；后者包括转椅、秋千、离心机、生物反馈、特技飞行和失重飞行等，给予不同程度的前庭刺激，提高航天员的前庭耐受能力。

航天员在飞行的不同阶段，采用不同的训练内容。没有飞行

任务时实施日常维持训练，以维持和稳定航天员基础前庭功能处于较高水平为目标。训练方式以增量的转椅、秋千训练为主，每次持续 1 周，每年进行 3~4 次。执行飞行任务前进行发射前强化训练，以提高前庭敏感性阈值，减少航天运动病和飞行错觉的发生，或缓解其症状为目标。训练量可小于日常维持的训练量，也采用递增的刺激模式，以产生良好的习服效应。强化训练 1 周的效果可维持 2~4 周，故选择在执行飞行任务前一周开始，直至发射飞行前结束。

训练原则 遵循个体化和循序渐进原则。

个体化原则 前庭器官敏感性存在明显的个体差异，且人体对线性加速度和科里奥利加速度等不同前庭刺激的生理反应也不一致，故应遵循个体化的训练原则进行训练方案设计，针对航天员相对敏感的项目进行强化训练，提高其兴奋阈值。

循序渐进原则 须遵循此原则。每日逐渐增加训练量，并以不发生或仅发生轻度运动病症状为每日训练结束的标准，产生良好的习服效应，逐步提高前庭的耐受能力。

训练项目 通常依靠特定设备，以针对不同靶器官，提高前庭适应能力。

转椅训练 针对半规管功能的训练方法。航天员在转椅旋转的同时还需要进行左右滚转或前后翻转方向的头部摆动，以产生科里奥利加速度刺激，锻炼半规管的功能。包括连续科里奥利加速度刺激（连续转椅旋转结合头部运动）和间断科里奥利加速度刺激（间断的转椅旋转结合头部运动）等。

平行秋千训练 通过秋千摆动产生不断变化的线性加速度，实现对耳石器功能的锻炼。秋千沿人体 X 轴（胸背向）自由摆动，头部保持前倾约 30°的角度。

视动训练 人体中枢神经系统中存在明确的视觉-前庭感觉交互作用，采用特定的视觉刺激同样可以诱发运动病症状。训练中，航天员接受连续滚动的明-暗光栅的视觉刺激，实现对前庭的刺激效果。虚拟现实训练也是在此基础上，通过对模拟真实太空环境下人的感知觉改变，实现对航天员前庭功能的刺激。

失重飞机训练 通过对反复的抛物线飞行产生的失重环境，实现对前庭功能的直接刺激。每次抛物线飞行产生的失重环境持续约 28 秒，之前未经类似训练的前庭功能良好的航天员都会出现较明显的运动病症状。俄罗斯专家认为经过这样的前庭功能训练，基本可以防止航天运动病。但也有学者认为这更多与俄罗斯航天员好胜心较强、一些能忍受的运动病症状常常不报告有关。

生物反馈训练 通过人的自我控制调节自主神经系统的活动，实现对前庭刺激症状的缓解。基本的原理和方法是让航天员注视自己的某项生理指标，如心率和血压，然后调整情绪或心理状态使之改变；通过仪器将改变的结果再反馈给航天员。经过一段时间的练习，可将自主神经症状控制在较轻的程度。实验证明它对缓解运动病症状有良好效果。

（谈 诚）

xuèyè chóngxīn fēnbù shìyìngxìng xùnliàn

血液重新分布适应性训练

（blood redistribution adaptation training） 利用旋转床连续进行头低位和头高位变化以提高人体血液重新分布适应性能力的训练方法。

人长期生活在地球上，身体的结构与各系统功能已适应了 1G 的重力环境。航天员乘飞船上升和返回飞行时，体内血液快速向足方向转移，飞船入轨后，体内血液立即进入 0G 失重环境，体内血液会立即发生向头方向转移。例如，人头朝下处于低位（图1）时，体内血液由足向头方向转移，心率减慢，总外周阻力降低，血压降低，心排血量减少；转至头朝上（图2）时，体内血液又由头向足的方向转移，心率加快，总外周阻力增加，血压升高。航天员入轨最初几天，血液的头向转移引起头面部充血、肿胀、鼻塞、头痛、视觉和感觉功能改变，甚至出现航天运动病等，严重地影响其生理心理状态和工作能力。当航天员返回地面时，由于血液的足向转移，往往出现头晕、黑视甚至晕厥等症状，尤其是中长期飞行的航天员症状比短期飞行的更为明显。

训练方法 能够模拟血液重新分布的方法很多，例如载人离心机试验、下体负压试验、反复体位改变试验等。载人航天初期，离心机和下体负压训练一直用于提高航天员的超重耐力和下体负压耐力，改善航天员的心血管调节功能。但这两种方法只能使血液向一个方向转移。立位旋转床具有操作简便且在规定时间内实现血液不断重新分布的特点，被苏联最先用于航天员训练，一般在飞行前 2~4 个月进行，在航天员进入发射场（提前 10 天入场）后的前 8 天仍每天进行血液重新分布适应性训练。血液重新分布适应性训练是利用立位旋转床不断变换体位，模拟血液的头向转移，连续刺激人体心血管系统，

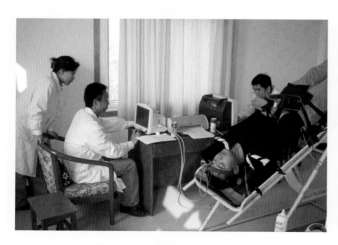

图1 血液由足向头方向转移

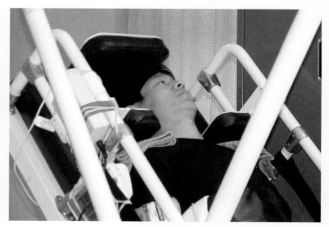

图2 血液由头向足方向转移

提高人体对这种心血管应激的适应能力，减缓失重或模拟失重时血液的头向转移，从而达到适应失重环境、减轻上述症状，特别是头面部充血、肿胀、鼻塞、头痛等症状的目的。中国航天员科研训练中心训练部门也一直致力于该训练方法的研究和实践。在立位旋转床上进行的血液重新分布适应性训练已作为中国航天员航天环境适应性训练的必训科目。

血液重新分布适应性训练方法有两种：一是头平卧位（0°）与头高位之间的交替改变；二是头低位与头高位之间的交替改变。航天员训练所使用的是第二种方法。

训练分为：常规性训练，在航天员不执行任务时进行，每年1~2个单元；任务前训练，在航天员进行失重飞机训练和执行航天飞行任务前2~3个月进行。

训练在自动立位旋转床（图3）上进行。训练时，航天员仰卧位躺在床体上，按预先设定好的程序通过变频器指挥电动机使床体运行。运行的角度、角速度、时间可根据需要设置。立位旋转床的运行角速度一般为15（°）/s。

训练效果评定　按预定标准进行，评定标准包括耐受时间、

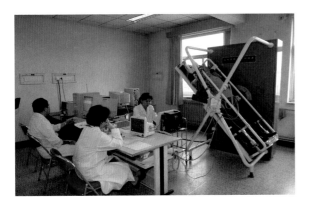

图3　航天员在进行血液重新分布适应性训练

主观反应、客观体征、心率、心电图和血压等。评分标准通过前期的研究数据制定，每5年根据标准的使用情况提出是否需要修订的建议。

航天员按设定程序每天或隔1~2天进行1次训练，训练次数根据个人的心血管调节类型和具体训练情况决定（根据血液重新分布适应性训练评分标准每天进行评分）。训练和检查过程中实时监测航天员的心率、血压、心电图和主客观反应，出现中止指标时中止训练。

应用　中国"神舟"5、"神舟"6、"神舟"7号和"神舟"9号与10号任务的航天员训练中已经应用了血液重新分布适应性训练，对提高航天员快速适应血液重新分布引起的身体不适发挥了重要作用。学者认为血液重新分布适应性训练可以作为航天飞行前航天员"热身训练"的一种方法。该项训练的设计思想有望在航天飞行训练和临床康复治疗等方面发挥作用。

（吴　萍）

mónǐshīzhòng shuǐcáo xùnliàn
模拟失重水槽训练（weightlessness-simulating water tank training）　用配平技术构建的模拟失重水槽模拟人体在空间失重环境下进行运动、出舱活动作业以及工作程序的训练方法。模拟失重水槽又称中性浮力水槽。失重是载人航天飞行的重要环境因素。失重状态下，人的运动和作业方式与地面的重力

状态下完全不同。它不仅影响人的生理和心理，还会影响人的生活和工作能力。模拟失重水槽训练旨在锻炼出舱活动和有效载荷的操作能力，包括航天器的在轨维修、故障训练/排除、有效载荷布放/回收以及大型航天器（如空间站）在轨安装组建等。这些任务对航天员在失重状态下的操作能力要求很高，其中出舱活动是航天飞行中操作难度大、时间长的作业任务，必须在地面模拟失重环境中对航天员进行大量的训练，以熟练掌握失重状态下运动和作业的规律与技巧。

发展历程　此项训练是地面模拟失重时间最长、效果最好的模拟失重方法。早期采用的各种模拟失重方法受到试验空间和时间等因素的限制，不能满足航天员舱外活动失重环境模拟训练的需要。1960年，美国国家航空航天局马歇尔空间飞行中心建成了世界上第一台模拟失重水槽，用于探讨模拟失重方法对失重效应的模拟试验技术，开展舱外活动程序研究、舱外活动及作业技术方法学的研究和作业能力评估及航天器系统硬件设计的失重工效学研究及评价等，证明它可用于航天员舱外活动训练。1968年，研制了Ø22.8m×12.2m的钢结构圆筒形模拟失重水槽，标志着模拟失重试验技术达到了新的水平。此设备用于美国天空实验室和航天飞机计划中的多项试验，包括航天员进出舱体、货物输送、构架装配、太阳能电池帆板展开与维修等任务。1993年，为满足国际空间站的需要，美国国家航空航天局在约翰逊航天中心建成了当今世界上最大的模拟失重水槽（71.6m×41.7m×18.3m），用于国际空间站的装配试验等。苏联/俄

罗斯、日本、欧洲空间局等国家也建有相应的模拟失重水槽。中国于 2007 年建成了一个 Ø20m×10m 的模拟失重水槽，并成功用于"神舟"7 号航天员在地面进行出舱活动训练。

训练内容 在模拟失重水槽中，可用全尺寸航天器模型，其优点是训练时间长，是航天员在模拟失重环境下物品操作和身体移动的最佳训练场所，最为有效和逼真的方法。内容包括：潜水训练、航天服操作训练、出舱活动训练、工作程序训练、空间站对接与组建训练等。

潜水训练 穿着航天服训练前必须进行的一项基础训练项目。它使航天员熟悉轻装潜水的初步知识、技巧和特殊工作环境，掌握在水介质环境中运动和操作技巧。训练后航天员一般应具备相当于国际水中运动联合会 1~2 星级潜水技能。

轻装潜水是在着水槽训练专用航天服训练前必须的内容，目的是学习舱外活动典型操作或任务操作内容。穿着航天服操作非常笨拙，故在穿着航天服训练前，以轻装潜水的方式使航天员熟悉舱外活动典型操作及任务操作，可以大大提高训练效率及安全性。

航天服操作训练 航天员穿着水槽训练专用航天服（加压），进入水槽进行各个控制机构操作，学习使用出舱活动中所需的各种操作工具，了解水槽训练专用航天服的组成、构造及与真实航天服的区别，以及航天服故障的处置措施等。

出舱活动训练 出舱活动的特点是操作难度高、时间长。航天员在模拟失重水槽进行出舱活动训练内容主要是打开、关闭过渡舱舱门，安装、卸除保护舱门

密封圈保护罩，进、出舱门，从过渡舱中取出设备沿舱段表面移动载荷，通过载荷杆移入载荷，以及连接不同类型的充电插头等内容。训练时间一般与在空间出舱活动时间之比为 10：1。如 1992 年"奋进"号航天飞机进行 4 次太空飞行，每次出舱活动时间为 6~8.5 小时，地面训练总共时间为 235 小时。具体训练时间长短，取决于任务的难易，如 1993 年哈勃空间望远镜最后一次修复是选派 7 名航天员在水槽里总共进行 400 小时的模拟训练。

工作程序训练 此项训练与其他舱外活动训练项目不同。在模拟失重水槽训练采用单项与程序相结合的训练方法，以单项训练为主。训练时将任务中的不同操作项目进行分解。每次下水对某个或某几个操作项目进行反复训练。执行任务前，再进行舱外活动全流程或部分流程的程序训练。其中单项训练包括开关舱门、舱外行走、有效载荷回收训练、舱外设备安装训练、舱外设备维修与更换训练等。

空间站对接与组建训练 在空间失重环境中，空间站架构的

对接与组装方法和程序需要在地面通过水槽的模拟试验验证。在国际空间站建造过程中，美国和俄罗斯等国家利用仿真失重水槽进行了大量大型空间结构的对接和组装模拟试验，包括大型结构件和设备的移动、运输、对接、安装等操作程序的验证，以及航天员作业技能的训练和工效学验证试验等，保证了空间操作程序的安全性和高效性。

（王焰磊）

shīzhòng fēijī xùnliàn

失重飞机训练（parabolic flight training） 航天员在飞机做反复抛物线飞行产生的失重环境中进行失重环境体验和操作技能训练的方法。

航天员飞行中要面对失重环境，人体感觉传入冲动改变，引起人体错觉、定向障碍、运动方式变化，血液头向转移，出现头晕、头胀、头痛、鼻塞现象（图）。在失重条件下，人的进食、饮水、操作设备与地面差异较大，这都直接关系到航天员能否顺利完成航天任务。为保证飞行安全和航天任务的完成，需要对航天员进行失重环境适应性训练，提

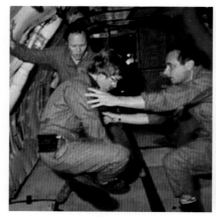
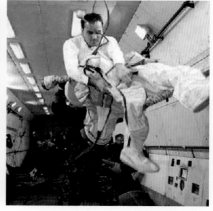

A　　　　　　　　　　　B

图　航天员失重飞机训练

高航天员对失重环境的感知能力和耐力,学会在失重情况下工作和生活。利用失重飞机进行失重飞行训练是地面上训练航天员适应失重环境的常用方法。

训练设备 训练在失重飞机上进行。失重飞机通常由高性能飞机、运输机或歼击机改装而成。苏联失重飞机的改装曾分别用米格-15、图-104 喷气式飞机。其中图-104 舱宽,能容纳"联盟"号两个飞船模型,后又用伊尔-76 改装,称为"飞行试验舱"。欧洲空间局(简称欧空局)从 1984 年开始租用美国经改装的 KC-135 失重飞机。1988 年,欧空局用快帆式客机进行失重飞行训练。1998 年欧空局用空中客车 A-300 作为失重飞机。这种飞机的体积为 20m×5m×2.3m,是世界上最大的失重飞机。失重飞机通过做抛物线飞行产生失重,每次飞行能产生 20 多个抛物线。方法是飞机先以 45°角迅速爬升,后改为平飞,最后又以 45°角下降。飞机在急升段和下降段可产生 2G 的加速度,在平飞段可体验到约 30 秒的失重。

训练内容 失重飞机训练价格昂贵,训练之前需进行预先训练和演练,使航天员熟悉失重飞机训练程序、方法和要求,提高训练效率 ①一般体验:在失重飞机舱内,航天员站立或坐在地板上,两手抓住舱壁的栏杆,体验失重感觉。②飘浮体验:航天员双手后推栏杆,双脚踏于舱壁,借助于脚的蹬力和手的控制配合,进行水平飘浮、斜向飘浮和垂直飘浮体验。③行走技能训练:航天员双手抓住舱壁栏杆进行行走练习和体验(抓栏杆行走);航天员握绳沿固定在舱壁上的绳子做圆周运动(爬绳行走)。④定向能力训练:航天员睁眼身体旋转

720°后,分别从左(右)舱向右(左)舱运动,触摸固定目标。⑤穿脱航天服训练:航天员着内衣裤,坐于航天服旁。进入失重时,航天员和航天服同时漂起,由教员用手将航天服于空中定位,航天员双手握住航天服开口处,收腿,然后将双脚同时伸入裤中,再将手臂伸入袖中,最后将头套入领口中。脱航天服的程序与此相反。要求在两个抛物线之内完成穿或脱航天服的动作。⑥进食与饮水训练:航天员取坐位或站位,从食品包内取出食品并进食;饮水时,航天员将用止水夹关闭的饮料管插入饮料袋的硅橡胶阀内,用嘴含住饮料管的出水口,打开止水夹,用手挤压饮料袋饮用饮料。⑦医疗操作训练:取坐位或站立位,在失重情况下进行心电电极的粘贴和血压袖带的安装。⑧转移与抛接物体训练:航天员站立并保持平衡。两人面对或平行,进行相互间重物的传递(传递重物)。航天员一手提重物、一手抓栏杆,侧对舱壁。行走时,以抓栏杆手向后拉,带动身体前移,随即松手前抓栏杆,带动身体前移(提重物行走)。航天员两两或三人相对站立,进行将重物抛向对方的训练。

应用 美国和俄罗斯、欧空局都对航天员进行此项训练。中国目前虽无失重飞机,但要求短期飞行要进行 1 次失重飞机飞行训练。随着航天飞行时间的延长,中国失重飞机建造将会实现,也将会开发成一项太空体验项目,让游客能够在失重飞机上体验太空失重感觉。

(吴 萍)

hángtiānyuán tǐzhì xùnliàn

航天员体质训练 (astronaut physical training) 对航天员载

人航天特殊环境因素适应能力进行的一般和特殊体质锻炼训练方法。是航天员职业训练的重要组成部分,是航天员常规训练项目之一。贯穿于职业训练的全过程,预备航天员入选后即进行体质训练。由一般体质训练和特殊体质训练组成。力求提高和维持航天员的各项身体基本素质,提高在飞行中对特殊环境的适应性和耐受力,增强机体的适应能力,减轻不良反应,培养团结协作的精神。

训练原则 应遵循安全性、系统性、针对性、适宜性等原则。通过体质训练达到提高航天员的健康水平和对航天环境的适应能力,改善航天员的心理素质,提高航天员的身体素质和工作能力以及养成良好的运动习惯等目标。

训练安排 根据航天任务需要和航天员身体状况,航天员体质训练大致分为三个阶段。

飞行前 ①基础训练阶段:使航天员逐步适应体质训练的量和强度,逐步提高心肺功能和肌肉力量,改善关节的灵活性和牢固性,提高身体的协调性,并进行个人体质水平测试,根据个体水平,制定并实施有针对性和因人而异的训练计划。②强化训练阶段:全面提高航天员的力量、耐力、速度、柔韧性、平衡性等素质,内容包括力量、耐力、速度、平衡性、柔韧性等各种训练。③维持训练阶段:航天员通过体质训练达到一定水平后,不再增加运动负荷量,维持已获得的体质水平。④发射前训练阶段:适度降低训练负荷,维持中等负荷量,进行乘组协同配合训练。

飞行中 长期飞行中,为防止和减轻失重环境对肌肉萎缩和骨丢失的影响,采取在航天器舱

内安置如自行车功量计、跑台、企鹅服、橡皮条拉力器以及下体负压裤等训练器具的体质训练。

飞行后 航天员返回地面后，为其尽快适应地面重力环境，恢复正常身体状态，采取水中漂浮、坐位体操活动、静力肌力训练、慢走、慢跑等顺序过渡训练。

训练内容 分为两部分内容。一般体质训练：对人体应该具备的身体基本素质进行的训练，包括力量、反应、耐力、平衡性、速度和柔韧性素质等。特殊体质训练：针对载人航天特殊环境因素所安排的项目，包括前庭功能、超重耐力、血液重新分布适应性训练等。

力量素质训练 全部身体基本素质的基础，与其他各项素质有较高的相关性。在航天员执行出舱任务的活动中，要更多地依靠手臂的力量完成各项操作任务。航天员在太空中会处于失重状态，着舱外航天服时，要对抗服装内气压所产生的阻力，航天员要具备良好的力量素质。

反应素质训练 人们对声、光、电等信号产生感知做出相应判断和正确决策的能力，或在突发事件出现时有准确决策能力。在日常的生活和工作中，都需要具备这种能力。航天员在执行飞行任务时，处在复杂的环境，可能面临数百个操控按钮和各种突发事件，需应急操作，做出正确和快速反应。

耐力素质训练 人持续工作能力或经过一段时间的工作后尽快地消除疲劳而继续工作的训练。在后续航天任务中，随着飞行任务的增加，飞行时间会相应延长，作业负荷也将增大，这需要航天员以更出色的耐力应对。在后续任务中，还增加了舱外活动的内容，使其处于中到重的劳动强度，需要具备良好的耐力。

平衡性素质训练 失重因素可导致人体的位置觉、视觉和本体感觉之间的协调能力受到影响。在太空中，航天员要面对航天运动病的挑战，需要具备良好的前庭功能。训练能使航天员具备良好的平衡性素质。

速度、柔韧性素质训练 速度是人体在单位时间内快速移动的能力，柔韧性反映人体各关节的活动幅度。载人航天器出现紧急情况时，航天员要以最快速度撤离危险区，到达一个相对安全的环境。需要航天员具备良好的速度和柔韧性素质。返回舱返回着陆后，出现应急条件时，也要求航天员尽快地自主出舱。同样，速度和柔韧性也是保障航天员安全的基本条件。

前庭功能训练 主要目的是提高人体对线性加速度和角加速度的耐受和适应能力，项目为滚轮、悬梯、浪木、垫上前后翻滚、蹦床、水下翻滚和抗眩晕操等。

超重耐力体质训练 主要目的是提高人体腹部肌肉和下肢肌肉的力量，能够完成超重过载抗荷动作，项目为原地定时快速高抬腿、短时定时快速跳绳、下斜式仰卧起坐和负重蹲伸等。

血液重新分布体质训练 目的是使人体适应角度变换的体位，项目包括头手倒立、多角度斜板仰卧倒挂、手倒立等。

训练考核 每年进行1~2次考核，平时考核与集中考核相结合，内容包括力量、耐力、速度、反应、平衡性、柔韧性、灵活性、功能测试等。

随着载人航天技术水平不断提高，对航天员身体素质的要求逐渐降低，航天员的职业年龄也在一定程度上得到了延长。提高航天员在飞行中对特殊环境的适应性和耐受力，减轻不良反应，以及尽量避免运动中出现损伤，降低运动对航天员身体造成的劳损，是航天员体质训练的发展方向。

（孙洪义）

hángtiānyuán xīnlǐ xùnliàn
航天员心理训练（astronaut psychological training）
根据航天活动中心理活动的规律和要求，用心理学原理和方法对航天员的心理过程和个性心理特征施加影响的训练方法。目的是使航天员满足和达到航天职业心理特点和要求。航天环境是特殊环境，航天员在飞行中必须承受失重、超重、振动、噪声、辐射等应激因素，将产生较大的生理和心理负荷；航天任务艰巨、风险大，而且有潜在的生命威胁，会造成较大的心理压力；载人航天器内部空间狭小、远离地球、与社会家庭隔离、信息资源匮乏、工作单调、生活枯燥、人际交往局限等也容易引起心理障碍，这些因素都对航天员的身心、知识、技能等提出了很高的要求。

心理变化实例 在已进行的航天任务中发生过多次航天员出现心理问题的事例。心理相容性方面：在俄罗斯"礼炮"6号空间站一次飞行任务中，访问乘组中的一位捷克斯洛伐克航天员开玩笑说，他的手在空间变红肿了，因为只要他一伸手去动开关或旋钮，乘组中的俄罗斯航天员就会"啪"的一下把他的手打开，并告诉他不要碰任何东西。在211天的"礼炮"7号空间站飞行任务中，俄罗斯航天员列别杰夫在日记中写道，他在接待来访的一名法国航天员时心情远不如在2个月后当俄罗斯航天员到访时心情轻松。在为期 3 个月的美国"天空实验室"空间站飞行任务期间，乘员要遵照任务安排十分紧张的时间表来开展工作，压力很大，而且他们感觉不到地面飞行控制人员的支持。随着乘组与地面人员紧张关系的加剧，乘员们展开停工斗争，形成了在空间的一次罢工。经过乘组与地面人员的自由讨论消除误会后，对工作进度表进行了修订，飞行任务得以继续进行。身心障碍方面："礼炮" 7 号空间站的一名俄罗斯航天员因疲劳、倦怠等而引起身心焦虑，导致工作效率低下而不得不提前返回地面。许多俄罗斯航天员在飞行 1~2 个月后出现一种轻度衰弱、乏力现象，表现为疲劳、能力降低、睡眠障碍、焦虑、注意力难以集中及对亮光和高音噪声的敏感性增强的状态。任务后效应问题：许多航天员在空间都有过超然的或虔诚的体验，或者想到他们在茫茫宇宙中的渺小而感到自卑。许多航天员显示出个性改变等；另一些航天员有过更负性的体验，如神经症、抑郁及婚姻问题等。美国"阿波罗"计划的航天员奥尔德林在完成登月任务后仍未摆脱这些精神障碍的影响，不得不接受精神治疗的干预。

这些问题在经过严格选拔的航天员中同样发生，因此必须在选拔的基础上有针对性地进行较长时间全面系统、科学严格的心理训练。心理训练使航天员掌握科学的生理、心理调控方法，提高适应能力，为良好的心理素质奠定坚实的生理基础；必须通过全面系统的心理训练，使航天员的心理素质得到全面的改善和提高。另一方面，通过职业心理训练也能进一步培养提高航天员的职业心理素质，使其达到最佳适应程度。心理训练的基本目的是发展有助于提高航天职业活动效率、保障飞行安全、顺利完成航天任务所需心理条件，并形成对航天活动的心理准备。

训练目标 航天员心理训练的目标是提高航天员的职业心理素质，为保障飞行安全、顺利完成航天任务奠定基础 ①培养目标明确、意志坚定、行动果断、积极主动的个性品质。②提高航天员对航天特殊环境不利因素的心理适应性和心理稳定性。③综合应用心理预防、心理支持等措施，不断提高航天员的心理可靠性和心理健康水平。④通过训练学会自我调节和控制，以适应各种情境变化的需要，为保证飞行安全和航天任务的完成奠定心理基础。

训练原则 ①同步化原则：航天员训练是一个有机统一的整体过程，心理训练和其他职业训练密切相关、相辅相成，必须同步进行、共同发展。②阶段性原则：心理训练是有计划、有目的的动态发展过程。每个阶段的心理训练都有不同的目标、内容和要求，某一阶段的训练达不到目标，就不能转入到下一阶段的训练，必须重复直到达到目标为止。③科学性原则：心理训练必须遵循人的心理活动规律，运用心理学原理和方法，结合航天职业活动的需要确定训练目标、内容、任务与要求，有计划、有步骤地组织实施，才能做到循序渐进，取得事半功倍的效果。④全面发展和个别对待的原则：人的心理活动既有共性又有个性，针对每个人的具体情况不同，在训练内容、方法和目标设置上应有所区别。每个人的性格、能力、动机、情绪、自信心、意志力等各项心理品质都是相互关联、相互影响的，应注意各项心理品质的全面发展和提高。⑤多次重复原则：这是航天员训练中保证高级神经活动形成新的条件联系和重建原有的联系、促进和协调自主神经系统功能的重要条件。

训练内容 通常分为一般性心理训练和专业性心理训练。一般性心理训练指任何职业和学习活动都需要的、最基本的心理准备训练，如注意技能训练、记忆技能训练等。专业性心理训练是指针对航天职业活动所需要的心理品质和技能而进行的训练。包括：航天心理学基础与心理健康教育、航天员心理放松训练、航天员心理表象训练、航天员乘组心理相容性训练、航天员狭小隔离环境适应性训练和结合性心理训练等。航天心理学基础与心理健康教育是教授航天员基于航天任务必备的心理基础知识和专业知识。结合性心理训练是通过在其他大型训练中进行心理观察和必要时的心理支持，掌握航天员在执行大型任务和训练时的心理状态。

考核评价 结合航天员的主观感受（是否感受到相应的训练效果）、认知效果（是否能够正确表述所传授内容的技术要点）和（或）生理指标（通过生物反馈仪获得的生理数据，如心率变异性、皮肤温度、皮肤电阻等）进行。主观感受、认知效果和（或）生理指标均设置 1~5 分不同等级的评分标准，受训者三项得分均≥3 分为合格，不合格者需要补训。

这些训练使航天员掌握必要的心理学知识、科学的心理调控方法和人际互动方法，对巩固和提高专业技术等训练效果也非常有益。心理训练与航天员其他职业训练有着密切关系，有相辅相成的作用。

（刘学勇）

hángtiānyuán xīnlǐ fàngsōng xùnliàn

航天员心理放松训练（astronaut psychological relaxation training） 按一定程序教授航天员有意识地控制和调节自身的生理和心理活动，达到降低机体的唤醒水平，调整紧张刺激和应激所致功能紊乱的心理训练方法。

应激引起人体的反应包括生理反应和心理反应。生理反应包括①交感神经-肾上腺髓质系统反应：表现为交感神经活动加强，肾上腺髓质释放儿茶酚胺增加，导致血压升高、心率加快、呼吸加速、肌张力升高，这些攻击-逃避综合征对维持生存是必需的，但长期保持这种状态有损身心健康；②下丘脑-垂体-肾上腺皮质反应：促使肾上腺皮质激素大量分泌，可以促进糖皮质激素的分泌增加，引起诸如抑制炎症反应、对抗过敏反应和血糖升高等。心理反应在性质上可以分为两类，一类是有利于应激反应的心理反应，另一类是干扰应激能力的心理反应，例如，过度焦虑、情绪激动等，可引起人的认知和自我评价障碍。

心理放松训练有良好的抗应激效果。进入放松状态时，交感神经活动减弱，全身骨骼肌张力下降，肌肉放松、呼吸频率和心率减慢，血压下降，伴四肢温暖、头脑清醒、心情愉快、全身舒适感，同时增强了副交感神经系统的活动，促进合成代谢和有关激素分泌。经过心理放松训练，通过神经、内分泌和自主神经系统功能的调节，可影响机体各方面

的功能，达到增进身心健康和防病治病的目的。许多心理学方面的研究发现，放松可以提高学习能力，改变短时和长时记忆，增加感觉-运动操作能力，缩短反应时间，提高智力和稳定情绪等，长期的放松训练还可以改变人的个性特征。

训练目的 使航天员体验放松状态，快速恢复体力和精力；使航天员熟练掌握放松技术，提高自我心理调节能力。

训练内容 中国常用的航天员心理放松训练方法包括呼吸调节训练、肌肉渐进性放松训练、大脑不同区域兴奋点转移放松训练、心理安全岛放松训练等。

呼吸调节训练 要求受训者"悠、匀、细、缓"地进行腹式呼吸，呼气时腹部用力收缩，呼气时比吸气时速度更慢、用时更长，把注意力集中在比较呼出气流与吸入气流温度的差异。

肌肉渐进性放松训练 要求受训者按照脚、下肢、双手、双臂、躯干、头部的顺序，逐个放松全身肌肉的肌群。每个部位的肌肉先体验紧张，再体验放松。在紧张与放松的对比中学会保持放松状态。交替收缩或放松受训者的骨骼肌群，使受训者在内心自觉体验个体肌肉的松紧程度，以调节自主神经系统的兴奋性，控制机体某些不随意的内脏生理活动。

大脑不同区域兴奋点转移放松训练 要求受训者通过感知和想象，大脑兴奋点在内视觉、内听觉和本体感觉区不断转移，打破兴奋点固着的无休止兴奋状态、进入深度放松状态，促进大脑神经系统恢复固有的兴奋与抑制相互转化规律，促进睡眠正常化。

心理安全岛放松训练 受训

者通过想象构建一个令自己舒心、安全、宁静、放松的休息场所——个人"安全岛"，充分体验身处此情此景的内在感受，建立此情此景的视觉、听觉、嗅觉、皮肤温度感觉与良好的统觉状态之间的条件联系，并且随时能让自己进入与已有"安全岛"相连的良好统觉状态。

训练要求 每次训练30～60分钟，每个训练项目初训3～5次，训练后自行练习和应用，可几种方法结合应用或者部分应用，具体结合航天员的熟练程度和需要进行。为确保训练效果，对受训者提出如下要求：训练过程中着宽松的衣服、拖鞋，保持训练中的舒适度；放下一切思想包袱，全身心投入，确保训练的效果；按教员的指导语进行，充分体验放松时的感受等。

训练考核 主要结合航天员的主观感受（是否感到明显放松）、认知效果（能否正确表述教员讲授方法的技术要点）和生理指标（训练过程中的心率、心率变异性、皮温等）进行。

（刘学勇）

hángtiānyuán xīnlǐ biǎoxiàng xùnliàn

航天员心理表象训练（astronaut imagery training） 在暗示语的指导下，航天员在头脑中应用表象方法反复回想某种操作或情境，提高航天员操作技能和情绪控制能力的心理训练方法。通过在头脑中重复回忆事物的形象，达到提高形象清晰性、准确性，获得"内心学习"的效果，是有意识地、积极地利用自己头脑中已经形成的操作表象进行回顾、重复、修正自己的操作动作和程序的过程。

训练原理 表象是指人脑对感知过的事物的形象反映，是物

体不在眼前呈现时，人在头脑中提取并出现了这个物体的形象，而且可以对这个物体在空间进行旋转或操作，是非言语的思维过程。表象主要有两种：记忆表象和想象表象。记忆表象是指感知过的事物不在面前而在脑中再现出来的该事物的形象，记忆中保持的客观事物的形象。想象表象是想象活动的产物，是人们在头脑中对记忆中的形象进行加工、组织后形成的产物，对知觉形象或记忆表象进行一定的加工改造而形成的新形象，如中国传统的龙的形象。想象表象源自客观世界，是人脑反映客观世界的一种特殊形式。

航天员心理表象训练的原理是利用表象的上述特点，航天员通过想象某种程序性操作或动作，使操作相关的相应运动部位产生肌电活动，即在头脑里描述动作表象时会使机体产生各种生理变化，其变化的情况和实际进行活动时的生理变化极为相似。表象训练状态下机体发生两种变化：一种是机体松弛、主要的外部感官封闭，使身心能量消耗降低，几乎停止一切有形的肢体活动，进入新陈代谢过程的能量储备阶段；另一种是在机体放松、能量恢复的基础上，人的大脑皮质处于高度敏感状态，对特有的言语暗示信息有较快的接受能力。

训练目的　航天员执行任务期间面临较多的程序性操作任务，巩固航天员对程序性操作的记忆并树立信心是心理表象训练的主要目的。主要体现在以下两点①使航天员掌握正确建立操作程序和故障处理表象的方法，强化对操作的理解和记忆；②提高航天员通过想象表象进行自我心理调适的技能。

训练内容　包括4个步骤：表象能力测定、传授表象知识、基础表象训练、结合专项的表象训练。①评价航天员的表象能力以了解航天员的表象基础。②教授航天员表象的基础知识，使航天员了解表象的特点。③进行基础表象训练，该环节较重要，由3部分组成：感觉意识训练，要求受训者在训练过程中将注意力集中在动作上，觉察完成动作过程中的全部感受；清晰性训练，使受训者形成清晰的视觉表象和动作表象；控制性训练，通过放大或缩小、放慢或放快动作表象的方法，学会随意"打开"或"关闭"表象中的有关内容，产生理想的效果。④结合模拟航天操作任务进行表象训练，巩固操作的表象记忆。具体内容根据航天员不同训练阶段的需要选择，一般在飞行程序训练或其他重要操作训练后进行记忆表象训练，强化航天员对飞行程序等重要操作的记忆；在飞行任务前的任务准备阶段，进行想象表象训练，以缓解航天员的疲劳与紧张、建立自信而稳定的心理内环境。

训练方法　有多种形式，可用言语暗示、录音引导和看录像等方法，但使用时要特别注意的是，表象训练要和操作类训练交替进行，要学习和提高技能水平，实际的操作技能训练应放在第一位，表象训练处于第二位。前者是掌握动作技能的基础，表象训练是动作技能训练的重要补充。训练形式可以是教员与受训者一对一或一对多的方式进行。

训练要求　首先要求在放松状态下进行，其次要求训练时唤起的应是正确的而非错误的或扭曲的动作形象，以便巩固正确操作动作或改进操作。每次训练的时间视具体情况而定，但不宜过长，要保持注意力高度集中。专项训练后要求航天员坚持自行练习和应用。

训练考核　训练效果从以下方面进行评价①认知效果（能否正确表述心理表象的技术要点）；②主观感受（表象清晰程度）。

（刘学勇）

hángtiānyuán chéngzǔ xīnlǐ
xiāngróngxìng xùnliàn

航天员乘组心理相容性训练
（astronaut crew psychological compatibility training）　通过航天员小组成员间的互动等形式促进彼此理解和接纳，练习如何解决小组内矛盾和冲突，实现小组心理与行为上协调一致的心理训练方法。

心理相容是群体人际关系的重要心理成分，是群体团结的社会心理特征。它以群体共同活动为中介，中介水平不同，心理相容的层次、水平也不一样。低层次的心理相容不是以共同活动为中介，而只是受个人彼此的情绪、好恶所制约，高层次的心理相容则是建立在共同活动的意义和目的的基础上。它以群体成员彼此对共同活动的动机和价值观的一致为前提。心理相容性对提高群体共同活动的效率有巨大作用，是群体共同活动顺利进行的重要社会心理条件。航天员长时间待在失重、封闭的生态系统中，有限的居住空间，缺乏独处，有互相侵犯"领地"的不可避免性、个人交往的强制性和社会接触的局限性、信息资源匮乏或信息的不确定性，情感刺激的习惯背景消失，习以为常满足需要的范围受到限制及潜在的危险性等特殊条件。这一切都对乘组提出了心理相容性的特别要求。乘组的心理相容性是乘员心理状态的重要决定性因素，特别是长期飞行。乘组相容性不佳或完全缺乏相容性会干扰或破坏人际关系，减少有效的飞行时间，影响操作，导致冲突及衰弱等不良的心身状态的过早发展，相反，发展乘组中的群体联系系统则有助于相互关系的稳定，有助于相互理解和协同。

人际交往技能训练 人际交往是指个体与周围人之间的心理和行为的沟通过程。对大多数人来说，人际交往的成败在很大程度上决定着生活和事业的成败。人际交往技能的训练目的是给航天员提供多种技能、方法和技术以帮助他们有效地预防和控制那些很容易出现的人际问题。人际交往技能训练一般包括如下阶段和内容：首先，要向航天员讲明人际交往的重要意义，这是获得知识、认识他人、认识自己、培养良好个性的途径和桥梁，更是实现航天系统功能、完成航天任务的重要条件。其次，要引导航天员认识各种影响人际交往效果的心理因素，如认知因素（包括晕轮效应、刻板反应、投射效应、自我评价等）、人格因素（包括气质、性格、自卑或自负、冷漠与孤僻等）。也要使航天员了解在狭小幽闭环境工作可能发生的心理变化，如罗埃尔提到的心境改变、时间压缩效应、对地面人员的怒气。人际交往技能训练的关键内容是要教会航天员优化及调适人际关系的策略，学会调整认知结构、克服人际偏见、掌握交往技能（如增加交往频率、真诚关心他人、以解决问题为中心而不以个人为中心等）、建立并强化最佳的人际交往模式，即较强的"你好我也好"的人际意识（人际交往中表现为自信自觉型）、中度的"我好你不好"人际意识（当与同事之间出现意见不一致时既能自信地表达自己的想法，又能接受对方合理的思路）、较弱的"我不好你好"的人际意识（与人共处时，重视利用他人的智慧资源，听取他人的合理意见和建议，但也不失其主见）。还可讨论典型的封闭隔离条件下常见问题的避免及应对策略，也可探究其他适用的应对策略。有效发挥所有地面人际动力训练的效果还有一个问题，即在太空中言语、非言语交流与地面不同。失重下的人际交往受到了缺少非言语表情线索、发音的抑扬顿挫及听音困难的损害。发展出应付这种困难的交流环境的方法，然后训练航天员使用这些技术，减少误解及适应太空习惯所需的时间。

敏感性训练 致力于在实际的人际交往过程中，进行提高人际交往能力的心理学实践，又称T组训练。在人们相互作用时，某些情感并不为个人明确认知，但是这种情感却在相互作用中悄悄地起着重要的作用。敏感性训练就是培养和提高对微妙的、隐藏的情感的高度敏感性和增强行为的灵活性。敏感性训练的目标是通过群体相互作用的体验，培养明确、坦率的社会交往和交流方式，培养社会交往中各种角色的适应性；学习对自己、对他人、对群众及对组织的理解和洞察；培养平等、合作、相互依赖的社会交往态度以及不断提高解决和处理社会交往问题的技能。敏感性训练的特点是强调此时此地发生的事情作为讨论对象，不涉及其他或过去的行为；强调过程不强调内容；强调尊重和理解他人，真实、真诚、坦率地对人关系。训练方法很多，一般由10~15人组成一组，集中在实验室内，进行无计划、无组织、无议题和没有主持人的自由讨论。这种讨论可让参加者学会如何有效地与别人沟通和交流，如何有效倾听和了解他人的感情和感受，如何适当表达自己的感情、表达自己对别人的看法。通过训练使参加者可以如实地了解别人如何看待自己，自己的行为又如何影响别人，以及自己又如何受到别人的影响等。该训练也可使讨论限定在狭窄范围内，逐渐使参加者陷入不安、厌烦、焦躁、不快的情绪之中。此时，平常生活、工作中的失败、不满、挫折、委曲之事，都可萦绕心头，加剧这种不安的情绪。之所以强调只谈"此时此地"发生的事情，就在于造成这种心理状态。体验到这种心理状态的人们，恰恰发现了自己的真面目，如平时察觉不到的或者不愿意承认的不安和愤怒情绪。同时，看到他人和自己一样陷入痛苦之中，因而逐渐能设身处地地体谅他人，增加对他人心理和行为的了解；促进人与人之间的相互理解，更能有效地倾听他人意见、容易商量和合作，人际关系也更和谐。

协作训练 目标是提高乘组的协作能力。有研究表明，60%~80%的航天事故是乘员不能协调行动的结果，因为事故并不是缺乏技术能力所引起，也不能用更多的技术训练来减少。乘组协作、沟通和决策的质量与乘员的沟通风格和乘组的（行为）准则有关，而且大多数乘组的成员从不注意团体准则，乘组的功能往往受乘组形成之前的行为模式所支配，即使在协作不良时，这种模式继续调节着行为。改进协作功能不良的团体准则的最好方法是暴露并改变它，但首先应引起乘组的重视。例如，在模拟乘组训练时，把航天员暴露在常规环境和紧急突发事故中，给予录像并在稍后反馈给乘组，然后乘组可以就他们的行为进行讨论，外部的心理咨询师可指出问题和给予劝告，帮助乘组了解其过程，以进行自我纠正活动，有意识地建立起最适合的行为准则，并应用正确的人际交往技术处理冲突、解决问题。长期空间飞行的乘组训练还应包括日常的及有产生压力和冲突的潜在性的互动的行为训练，乘组协作训练在高级训练阶段可通过使用多乘组训练模拟进行。航天员将学会用乘组协作作为习惯，了解他们的言语和行为对乘组效率的影响，以及如何提高协作效率。

社会支持技能训练　社会支持是由他人提供情感方面的关心和帮助，是缓解应激、促进适应、维持健康和有效生产的重要源泉之一。载人航天将面临很大的应激，尤其是长期航天，航天员将不得不感受远超过早期空间飞行者所面对的艰难困苦，乘组必须学会应对并减轻应激。社会支持就是应对、减轻应激的一个重要资源。航天中，乘组内的同事是最直接、最重要的社会支持资源，因为拥有共同的经验。但是，许多航天员缺乏提供社会支持的有效技能，而且提供真正的情感支持的能力是比较难教授的，只有通过不断的乘组的人际技术训练与指导来增加有关的经验。有研究表明，在某些情况下，同事的社会支持甚至比职业的咨询人员或家庭人员的支持更有效。通过密友系统（其中每名航天员均有

一名分派的密友）进行的社会支持技能训练可以在高级训练阶段（也可在基础训练阶段）引入。密友的作用有 3 个方面：给他人提供感情上的依靠；给密友以受支持的实践；传达这样的信息，即答案不总是解决问题，有时和他人分享情感压力更有益。

此外，乘组心理相容性训练可结合航天职业训练完成。航天员的职业训练的实践证明，乘组成员在一起训练对提高乘组的相容性和协同性有重要意义，对于短期飞行（1~2 周），一起训练的时间不少于半年，中期飞行（1~2 个月）为 1 年，对于长期飞行（2~12 个月）为 1.5~2.5 年。

（王　峻）

hángtiānyuán xiáxiǎo gélí huánjìng
shìyìngxìng xùnliàn

航天员狭小隔离环境适应性训练（astronaut narrow surrounding and society isolation adaptation training）

航天员在特殊的狭小隔离环境中进行的适应模拟航天环境的心理训练方法。简称隔离室训练。是航天员心理训练的重要项目。

航天飞行期间存在适居性、心理和人际关系方面的诸多应激因素，由空间居住舱苛刻的狭小隔离工作生活环境、强加给航天员的特定的工作负荷及以没有独处空间，不得不与其他乘员的社会接触和脱离惯常的家人和朋友社交圈等为特征的社会心理情境造成。航天员远离地球，被封闭在一个狭小环境中，与社会、亲人、朋友分开，只能通过航天器的通信系统与地面交流。不管是飞船、航天飞机还是空间站，乘组都没有足够的机动空间，航天员个人活动受到限制，缺乏个人隐私。在长期驻留空间站和星际

飞行等这类长期航天任务中，空间狭小、乘员人数多，航天员的活动同样受到限制，易引起焦虑、烦躁、易激惹，甚至破坏已建立的人际关系。

随着空间任务时间的延长，人的因素变得越来越重要。在后续载人火星任务中，乘组的良好心理相容性对确保任务的成功甚至安全将起非常重要的作用。行为学研究以及实际航天任务表明，长时间的隔离会引起乘组人际关系恶化、睡眠紊乱、情绪不稳定和抑郁等症状，降低航天员乘组的整体效能。

训练目的　了解和培养航天员在模拟航天职业活动的"人-机"封闭系统中的个性心理特点、行为方式、工作能力、耐受能力和适应能力；确定和提高航天员对长期隔离、孤寂生活的神经-心理稳定性；确定其在连续不间断的严格按程序规定进行的操作活动中的潜在储备能力；最大程度培养和发挥其个性的优良品质，减少不良个性特征的影响，有效地预防心理障碍的发生，提高航天员对狭小隔离环境的适应能力，淘汰不能适应这种环境的人员。

训练内容　此项训练既是心理训练的项目又是训练期间心理选拔的重要内容。通常受训者以单人或小组形式工作和生活在一间狭小的隔离室内，尽可能模拟航天任务中的狭小环境和社会隔离，一切活动均在隔离室内进行，室内有摄录监控和双向通信联络设备，有空调控制温湿度（一般温度保持在 22~23℃，湿度在 55%左右）；室内照明用 24V 直流电源；训练用设备电源 220V 交流电，由室外控制供给，保证用电安全；受训者用餐食品由隔离室的专用传递窗口按时供应，室内

设有卫生间和洗手池，水源也由外部控制，并备有必要的体育锻炼器材等。受训者不休息或限制睡眠，按事先制定的作息时间表，进行心理、生理和操作等方面的测试及记日记或进行文学创作和体育锻炼等，通常采取连续 3~7 天、以不间断工作方式进行。训练时机根据训练目的、任务和要求决定，一般在航天基础训练阶段进行。

通过此项训练完成下列任务：培养航天员有效地执行一系列心理、生理和操作任务的技能；培养使用饮食、供水等器材，保持个人卫生，适应特殊复杂生活条件的技能；培养掌握使用仪器设备、通信联络的技能；获取有关航天员受训期间的心理、生理、行为变化的可靠资料，以便进一步完善个人职业特性和心理品质。

训练要求 此训练项目对人体有较大的应激负荷，为保证受训者的身心健康、安全和训练的有效进行，事先必须做好一切准备。具体要求包括：训练前安排一定时间对受训者进行有关理论知识的培训；训练前应进行必要的身体健康检查，以排除急性和潜伏的流行性传染病、躯体疾病和其他疾病；保证训练设备、器材状态完好、可靠、安全，做好应急情况的处置准备等；坚持自愿参加原则，基于受训者的自我感觉和意愿，允许自由选择训练持续时间或提前终止训练，确保安全性；正式训练前，须经过1.5~2 天的适应期，让受训者熟悉工作生活环境；与训练教员有效配合，并取得基础资料；保证足够营养的膳食、自由供水和满足个人需要的习惯活动；为减少发生单调的状态和心理上的厌烦，在周期性活动中应安排不同类型

的工作，注意工作的穿插安排；应充分利用隔离室摄录像、通信、记录设备，获取训练中的行为、活动资料，为正确评价提供依据。

具体实施由心理训练教员和医监医生等组成的训练工作组进行，做好训练安排和医监医保工作，确保安全，训练结束后要进行训练情况的综合评价。

应用 俄罗斯航天领域进行了大量的相关训练，他们对最有希望的预备航天员进行的 50 多次狭小隔离环境适应性训练的资料表明，此训练能准确地确定受训者不良心理特征，如出现心理障碍，能反映出受训者对活动条件改变的不良适应能力；能反映某些受训者的低智商性心理能力；能出现情绪紧张和低水平的自我调节能力等。

进行此项训练并结合其他心理生理检查，能确定以下对于职业训练不利的个体心理特点：弱型高级神经活动特点；以自我为中心的个性特征；在时间紧张和信息不确定条件下不能有效、高质量地进行工作的特点；缺乏适应复杂生存条件和小组协同的能力；记忆力下降；感觉运动协调迟缓；情绪不稳定并导致工作能力下降；抗干扰能力低和对航天活动持否定态度等。

(刘学勇)

hángtiānyuán tiàosǎn xùnliàn

航天员跳伞训练（astronaut parachutetraining） 对航天员跳伞所需的理论知识、动作技巧、特情处置等的学习和培训。跳伞是指跳伞员利用降落伞从高空跳下的活动。跳伞主要用于空降兵部队、飞行员跳伞救生及一些跳伞运动。早期航天中的跳伞训练既是救生需要，又是心理训练手段。目前，航天中的跳伞训练主

要作为心理训练手段，用于提高航天员的心理稳定性。

跳伞训练虽然属于生物医学训练内容，但就其作用而言，对心理品质的提高相当重要。对飞行员来说，飞机失去作用时跳伞可以挽救生命，但在航天员的跳伞训练中，则有完全不同的作用。通过跳伞，包括自由降落一段时间和开伞以后一系列操作任务，可以帮助培养航天员大胆、勇敢、沉着、冷静、坚强、果断等优良心理素质；减少对危险的、对未知因素的恐惧以及意外情况下突发事件的情绪应急反应；提高紧急状态下的心理应急能力；也能通过跳伞中短时间内一系列的操作活动，如对地面的通信联系、对付复杂着陆地形、采取准备而协调的动作、安全降落等训练，提高航天员分析、判断、决策反应能力等。

发展历程 苏联/俄罗斯从准备首次载人航天时就一直重视跳伞训练。飞船总设计师科罗廖夫（Korolev）极为推崇航空飞行和跳伞训练，他认为跳伞训练能提高航天员的职业技能，并能够锻炼意志。俄罗斯航天员接受的跳伞训练很多，贯穿于基础训练、专业技术训练、任务训练等整个航天员训练阶段。在训练时，每周训练 3 次，隔天 1 次，每次跳伞 2 次。高度从 800m 到近 4000m，自由降落时间可长达 70 秒。美国在载人航天初期，也对航天员进行跳伞训练。美国国家航空航天局1963 年就对航天员进行水上和陆地跳伞训练以及帆伞运动。亚轨道太空旅游制定的乘客训练计划中，要求乘客进行至少 25 次跳伞训练，要达到能完全自由下落一段时间，再自主手动开伞的技能水平。

中国首批航天员是从空军歼击机飞行员中选拔出来的，在航校和空军部队经历过为数不多的跳伞训练。

训练要求 在航天员心理训练大纲中跳伞训练是结合心理性训练的一项重要内容。训练的目的是培养和提高个体在各种应激条件下的心理稳定性。通过跳伞活动的高心理应激环境的反复刺激，使航天员逐渐适应，时刻保持注意力的合理分配、对周围情景的准确认知及迅速反应。要求是 ①在陆地跳伞训练中，结合跳伞表象训练及放松训练，加深技术动作的理解和记忆。②在空中跳伞训练中，根据个人特点给予一定的心理负荷，包括出舱时计数，开伞后通过无线送话器通报姓名、主观感受、观察地面情况及简单数学运算等。③观察其行为表现，特别是遇到险情时的处理能力。

训练内容 首先是通过理论教学学习跳伞的基础理论，包括气温、气压、风、空气密度、能见度等天气状况与跳伞的关系、空气阻力、跳伞员的运动速度、运动轨迹、降落伞性能的介绍、开伞冲击力、降落伞的下降速度、下降轨迹等，可能出现的险情及处置等。理论教学结束后，对航天员进行了考核，重点是跳伞的注意事项和险情处置。

随后进行跳伞动作地面训练、反复练习离机动作、开伞后的空中动作、着陆动作等。这是空中跳伞的基础，还要加强体质锻炼、心理训练，增强前庭器官的平衡功能和对空中运动的心理承受能力。练习离机动作旨在使跳伞人员熟练掌握跳离飞机的动作要领，以便跳伞时能够保持正确的开伞姿势，利于降落伞正常张开和合

理承受开伞冲击力。在操纵架上练习开伞后的空中动作，旨在使跳伞人员熟悉离机后的空中动作，熟练地掌握操纵降落伞的动作要领，防止空中相撞，避开地面障碍物，减小跳伞散度，确保跳伞安全。练习着陆动作，旨在使跳伞员掌握着陆动作要领，锻炼下肢力量，正确承受着陆冲击力。

中国首批航天员同样经过跳伞动作地面训练、通过地面测验。空降兵部队协助进行了多次高度800m的自动开伞跳伞训练。

（景晓路）

航天员作业能力训练（astronaut work ability training） 利用地面设备对航天员进行飞船技术、飞行任务、飞行程序、出舱活动、交会对接等作业能力的训练过程。包括理论、操作技能及全任务模拟训练。航天员执行载人航天飞行任务将极大地提高飞行任务的成功率。载人航天的实践证明，训练有素的航天员能对航天器实施有效的监督、控制和操作，识别和排除故障，进行科学试验活动，出色地完成飞行任务，在提高飞行安全性方面发挥重要的作用。航天员面对复杂的航天器系统和特殊的工作环境，可能会出现监视和操作失误，导致危险的发生并影响飞行任务的完成。因此，必须对航天员实施严格、科学的训练，将人为失误概率降到最低。训练包括航天专业技术训练、飞行程序与任务模拟训练两类。

航天专业技术训练 通过航天专业技术训练，航天员可全面系统了解载人航天工程概貌并熟练掌握飞行中必须具备的相关专业理论知识及各种技能，如飞船、空间实验室等航天器的姿态控制、

应急状态和故障的识别、判断和处理，各种安全保障装备的使用和操作，飞行中的自救与互救，舱内设备的照料与维护以及进行空间实验/试验、航天飞行时日常生活和工作用品的使用和操作技能。训练内容为载人航天工程概论、飞船技术训练、空间实验室与空间站技术训练、出舱活动技术训练、交会对接技术训练、有效载荷技术训练等。

载人航天工程概论训练 训练目标是全面系统地了解中国载人航天工程概貌。训练内容包括：中国载人航天工程概况、航天员系统概论、飞船应用系统概论、载人飞船系统概论、运载火箭系统概论、发射场系统、测控通信系统概论、着陆场系统概论、空间实验室与空间站概论等。

飞船技术训练 包括飞船总体概述，环境控制与生命保障技术训练，制导、导航和姿态控制技术训练，测控与通信技术训练，仪表与照明技术训练，电源技术训练，数据管理技术训练，结构和机构技术训练，应急救生技术训练，回收着陆技术训练，热控技术训练，推进技术训练，乘员装备技术训练等。训练目标为：航天员学习飞船总体及各分系统的组成、任务、结构、功能、工作原理、运行工况和特性、故障情况、安全措施及相关专业理论知识；熟练掌握载人飞船自动控制和各种人工控制与操作技能，载人飞船应急状态及故障的识别、判断和处理技能，航天员安全保障装备和生活、工作用品的使用和操作技能及相关专业知识。

空间实验室与空间站技术训练 训练内容为：空间实验室与空间站概述、结构与机构技术、环境控制与生命保障技术、制导、

导航和姿态控制技术，测控与通信技术、仪表与照明技术、数据管理技术、电源技术、热控技术、乘员装备技术训练等。训练目标为：掌握空间实验室与空间站系统组成、任务、结构、功能、工作原理、运行工况和特性、运行管理、安全措施及相关专业理论知识；熟练掌握与空间实验室和空间站相关的操作技能及故障识别和处理技术。

出舱活动技术训练　训练内容为　①出舱活动基础理论和技能，出舱活动史概论、出舱活动技术基础、出舱活动医学基础、潜水训练；②出舱活动专业理论和技能训练，舱外航天服理论培训、舱外航天服操作、气闸舱理论培训、气闸舱操作、舱外作业技能训练等；③正常出舱程序训练，正常出舱程序培训以及在轨组装、检查与训练段程序训练出舱准备与过闸段程序、舱外活动段程序、返回过闸段程序、出舱结束后程序、出舱准备与过闸段+舱外活动段+返回过闸段程序训练等；④出舱活动故障处置程序训练，应急与故障程序培训，在轨组装、检查与训练段故障处置程序、出舱准备与过闸段故障处置程序、舱外活动段故障处置程序、返回过闸段故障处置程序、出舱准备与过闸段+舱外活动段+返回过闸段故障处置程序训练等。训练目标：熟练掌握出舱活动理论知识和操作技能；熟练掌握出舱活动程序；快速、准确地识别、判断和处理出舱过程中的应急与故障；熟练掌握出舱任务相关知识和技能，具备执行舱外作业任务的能力（见航天员自主出舱训练）。

交会对接技术训练　训练内容为　①交会对接技术基础理论培训，航天器交会对接的基本概念及原理，各国交会对接技术发展概况，相关基础知识。②交会对接技术专业理论培训，航天器交会对接技术方案、策略与方法、原理与实施过程，对接机构组成及工作原理，操作手柄的结构、极性、原理、使用方法及操作界面，交会对接手册的内容、使用方法等。③手控交会对接操作技能训练，手控交会对接手柄操作，参数及图像辨识，不同初始对接状态的手控交会对接操作等。④手控交会对接过程中的各种故障识别、判断的方法与标准，处置的方法与程序等训练。⑤自控交会对接程序训练，交会对接阶段划分，各阶段的关键事件及参数判读，自控交会对接过程的监视及相关操作等。⑥自控交会对接过程中的各种故障识别、判断的方法与标准，处置的方法与程序等训练。⑦撤离训练，正常撤离、对接失败时避让及撤离的方法与操作等。训练目标为：熟练掌握执行交会对接任务所需的基础和专业技术知识；交会对接要求的所有操作技能和具备执行手动交会对接任务的能力；交会对接过程中各种故障的识别及处置能力等。

有效载荷技术训练　训练内容为　①空间实验/试验技术训练，空间实验/试验相关的背景知识，空间实验/试验装置的结构、功能、工作原理、技术参数及操作方法、程序，故障识别与处置等。②其他有效载荷操作训练：其他有效载荷的结构、功能、工作原理、操作方法及相关知识。训练目标为熟练掌握各项有效载荷的操作技能及相关专业知识。

飞行程序与任务模拟训练
飞行手册培训包括：正常飞行手册、应急与故障处理手册、航天员操作指南的培训。正常飞行程序训练包括：待发段、上升段、飞船自主运行段、交会对接段、空间实验室/空间站运行段、分离准备与撤离段、返回段、着陆后、组合训练。应急与故障飞行程序训练包括：待发段、上升段、飞船自主运行段、交会对接段、空间实验室/空间站运行段、分离准备与撤离段故障以及故障组合训练等。任务飞行程序模拟训练包括：通过飞行程序与任务模拟训练，使航天员熟练掌握飞行各阶段的正常和应急飞行程序，熟悉和体验飞行环境、过程、操作和轨道生活制度，培养航天员在飞行过程中正确识别、判断和处理应急事件与故障的能力；培养和提高飞行乘组的协同配合能力。

航天任务是一项复杂的系统工程，有明显的群体性特点，航天员必须与乘组其他成员、地面指挥控制及支持人员等各类人员进行协同与配合，共同完成训练和飞行任务；必须具有良好的沟通能力和合作意识。训练使航天员了解航天飞行任务及对他们的要求，与地面支持人员的协同配合要求，提高与他人协同配合的能力，确保载人航天飞行任务安全完成。

（任开明）

hángtiānyuán jiùshēng xùnliàn

航天员救生训练（astronaut rescue training）　执行载人航天飞行任务前，组织航天员为掌握航天救生技能所进行的各项训练活动。航天员救生是载人航天工程计划任务中为确保航天员生命安全，对航天员采取的一系列救护措施，各国在载人航天不同飞行时段设计了不同的救生模式，把航天员救生预案贯穿于整个载人航天工程。在发射场待发段和上升低空段，采用紧急撤离、逃逸救生火箭和个人弹射救生座椅救生；在上升段、在轨飞行段采用应急返回或提供救援飞行器救生；返回着陆（水）段采用降落伞、着陆反推火箭软着陆救生，并为航天员配置了多种个人救生装备，保证其在应急返回着陆（水）后营救人员不能及时到达等待救援阶段，有相应的救生装备使用。美国使用航天飞机后，在发射台上采用营救吊篮、个人弹射救生座椅救生；在上升段、在轨飞行段和返回段采用应急返回及外场着陆救生。为保证航天员掌握载人航天飞行不同时段的救生技能，各国还组织航天员进行相关救生技能训练。苏联/俄罗斯重点组织航天员进行寒区野外生存训练，美国重点组织航天员进行热带雨林野外生存训练，海上救生训练也是各国航天员救生训练的重点。中国航天员救生预案也纳入了载人航天各飞行时段，在发射场待发段采用紧急撤离救生，在待发段和上升低空段采用逃逸救生火箭（逃逸塔）救生；在上升高空段、在轨飞行段采用应急返回或提供救援飞行器救生；返回着陆段采用降落伞、着陆（水）反推火箭实施软着陆救生；在返回着陆（水）后等待救援段，航天员使用个人救生装备展开野外生存自救、求救联络救生。中国航天员救生原则：航天员乘返回舱应急返回着陆（水）后，利用舱内通信设备进行求救联络、等待救援，若联络失败或遇紧急情况，应携带救生装备出舱；出舱后应尽可能在返回舱附近区域活动，确信无救援人员到达或有把握走到方便救援区域时，方可选择行走；在特殊地理环境条件下，如沙漠、寒区、海（水）上、热带雨林等，可根据不同地理环境特点，有针对性地进行野外生存自救、求救联络等活动。

训练目的 此项训练是载人航天飞行任务航天员训练重要内容之一。通过训练，提高航天员在应急环境自救生存能力，掌握野外生存知识，提高航天员应急条件下救生心理素质，对可能遇到的问题、危险程度、防护措施等建立一个正确的处置概念，有战胜危险的心理准备；使航天员熟悉救生装备的使用性能，有效提高航天员在恶劣环境条件下使用救生装备的方法和自救生存能力，完善救生装备性能。最终使航天员具备十种救生能力：决断能力、应急处置能力、独立生存能力、适应环境能力、沉着冷静能力、争取最好做最坏准备能力、坚强耐心能力、吃苦耐劳能力、理解他人能力、团结一致战胜困难能力。

训练内容 根据中国载人航天飞行任务航天员救生模式，保证航天员具备与救生模式相适应的救生技能，航天员一般应在执行载人航天飞行前进行相应科目的训练。目前中国航天员救生训练主要项目有航天员发射场待发段紧急撤离训练、上升段及在轨飞行段应急返回后航天员自主出舱训练、返回着陆（水）后不同地理环境下航天员野外生存训练、航天员救生装备训练、返回着陆（水）后航天员回收与营救中直升机空中悬吊营救训练等。

航天员发射场待发段紧急撤离训练 主要训练航天员掌握发射场待发段紧急撤离技能。包括使用逃逸滑道、防爆电梯紧急撤离程序、方法及要求。此项训练一般应在航天员逃逸训练塔和载人航天发射场发射塔架进行。

航天员自主出舱训练 主要训练航天员掌握自主出舱技能。若航天员返回降落在陆（水）上，救援人员不能及时到达，航天员要靠自身能力自行解除连接部件，打开返回舱舱门出舱。包括陆上返回舱直立、倾倒状态下和海（水）上一般、紧急情况下航天员自主出舱程序方法及要求。此项训练一般应分别于陆地和水训练池或海（水）上进行。

航天员野外生存训练 主要训练航天员掌握各种地理环境下野外生存技能。航天员在执行载人航天飞行任务过程中应急返回在主（副）着陆场之后，营救人员不能及时到达，航天员要在不同地理环境条件下进行生存自救、等待救援。此项训练包括沙漠、热带雨林、海（水）上、寒区等野外生存训练。

航天员救生装备训练 主要训练航天员掌握所配个人救生装备的使用技能。为保证航天员野外生存需要，航天员系统专门为航天员研制了30余种个人救生装备配置在返回舱内。此项训练应分别专门在陆（水）上组织进行，之后也可结合其他科目训练进行。

航天员直升机空中悬吊营救训练 主要训练航天员掌握直升机空中悬吊营救程序、方法及要求，保证其在实际营救过程中安全有效。航天员乘返回舱返回地（水）面后，在组织回收与营救过程中，直升机的航空搜索营救是快捷方便、安全有效的唯一方法。此项训练一般应分别在陆（水）上组织进行，也可结合主（副）着陆（水）场或专项搜索营救的综合演练进行。

训练原则 原则为以提高航天员个人救生技能为主的操作训练；以了解和掌握航天救生基础

知识为辅的理论学习。航天员救生训练应遵守科学合理、安全可靠、循序渐进、由浅入深、先理论后实践、先单项后综合、先简单后复杂、先教员试训后航天员训练的原则。

总体要求 训练科目难度设置要合理、整体设计要合理、程序编排要科学、训练效果要明显、组织实施要可行、训练结果要安全（即为易难性、合理性、科学性、有效性、可行性、安全性）。

主要方法 中国航天员救生训练的组织实施共分 3 个阶段，即先期准备阶段、组织实施阶段、总结讲评阶段。主要方法：理论知识学习与实际操作训练相结合，单项操作训练与综合实际训练相结合，模拟训练与现场实际演练相结合，固定场地训练与野外自然环境训练相结合。

训练考核 ①考核目标：训练科目主要程序、方法及要求清楚，动作熟练无差错，训练安全、身体无损伤。②考核范围：综合训练科目全过程。③考核重点：训练科目主要程序、方法、动作。

（尤立辉）

hángtiānyuán yěwài shēngcún xùnliàn
航天员野外生存训练（astronaut field subsistence training）

为使航天员掌握野外生存能力，组织其在不同地理环境条件下携带救生装备进行野外生存的综合训练活动。航天员野外生存产生于航天员执行载人航天飞行任务时乘返回飞行器，应急返回降落在主（副）着陆（水）场以外荒无人烟的场所，因交通不便，搜救人员不能及时到达等待救援期间，航天员利用所带救生装备、返回舱及外界自然资源需在野外生存自救等待救援。中国载人航天飞行任务，航天员乘返回舱应

急返回降落区域遍布全球，这些地区有辽阔的海洋、严寒的地域、干旱的沙漠、炎热的丛林、冰冷的山川，生存条件严峻，需经训练才能适应。中国把航天员的野外生存划分为沙漠、热带雨林、海上、寒区，与其相应航天员野外生存训练分为沙漠（戈壁）、热带雨林、海（水）上、寒区野外生存训练。威胁航天员野外生存的因素有寒冷、酷热、缺氧、脱水、饥饿、疾病、外伤、中毒、动物危害等。

训练内容 航天员在不同自然地理环境条件下，利用自然资源结合使用个人救生装备及所掌握基本生存技能进行野外生存综合实践训练。主要内容包括返回着陆（水）后应急情况处置、远（近）距离求救联络、不同地理环境下野外生存地形选择、掩体搭建、自然资源应用、动植物识别与食用、救生装备应用、野外行走与海（水）上漂浮、自救生存等。

基础知识学习 包括自然环境对人的危害、野外生存基本技能、野外动植物的识别与食用、个人救生装备的使用等。

单项技能训练 卫生急救、求救联络、海（水）上漂浮、搭建掩体、生火、找水、狩猎、捕鱼、采集、定向、自救互救等技能。

综合训练 在完成基础理论知识学习和单项技能训练的基础上，分别在沙漠（戈壁）、热带雨林、海（水）上、寒区等区域进行野外生存综合训练的体验与实践。划分为 3 个阶段 ①航天员乘返回舱返回着陆（水）后野外生存初期阶段：完成自主出舱后更换舱内压力服、取出装备器材、判定着陆点及方位、发出求救信

号、自救生存、等待救援。②野外生存中期阶段：应完成野外生存定位定向、搭建掩体、求救联络、生火、找水、动植物采集与食用等，在海（水）上出舱后应乘救生船在海上漂浮生存等待救援。③野外生存后期阶段：完成上一阶段任务后，发出远（近）距离求救联络信号，与营救飞机、车辆、舰船进行求救联络。

沙漠（戈壁）野外生存训练 根据沙漠（戈壁）区域雨水少、蒸发量大、气温变化剧烈、风沙大、人烟稀少、行路难等特点，组织航天员重点训练沙漠遮阳、搭建掩体（宿营）、合理饮水、沙漠行走。训练时间一般48小时。

热带丛林野外生存训练 根据热带丛林气候炎热、雨水多、湿度大、植物茂密、地形复杂、动物种类多等特点，组织航天员重点进行搭建掩体防动物伤害、防中暑、防疾病、生火、找水、找食物、制作工具、丛林行走等项目训练活动。训练时间一般48小时。

海（水）上野外生存训练 根据海上水域宽广方向难辨、风浪大环境复杂、海水温度低人在水中生存时间短、缺乏淡水、有害动物多等特点，易对人类造成淹溺、冷水浸泡、干渴、有害动物侵袭等威胁因素。组织航天员重点进行海上漂浮、防冷水浸泡、防动物伤害、海上饮水、食用动（植）物等项目训练活动。训练时间一般24小时，也可结合海上营救演练进行。

寒区野外生存训练 根据寒区气温低、寒期长、寒潮多、积雪深、江河及土地封冻等特点。组织航天员重点进行搭建掩体防冻伤、防雪盲和食物采集食用及寒区行走等项目训练活动。训练

时间一般48小时。

训练目的 使航天员正确利用不同地理环境的自然资源自救生存、熟练使用所配个人救生装备，培养航天员应对恶劣环境的适应能力和团结一致战胜困难的综合能力。

训练保障 主要包括训练场地选定、气象预报与测报、装备器材准备、医疗救护保障 ①场地保障：航天员沙漠、热带雨林、海上、寒区等野外生存训练场地的选定，通常应选定在周边不易发生泥石流、山体滑坡、雪崩、沙尘暴；热带雨林地区无海啸、台风的发生，远离城市与居民区，具有相对独立活动场地（所），便于人员监控、通信保障方便、车辆运输可行等条件。训练场区应设有航天员自主出舱区、野外生存训练区和回收与营救（舰船、直升机）训练区等，训练场区周边应设有训练监控站、医疗监控站和其他监控站。②气象保障：航天员野外生存训练期间，应根据气象保障条件及相关规定进行气象预报和现场测报，重点是未来天气温度、湿度、降雨、降雪、地面风速风向、空中风速风向、云量云高、空中地面能见度等。③装备器材保障：根据训练需要进行各种装备器材购置与请领、检查与维护，发现问题及时更换或补充，确保装备器材使用安全可靠。④医疗救护保障：医疗救护是保障航天员身心健康、完成训练任务的重要保障，主要是航天员训练前、后的身体检查和训练实施过程中的医疗救护等，对训练区域的水源、周边疫情进行了解与通报，积极做好预防。

训练组织 主要围绕着先期准备、组织实施、总结讲评等3个阶段展开工作。先期准备阶段

包括制订训练计划、选择训练场地、组训准备、教员试训、场地设置等；组织实施阶段包括训练分组及场地划分、训练实施全过程；总结讲评阶段包括及时回收、清点各种装备器材并做好再次训练准备，还包括依据训练记录，分析查找问题，确认训练效果，总结经验与不足。

训练考核 以航天员野外生存训练实践为基础，对所有受训者的训练积极性、完成训练任务态度、完成训练科目效果、达到的基本技能情况进行的评估和考查。基础理论考核通常采取笔试考核的形式，成绩评定按百分制计算成绩；基本技能训练考核，一般结合航天员的综合实践训练进行，对航天员完成基本技能训练情况进行逐项考核。①考核目标：训练科目各阶段完成情况进行综合评价；②考核范围：训练科目全过程；③考核重点：训练科目每个阶段训练内容、项目完成情况。

（尤立辉）

hángtiānyuán fāshèchǎng dàifāduàn jǐnjí chèlí xùnliàn

航天员发射场待发段紧急撤离训练（astronaut urgent retreat training in launch preparation phase of launchsite） 使执行载人航天飞行任务的航天员掌握发射场待发段紧急撤离技能而进行的训练活动。航天员发射场待发段紧急撤离是发射场待发段航天员应急救生模式之一，在发射场指挥系统统一组织指挥下对航天员实施紧急撤离，以使用逃逸滑道实施紧急撤离为主，使用防爆电梯实施紧急撤离为辅。

使用逃逸滑道紧急撤离的条件：发射场情况危险紧急，不适于启动逃逸火箭；塔架的工作平

台可使用，有地面保障人员帮助。例如，飞船、运载火箭发生火情或局部火工品、压力容器误爆可能引起中毒或爆炸，而启动防爆电梯撤离无法保障航天员安全的情况下，不适合于启动逃逸火箭。发射塔架设备局部起火，使用发射塔架上防爆电梯撤离不能保障安全，飞船或运载火箭推进剂泄漏、报警，但延迟一段时间后可能着火、爆炸危及航天员安全。

使用防爆电梯紧急撤离的条件：发射场情况不是特别紧急，有较充足的撤离时间，塔架工作平台可使用，有地面保障人员帮助，电梯有电源可用。例如，航天员生理、心理状况出现问题，需要更换人员或中止发射，发射场地面库房或脐带塔、地面设备间出现着火决定中止发射，因飞船、运载火箭故障中止发射，发射场测控通信系统不能满足发射条件或其他原因中止发射，飞船、运载火箭推进剂泄漏报警但未出现着火、爆炸等紧急情况。

训练目的 使航天员熟悉发射场及发射塔架设施、环境条件，熟练掌握发射场待发段组织航天员紧急撤离程序、方法、动作及要求，确保航天员在实际应用时积极有效、安全顺利地撤离危及航天员生命安全的发射现场。

训练内容 航天员发射待发段紧急撤离训练是执行载人航天飞行任务航天员救生训练科目之一，航天员在执行载人航天飞行任务之前，应组织航天员分别在航天员逃逸训练塔和发射场发射塔架进行紧急撤离训练。内容主要有使用逃逸滑道组织航天员紧急撤离训练、使用防爆电梯组织航天员紧急撤离训练及紧急撤离综合演练。

使用逃逸滑道紧急撤离训练

此项一般应先在航天员逃逸训练塔组织实施,后在发射场发射塔架组织实施。分别在 14m(或 22m)、52.5m 高度,航天员穿着训练服和舱内压力服进行训练,应掌握发射场待发段紧急撤离的可能条件、程序、方法、动作及要求等。每次组织航天员使用逃逸滑道紧急撤离训练时,应做 4~6 次。

使用防爆电梯紧急撤离训练 此项一般应在发射场发射塔架 52.5m 高度组织实施,航天员应穿着舱内压力服进行训练,应掌握发射场待发段紧急撤离的可能条件、程序、方法、动作及要求等。每次组织航天员使用防爆电梯紧急撤离训练时,应做 2~3 次。

紧急撤离综合演练 检验发射场待发段组织航天员紧急撤离综合能力的训练,主要有指挥系统组织指挥能力、发射场协同保障能力、航天员自身紧急撤离能力等。一般情况下在发射塔架 52.5m 高度上,使用逃逸滑道、防爆电梯紧急撤离各训练 1 次。

训练保障条件 航天员发射场待发段使用逃逸滑道、防爆电梯紧急撤离训练,应在载人航天发射场发射塔架上和逃逸训练塔组织实施。具备训练保障条件有发射场发射塔架、逃逸滑道、防爆电梯等设备安装完整,使用安全可靠;训练保障岗位人员设置安排符合要求、职责明确,相关保障设备、器材使用配套,组织实施流程细则可行。

训练组织 航天员发射场待发段使用逃逸滑道、防爆电梯紧急撤离训练及综合演练主要内容包括编制文件、教员试训、示范教学与观摩、训练实施、总结讲评、训练考核。

训练考核 ①考核目标:训练科目主要程序、方法及要求清楚,动作熟练无差错,训练安全、身体无损伤。②考核范围:每次训练科目全过程。③考核重点:训练科目主要程序、方法、动作。

(尤立辉)

hángtiānyuán zìzhǔ chūcāng xùnliàn

航天员自主出舱训练 (astronaut independence egress training)

使航天员掌握自主出舱技能而进行的训练活动。航天员执行航天飞行任务乘返回舱正常返回或应急返回降落在陆(水)上时,回收营救人员不能及时到达等待救援时,航天员靠自身能力主动打开返回舱舱门、脱离返回舱的过程称为航天员自主出舱。航天员自主出舱按返回舱降落在陆上状态的不同,分返回舱直立和倾倒状态下自主出舱;返回舱降落在海(水)上,因返回舱漏水危及航天员安全程度不同或乘返回舱长时间在海(水)上长期漂浮无法忍受时,航天员依靠自身能力打开返回舱舱门、脱离返回舱的过程称为航天员海(水)上自主出舱,分为一般情况和紧急情况下自主出舱。

航天员陆上自主出舱 ①陆上返回舱直立状态下自主出舱。航天员根据返回舱所处状态,依靠自身能力主动解脱束缚带,打开舱门出舱或在舱内脱掉舱内压力服穿戴舱内工作服(着陆服)或防寒服出舱。②陆上返回舱倾倒状态下自主出舱。航天员返回着陆后,因返回舱滚动重心侧偏和落地瞬间降落伞产生拖拉,返回舱滚动和拖拉停止后处于倾倒状态,航天员利用身体重心与舱内支撑点,主动解脱束缚带,断开连接部件,打开舱门,爬出舱外,在舱外脱掉舱内压力服穿戴舱内工作服(着陆服)或防寒服,取出相关救生装备等待救援。

航天员海(水)上自主出舱 ①水(海)上一般情况下自主出舱。航天员应急返回降落到海(水)上后,返回舱漏水情况不紧急,但航天员无法忍受乘坐返回舱长时间漂泊,需要脱离。主要方法:航天员在舱内先脱掉舱内压力服,穿戴好抗浸防寒(仅在舱外温度或水温低于 20℃ 时穿)和漂浮装备,带好救生船及其他装备包,打开返回舱舱门,在舱沿上将救生船从舱内拉出、充气、抛入水(海)面上,为漂浮装具充气,然后脱离返回舱着水、登上救生船在水(海)上漂泊生存等待营救的过程。②水(海)上紧急情况下自主出舱。航天员应急返回降落到水(海)上后,返回舱漏水严重危及安全,航天员在舱内不脱舱内压力服,直接穿戴好漂浮装备,连接好救生船和救生物品包后,打开返回舱舱门出舱,在舱沿上将救生船从舱内拉出、充气、抛入水(海)上、为漂浮装具充气,航天员脱离返回舱着水,登上救生船在水(海)上漂泊生存等待营救的过程。

训练目的 使航天员熟练掌握陆(水)上返回舱各种状态和各种情况下的出舱程序、方法、动作及要求,保证航天员在正常或应急返回着陆(水)时运用自如有效。

训练内容 包括航天员陆上返回舱直立、倾倒状态和水(海)上一般情况或紧急情况下自主出舱训练等。

陆上自主出舱训练 此项目训练一般在航天员救生训练场进行,也可结合野外生存训练选择在较平坦地面进行,航天员分返回舱直立状态、倾倒状态和穿着训练服、舱内压力服组织实施。

组织航天员返回舱倾倒状态下自主出舱训练时应先将返回舱置于倾倒状态，将舱内座椅头部调整到上部后航天员才能进舱固定束缚，航天员固定束缚牢靠后滚动返回舱，航天员在舱内座椅上处于倒置状态后才能开始练习自主出舱。航天员陆上自主出舱训练可分为单人、双人、三人为一组进行，每个科目每人应完成2~3次。

水（海）上自主出舱训练 此项目训练一般在航天员救生训练场（水训池）或水（海）上进行，也可结合航天员水（海）上野外生存训练和水（海）上营救演练进行。航天员水（海）上一般情况和紧急情况自主出舱训练，可分为单人、双人、三人为一组进行，每个科目训练每人应完成1~2次。组织训练时应先将返回舱吊置于水中，航天员进舱及装好救生装备后才能展开训练。

训练保障 训练场地（所）的选择应便于模拟返回舱运输、吊装、状态调整、水（海）上牵引，不影响救生装备使用性能的发挥，野外训练时周围环境、气象保障条件应符合相关规定，保证人员、设备安全，岗位人员安排合理、职责明确、培训上岗，保障设备配套，使用可靠。

训练考核 ①考核目标：训练科目主要程序、方法、动作及要求清楚，动作熟练无差错，训练安全、身体无损伤；②考核范围：每次训练科目全过程；③考核重点：训练科目主要程序、方法、动作。

（尤立辉）

hángtiānyuán jiùshēng zhuāngbèi xùnliàn

航天员救生装备训练（astronaut rescue outfit training） 使执行载人航天飞行任务航天员掌握

所配个人救生装备的使用技能而组织的训练活动。

航天员系统在载人航天工程航天员救生预案基础上，为满足应急返回后的救生需要，使营救人员可尽快确定航天员返回降落后的准确位置，在最短时间内营救回航天员，为航天员配置了相应的个人救生装备30余种。主要包括救生物品包、救生船包（Ⅱ）、抗浸防寒服包、着陆用鞋包、应急（救生）食品及饮水包及内部配套装备等。航天员个人救生装备配置的品种、型号、数量是根据每次执行载人航天飞行任务航天员乘组人员的数量而确定的，并随新技术、新材料的应用而更新。载人航天飞行时航天员个人救生装备安放在返回舱内的有效载荷架，供航天员应急返回着陆（水）后在野外进行求救联络、自救生存、海（水）上漂浮等待救援时使用。在组织航天员各项救生科目训练前，应专门组织航天员进行个人救生装备使用技能训练。

训练目的 使航天员掌握救生装备的使用性能、程序、方法，保证实际使用安全、有效、可靠。

训练内容 航天员救生装备训练是航天员救生训练内容之一。主要围绕航天员掌握所配个人救生装备的使用技能的训练，重点学习和掌握各救生装备功用、使用性能、时机、方法及要求。

远（近）距离求救联络装备训练 主要有卫星电话、卫星定位仪、救生电台、光烟信号管、救生信号枪（弹）、闪光标位器、太阳反光镜、海水染色剂、救生口哨等装备的使用训练。一般在航天员救生训练场进行，也可在野外空旷地训练，训练次数以航天员熟练掌握使用技能为标准。

野外生存装备训练 主要有个人急救药包、应急（救生）食品及饮水、蓄水袋、引火物、抗风火柴、救生渔具、自卫手枪、生存刀、指北针、防风尘太阳镜、生存手册、保温袋、着陆用服装、着陆鞋、救生物品包、包衣等装备使用训练。一般在航天员救生训练场进行，也可在野外空旷地训练。训练次数以航天员熟练掌握使用技能为标准。

海（水）上救生装备训练 主要有单（双）人救生船、抗浸防寒服、驱鲨剂、漂浮装具等使用训练。此项训练一般应在航天员救生训练场水训池进行，也可在野外海（水）上训练。训练次数2~3次，甚至更多。

救生装备综合演练 一般利用主、副着陆场航天员回收与营救综合演练进行，使用远（近）距离求救联络装备与营救直升机进行"地-空-地"合练；海（水）上综合演练应结合海（水）上航空搜索营救演练。

训练方法 讲解个人救生装备性能、用途及使用方法并逐一演示，分组进行操作练习。手枪射击训练时应在专门的射击训练场进行，并按规定组织实施。

训练保障 根据训练科目难易程度、组织规模来确定，训练场地（所）的选择、设置不影响所训救生装备使用性能的发挥，场地（所）周围环境在可控范围，气象保障条件应符合相关规定，应在保证人员、装备安全的条件下进行；岗位人员设置安排满足要求、职责明确，经培训胜任，相关训练保障设备器材配套、使用安全可靠。

训练考核 ①考核目标：各救生具体使用程序、方法、动作及要求熟悉，各操作动作熟练、无差错，训练安全、身体无损伤。②考核范围：每次各救生装备操作动作全过程。③考核重点：各救生装备使用程序和操作动作。

（尤立辉）

航天实施医学（space operational medicine）

hángtiān shíshī yīxué

以保障航天员的健康、解决载人航天飞行中的医学问题为目标的航天员医学检查、医学鉴定、健康监测、健康维护、健康促进、医学救援的专业学科。旨在建立各类航天员的医学选拔方法和标准，实施训练期间及航天前、中、后的医学监督和保障，定期的医学检查和鉴定以及航天过程的医学救援。

航天实施医学是研究和实施航天员保健的医学应用学科，立足于预防医学、临床医学、心理学、航天环境医学和失重生理学的基础和应用研究，充分体现"实施"的重要性和操作性特点，故称之为航天实施医学。

航天实施医学是航天医学的一个分支学科，侧重于研究符合何种条件的人员适于航天职业，并使其得到最大程度的维持。符合何种条件的人员适于航天职业的研究，可称之为"胜任力"研究，是航天实施医学研究的重点，集中体现在航天员医学检查方法、医学鉴定标准、医学选拔标准的制定。维持航天员的"胜任力"就是维护和促进航天员的健康，包括医学保障、生物医学训练、航天营养、航天心理支持等。

学科形成和发展　载人航天实施医学的研究始于20世纪50年代末载人飞船试验初期。当时对载人航天尚缺乏深入的认识，只是肤浅地认为载人航天与航空飞行相类似，只是借助航空飞行中的医学选拔和医学保障保障航

天乘员的安全，将空军选拔歼击机飞行员的内容、方法、标准用于选拔航天员。20世纪70年代，美国经过"阿波罗"号飞船登月的成功和"天空实验室"的实验性飞行，苏联经过"联盟"号飞船和"礼炮"号空间站的飞行，载人航天实施医学得到进一步发展。70年代末，美国和苏联对载人航天实施医学的研究和实施进行总结，逐步将其系统化、制度化、规范化和标准化，形成了研究和实施体系。

中国的航天实施医学也起步于20世纪50年代末，初步形成和发展于20世纪70年代"曙光"号任务阶段。1992年，中国载人航天工程启动后，其研究内容和技术水平获得了长足的进步，并经实践验证。"神舟"5号～"神舟"10号系列飞船飞行任务的成功，形成了中国特色的实施模式，标志着中国航天实施医学学科的日趋成熟。

研究范围及应用　主要包括以下几方面　①航天员医学监督与医学鉴定：开展航天员健康监测方法与评价标准研究，运用先进的医学技术，定期对航天员进行临床检查、生理功能检查、特因耐力检查，制定医学检查方法和医学鉴定标准，对航天员的健康状况进行等级评定。研究制定多项生理指标为核心的在轨医学监测指标体系，监测航天特因环境对人体的影响。②健康维护：整合预防医学、康复医学、运动医学、中医药的理论与技术，研制强身固本、防病治病等一系列医疗卫生保障方法与措施。③医学救援：应用卫生勤务学、急救医学的理论与方法，按系统论的观点，科学合理地组织航天实施医学技术力量，针对各重大任务

现场航天员可能出现的安全、健康问题，研究组织管理与医学技术手段等综合措施，实现对航天员进行健康维护、防治伤病、应急救助。

研究方法　航天实施医学的研究方法，与航天医学研究方法相同，包括：模拟法、实验法、调查法、询问法、观察法、数学模型法等。应依据载人航天工程任务需求，以提高航天员健康保障为重点，秉持预防为主、防治结合、健康促进的原则采用临床医学、航天医学、基础医学、预防医学、卫生勤务学等理论和技术，对航天员实施科学、合理的健康管理，实现载人航天任务中航天员安全、健康、高效工作的目标。

随着"建立空间站、登月、探险火星"长期航天任务的开展，要求解决航天员在长期失重环境中保持身体健康和最佳工作状态，给载人航天实施医学提出新任务和新要求，需要航天工作者不断更新理念，探索新的技术和方法。包括在轨健康监测/评估/预警/维护技术、心理监测/评估/支持技术、医学处置与医疗救护技术、远程医学支持技术、微生物监测与控制技术、营养检测与保障技术、心理检测与支持技术、工作效率检测与促进技术等。发挥中国传统医学优势，深化航天医学研究，促进航天实施医学发展。

（李勇枝）

航天员医学监督（astronaut medical monitoring）

hángtiānyuán yīxué jiāndū

保证航天员圆满完成训练和航天飞行任务并保持身体健康所进行的医学检测和评定。美国和苏联在创建航天员训练基地之始就成立了专门的航空航天卫生机构，进行航天

医学相关研究并实施对航天员的医学监督以保障航天员的身体健康。中国自1958年在中国人民解放军军事医学科学院设置宇宙医学研究所就照苏联模式设置了医学保障室以对参与航天医学研究和试验任务的锻炼员在选拔、训练和试验中进行医学监督。到20世纪90年代结合载人航天任务重建了航天员医监医保研究室，设置了专门的医学监督组，承担航天员的选拔、训练及飞行期的医学监督工作。

主要内容包括：定期对航天员实施医学检查以及时跟踪与评价其健康状况，及时发现潜在疾病并尽早处理；定期对航天员进行医学鉴定以决定下一步训练和任务的实施；航天员大型训练现场的医学监督以保证航天员的训练安全；航天飞行前、中、后的医学监督和评价等。

航天员医学检查　在航天员的日常训练期，每年定期实施年度医学检查和季度医学检查。年度医学检查旨在全面了解航天员身体健康状况，发现潜在的疾病，评价航天员生理功能维持水平，确定下一年度需要采取的医学防护措施及锻炼措施。一般安排在当年度的年末或下一年度的年初。内容包括临床医学检查和生理功能检查两个部分。临床医学检查包括临床各科的病史询问及详细体格检查，还进行必要的电生理、影像学和实验室检查，必要时还可安排内镜等微创检查。生理功能检查包括运动心肺功能、运动心电图、负荷超声心动图等一般项目和超重耐力、缺氧耐力、前庭功能、立位耐力、头低位等特因项目。年度医学检查后，临床医学检查和生理功能检查的资料由专家组讨论后给出评定意见，

将结论性检查结果及原始资料汇总后存入航天员健康信息数据库。季度医学检查旨在了解航天员近一季度以来的身体健康状况并指导下一季度的医学保健措施的实施，一般于每季度的最后一周实施。主要进行临床各科的病史询问及体格检查，辅助检查项目较少。季度医学检查完成后由专人完成总结并归档，原始检查资料存入航天员健康信息数据库。

航天员医学鉴定　虽然航天员在选拔过程中已通过了严格的医学选拔和鉴定，但随着航天员职业训练时间的推移，原来检查健康合格的航天员也可能会发生急性或慢性疾病，也有发生生理功能下降的可能。因此，有必要定期对航天员进行健康鉴定，以确定航天员是否适合下一步的职业训练和飞行任务。航天员的医学鉴定一般每年1次，在年度医学检查完成后进行。用于鉴定的临床医学检查项目是以影响航天员健康和执行航天职业任务的常见病、多发病为主，影响严重且不可治愈的疾病为不合格项，影响较轻或可治愈的疾病为个别评定项。生理功能项目有运动心肺功能、超重耐力、前庭功能和低压缺氧耐力等重点项目和运动心电图、运动负荷超声心动图、下体负压、头低位、立位耐力和耳气压功能等一般项目，利用航天员在各项生理功能检查过程中的主客观反应进行项目评级。根据临床医学、生理功能检查结果进行综合评定，临床医学检查无不合格项且生理功能水平无显著下降者定为合格，临床医学检查有需要个别评定的项目或生理功能水平明显下降者定为暂不合格，临床医学检查发现有显著影响航天职业活动且2年内不可治愈的

疾病或已连续3年被定为暂不合格者定为不合格，航天医学鉴定为不合格的航天员要退出航天员队伍。

航天员训练现场的医学监督　航天员的职业训练包括多种高风险、高负荷的特因训练：超重、低压缺氧、高温、低压易感性、飞行体验、失重飞行、跳伞、野外生存、应急逃逸救生、隔绝、水上出舱等大型专项训练。旨在使航天员熟悉并预适应航天活动中可能遇到的恶劣环境因素，但训练时要保障航天员自身的安全与健康。航天员训练现场的医学监督是针对每项训练的特点采取适宜的方法和手段，从医学角度确保航天员安全高效地完成试验任务。航天员医师须预先熟悉训练项目的生理反应、训练内容和程序、工作负荷量、安全措施、中止训练的安全指标等，提前制定实施计划和可能出现医学问题的救护方案；训练前，航天员医师对航天员进行身体检查、健康确认，根据相应的标准进行医学放行；训练中，航天员医师严密监测并记录航天员的生理指标及主观反应，根据其反应特点，严格把握医学中止标准，适时提出中止训练的建议；训练后，进行体检与观察，确认训练未对航天员身体造成明显损害。

航天飞行前的医学监督　每次航天飞行任务前，都会通过临床及生理功能的综合检查根据"优中选优"的原则选拔出任务乘组航天员及备份航天员。乘组梯队确定后到执行航天任务前，要进行较全面的临床医学检查和部分生理功能检查，针对任务的特点增减检查项目，如任务中有出舱活动的要进行耳气压功能的检查，还要进行连续动态的医学跟

踪，以确保乘组航天员在执行任务前保持最佳的身心状态。

航天飞行中的医学监督 航天飞行过程中，借助航天器上的医学监督设备采集航天员的生理、生化指标，结合乘员舱环境参数以及通话和电视图像，地面医学监督人员还会对航天员的身体状况进行动态医学跟踪和评价，对航天员身体状况是否适于执行下一步任务给予提前判断（见航天飞行医学监督）。

航天飞行后的医学监督 航天返回后，航天医学人员要迅速到达着陆点，及时明确航天员有无伤病，快速判断航天员生理功能下降情况，选取相应的医学协助方式。在航天员由着陆点返回驻地途中实施全程医学监督和评价。返回驻地后，在身体状况允许的前提下实施更详细完善的医学检查，指导航天员的后恢复。在后恢复过程中定期对航天员各项生理功能的恢复状况进行评价，直至航天员恢复到飞行前水平。

随着航天实施医学研究的进步和相关学科的发展，航天员医学监督手段将不断丰富，医学监督水平将不断提高，医学监督模式也将逐渐优化，保障航天员在训练期、任务期及整个生命过程中的身体健康。

（杨兴胜）

hángtiān fēixíng yīxué jiāndū

航天飞行医学监督（medical monitoring for space flight）

航天飞行中通过各种与人相关的监测指标和信息综合分析，所进行的对乘员健康状态的评价与督导工作。是通过飞船和地面遥测系统，用人体生理和生化指标、乘员舱环境参数、语音通话和视频图像信息，综合分析和评价的结果。

长期飞行的国际空间站其医学监督（简称医监）的含意已扩大，从单纯监督作用趋于监督与研究相结合的复杂测量、分析与判断系统。配置诸如心电、超声、睡眠、血液、尿液、微生物等监测设备，还有评价心血管调节功能的下体负压装置，测量失重条件下的人体代谢功能的自行车功量计和跑台等。监督方式也由单一的实时医监发展为定期医监与按需医监相结合的模式。根据航天飞行各阶段医学风险及医学关注点不同，医学监督模式分为3个类型（图）①实时医监：在飞船发射的上升段、交会对接段、出舱活动期间以及飞船返回段，航天员面临的医学风险都较高，必须对相关主要指标进行实时连续医学监督。②定期医监：正常的在轨运行段，航天员面临的急性医学风险相对较低，关注的重点应为航天特因环境对人体生理的影响，在一定周期内用医监设备进行定期医学监测和评价。③按需医监：在航天员出现伤病需要诊断和治疗或根据飞行计划和任务需要对航天员身体状况进行针对性评价时，根据情况进行有选择性的医学询问、指标检测与分析。

工作内容 保证航天员的安全、健康和工作绩效是实施航天医学计划的核心原则。对航天员健康进行医学监督是确保载人航天飞行安全的重要内容。航天实践证明，航天飞行会引起乘员心理和生理上的改变，可能出现健康风险。所有载人航天器都需要设立有如下功能的乘员健康监督系统：对生理功能进行判断和预测；在上升段、交会对接期间、出舱活动期间和返回段实施有效的医学监督；飞行中进行周期性健康检查（根据飞行计划）；基于症状和体征进行日常/应急医学评价；对比分析飞行前、中、后各阶段临床评价数据。

在轨医学监督的内容包括临床指标和生理参数。以苏联/俄罗斯为例，在载人飞行初期，从"东方"1号用心电图和呼吸描记图起，到"东方"4号增加了脑电图、眼电图并记录皮肤电活动等医监指标。"上升"号及后来的"联盟"号系列飞船的医监系统可记录心电图、心震图、呼吸描记图、血压或脉搏图、脑血流图等。"和平"号空间站运行期间，确定了3类医学监督设备和指标：α医监仪（适用于飞船发射段、对接段、返回段，指标有心电、呼吸、心震图）；β医监仪（适用于出舱活动，指标有心电、呼吸、心震图和耳后体温）；γ医监仪（适用于空间站在轨医学监测和检查，指标有12导联心电图、血压

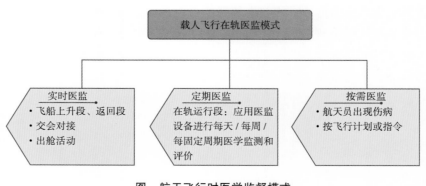

图 航天飞行时医学监督模式

等）。总的来说，"和平"号空间站及国际空间站医学监测分为飞行中常规医学监测、出舱活动医学监测、交会对接医学监测及环境医学监测4大类。国际空间站医学系统有两个来源，第一个即苏联服务舱，其内所使用的医学设备基本与"和平"号空间站类似；第二个即美国提供的两大综合医学系统，即乘员健康保障系统和人体研究设备，用于执行站上的医学监督和科学研究，涉及心血管、肺、肌肉骨骼、感觉神经、辐射、调节生理学等方面，通过监测对抗措施的有效性，确保乘员的健康和安全。其中①飞行中常规医学监测的主要内容包括12导联心电图、24小时动态心电图、下体负压耐力、运动负荷心血管功能、身体质量测量、小腿容积、血常规及生化、尿生化等。上述检查分别按每日、每周、每月、每季度的不同间隔开展，形成相应的医学报告。②出舱前应进行医学监测，从出舱前两周左右开始，对航天员进行全面的生理、心理检查，包括肌力测量、负荷运动测试等；出舱前1~2天，进行耳鼻喉、皮肤、血压、脉搏、呼吸、体温及一般情况检查。出舱当天测量体温、心率、血压、体重并进行尿液检查。③执行交会对接任务时应实时监测航天员状态，主要监测指标包括心电图、呼吸等。④环境医学监测包括定期对水质、微生物、辐射、大气环境、噪声等进行监测。主要监测指标包括水中碳总含量、无机碳总含量和总有机碳、pH值、电导率、总菌落数及大肠埃希菌菌落数，物体表面及空气中的细菌、真菌数，辐射暴露水平，有害气体浓度，航天器内噪声值等。

中国载人航天短期飞行监测了航天员的基本生理指标，主要包括心电、血压、呼吸和体温，同时判断航天员健康状况和工作能力。通信时段内，通过与乘组通话、舱载电视图像系统了解和观察航天员主客观反应，并提供医学支持措施。监督饮食及作息制度执行情况，监视飞船舱内环境参数，观察其对航天员身体健康的影响。监视返回前航天员健康及功能状况，预测返回前再适应能力及确定采取的预防措施，如返回前口服盐水等。出现医学问题时，明确诊断，指导航天员用药。必要时，根据中止飞行医学标准提出中止飞行或提前返回的建议（见航天医学监督技术）。

工作方法 已认识到航天飞行时的人体反应是一种生理功能范围内的适应性变化。因此，在临床诊断的基础上对人体功能状态进行判断和预测成为医学监督的主要目的。通常将航天中的人体功能状态划分为3类："正常"、"过度"、"危险"。航天员健康状态预测方法主要以比较和分析"过去"和"现在"医学资料为基础，诊断出飞行条件下机体各系统功能潜在障碍和个别变化。目前采用的方法之一是数学分析心率（心率变异方法），在对动态心电图一系列R-R间期进行频谱分析的基础上，依照特殊的算法得出。这是反映整个机体再适应状况的指标，借助它能够确定机体调节系统的紧张程度并做出预报。

航天中人体健康状态的判断是先经过数据处理，通过模拟数字方法进行信息处理和功能判读。如对脑电图和心电图波形的频谱分析，进行医学仪器-人-计算机联机的多功能实时处理。该系统

能自动完成信息的取样、数据测量、预处理和自动分析、逻辑判断、结果的显示与记录、危险状态的报警等一系列功能。将有关航天员生理指标、症状和动态数据，与基线数据进行比较或作为数学模型中的参数进行计算，最终为医监人员提供一种实时的生理指标变化的趋势或人体状态的分类结果。生命重要指标超过预先设定的极限或进入危险状态时，便发出报警。对航天员机体状态信息的提供可由航天器上自动监护系统完成，也可以将信息传至地面由测控中心进行数据收集、分析、处理并提供结果。

航天员的工作能力与人体的健康状态有直接的关系。人的工作效率可通过机体的疲劳程度表现。判断疲劳程度可用心率、血压和主诉等指标。脑电图与皮肤电阻也能判断人体的工作能力是否正常。提出用语音分析来判断人体的健康状态和工作能力。

在执行航天医学监督时，有一套实施医学监督的程序。航天器发射后，医监人员在载人控制中心的医监台与航天员保持经常的通话联络，监视从航天器上发回地面的有关航天员身体健康状态指标的信息数据。根据各指标的变化或由飞行中和地面计算中心传送来的诊断或预测结果，获得航天员身体健康状态与作业能力的结论，并提出应采取的应急措施，或者决定是否继续航行。

应急飞行医监技术是指在载人航天飞行中工程技术故障、航天员身心疾病或其他因素所产生的险情将威胁着航天员身心健康和生命安全，需采取必要的补救措施以决定继续飞行还是提前返回地面。地面医监人员需了解当时航天员的健康状态，注意观察

生理指标的变化情况，并指导航天员进行自救互救。医监人员应了解故障因素（即疾病因素）对乘员的病理生理影响和发展趋势，及时调用医学信息数据库资料进行比较，判断可能发展趋势并提出处理建议。

工作要求 飞行中医学数据的采集、传送、处理和分析是医学监督的重要内容。医学数据的主要信息源包括：航天器、环境以及乘组人员状态的信息，私密医学访谈，健康问卷，远程医学，利用航天器上的声频和视频手段对乘员进行评价。自"天空实验室"计划以来，美国一直保留着乘员健康和医疗结果数据库，包括飞行前、飞行中及飞行后所采集的全部数据。

国际上研究重点是把新技术手段运用于航天飞行医学监督。例如，国际空间站乘员健康保障系统，注重发展在空间站上不间断监测生理参数技术，将生理传感器埋于乘员内衣织物中，获得连续生理数据。尤其注重医学监督的自动化，注重先进的通信技术、信息技术、人机界面技术与医护技术的整合，以提高航天飞行医学监督水平，如美国国家航空航天局遥医学综合战略计划等。中国载人航天长期发展规划未来的任务是建立空间实验室及空间站，构建系列化、标准化、天体一体化的长期飞行医监系统。为此，将把传统的卫生保健技术和新技术相结合，创造一种具有综合信息能力和有广泛航天医学用途的以人为本的小型系统，开展健康监测与检查技术、预测与评价技术、航天疾病诊断治疗技术、航天医监技术、航天医学信息统计与分析自动化技术等方面研究，最终，这些技术汇集起来产生一套能为远离地球的乘组人员提供能在航天器上实施医学监测和医疗保健的医学监督体系。

（徐 冲）

hángtiān yīxué jiāndū jìshù
航天医学监督技术（space medical monitoring technology）

为保证载人航天飞行中航天员健康和高效工作，通过获取、检测、传输、处理、建模与仿真生物医学信号监督航天员在航天条件下身体状况的技术。包括航天生物医学传感技术、航天生物医学信号测量与处理技术、航天生物医学遥测技术、航天生物医学图像处理技术、航天生物系统建模和仿真技术等。

在载人航天条件下，应用生物医学传感器、调理电路、微处理器技术、遥测技术构成舱载医学监督（简称医监）系统，实现在飞行器舱内、舱外以及远程实时采集、传输和处理航天员的生理指标，应用生物医学信号处理技术对获得的生理信号、环境数据等进行实时分析处理，结合航天员日常医学监督与保障和训练数据库，获得航天员身体健康状况信息，应用生物医学信息可视化技术将此类信息以图形、图像等形式显示给医学专家和航天医师，为实时对航天员身体健康状况进行判断提供客观依据，是保证航天员健康的重要手段。

简史 航天医学监督技术的概念起源于 1793 年美国人皮埃尔·布朗夏尔（Pierre Blanchard）制造的气球飞行中测量脉搏的生理观察设备。20 世纪 60 年代，航天医学监督技术开始航天器搭载动物试验阶段。1960～1961 年苏联发射了 4 艘卫星式飞船，对搭载的犬进行医学监督。1963 年中国进行了"T-7A"生物火箭实验项目，研制了大白鼠和犬的心电、呼吸、体温等生理信号的引导电极、传感器、前置放大器和血压自动测量装置等，其主要工作集中在生物医学传感器技术主导的信息提取和检测。1961 年苏联航天员尤里·加加林（Yuri Gagarin）执行的人类首次载人航天飞行任务采用了"Vega-A"设备记录 3 导联心电图（呼吸频率、血压和身体 6 个部分的体温），利用称为"心音"的设备在心电图的每个 R 波上产生一个声频信号，通过短波无线电频率将该信号传回地面，标志着航天医学监督技术从有创动物实验阶段进入无创人体试验阶段。在此后的"东方"号飞船飞行中，增加了脑电图、眼电图、皮肤刺激反应的记录装置，舱载多路通信系统通过遥测将获得的医学信息实时传送回地面。"水星"计划航天员服装中安装了测量血压、心率、呼吸频率、心电图和环境数据（氧、二氧化碳、水组成）的传感器，生物医学信号测量与处理技术、生物医学遥测技术得到相当大的发展。20 世纪 70 年代，苏联研制了人类第一个长期载人空间站——"礼炮"号，增加了用于脑血流测定、血液分析、前庭功能测试的设备，为适应中长期载人航天需求，航天医学监督技术进入多学科综合深化发展阶段。随着美国"天空实验室"空间站的医学监督系统、美国航天飞机的医学监督系统、国际空间站的医学监督系统的应用，涉及心血管、肺、肌肉骨骼、感觉神经、辐射、调节生理学等方面的航天医学监督技术日臻成熟。1992 年中国载人航天工程项目启动，舱载医监系统、地面医监系统、载人飞行医学监督与保障决策支持系统、无人飞船拟人载荷研制成功，在"神舟"2号~"神舟"7号任务以及交会对接任务中成功应用，证明了相关技术在中国载人航天飞行任务中的可行性和可靠性。

理论基础 航天医学监督技术是航天生物医学工程学理论在载人航天实践中的应用。航天生物医学工程学是航天医学工程学的重要支撑分支学科，是现代电子技术、生物医学、信号处理、图像处理、计算机、网络通信、软件工程等理论与方法融合后的产物。

基本技术 航天医学监督技术是一个总称，包括5类基本技术。

航天生物医学传感技术（space biomedical sensor technology） 用于获取人体的各种生物信息，并将其转换为易于测量和处理的信号，是各类医监系统的前端，是生物医学信号检测的关键技术，用物理（力、热、电、光）能量转换原理或电化学反应原理设计的传感器，在确保良好的电气性能和可靠性的同时，还要充分考虑人的舒适性。寻找与人体相关的新型生物医学信息传感器技术的原理、方法和应用技术是其主要研究方向。

航天生物医学信号测量与处理技术（space biomedical signal measurement and processing technology） 根据载人航天生物医学信号的特点，用时域分析、频域分析、自适应滤波、人工神经网络、小波分析、非线性分析等现代数字信号处理的基本原理和方法，从干扰和噪声中提取期望的生物医学信息，根据航天医师的要求，对其进行分析处理和分类，为航天医师对载人航天飞行任务中航天员身体健康的实时判断提供准确、全面、详细的客观依据。嵌入式生物医学信号处理系统的组成和体系结构、特因条件下生物医学信号处理算法、生物医学信号间相互关系及多路生物医学信号融合技术以及中医思想与生物医学信号处理相结合的处理方法是其主要研究方向。

航天生物医学遥测技术（space biomedical telemetry technology） 用无线电遥测、红外遥测、蓝牙遥测等构建小型化、模块化和智能化的系统，实现载人航天中生物医学信息的舱内、舱外和远程无线通信。现代通信技术在遥测数据处理中的应用，新材料、新器件等在遥测系统中的应用以及航天条件下远程医疗技术是其主要研究方向。

航天生物医学图像处理技术（space biomedical image processing technology） 基于现代信号处理、图像处理原理，实现航天员生物医学信息的图像化表达、分析、处理、识别和理解，对构建的图像进行实时无损压缩和传输，实现医学信息的可视化。生物医学图像的获取和构建、基于现代信号处理、图像处理原理和方法在生物医学图像处理和理解中的应用、图像数据的实时无损压缩和传输算法以及生物医学信息、图像的可视化技术是其主要研究方向。

航天生物系统建模和仿真技术（space biosystem modeling and simulation technology） 用于模拟人体的耗氧、产热、生理信号等相关功能参数，在无人状态下考核飞船等相关系统的性能指标。航天条件下生理系统建模与控制、生物对象的参数及其关系的数学模型、特因条件下生物医学信号的仿真方法是其主要研究方向。

应用 航天医学监督技术的需求来自于载人航天工程任务，其取得的成果在历次载人航天飞行任务中得到了有效验证。其在生物医学信号测量与处理技术、生物医学遥测技术方面取得的成果可在民用康复治疗系统、远程医疗系统中获得应用。

（余 敏）

hángtiān yuǎnchéng yīxué

航天远程医学（space flight telemedicine） 利用现代技术在航天员与地面医学专家之间进行有针对性的医学信息交流，对飞行中航天员出现的伤病进行准确诊断并给予有效治疗的方法。又称航天遥医学，是远程医学在航天医学中的应用，也是航天医学得以发展的重要支撑技术之一，尤其在载人航天飞行阶段，航天员的健康状况判断与预测、疾病的诊治，几乎均依赖于远程医学技术手段。载人航天飞行经验（这期间飞行时间由108分钟增长至一年多）证明，人体在失重条件下主动生活，并完成复杂的舱内外操作，原则上是可能的。如果没有航天远程医学的强劲发展，载人航天事业不可能取得今天的成果。航天远程医学不仅应用了遥测技术、远程通信技术、互联网技术、生理学、心理学、卫生学和众多临床医学的研究成果，而且创建了自己的方法。航天远程医学与地面远程医学的特征性区别是：健康人居于其注意力的中心，航天远程医学主要任务是评价航天员健康状况，制定在航天飞行中使航天员保持健康的措施，诊断和治疗疾病属于次要任务。

发展历程 美国、苏联最初的医学信号与图像的传输始于20世纪50年代末~60年代初。远程诊断中遥测记录了第一批航天员的生理指标，以及后来针对航天员的医学建议，可称为航天远程医学的第一步。在载人航天初期，航天远程医学设备是随着逐次飞行而不断完善的。在尤里·加加林第一次飞行时，在"东方"号飞船上安装"Vega-A"医监仪，重4kg，只记录心电图和呼吸描记图。为在通信区外对航天员进行医学监督，"β-A"医监仪上加装了特殊的"心电听诊"装置，它可将心电图中每一个R波转换成一个声音信号，通过短波无线电转发器"Сигнал"传向地面。相似的脉搏波信号转发系统，在美国登月飞船"阿波罗"上，从月球表面向地面发回了信号。

在"东方"3号和"东方"4号（第一次乘组飞行）的太空飞行中，远程医学系统得到了实质性的扩充。增加了脑电图、眼电图记录，并对皮肤电导进行了记录。选取上述指标是因为航天员在第一昼夜的航天飞行中出现了航天运动病。

"礼炮"号和"和平"号空间站上配备了所有现代化空间站应包括的医学保障系统，并建立了基于"α"医监仪、"β"医监仪及"γ"医监仪的医学监督系统，这些舱载远程医学设备在直接通信时段内可针对不同工况监测、记录每名乘组航天员的心电图、呼吸频率和心脏的机械活动等相关医监数据并将监测得到的数据发至地面。设备包括：生理传感器及其固定系统，传感器电缆，放大-转换组件和医监控制台。生理信号一方面发送至飞船上的无线电遥测系统并经其转发至地面，同时存于舱内记录磁带上。"Полином2М"可记录大量呼吸、循环生理参数，用于医学研究。"礼炮"号飞行中还第一次确立了

进行舱内深入医学研究的程序。

自1972年以来，美国国家航空航天局（National Aeronautics and Space Administration，NASA）已和许多组织一起实施远程诊断和对患者进行治疗。这些经验对确定目前需要的监督能力很有帮助。NASA也利用这些机会作为对航天乘员进行远程监督的试验台。NASA与亚美尼亚的第一次航天桥接经验证明，互联网能够使全球各地的航天专家一起进行远程医学会议。这种利用互联网的方法也在国际空间站上使用。

在20世纪80年代初期，苏联专家预测系统已完全实现了自动化。专家们利用计算机调用数据库中的信息，提出自己的诊断和预测。系统则可在对各位专家的评价自动分析后，综合得出预测结果。

基本方法 有3种类型：日常的、深入的、计划外的医学监测与评价数据。不管是原始的还是处理后的，飞行前后采集的数据都存储在数据库中。自"天空实验室"以来，美俄均一直保留着乘员健康和医学检查数据库，其数据包括飞行前、飞行中以及飞行后所采集的所有数据。飞行中所采集的数据分为主观和客观两类。主观信息（来自音频和视频以及私人医学交流的数据）经常是健康状态改变的唯一信息源。在标准医学监督和评价、周期性检查的基础上不可能得到证实时，也许有必要做一些应急评价。通过计算机程序和专家解释结果进行数据处理和分析。飞行任务控制中心医学小组采用恰当的科学原则与专家共同磋商进行数据的评价，远程医学还允许与全球的专家进行磋商。

苏联/俄罗斯在原有航天器上

进行医学检查、诊断的基础上，针对不同飞行阶段与返回阶段乘组航天员可能出现的异常状态和疾病开展了相关的预测，实行了专家集体评议的方法。预测结论在由众多高水平的专家参与的集体会议上得出。

国际空间站项目的显著特点是要对飞行中可能出现的异常和疾病进行预测。这与空间站飞行所面临的大量在轨装配工作和出舱活动紧密相关。航天远程医学将对航天员的身体状况进行预测，其核心环节是利用不断更新的数据库和大量实时信息组成专家系统；与此同等重要的是，形成理想的航天飞行医学预测方案，提供强有力的技术保障。

远程通信系统及计算科学技术的发展水平奠定了航天远程医学的成就。当今的通信与计算科学技术允许在计算机内记录任何图像，并对它们进行加工、发送、适时传递，如有需要还可实时传送，不受空间距离限制。这些信息可被无损耗地接收、放大，提供给专家探讨。在此基础上，欧洲空间局的医学人员进一步开展了失重条件下远程机器人手术的试验研究。

应用 航天远程医学还处于初级阶段，即远程诊断阶段，但它的潜在发展空间十分广泛。随着星际飞行计划的开展，航天员飞行中出现身体伤害及疾病的可能性大大提高，这对航天远程医学提出了更高的要求。远程通信技术、数字通信技术、网络技术为提高航天医师医疗水平，加速医学新技术、新方法的推广发挥了巨大作用，使天地远程医学咨询、会诊、会议及远程操作（远程操控仪器设备，甚至是远程外科手术）成为可能，这必将推进航

天远程医学进入全新的发展阶段。

（许　昕）

hángtiānyuán yīxué jiàndìng

航天员医学鉴定（astronaut medical certification）

按标准从临床医学、生理功能、特殊环境因素耐力（简称特因耐力）等方面对现役航天员身体状态进行定期的综合评价。在载人航天活动中，及时正确掌握航天员健康状况，对拟订医学监督与医学保障（简称医监医保）方案、提出疾病治疗意见、评价航天员参与和完成各项训练任务的合适程序、制定科学训练计划十分重要。载人航天飞行的航天员在训练期、飞行前或飞行后的体质情况都应进行医学鉴定，预测他们完成载人航天任务或继续参加训练或飞行的健康条件，合理选编航天乘员组成员，也都有赖于对航天员的医学检查和医学鉴定。

工作要求　医学鉴定是由临床医学、生理功能和特因耐力检查综合评定，等级分为3级。

合格　符合下列情况为合格　①临床检查无不合格项。②航天生理功能检查Ⅲ级项目不超过4项，其中重点项目中Ⅲ级项目不超过1项。③航天生理功能检查未通过的一般项目不超过1项。

暂不合格　符合下列情况之一为暂不合格　①临床检查有不合格项，预计2年内可治愈且治愈后不影响参加航天职业活动。②航天生理功能检查Ⅲ级项目超过4项，或重点项目中Ⅲ级项目超过1项。③航天生理功能检查有2项未通过，或重点项目有1项未通过。

不合格　符合下列情况之一为不合格　①临床检查有不合格项，2年内无法治愈或治愈后影响参加航天职业活动。②医学鉴定连续3年暂不合格。

工作内容　入选航天员后，将定期进行医学检查和医学鉴定。临床医学专家完成临床各科检查，航天医学专家完成心血管调节功能检查和特因耐力检查，航天员医监医保医师提供日常航天员健康状况和各项训练前、中、后的机体反应资料。医监医保室组织室内外专家，依据航天员医学鉴定标准对各航天员做出初步医学鉴定意见。航天员科研训练中心的医学专家委员会分析有关资料后做出正式医学结论。

年度医学鉴定　临床检查包括内科、外科、神经科、精神科、皮肤科、眼科、耳鼻喉科、口腔科和中医科病史询问及体格检查。辅助检查包括血、尿、便三大常规，临床生化检查、心电图、动态血压、脑电图、X线胸片、腹部超声检查。特殊生理功能检查包括运动心肺功能、运动负荷超声心动图、头倒位耐力和下体负压耐力检查。特因耐力检查包括前庭功能、超重耐力（包括正向超重和横向超重）、低压缺氧耐力和低压易感性、耳气压功能等。

临飞前医学鉴定　检查内容大部分与年度医学鉴定一致。但特殊生理检查内容因现场条件限制只进行前庭功能、立位耐力等项目。心理功能检查将比年度医学鉴定加强。载人航天飞前15~30天航天员进入发射基地，进行环境适应和完成飞行前的各项准备工作。航天员医学检查和健康鉴定也是这期间的一项重要任务。对已初步确定的拟参加航天飞行的航天员进行检查鉴定。临飞前7~15天，航天员处于相对隔离期，限制与外界的人员接触，这期间实施和完成医学检查与鉴定，利于了解航天员的健康状态，保

障参加航天飞行航天员的健康水平，促进航天任务顺利实施。临飞前的医学检查以临床检查为主，由医学保障小组或基地中心医院承担和完成。部分航天特因耐力检查由航天员科研训练中心完成。发射场临床医学专家和航天医学专家对检查结果做出初步鉴定意见。医学委员会参照当年年度医学鉴定意见和放飞标准提供乘组放飞人员名单和顺序的医学建议，供现场总指挥决策参考。

工作方法　临床医学鉴定的条款，以影响航天员健康和执行航天职业任务的常见病和多发病为主。航天员航天生理功能鉴定项目分为重点项目和一般项目。重点项目4项：运动心肺功能、超重耐力、前庭功能和低压缺氧耐力检查。一般项目：运动心电图、运动负荷超声心动图、下体负压耐力、头低位耐力、立位耐力和耳气压功能检查。

临床医学鉴定的条款列出了上述各科不合格和个别评定的疾病或损伤，个别评定的疾病或损伤需通过专家组根据所患疾病或受到的损伤程度是否对航天员的生理功能产生影响及影响的程度决定该航天员是否合格。临床医学鉴定所列各条款中有一条不合格，则该航天员的临床医学鉴定结论为不合格。

航天生理功能检查和特因适应性检查各项目评定结果分为Ⅰ、Ⅱ和Ⅲ 3个等级。未按规定要求完成检查，允许补查1次，完成者则评为Ⅲ级，仍未完成者，则评为未通过。

1998年，参照航天员选拔标准和美俄的航天员鉴定标准，中国制定了《航天员医学鉴定标准（试行稿）》，作为对首批航天员进行医学鉴定的依据。2008年在

试行稿的基础上，编制了《航天员医学鉴定标准》，主要修订的内容包括参照选拔标准在体例和鉴定项目上进行了调整；鉴定等级由 5 个等级归纳为 3 个。2010 年，为了满足女性航天员医学鉴定的需要，在《航天员医学鉴定标准》基础上，参照《女性航天员选拔标准》，增加了女性航天员鉴定标准的内容。

(唐志忠)

hángtiānyuán yīxué jiǎnchá

航天员医学检查 (astronaut medical examination，AME)

排查可能严重影响航天员执行航天任务能力的潜在医学问题的检查。通常分临床医学检查和特殊功能检查。在航天员选拔阶段、飞行乘组选拔阶段、年度医学鉴定阶段都要进行，检查目的和内容略有不同。

发展历程 临床检查旨在确定是否存在潜在的（隐藏的）病变、疾病的初始潜伏期及器官和系统功能状态的轻微偏差。心理检查也很重要。航天员要经过内科、外科、耳鼻喉科、口腔科、神经病理科和心理医师的全面评估。还要进行特殊的航天生理功能检查以评价生理功能系统的"储备潜力"。测试和评价结果由项目负责人给出评定，结论由医学鉴定委员会评定。

基本内容 包括临床医学检查和航天生理功能检查。

临床医学检查 指与临床医学有关的医学检查。一般患者就医时询问病史目标清楚，但航天员是健康个体，询问病史有一定难度，对医学检查提出了更高的要求。不论有无疾病，都要进行系统检查，确定是否有明显的病理和功能紊乱。检查内容为临床公认可靠的医学检查项目，要经

过内科、外科、五官科等全面评估，并要求相关的医疗单位来实施检查项目和具有丰富临床经验的各科专家对检查结果进行评定。随着航天技术的不断发展，航天器内部环境的逐步改善以及航天实践活动经验的不断积累，航天工作者对航天特殊环境有了新的认识和体验，航天员临床医学检查项目有 ①内科（心血管内科、呼吸内科、消化内科、血液内科、内分泌内科、神经内科）；②外科（普通外科、骨科、泌尿外科）；③皮肤科；④传染病科；⑤五官科（眼科、耳鼻喉科、口腔科）；⑥妇科；⑦实验室检查（血常规、尿常规、血生化、肝功能、血脂、血葡萄糖、甲状腺功能、肾功能、肝炎筛查、免疫球蛋白、肿瘤标志物等）；⑧心电图；⑨脑电图；⑩超声（甲状腺、心脏、颈动脉腹部、子宫及附件、乳腺）；⑪CT（胸部、鼻窦）；⑫磁共振成像（头颅、脊柱）；⑬肠镜、胃镜；⑭24 小时动态血压和动态心电图等。

航天生理功能检查 特殊刺激下的生理功能检查或特殊环境因素作用下机体耐力检查。通常采用单因素检查方法，在临床检查的基础上，进一步排除潜在疾病；暴露对特殊环境因素非常敏感或耐力差的人。通过特殊的刺激测试评价生理系统的"储备潜力"。测试和评价结果，由医学鉴定委员会评定。心理检查也非常重要（见航天生理功能检查）。

应用 航天员医学检查包括临床医学检查和航天生理功能检查，从临床和生理功能全面了解机体的健康状况和生理储备功能，还可用于普通人群了解自身健康状况和生理储备功能情况。

(仲崇发)

hángtiānyuán shēnglǐ gōngnéng jiǎnchá

航天员生理功能检查 (physiological test in a space-simulating environment for astronaut)

航天员在医学选拔和医学鉴定中除临床医学检查之外为明确人体生理功能状态而进行的检查。暴露人体（航天员）在负荷状态下的生理功能异常而采取的检查方法，主要包括负荷生理功能和航天环境因素耐力两大类，包括运动心肺功能、运动心电图、运动负荷超声心动图、下体负压、立位耐力、头低位耐力、脑功能和超重耐力、低压缺氧耐力、耳气压功能、前庭功能等项目。

航天生理功能检查技术是航天实施医学的重要组成部分，相关项目也是航天员医学选拔和医学鉴定的主要内容。航天员群体的身体状况明显优于正常人群，常规临床医学检查只是排除疾病的手段，但该群体将面对的太空环境以及发射、再入的考验，要求他们的身体特别是心肺系统应有良好的储备和调节能力。换言之，只有将航天员暴露在一系列的负荷和模拟航天环境之中，才能更好地区分个体在各方面的差异，同时也可暴露人体潜在功能失调和疾病。

简史 美国和苏联/俄罗斯在载人航天早期就围绕心肺功能评估制定了相关的标准和方法。比利时鲁汶大学等欧洲研究机构也进行了相关研究。中国在 20 世纪 70 年代初即开始了对于航天生理功能的研究，但限于条件只做心血管功能测试，监测、评价指标主要是心电图和血压；20 世纪 80 年代末到 90 年代初中国学者进行了大量的人体实验，初步确定了运动心肺功能、运动心电图、运

动负荷超声心动图、下体负压、立位耐力、头低位耐力等检查的方法、程序和评价标准，为航天员选拔打下了坚实的基础。随着载人航天任务的启动，通过2次预备航天员选拔和5次任务乘组选拔，以及航天员历年医学检查和鉴定，各个项目在科学性和规范性上做了进一步研究。

基本原理与技术 航天生理功能检查的手段多来自临床医学与运动医学，用多种模拟航天飞行前、中、后实际工况的负荷装置，目前检查的重点仍是心肺及血管调节功能。

负荷生理功能检查 主要是采用各种负荷装置考察人体在此负荷下的生理反应。

运动时心（血管）肺功能检查 人体器官大部分都有较高的储备能力。在静息状态下潜在储备能力的障碍不易表现出来，功能明显降低时才会出现临床症状。为此，对航天员的医学选拔检查增加了动态心肺功能检查，利用功率自行车或跑台运动设备，提供受检者一定的负荷量，刺激人体的心脏和肺，以动员其生理潜能，评价人体心血管系统和肺的调节和储备能力。美国和俄罗斯均将心肺功能作为航天员选拔的项目，用于早期发现并预防疾病所致的生理功能变化，是排除潜在疾病的重要检查手段。心血管系统和肺有潜在疾病者，其运动试验表现特征不同（见航天员运动心肺功能检查）。

运动负荷超声心动图检查 负荷超声心动图试验是敏感度高、特异性高且安全可行的诊断冠心病的方法。其对冠心病诊断的敏感性是76%，特异性是92%，明显高于心电图运动试验。常用于航天员的医学选拔，可进一步评

价候选者心血管系统的健康状况。其运动设备及中止指标与运动心肺功能检查相似。

运动心电图（活动平板）检查 在临床上常用 Bruce 方案进行亚极量运动筛查冠心病，航天生理功能引用了这一技术，但在运动程序和运动量上均与临床有所区别，此项检查旨在进行心功能分级而不仅仅是疾病诊断。

下体负压检查 将人体髂嵴以下的躯体置于低于大气压力的负压装置内，使人体下半身处于负压环境，体液发生再分配，部分血液将在下肢潴留，全身循环血量减少，引发一系列生理功能改变而适应应激环境。人体对下体负压的耐力与正向超重的耐力有一定程度的相关，该检查可用于预测正向超重的耐力，评价血管神经性晕厥的稳定性和心血管系统的调节储备能力。人体对下体负压应激耐受性存在与心血管功能状态密切相关的个体差异，因此航天员选拔中，下体负压试验一般采用阶梯式递增法来进一步评价候选者心血管的储备能力和调节适应能力（见航天员下体负压检查）。

立位耐力检查 又称倾斜试验，是受检者平卧于倾斜床，快速转动使人体被动成直立位（70°~80°），引发一系列适应反应，从而暴露人体心血管在此状态下的调节能力，临床上也用于血管迷走性晕厥的诊断（见航天员立位耐力检查）。

脑功能 EEG-ET 检查 在航天员选拔中，用脑电图对候选人的脑功能进行检查和评定。检查时候选人在专门的 EEG-ET 实验室静坐适应2分钟，采用 Ag/AgCl 表面电极，按国际脑电图学会10~20系统标准位置安装，取

F3、F4、C3、C4、P3、P4、O1、O2、F7、F8、T5、T6共12个部位的单极导联，头皮电阻小于5kΩ。用 EEG-ET 脑功能仪采集闭眼安静脑电信号20分钟，用 ET-Q 程序分析脑电波频率-能量优势涨落不确定性（熵），用 ET-S 程序分析脑电波优势频率-能量涨落图的特征，获得脑功能评价的结果。评价分为3级，脑功能好者熵值在正常范围，S谱系符合年龄特征；脑功能差者熵值不在正常范围，S谱系出现缺失或分布异常或异常谱峰优势。

航天环境因素耐力检查 主要是利用环境模拟装置考察人体在此环境中的生理反应。

超重耐力检查 航天员在飞船上升和返回的过程中都要经受重力加速度的作用，特别在经历失重作用后，人体的超重耐力将下降；另外，超重耐力检查可进一步暴露心血管功能及大脑供血状况等身体调节能力，所以有必要进行超重耐力选拔。载人离心机是检查超重耐力的主要设备，它可在地面产生离心力，模拟航天过程中所遇到的加速度，主要使人受到胸背向（横向）超重（+Gx）和头盆向（纵向）超重（+Gz）的作用，并可严格控制超重值的大小、增长率和持续作用的时间。离心机上装有各种生理、物理测试仪器，电视摄像和通话系统，在检查中观测和记录受检者的主客观反应并做出评价。苏联航天员选拔时头盆向超重最大为+5Gz，胸背向超重最大为+8Gx。

低压缺氧耐力及耳气压功能检查 低压缺氧耐力检查是利用低压舱检查低压易感性、缺氧耐力及耳气压功能的功能性负荷试验，旨在排除低压易感者、缺氧

敏感者及耳气压功能不良者，还可发现隐匿型癫痫和潜在的心血管疾病。

前庭功能检查 航天飞行实践表明，航天运动病的发病率高低与其前庭功能敏感性有一定的相关性，出现航天运动病的人其身体健康和工作效率受到了影响，为降低风险，在选拔航天员时应淘汰前庭功能过于敏感者。在临床体检中，虽有耳鼻喉科的检查，但还不能准确地区分前庭功能差异，因此需从生理功能角度进一步进行检查。前庭功能检查内容设计是围绕在前庭功能中起作用的半规管、耳石等器官的基本功能状况。评价前庭功能敏感性的方法有 4 种：线性加速度敏感性测定、科里奥利加速度敏感性测定、冷热刺激敏感性测定和动态姿态平衡功能检查。

头低位耐力检查 航天员返回地球后，常出现立位耐力降低，主要表现为心率增快、脉压降低甚至发生晕厥等心血管失调现象。此检查旨在发现被检者心血管系统的潜在疾病，了解其心血管系统的调节适应能力和储备能力。头倒位耐力检查是生理功能检查方法之一，关于倒立位检查中的倾斜程度和持续时间，可根据检查的目的、要求和受检者的个体状态而定（见航天员头低位检查）。

其他 针对航天环境中的噪声、振动及可能出现的高温环境还可以有针对性地进行噪声耐力检查、振动耐力检查、高温耐力检查以考察在此条件下人体的反应。

检查前要求 检查前受检者不论参加哪一项检查，都要有基本的健康要求。一般应满足如下条件 ①检查前一天不参加剧烈体育活动，也没有经历过大负荷的特殊功能检查。②前一天睡眠休息良好，受检前精神饱满，完成任务信心足。③检查前无明显不适主诉，体温、心率、呼吸、血压与心电图无异常。

（盖宇清）

hángtiānyuán tóudīwèi jiǎnchá

航天员头低位检查 ［head-down tilt（HDT）for astronauts］

受检者仰卧于倾斜床上，快速转动倾斜床使其处于头低脚高的姿势，检测人体循环系统调节适应能力的检查。又称头低位耐力检查。航天员入轨初期，人体从超重突然进入微重力状态，体液向头胸部快速转移，头低位耐力非常敏感或耐力差的人，不适应这种快速变化。在地面上，短时间的大角度头低脚高姿势可模拟体液向头胸部快速转移。因此，此项检查被广泛地应用在航天医学，作为预备航天员医学选拔和航天员定期医学鉴定中评价生理功能的主要检查方法之一。

原理 头低位状态下，沿身体纵轴走向的大血管内静水压作用部分或全部解除，骨骼肌和抗重力肌负荷明显减小，血液向头胸部转移，与失重时效应相似。在航天实施医学的生理功能检查中，头低位倾斜检查是用于了解人体从有重力作用状态突然进入微重力状态瞬间变化过程中，其心血管系统所发生的反应特点以及在这个较短的过程中，其心血管系统在调节适应能力上的个体差异。

男女在常见症状上存在差异，女性与男性相比，面红、眼充血、头胀、鼻塞和颈静脉充盈等症状比男性轻，并在头低位 30 分钟后有减轻的趋势。通过超声多普勒技术测量颈部血流和颅内血流的状况，可发现颈总动脉和颈内动脉的平均血流速度减慢，血管略扩张。血流量在头低位的早期有所增加，以后逐步恢复至正常或比正常略低水平。颈内静脉的变化最明显，静脉的横截面积明显增加，平均血流速度减慢。因肺毛细血管床有低阻力、低压力、高容量的特点，在头低位期间肺成为血液储存的重要场所，肺内原有的压力梯度发生改变，气体重新分布，通气血流比值及肺弥散功能均发生相应的变化，肺动脉压也稍增高。

在头低位倾斜检查中，心率在头低位初期有所增加，以后逐渐降低，一般低于对照水平，平均动脉压稍有升高或维持在对照水平，心脏每搏量和心排血量下降至低于对照水平。在飞行员群体中，在大角度头低位过程中男性的心率降低明显，血压基本维持在对照水平，女性的心率降低，舒张压、平均动脉压增加。头低位耐力可通过训练得到改善，如反复体位改变即人体在倾斜床上不断进行头低脚高再头高脚低的反复体位变化。机体经过反复体位改变训练，一方面给颈动脉窦定期反复施加压力改变的刺激，提高了颈动脉窦的反射功能，使机体在头低位倾斜检查中心率和血压明显降低；另一方面，神经-体液因素的调节机制和心肺部位的压力-容量感受器反射功能可能也得到了改善，机体对头低位应激逐渐产生了适应，耐力得以提高。

检查方法 倾斜床为一可自由旋转的平台，其旋转方式可手动亦可以自动，其旋转角度为 $-60°\sim90°$。旋转至所需角度的时间为 $3\sim5$ 秒，旋转中床位应保持平稳，同时该设备能迅速由头低位转回水平位。倾斜床上应有肩托以固定受检查身体。

角度和持续时间 航天实施医学中一般采用角度是-30°，持续时间是45分钟。

检查中评价指标 在检查中应连续监测心率、血压和心电图，询问主诉和观察受检者的症状和体征。有条件的还可检测双侧颈总动脉、颈内动脉和颈内静脉的血流量。

检查结果的评价 耐力良好者能顺利完成头低位检查而无不良反应，自我感觉良好，检查中心率略下降，平均动脉压略升高，双侧颈总动脉、颈内动脉和颈内静脉的血流量维持在对照水平。耐力不良者可出现明显的头晕、头胀、头痛、面红、结膜充血、鼻塞等症状和体征，不缓解且逐渐加重；心率略增加，平均动脉压略下降，双侧颈总动脉和颈内动脉血流量增加，颈内静脉血流量降低。在航天实施医学中头低位的评价可根据各指标的变化进行评分和等级的确定。

中止检查指征 头低位倾斜检查是一种十分安全的检查方法，但也有少数受检者可能出现较严重的反应。从安全角度出发，检查中凡出现明显不适症状如严重头痛、恶心、呕吐、严重眩晕不能坚持完成检查者，或在检查中自感不适而主动要求中断者应立即中止检查。此时立即将倾斜床旋转至水平位，使受检者安静卧于床上，症状消失后方可离开检查室。

检查要求 受检者在检查前一天晚上应保证有充足的睡眠，检查当天禁止进行较剧烈的体力活动，检查前进餐不宜过饱，经医监医生常规体检，心率、血压、体温正常，无感冒及其他疾病，方可进行检查。

应用 头低位倾斜检查可诱发人体的一系列心血管系统的调节反应，暴露不同个体在心血管系统调节适应能力上的优劣，方法简单、安全，被用于特殊环境医学和生理学方面的研究，主要用于以下方面 ①头低位倾斜检查改变人体的体位，机体血流动力学的调节反应使机体出现一系列适应性变化，可用于研究人体血流动力学调节机制。②头低位倾斜检查的生理效应主要是在心血管系统，可用本方法评价人体心血管系统的调节与储备功能，特别是了解人体在体液快速向头胸部转移条件下的心血管调节能力。

(仲崇发)

hángtiānyuán lìwèi nàilì jiǎnchá

航天员立位耐力检查 [orthostatic tolerance (OT) test for astronaut]

受检者平卧于倾斜床（台），快速转动使其处于被动的倾斜站立姿势，检测人体循环系统调节适应能力的检查。又称立位倾斜试验。主要是用来激发和诊断血管迷走性晕厥。航天实践表明，航天员返回地面后普遍出现心血管功能下降，主要表现为立位耐力下降。因此，此项检查已被广泛地应用在航天医学和航空医学中，作为预备航天员医学选拔和航天员定期医学鉴定中评价生理功能的主要方法。立位耐力的评价有时也采用下体负压试验或主动立位试验。

原理 人体静息平卧于倾斜床上时，身体各个部位都处于与心脏相类似的水平面上，人体的中心部位和外周部分的循环血量受到相同的血液静水压力的作用，心血管系统处于相对平衡状态。当人体从平卧突然改变成直立状态时，由于血液重力作用，身体低垂部位（如下肢）血管的跨壁压增加，静脉血管扩张，容纳的血液增多。成人站立不动时，双下肢静脉容纳的血量比卧位时多500~700ml，这使得回心血量减少导致心排血量降低，心率则稍增加，动脉血压略降低。此时，心房容量感受器和颈动脉窦、主动脉弓处的压力感受器接受的刺激减轻，传至脑干的兴奋冲动减少，引起交感缩血管中枢的活动加强，迷走神经兴奋性减少，导致外周血管收缩，外周阻力增大，心率增快，特别是下肢容量血管的收缩使回心血量增加，又使心排血量和动脉压回升，器官不出现缺血、缺氧。因此，正常人对倾斜试验的反应是心率加快、收缩压轻微下降、舒张压增高，无晕厥等不适症状。可见压力感受性反射在体位改变时对血压所起的调节作用最重要。如果这一调节功能不健全，则从卧位变为立位时，引起下肢血管收缩的反射过程缓慢或血管收缩程度不够，外周阻力的增加不足以代偿心排血量的减少，动脉血压明显下降，可引起短暂头晕、视物模糊，严重时甚至可因脑血管灌注压明显降低而导致晕厥。

检查设备 倾斜床（台）为一可自由旋转的平台，其旋转方式可以手动亦可以自动，旋转角度为-60°~90°。旋转至所需角度的时间为3~5秒，旋转中床位应平稳，能迅速从立位旋转回水平位。倾斜台上应有支撑脚踏板。

检查方法 立位倾斜试验的角度无统一规定，一般认为60°~80°较合理，>60°倾斜角度才具有生理影响的意义；而倾斜角度过大如>80°，则假阳性率增高。临床上常用的倾斜角度为70°，航天实施医学一般用 75°。倾斜持续时间是影响倾斜试验敏感性和特异性的重要因素，临床上用于鉴别血管迷走神经性晕厥一般用 30～45 分钟，航天实施医学中立位耐力检查一般为 20 分钟。

评价指标 检查中应连续监测心率、心电图，定时测量血压，询问主诉和观察受检者症状和体征。有条件的还可记录心脏每搏量和心排血量，并可进行心率变异性分析。

检查结果评价 耐力良好者能顺利完成立位耐力检查而无不良反应，自我感觉良好。立位中心率略有增加（心率＜100 次/分），收缩压维持在对照水平或略有下降，但一直处于正常范围，舒张压略增。耐力不良者，检查中心率明显增快，收缩压较明显下降，舒张压不能维持在对照水平而下降；受检者可出现头晕、全身无力、身体有热感，严重者会出现晕厥前综合征，此时心率和收缩压突然大幅降低，受检者出现面色苍白、出冷汗、全身无力等一系列的症状和体征。航天实施医学中立位耐力评价可根据各指标的变化进行评分和等级的确定。

中止检查指征 受检者出现下列情况之一应立即中止检查，使受检者迅速从立位恢复到水平卧位 ①受检者心率或和收缩压突然明显下降。②受检者出现恶心、呕吐、面色苍白等严重反应而不能耐受检查。③受检者在检查中因感不适而主动要求中止检查。

当受检者中断检查迅速转为水平卧位，应继续监测其心率和血压，直到其心率、血压恢复正常且症状与体征消失后方可离开检查室。

应用 立位耐力检查可以诱发人体的一系列心血管系统的调节反应，暴露不同个体心血管系统调节适应能力的优劣，方法简单、安全，因而它主要用于以下几方面 ①立位耐力检查改变人体的体位，导致机体血压的调节反应，及出现一系列适应性变化，可用作研究人体血压调节的生理机制的一种手段。②立位耐力检查的生理效应主要是在心血管系统，因此可用此方法评价人体心血管系统的调节与储备功能，特别是了解人体自主神经系统在心血管调节上的作用。③立位耐力检查可再现血管迷走性晕厥症状，已成为在临床上鉴别不明原因晕厥是否为血管迷走性晕厥的标准。④这种检查方法类似于正向超重效应，可作为对正向超重耐力的辅助评价。

（陈章煌）

hángtiānyuán xiàtǐ fùyā jiǎnchá

航天员下体负压检查（lower body negative pressure test for astronaut） 用特定装置在下体周围形成负压环境检测人体循环系统的调节适应能力的检查。

下体负压（lower body negative pressure，LBNP）前身是下肢负压，早在 19 世纪 40 年代被 Junod 发现并应用于临床；20 世纪 50 年代重新被研究者们重视；20 世纪 60～80 年代美国、苏联两国致力于 LBNP 所产生的生理效应的研究，以及用 LBNP 对抗长期航天中立位耐力下降及其机制的研究，并逐渐成为世界各国研究的热点问题。这种检查方法类似于正向超重和立位倾斜试验的效应，可用于预测正向超重的耐力和立位耐力，诊断血管神经性晕厥及评价心血管系统的调节储备能力。LBNP 已被广泛地用于航天和航空医学研究。

原理 LBNP 检查时，人体髂嵴以下的躯体处于低于大气压的负压环境，这种压力梯度导致身体血液流向躯体的下半部分，部分血液将滞留在下肢，减少了全身的有效循环血量，导致回心血量减少，上腔静脉压降低，心室充盈压减少。这必然刺激心脏和大血管内感受器，引起反射性代偿反应，以维持机体内环境的相对稳定。此时，心率增加，外周小动脉收缩使外周阻力增加以维持血压稳定；全身血液进行重新分配，以保证心脏低泵血状态下人体心、脑等重要器官的血液供应。高负压可导致心脏的舒缩功能降低，有的可出现瞬时心肌缺血。由于肺循环血量相应减少，肺弥散和气体交换能力也将受到影响。

检查设备 由负压舱（筒）、气泵和控制部分组成。负压舱的设计要达到腰部的柔性密封，负压的施加和解除能迅速实现。

受检者的要求 LBNP 检查前，应进行体格检查，严格掌握参加此项检查的适应证。受检者应无临床心血管疾病和肺疾病；血压、心电图正常；无严重内、外痔；无下肢静脉曲张、无明显精索静脉曲张和胃下垂。

医学监测 连续监测心率、心电图，定时测量血压，随时观察和询问受检者的体征与症状。有条件的还可检测记录心脏每搏量、心排血量及反映颅内血液供应状况的颈总动脉和颈内动脉的血流量。检查时应配备急救药箱，主要提供心血管系统急救用药与设备。

检查方法 通常有以下几种方式 ①恒定负压量：一次检查给予一种恒定负压量和作用时间。

②阶梯式负压量：一次检查按规定时间，逐渐递增负压量，如莱特富特下体负压检查方案：-20mmHg 1 分钟→-30mmHg 3 分钟→-40mmHg 5 分钟→-50mmHg 7 分钟→-60mmHg 9 分钟。航天员选拔与定期医学鉴定时，下体负压检查方案为：-20mmHg 2 分钟→-30mmHg 3 分钟→-40mmHg 5 分钟→-50mmHg 10 分钟。

生理反应 最常见的是心率随负压量的增加而有所增加；心率变异性分析的结果显示频谱总功率下降，其中的低频成分增高，低频与高频的比值增加，提示心交感神经兴奋性增高；下体负压作用时收缩压下降，此时外周血管的收缩使血管总阻力增加，舒张压和平均动脉压维持对照水平或有所增高。由于回心血量减少，每搏量相应减少，头部血流量稍有下降。负压作用使横膈下移，胸腔内心脏转位，心电图出现 T 波幅度降低。在检查中受检者可出现腹胀、身体热感、略感头晕等症状。

根据受检者在下体负压检查中心率和血压的变化特点，生理反应分为 3 种类型 ①血管型：外周阻力血管收缩，使血管总阻力增加以保证平均动脉压的水平，维持身体重要器官的血液供应。心率也稍有增加。②心脏血管型：在增加外周阻力的同时还要动用部分心率储备。③心脏型：大量动用心率储备为其反应特点，即在负压中心率有较大程度的增加，而血压往往不易维持而有较明显地降低。前两者是以较经济的方式调节心血管系统以适应外环境的变化。第三种则是大量动用心率储备而血管紧张性的调节能力较差。

LBNP 检查除心率、血压反应的类型外，每搏量、心排血量和头部血流量过多降低及心电图的 ST 段明显下降，这些机体调节适应能力不良反应，在评价中应给予足够的重视。在航天实施医学中下体负压的评价可根据各指标的变化进行评分和等级的确定。

中止检查的指征 在检查中出现下列情况之一者应中止检查 ①心率或血压突然明显下降；②恶心、头晕、胸闷、视物模糊、出冷汗、面色苍白等晕厥前综合征；③心电图出现严重节律紊乱或明显缺血性 ST 段的变化；④因感不适主动要求停止检查。

中止检查、负压环境迅速解除后应继续监测其心率和血压，指标恢复正常且症状与体征消失后方可离开检查室。

应用 LBNP 作为外界刺激可以引发机体心血管系统的应激反应，是研究机体心血管功能的有效方法，可用于自主神经系统的分析，是航天员立位耐力选拔与评价的主要试验方法；LBNP 与+Gz 的生物学效应相似，可用于检查和预测人的 +Gz 耐力以及有关机制的研究；航天员在长期航天后返回地面前进行 LBNP 锻炼可以改善超重耐力和立位耐力，有利于返回地球后的机体的再适应。

（陈章煌）

hángtiānyuán yùndòng xīnfèi gōngnéng jiǎnchá

航天员运动心肺功能检查

[cardiopulmonary exercise test （CPET）for astronaut] 观察负荷状态下航天员心血管和气体代谢参数的变化而综合评估心肺功能状态的检测方法。通常利用跑台或功率自行车提供负荷量。运动心肺功能检查作为综合反映呼吸、心血管、造血、神经心理、骨骼肌的功能状态的检查方法，在临床医学、运动医学、航天医学上得到了广泛的应用，在航天医学中是检查、评价航天员生理功能的项目之一。

简史 CPET 始于 20 世纪 50 年代，初期多用于心脏功能的临床研究。60 年代后受到普遍关注，1973 年瓦色曼等报道了气体变化的参数，1975 年琼斯论述 CPET 在呼吸道疾病中的应用。1982 年韦伯报道用 CPET 测定慢性心力衰竭患者数百例。此后，学者先后报道了肺部疾病时运动心肺功能的特点，特别在 20 世纪 90 年代以来中，随着测定仪器、运动器械以及计算机技术的发展，这项测试技术获得相应的发展。美国和俄罗斯均将运动心肺功能作为航天员选拔和鉴定的项目。中国于首批航天员选拔时开始采用 CPET，并提出了中国航天员运动心肺功能评价方法。

原理 摄氧量取决于心排血量和动静脉血氧差。有时将摄氧量也称为吸氧量或耗氧量。影响摄氧量的因素包括 ①血液的携氧能力（血红蛋白、动脉血氧饱和度、解离曲线）；②心功能（心率、每搏量）；③外周血液重新分布；④动静脉血氧差（毛细血管的密度、线粒体的密度和功能、组织灌注和组织扩散）。摄氧量可以从静息状态下的 3.5ml/（min·kg）增加到30~50ml/（min·kg），运动员可增加到 80ml/（min·kg）。

二氧化碳排出量的影响因素与摄氧量相似，其中心排血量、血液运输二氧化碳的能力和组织交换是主要的影响因素。较低负荷时，二氧化碳排出量随着摄氧量的增加而增加，达到无氧阈时，碳酸氢盐对血乳酸的缓冲作用增加，导致二氧化碳排出量明显增加。

正常无氧阈的范围为 50%～60% 最大摄氧量预计值，受年龄、运动方式的影响。用最大摄氧量预计值百分比表示时，无氧阈随着年龄的增加而增加。用功率自行车测得的无氧阈比跑台低 5%～11%。判定无氧阈的标准为：①运动负荷中达到一定负荷后，摄氧量、二氧化碳排出量出现非线性增加的拐点；②运动负荷达到一定程度后，氧的通气当量和呼气末端分压达到最低点，而二氧化碳的通气当量和呼气末端分压没有出现变化。

心排血量随运动负荷增加而增加，以满足组织的代谢需求，是运动过程中反映心功能的最好指标。对健康人，心排血量与摄氧量间存在着线性函数关系且不因性别和训练状态而改变。运动初期，心排血量的增加是每搏量和心率共同增加所致，达到中至高负荷状态时，心排血量的增加则主要是心率增加引起。运动初期心率增加，副交感神经活动下降，随后则主要由交感神经活动增加介导。靶心率（又称目标心率）的计算方法一般采用 220-年龄，其与运动中获得的最大心率之间的差，可用来反映心率储备。正常情况下，在最大运动测试中，心率储备很小或几乎没有。氧脉搏为耗氧量与心率之间的比，在运动过程中，氧脉搏的增加与每搏量和动静脉血氧差增加有关。

随着运动负荷的增加，血流量分布的反射调节引起血压和血管阻力的特征性改变。在运动肌肉中，局部介质引起血管强烈的舒张和血流量的增加，以满足代谢的需求。非运动肌肉中的血管由于受到交感神经活动增加的作用而收缩。总的效应是全身血管阻力的下降。在运动过程中，收缩压随摄氧量的增加而逐渐增加，舒张压则保持不变，或仅轻微下降。

通气量增加是运动过程中调节气体和酸碱平衡的主要手段之一。常用的评价通气的指标包括每分通气量、潮气量、呼吸频率和呼吸储备。呼吸储备通常用来评价通气限制是否是引起运动耐力不良的原因，对于大多数健康成人，运动过程中的最大通气量接近于安静状态下最大通气量的 70%。

基本方法 CPET 一般使用的负荷方式是跑台，通过增加速度和（或）坡度逐渐增加运动强度。航天员 CPET 采用的运动方案为 1 分钟递增运动程序（表）。

CPET 方式有 3 种 ①道格拉斯气袋法：检测摄氧量和二氧化碳排出量的金方法。通过测量气袋气体收集的时间、气袋内气体的浓度和气体的体积计算摄氧量和二氧化碳排出量。适用于平稳状态或恒定功率下的测量，不满足递增负荷状态下的测量要求。②混合室法：通过双向阀将受检者呼出气导入混合室，在混合室远端进行气体浓度和体积连续检测，然后按 15～20 秒进行平均，并计算出摄氧量和二氧化碳排出量，最后结果按 30～60 秒进行平均。主要不足是不能检测呼气末氧分压、呼气末二氧化碳分压，难获气体交换的动力学特性。③每口气法：通过检测每次呼气过程中的摄氧量和二氧化碳排出量，并推算出每分钟的摄氧量和二氧化碳排出量，最后结果按 30～60 秒进行平均。每口气法方便、数据处理灵活，得到了广泛使用，CPET 目前使用的方法即为每口气法。

运动心肺功能检查的评价指标包括最大摄氧量、最大代谢当量、最大氧脉搏、无氧阈、呼吸储备、最大心率、最大收缩压、最大舒张压、恢复第 3 分钟时的

表　1 分钟递增运动程序

台阶	运动时间（min）	速度（m/h）	坡度（%）
1	1	1.5	0.0
2	1	2.5	3.5
3	1	2.5	7.0
4	1	3.0	8.5
5	1	3.0	11.5
6	1	3.5	12.0
7	1	3.5	14.5
8	1	4.0	14.5
9	1	4.0	17.0
10	1	4.5	17.0
11	1	4.5	19.0
12	1	5.0	19.0
13	1	5.0	20.0
14	1	5.5	20.0
15	1	5.5	22.5
16	1	6.0	22.5

心率恢复率。评价结果分为Ⅰ级、Ⅱ级、Ⅲ级3个等级。

（唐志忠）

hángtiānyuán yīxué bǎozhàng
航天员医学保障（medical support for astronaut）

为保持航天员的身体健康和圆满完成训练及航天任务所采取相关的医学保障措施。航天员在其职业生涯中会要经历众多高负荷、高风险的训练或任务，医学保障就是针对其可能面临的健康风险而提前采取相应的防护措施。它牵涉临床医学、预防医学、航空航天医学、运动医学等学科的内容。主要工作内容包括：医学宣教，传染病预防及卫生检疫，疾病诊治，航天员训练现场的医学保障，航天飞行前、中、后的医学保障，航天员休假疗养等。

医学宣教 航天员无论在地面训练还是在实际的航天飞行，都可能会经历超重、噪声、振动、低氧等恶劣环境，因此有必要进行一般医学和航天医学知识教育，增强航天员的自我保健意识，发现疾病及时治疗。在航天员日常生活中，根据不同季节气候变化特点，要对航天员进行预防呼吸道、消化道等传染病的教育，尽量避免因疾病而影响健康和训练。针对航天员地面各种训练不同工况特点，向航天员宣教训练对人体可能造成的影响，教会航天员采取相应的防护措施，避免训练损伤。航天飞行前，向航天员宣讲航天飞行不同阶段人体的生理变化特点及可能的对抗措施，以及个人卫生的维护、医学检查设备的使用、医学治疗药品和物品的使用。

传染病预防及卫生检疫 航天员日常医学保障的重要工作内容，是航天员身体健康的有力保障。"医未病之病"的预防医学理念在航天医学中的应用体现了航天医学追求的目标。用临床医学、免疫学、微生物学和预防医学的理论和方法，为疾病的检出、诊断和相应的预防措施提供客观的诊断依据。工作内容主要包括：航天员预防接种，航天员日常生活环境消毒，实施饮食卫生和食品留验制度等。为避免或减少航天员患传染病的机会，需对有关接触人员进行限制，根据不同阶段的实际需要实行不同层次的传染病预防隔离制度。在日常训练期，用最初级的传染病预防隔离制度，对航天员进行卫生学和流行病学教育以增强其防病意识，与无关人员接触要保持一定距离，少去或不去公共场所；接近飞行期时，要限制无关人员与航天员接触人数，需接触者应体检，航天医师对接触者的身体状况进行监督；航天任务期间，实行最严格的隔离制度，航天员要基本上处于隔离状态，确需与航天员接触者需提前体检，合格者在征得航天医师的同意后方可接触，接触前还应进行消毒并穿隔离衣、戴无菌帽和口罩，并与航天员保持一定的距离。

疾病诊治 航天员出现临床疾病时首先由主管航天医师进行主诉询问、体格检查等，结合航天员的既往健康状况进行判断，常见疾病由其直接处治并密切观察治疗效果，较严重或诊治困难时则由主管航天医师陪同其前往有条件的医院会诊，必要时可请多位权威专家集体会诊，诊治过程及治疗结果记入航天员健康信息数据库进行专门管理。

航天员训练现场的医学保障 航天员职业训练中有些是高风险、高负荷的项目，包括超重、低压缺氧、高温、低压易感性、飞行体验、跳伞、野外生存、应急逃逸救生、隔绝、水上出舱等，必须提供现场医学保障，以便在航天员出现医学风险时能够及时采取有效处理。实施现场医学保障的航天员医师应具备丰富的临床医学经验，能熟练处理可能出现的急性医学问题。实施现场医学保障时，航天员医师要根据不同训练项目的风险特点提前制定医学救护预案，准备相应的现场救护药品及器械，必要时还要救护车在现场待命并提前联系后送医院。一旦航天员在训练中出现伤病，航天员医师要及时利用现场预备的急救药品、器械进行针对性的现场处置，必要时由救护车送后方支援医院进行进一步的医学救治。高负荷强度的训练后，航天员医师要指导航天员进行必要的放松和休息。根据各项训练的负荷强度还需要制定训练前后的作息制度，原则上分为3个等级：高负荷量训练用一级休息制度，训练前一天不参加剧烈运动，训练后休息半天；中负荷量训练用二级休息制度，训练前半天不参加剧烈运动，训练后休息半天；低负荷量训练用三级休息制度，训练前一天晚上保证8小时睡眠，训练后可适当休息或安排其他低负荷工作。

航天飞行前的医学保障 在航天飞行任务前，任务乘组航天员进入了强化训练阶段，其强度及密度明显增加，即使是轻微疾病也可能影响训练的完成甚至是任务的执行，此阶段在日常医学保障的基础上要采取强化的医学保健措施。内容有：严防训练损伤的发生；加强饮食卫生及营养监督；根据不同阶段执行不同等级的预防隔离制度；根据航天员不同的生理功能特点制定并实施个性化的健康维护方案。

航天飞行中的医学保障 首先要科学合理地安排航天员在飞行中的生活作息制度，维持航天员的身体健康和较高的工作效率。航天中的作息制度仍然按常规的睡眠、工作、休息进行时间分配，但也有其特殊性：其作息有时需根据长时段连续的工作或必要的天地通信而调整，其主观感受与实际睡眠质量常不一致等。航天中个人卫生用品的保障及飞行器内病原微生物的监测和控制，在改善航天员空间居住舒适度的同时还能有效地预防各种感染的发生。航天员长期处于狭小环境，工作负荷强度大，精神经常处于高应激状态，故需合理安排他们的娱乐放松以维护其身心健康。既往航天实践表明，即使在飞行前对航天员采取多种预防措施，航天中仍然容易发生多种疾病或功能障碍，如皮肤感染、上呼吸道感染、胃肠不适、背痛、航天运动病及心血管调节功能改变等。故飞行中要配备相应的具有针对性的药品及救护器材。所有药品都需经过地面试用，以防药物过敏或中毒，并确定飞行中的用法和用量。在配备基本航天药箱的基础上，还需配备基本生命支持系统、航天员在轨救治的束缚装置，条件允许时还要能在轨开展小规模的手术治疗。中短期的航天飞行中，飞行前要教会航天员在手册的指导下使用航天药箱中药品及救护物品；长期航天飞行中，如空间站时期，可以在载人航天器上配备医生以提高医学防护水平。

航天返回后的医学保障 需提前制定针对不同返回情况的医学保障方案。飞船正常返回地面时，可在预定的着陆点设置医疗救护站；异常返回时，医疗救护人员要在预定时间内迅速到达着陆区，实施紧急医疗救护。根据航天员出舱后不同的身体状况而采取不同层次的医学保障措施。航天员后送过程中要注意供水、供食、保暖、防暑、防晕厥等处理。航天员返回后应严防疾病的传染，减少接触人员，必要时与外界隔离一定时间。在此期间航天员应有安静舒适的环境，保证营养丰富的食品和充足的休息与睡眠，进行适当的逐步的恢复性锻炼（见航天员飞行后恢复）。

航天员休假疗养 航天员要经常参加体质、心理、航天环境适应性等训练和专业理论和技能学习等繁重任务，大多训练项目体能及精神负荷强度较大，有必要定期进行休假或疗养，以助调整身心、消除疲劳、防治疾病、增强体质，增强飞行耐力，延长职业寿命。实施方法各国有所不同，欧美航天员一般采取休假的方式，中国和俄罗斯航天员则每年安排到合适的疗养地进行放松疗养。

（杨兴胜）

hángtiānyuán jiǎnyì

航天员检疫（astronaut quarantine） 预防航天员由地球进入太空或者由太空返回地球传染病的输入、传出和传播所采取的综合措施。包括医学检查、卫生检查和必要的卫生处理。是为了降低航天员的发病率，及时发现任何危及航天员身体健康的潜在疾病和可能出现的有害变化。根据不同时期、不同任务，执行航天员不同等级的健康稳定方案，对接触人员进行必要的医学检查、医学监督和医学保障，确保航天员在训练期间和飞行前、中、后身体健康。检疫要防止两种类型的交叉感染：飞行前感染是航天员和飞行器带污染物飞往空间或其他行星而污染空间环境或行星；飞行后感染是航天员和飞行器将空间的污染物带到地球上而造成地球环境污染。检疫的重点就是对航天员及与其接触的人员及对带入航天器内的所有生活用品，进行卫生学检查及清洁，早期发现传染源，查明可能的病原微生物性质，确定其生态环境与疾病发生的关系，并进行隔离、消毒以切断传播途径，防止病原体扩散。必要时给予航天员预防性治疗，以保证最佳的免疫，同时保证对飞行前后可能发生的任何疾病可做出迅速诊断和处理。

形成过程 "阿波罗" 8 号（1968 年 12 月）飞行前对航天飞行发生传染病的考虑很少。这次飞行全体人员都患病毒性胃肠炎，此后开始对飞行前实施了严格的预防措施。星际检疫，是从 "阿波罗" 11 号登月飞行时在回宇宙飞船之前，航天员仔细地刷掉航天服上的月球灰尘及鞋上的泥土。在起飞前，要扔掉背包和套鞋。带回地球的装备，在通过连接通道时，要仔细地做真空清洗。在返回途中，航天员还要定期对乘员舱内部做真空清洗，并擦净表面的液体和尘粒。在溅落地，有人穿着特殊的生物隔离衣，打开舱口送隔离衣给航天员。航天员从乘员舱出来时还要用特殊消毒液进行冲洗。为防止飞行器污染外星体环境，在飞行器装配的全过程都注意了清洁消毒，如采用无臭、无刺激、无毒、无有害残留物，不损坏机件、不易燃、方法简便、高速高效的药剂清洗飞行器。

基本内容 检疫是将 "医未

病之病"的预防医学理念应用于航天医学，体现了航天医学的目标，预防医学的实践应早于临床医学。检疫用临床医学、免疫学、微生物学和预防医学等学科的理论和方法，为疾病的检出、诊断和相应的预防措施提供了客观的实验室诊断依据。预防医学的终极目标是保证某种疾病不在人群中发生。航天员传染病的预防最终也是做到传染病不在航天员群体中出现。预防包括三级：第一级是管理传染源；第二级是切断传播途径；第三级预防是保护易感人群。航天员群体是一个特殊的群体，为保障任务的顺利完成，其身体素质、心理素质均要达到较高水平，每一级的预防工作都不能掉以轻心，在此基础上根据航天员身体素质和生活环境的特点，重点是做好第二级和第三级预防，即切断传播途径和保护易感人群。

具体工作内容随航天员执行任务前后所处的具体环境变化而有所不同，因而按照航天员所处具体环境的不同将中国目前的航天员检疫分为训练期检疫和任务期检疫两个部分。

训练期检疫 保证航天员身体健康、航天任务顺利完成的重要工作内容。实施航天员一级传染病预防隔离制度，包括：传染病监测，有针对性地进行传染病检疫工作，采取有效措施避免对航天员的伤害；预防接种，是保护易感人群的重要措施；对航天员及家属进行卫生学和流行病学教育，增强防病意识；控制外出和接触人群，对与航天员密切接触人员进行检疫，航天员与一般人接触要保持一定距离以及卫生监督和卫生处理（定期对航天员工作生活环境进行卫生监督）。

任务期检疫 包括飞行前、飞行中和飞行后等检疫。

飞行前检疫 为飞行中航天员健康打下良好基础。参照美俄经验，中国航天员飞行前检疫依据距离发射的时间分别实施航天员二级、三级传染病预防隔离制度。二级传染病预防隔离制度包括：维持一级传染病预防隔离制度（见训练期检疫）；加大检疫力度、对接触的相关人员进行数额限定，并对相关人员的健康进行监控；卫生监督和卫生处理。三级传染病预防隔离制度包括：维持二级健康稳定章程、更严格的卫生检疫措施（航天员进行隔离，乘组医生也一同隔离；严格限制同航天员接触的人数，对确需与航天员密切接触人员进行严格的医学检查和医学监督；发射前对密封舱密切接触人员进行检疫）、卫生监督和卫生处理。

飞行中检疫 对于保证航天员飞行中的身体健康状况，保障航天任务顺利完成十分必要。包括飞行中居住舱的清洁以及飞行中的航天员个人卫生。飞行中定期地对工艺加工材料和结构材料的表面进行卫生和防微生物处理，利用规定的清洁工具和空调手段使大气中微生物繁殖率控制在正常或正常以下水平，并保证不含有致病微生物，保持载人航天器处于日常卫生条件之内。在执行飞行任务的过程中，应该保持航天员的身体、头发、外分泌腺、口腔器官的清洁；保持航天员的口腔器官和皮肤表层处于卫生指标之内；整套个人卫生用具、服装、日常卫生用具的数量和质量应根据飞行任务、飞行时间长短和载人航天器的技术装备而定。

飞行后检疫 航天员受失重影响，返回地面后免疫力低下，易发疾病，因此飞行后航天员检疫工作十分重要。飞行后检疫是航天员正常着陆当天返回居住地至此后大约两周的检疫，实施航天员三级传染病预防隔离制度，再根据不同地点、不同情况制定不同的消毒办法和预防措施。重点是与航天员接触人员的严格医学检查以及航天员返回居住地前完成居住地航天员工作生活区预防性消毒检疫工作，消毒范围：航天员公寓寝室，公寓食堂、餐厅，公寓会议室、活动室等公共场所，公寓公厕，更衣室，专用运输工具，航天后恢复性理疗、训练的场所等。

（谢 琼）

chéngyuáncāng zhìbìng wēishēngwù

乘员舱致病微生物（pathogenic microorganisms in crew cabin）
航天飞行过程中乘员舱内能引起航天员疾病的微生物。如同在地球上一样，微生物在飞船上广泛存在。早在20世纪60年代，美国和苏联的研究者认为长期飞行将是一个微生物物种简化而现有物种泛滥的过程，飞船返回地面后乘组航天员将面临微生物休克等问题。美国、俄罗斯载人航天的经验证明，随着飞行时间的延长，飞船中微生物的危害会越来越严重。在太空中微生物的危害对人体而言主要是影响乘组健康，作为病原体引起感染、过敏；同时微生物能释放有害气体，成为间接的致病原。美国、俄罗斯均非常重视中长期飞行乘员舱微生物环境安全问题，都开展了乘员舱微生物/致病菌检测技术研究，并将检测结果应用于航天员医学保障工作。随着中国载人航天事业的发展，航天器在太空飞行时间延长，空间微生物环境是保障航天员健康和硬件设施正常运转的重要因素，进行微生物的监控、降低微生物危害已成为长期空间驻留亟须解决的重要问题。

发展历程　空间飞行引起抗感染能力下降，导致航天员健康问题。据报道，在"水星"和"双子星座"计划的早期飞行中，对能否发生传染病几乎没有什么考虑。苏联经过长时间对航天员的观察和研究发现，进入太空的29名航天员中，有15名在飞行中或返回后的第1周发生了细菌或病毒感染。病原体包括流感病毒、肺炎支原体和乙型溶血性链球菌。据统计，1995年3月至1998年6月，"和平"号空间站上的航天员发生了相当数量的微生物感染，包括结膜炎、急性呼吸道感染和口腔感染。"阿波罗"系列飞行中，一半以上航天员在飞行前和飞行中患感染性疾病，其中在"阿波罗"8号飞行的初期，曾有一名航天员患严重病毒性胃肠炎，给完成登月着陆飞行任务带来了巨大困难；在"阿波罗"13号飞行中，一名航天员发生尿路感染。由此美国国家航空航天局（National Aeronautics and Space Administration，NASA）对航天员的隔离制度要求更严格，航天员在飞行前7~10天就必须进行隔离。

空间飞行还能引起航天员体内原有潜伏病毒大量复制播散。NASA曾报告有一名航天员在飞行前因发生带状疱疹而被取消飞行任务。最近的一项实验观察到短期飞行（12天）条件下水痘-带状疱疹病毒的再活化，对航天员的健康造成严重威胁，并影响航天任务的完成。自1999年第一次进行空间飞行对航天员潜伏病毒影响的研究以来，目前潜伏病毒的检测已经成为航天活动中主要监测项目之一。

基本内容　美国、俄罗斯中长期飞行的研究显示，乘员舱内检测出234种微生物，细菌共有40个属、108个种，其中致病性细菌有金黄色葡萄球菌、链球菌、大肠埃希菌、变形杆菌、黏质沙雷菌、蜂房哈夫尼菌、黄杆菌、肺炎克雷伯菌、蜡样芽胞杆菌、鼠伤寒沙门菌、铜绿假单胞菌等，这些病原菌可能会导致航天员患各种疾病。其中，"和平"号空间站空气样本中分类出细菌40余种，以葡萄球菌属、芽胞杆菌属和棒状杆菌属在总样本中的检出率最高，条件致病菌包括：金黄色葡萄球菌、大肠埃希菌和黏质沙雷菌；浮游真菌共检出62种，最主要的种群为青霉和曲霉等。国际空间站空气样本中检出细菌10余种，以葡萄球菌检出率最高，其中金黄色葡萄球菌的浓度最高；分离到的条件致病菌有金黄色葡萄球菌、蜡样芽胞杆菌、大肠埃希菌等。真菌在空气样本中的检出率较低，以青霉和曲霉为主。中国地面模拟密封舱60天实验结果显示，同空间站相似，密封舱内空气中葡萄球菌属、棒状杆菌属、芽胞杆菌属、不动杆菌属等也普遍存在；致病菌种类也比较一致，包括不动杆菌、肠杆菌、葡萄球菌、芽胞杆菌等。

随着载人航天时间的延长，在检测细菌和真菌的基础上，美国、俄罗斯又开展了病毒研究。NASA的一系列研究结果表明，航天应激条件可导致机体内潜伏的疱疹病毒激活。自1999年，NASA已在多次空间飞行前、中、后发现航天员EB病毒、巨细胞病毒、水痘-带状疱疹病毒（均为潜伏病毒）活化。它们再活化后在航天飞行环境中易传播，短期飞行还不足以造成严重后果，而在

中长期飞行中机体长期处于免疫抑制状态，活化的病毒可能引起航天员的局部或系统病变，引起中至重度的疾病，并可能引起威胁生命安全的并发症，严重威胁航天员的生命健康和安全，影响航天任务的完成。

应用　对于乘员舱致病微生物的研究，应用在航天医学保障的以下几个方面。

环境微生物监测与控制　目前国际空间站的微生物检测已成为常规项目，从飞行任务上主要包括空间站（长期驻留）、载人运输飞船、运货飞船等的微生物监控；从范围上主要包括环境（空气、仪器表面和水）和人体；从项目上包括细菌、真菌、主要致病菌和寄生虫；从时间上包括飞行前、飞行中、飞行后。

微生物监测　飞行前、飞行中在轨实时监测主要进行菌落计数和主要致病菌检测；飞行前、飞行中留样还将进行地面深度检测，包括细菌及真菌分类鉴定，各项检测均有相应标准，以提示在微生物超标时，采取必要措施。同时NASA行星保护计划也在寻求更灵敏、准确和高效的微生物检测方法，包括脱氧核糖核酸、脂多糖、腺苷三磷酸、腺苷二磷酸等。

微生物控制　飞行前舱内环境消毒使航天员感染常见感染因子的危险概率大大减少。国际空间站采取了多级策略限制微生物污染，包括在组装及运送到空间站期间飞船材料除菌和严格定期清洁。但是，微生物监测仍必不可少，微生物浓度超过阈值时，采取针对性对抗措施是无可替代的。国际空间站使用了POTOK-150MK系统，可有效去除空气中的粒子和微生物；定期更换空气

滤膜保证空气质量；站务管理包括吸尘等，去除浮游在空气中的干、湿颗粒物，尤其是湿颗粒物是微生物滋生的适宜条件。表面微生物控制主要包括站务管理，定期擦拭，应用各种类型的抹布如干、湿、带有杀菌剂、去污剂等。水微生物控制主要为银除菌。

航天员自身微生物监测与控制 航天员是长期飞行乘员舱微生物的主要来源之一，其微生物监控是从自身角度主动进行健康保障的手段之一。美国从"阿波罗"计划起，对航天员自身微生物开始检测，检测位置主要为皮肤、口腔、咽部、尿和粪便等；检测时间为飞行前、中、飞行后和后恢复期。在空间站备有乘组微生物检测工具包，包括棉拭子、压舌板等。乘组地面微生物检测，可预测并控制航天员可能发生的感染性疾病；飞行中监测，可发现乘员舱中存在人体胃肠、皮肤、呼吸道的细菌和真菌；对整个任务过程进行动态追踪监测，达到防病治病的目标。

对航天员微生物控制，在飞行前实行传染病预防隔离制度，目的是通过减小或消除飞行前一刻乘员健康的不良改变来消除飞行中可能出现的健康问题，其本质就在于严格控制发射前3周内飞行乘员所访问的场所及接触的人员，降低感染性疾病的发病率；飞行中，主要采取环境控制、航天员自身卫生清洁及疾病治疗手段（见航天员检疫）。

（谢琼）

hángtiān yàowù

航天药物（space drugs） 防治航天员航天活动中出现的疾病及其生理功能紊乱而携带的药物。

发展历程 航天员无论长期或短期的飞行，在刚入轨飞行时常出现某些生理功能紊乱，如航天运动病、体液丢失、心血管调节功能紊乱等，航天医学称之为"早期航天适应综合征"。随着航天飞行时间的延长又可引起骨钙丢失、骨质疏松、肌肉萎缩等。除存在这些与航天环境因素有关的疾病外，还存在与地面相同的常见疾病，如尿路感染、呼吸道感染、外伤等疾病。对于这些问题，除用在轨飞行期间物理锻炼来对抗外，药物防护也必不可少的。人类从第一次遨游太空起药箱就被带进了飞行器，用来处理可能出现的疾病和创伤。美国"水星"第一次任务（飞行32小时）中，备有镇痛药、抗运动病药、兴奋药、抗休克药。随着载人航天技术的飞速发展，载人航天次数逐渐增加，飞行时间不断延长，"和平"号空间站一人连续在轨飞行已长达400余天，疾病发生率随之增加，药物品种、数量相应增加，由几种增为十几种乃至五十几种到近百种，剂型也随之不断完善，包括口服、鼻内、肌内注射、经皮给药、静脉、直肠等方式，而且在包装和制剂形式上都进行了特殊的处理，以满足航天环境的需要。中国载人航天任务航天药箱中也配备了近50种药品，成功克服了航天中使用注射剂的技术难题，用药技术接近了国际先进水平，特别是在航空运动病的综合用药防治技术方面达到了国际先进水平。但是航天药物中急救类药物和使用方法方面离国际水平还相差较远，如在空间静脉输液技术方面还有待突破（这是航天员紧急情况下急救的必要手段之一）。因此航天药物对保证人在空间飞行时的健康、安全、延长在轨飞行时间具有特殊的重要意义，是航天飞行中不可缺少的重要必备品之一。

基本内容 几十年来的载人航天史中，有关航天药物问题的研究从未间断。苏联/俄罗斯航天药物研究专家门帕林、沙什科夫、别拉伊、维诺格拉多夫、萨克索诺夫及美国伍德（Wood）、格拉比尔（Graybial）、伯里（Berry）等对航天药物问题进行了专门的研究，并发表了很多论述，阐述航天飞行各阶段（地面训练、上升、飞行中、着陆等）所需要的药物，并对整个航天活动中需要特殊解决的药物进行了专门研究。

一般性的工作 飞行前对航天员所进行的常规性工作，内容大致如下 ①在实验和临床研究的基础上，根据飞行的时间、性质、目的、航天员乘组人数等确定航天飞行所需的药物种类、数量。②必须检查航天员对药物的反应性，进行预先试服，观察可能出现的不良反应，引起过敏（皮疹、发热、水肿、休克等）的药物必须淘汰，改选适宜的药物。③航天员必须熟悉航天药箱的使用方法，了解用药方法及所用药物的适应证、禁忌证，应急情况出现时会采取自救或互救的处理措施。④考虑在失重情况下可能发生机体对药物的反应性改变，有必要在模拟航天飞行条件下，利用动物或临床条件观察药物的药效。

航天药物 航天药物主要是满足航天飞行前、轨道飞行中、返回着陆3阶段的需要。各种载人航天器（飞船、航天飞机、空间实验室、空间站）所携带的药物种类涉及各科的药物，有急救、心血管、呼吸、消化、泌尿、神经、皮肤、五官、口腔、外科等药物。剂型有片剂、注射剂、喷雾剂、栓剂等。药物种类主要包

括以下几种 ①调节心血管功能药物；②提高机体超重耐力的药物；③抗运动病药物；④提高作业能力药物；⑤维持支持运动器官稳定性药物；⑥调节和维持机体代谢的药物；⑦调节睡眠药物；⑧防护辐射的药物。表中是飞行时曾携带和使用的药物，共收集90种药物。

航天药物的选择原则 在载人航天任务中，需要为航天员配备航天药箱和个人医用急救包，在航天活动中防治可能出现疾病时应用。药箱中装载药物的选择原则非常重要 ①药物的治疗范围：首先，在地面时要依据航天员自身情况，结合航天飞行期间发病情况及可能出现的意外情况等，预测航天员可能出现的功能紊乱和疾病，使药物种类能够覆盖需求面。同时一定还要依据飞行时间长短、飞行目的和特点、乘员人数等确定药物的数量，必须保障充足。同时选药时兼顾药物间的相互替代性，使药物能被充分利用。②"捷径"的利用：中国可以借鉴航天飞行实践的宝贵经验，即载人航天常用过的药物作为选药的原则之一，因为这是地面无法得到的航天用药重要依据。③药物的特点：航天药物应具有疗效确切、剂量小、毒性低、副作用小等特点，理化特性稳定。药物剂型要求适宜航天失重条件下使用，药品包装在失重条件时易于开启，使用方便。④观察药物的个体反应性：为保证航天员用药安全可靠，药物的准备工作从航天员飞行保障的地面训练开始，建立航天员日常用药档案，积累有关药物的敏感性、不良反应等用药既往史，为航天员选药提供重要的参考依据。观察航天员对所携带药物的反应性及耐受性时，特别注意药物的不

表 航天器曾携带药物一览

药品名称			
阿司匹林	对乙酰氨基酚（扑热息痛）	四氢萘唑林	赛庚啶
非那西丁	咖啡因	盐酸伪麻黄碱	间羟胺（阿拉明）
氨基比林	右旋苯丙胺	司可巴比妥（速可眠）	肾上腺素
哌替啶注射液（杜冷丁注射液）	羟布宗（羟保泰松）	三唑仑	氢氧化铝
吗啡	布洛芬	盐酸吡咯吡胺	米里康片
吗嗪片剂	美沙酮	羟嗪（安泰乐）	没食子酸碘化铋
吗嗪注射液	异丙肾上腺素	替马西泮（羟基安定）	醋酸钾苯乙哌啶
东莨菪碱+右旋苯丙胺	异丙嗪栓剂（非那根栓剂）	苯偶氮吡啶	维生素类
异丙嗪（非那根）+苯丙胺	丙氧芬	环己巴比妥	醛固酮
盐酸异丙嗪	可的松	普鲁卡因胺	睾酮
丙氯拉嗪（甲哌氯丙嗪）	氢化可的松	多巴胺	黄体酮
甲氧氯普胺（胃复安）	地昔帕明（去甲丙米嗪）	溴苄胺	双醋苯啶
四环素片（剂）	丙米嗪	地塞米松	地芬诺酯（苯乙哌啶）
氨苄西林（氨苄青霉素）	硝酸甘油	左旋多巴	聚二甲基硅氧烷
阿米卡星（丁胺卡那霉素）	地高辛	氟哌利多（卤吡醇）	二甲硅油
红霉素	维拉帕米（异博停）	黄嘌呤	1%羧甲基纤维素钠滴眼液
二苯甲哌嗪	阿普洛尔（心得舒）	人参浸液	抗生素软膏
青霉素V片剂	氧烯洛尔（心得平）	盐酸右旋麻黄碱	抗真菌药膏
头孢氨苄	普萘洛尔（心得安）	特布他林（叔丁喘宁）	曲安奈德（丙炎松霜）
甲硝唑（灭滴灵）	利多卡因	护肤软膏	碘氯苯炔醚
硝苯地平	吲哚洛尔（吲哚心安）	聚烯丙酮碘消毒液	丁卡因栓剂
去甲替林	甲氧乙酰胺	聚烯丙酮碘消毒软膏	
喷他佐辛（镇痛新）	阿福林鼻腔喷雾剂	苯海拉明	

良反应，一旦出现严重不良反应必须取消使用，因为在航天环境下急救措施非常有限，会直接威胁航天员的健康乃至生命安全。

应用 航天过程的环境因素（振动、温度、超重、冲击、失重等）特殊，药物种类、剂型、剂量以及药物注意事项、禁忌证等与地面条件下用药均有所不同。尤其是当失重引起机体的某些生理功能紊乱时，机体的反应性及机体和药物之间的相互作用，可能存在尚不清楚的病理机制和新的药理作用。同时失重引起的机体各种生理功能紊乱，将连锁式地对药动学也存在着潜在影响，可能影响一些药物在体内的分布、吸收、代谢，即药动学方面可能发生改变，使得航天特殊环境下用药比地面条件下用药更复杂，要求更严格，需更谨慎。因此，对航天药物需进行一系列专门的深入研究。

（王 静）

hángtiān yàoxiāng

航天药箱（space medical kit）专用于载人航天飞行任务的航天药物及其载体的医学装备。航天药箱内装医学保障任务所需的药品、手术器械、医学辅助材料等，是实施医学保障的物质基础，是载人航天医学保障任务的必要装备之一。

在载人航天条件下，航天员除一般的身体不适外，也可能发生心理、生理方面的不适应，甚至发生伤病。太空飞行期间使用药物治疗是重要的保障手段之一。在地面上航天员出现伤病可以到医院或药房取药治疗，但在太空飞行过程中，只能从航天药箱中取药。由于飞船对装船产品质量、体积限制非常严格，航天药箱的药物种类和数量受到严格限制，

在受限的体积、质量下，科学合理选装药物以最大可能满足飞行任务的需要。图1是中国第三代某型航天药箱展示。

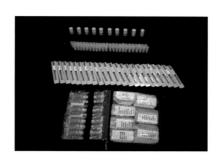

图1 中国第三代某型航天药箱

原理和结构 根据载人航天的任务需要，航天药箱可以有多种结构形式。其结构必须符合飞船的安装要求，有书本式、箱包式、软包式等，箱包的材料多以软布材料为主，符合阻燃的要求。图2所示是中国第三代某型航天药箱（箱包式）内部详细结构。

航天药箱有多个组成部分，各部分都有单独的名称和标识，有相对独立的用途。根据放置的位置可以分为：空间站航天药箱、轨道舱航天药箱、返回舱航天药箱、个人急救药箱等；根据功能可以分为：普通药箱、急救药箱、补给药箱等。根据需要可再分为更细的单元，如美国的航天药箱就有早期生命支持包，内含：气道小包、评估小包、药物小包、绷带小包、急诊外科手术小包、静脉输液小包等。

航天药箱的药物种类和数量理论上凡航天中可能用的药物航天药箱中都要配备，使用率高的装的数量多。但限于航天飞行

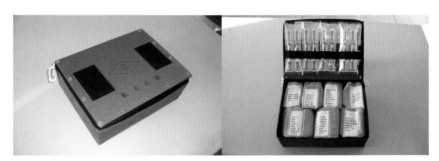

A.外观　　　　　　B.内部

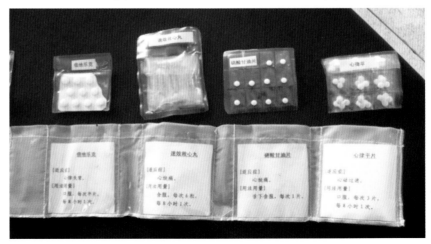

C.内部小包展开状态

图2 中国第三代某型航天药箱结构示意

条件，航天药箱中药物的种类和数量都根据不同的飞行任务相应调整。同类药品的选择也是充分考虑航天的特殊环境和自我应用的特点，疗效确切、应用安全、体内药动学过程受失重影响小的药物是首选。

美国及前苏联的载人航天发展比较成熟，其航天药箱的研制也比较完善。国际空间站中准备了种类繁多的药品，最近公布的国际空间站药箱中配备的药品种类美国和前苏联两个国家都达到百种。包括口服制剂、外用制剂、栓剂、注射剂等，其种类与地面疾病的防治药物差不多，但是都是针对飞行中可能出现的医学问题有针对性配备的，而且在包装和制剂形式上都进行了特殊的处理，以满足航天环境的需要。

中国载人航天任务航天药箱中也配备了相应种类和数量的药品。初期载人航天任务飞行时间较短，配备的药物种类和数量较少，随着飞行时间延长和乘组人员增加，药物种类和数量也相应增多。

航天药箱的航天环境耐受性试验　航天药箱及其内部药品必须满足航天环境的考验，能耐受模拟航天飞行特殊环境的振动试验、快速减压试验，考察制剂和包装在这些飞船可能遇到的情况下的稳定性。

振动试验目的是检验受试产品承受乘员舱振动环境的性能。鉴定振动试验条件分为正弦扫描振动和随机振动。试验后药箱和药物应完好无损，无破裂、溢液现象，结构良好。

快速减压试验是检验快速减压环境下产品的安全性及承受乘员舱失压环境的性能。条件按减压-低压保持-升压顺序进行。经

快速减压试验后药箱和药物应完好无损，无破裂、溢液现象，结构良好。

航天药箱还必须满足航天工效学评价要求，即取用方便，满足失重状态下使用。例如，尽量单剂量包装，每次取用一个剂量，避免瓶装；包装尽可能体积小、质量轻；包装材料无有害气体释放且防水、阻燃。

航天药箱的使用　航天员严格按照在轨医学问题的处置措施的规定使用航天药箱。轨道舱药箱是在返回舱与轨道舱之间的门打开的情况下，航天员能进入轨道舱的情况下使用；返回舱药箱是在航天员只能待在返回舱的情况下使用；个人急救药箱是在返回舱着陆后等待救援期间使用。药箱中的药物也有严格规定，有的航天员可以自行使用，有的必须经地面医生同意方可使用。航天员在飞行前必须接受使用航天药箱的专门培训，对其中的部分药物还要亲自试用，确保用药安全。航天药物必须在有效期内使用，过期更新。

（高建义）

hángtiānyuán fēixíng hòu huīfù

航天员飞行后恢复（astronaut postflight recovery）　航天任务飞行返回着陆后由医监医保人员对航天员进行的医学隔离、身体功能评估、医学康复的过程。随着载人航天飞行时间延长和复杂性增加，航天员飞行后再适应期间的医学评估与康复治疗及其重要，其主要目的是全面评估航天员生理功能改变；制定恢复措施，提高各系统能力，减轻再适应反应，进一步提高航天员生理功能储备。

1961 年 4 月 12 日苏联航天员尤里·加加林随"东方"1 号成功打开了人类进入太空之门，

1971 年 4 月 19 日苏联发射世界上第一座载人空间站"礼炮"1 号，开启了人类长期太空飞行的历史。航天医学保障体系中重要的一环是对航天员飞行后的健康状况进行研究并采取康复治疗措施。随着飞行时间的延长，后恢复工作的重要性日益凸显。

工作阶段划分　中国航天员飞行后恢复大体分为医学隔离恢复阶段、医学恢复疗养阶段和医学观察阶段。医学隔离恢复阶段为航天员着陆后 2～3 周，主要工作为全面评估航天员生理功能改变；进行一定的科学研究实验；通过一定的恢复措施，提高各系统能力，减轻再适应反应。医学恢复疗养阶段为紧随其后的 3～4 周，目的是完全恢复健康状态和航天员的功能储备；医学观察阶段为返回后 3～6 个月，目的是促进生理储备功能恢复，使其全面融入社会生活。

俄罗斯航天员飞行后恢复大体分为再适应阶段和医学恢复疗养阶段。再适应阶段为航天员着陆后 2～3 周，是在航天发射场恢复基地或加加林航天员训练中心进行。这个阶段，首先是减轻再适应的不适反应、提高心血管系统和骨骼肌肉系统的运动能力，恢复直立稳定程度、静力运动学和方位功能，消除飞行后疲劳。医学恢复疗养阶段（30～40 天），目的是完全恢复健康状态和航天员机体的功能储备。在这段时期，训练中使用了恢复治疗的物理方法，大量使用有控制的行走、运动和游戏，治疗学和理疗程序，以及气候疗法。

美国在航天员后康复方面的观念大有不同，美国认为对于飞行后康复，没有比在航天员自己的家乡更好的地方，他们并不把

在疗养院或度假胜地进行康复视为必要。

工作原则 ①综合康复，生理、心理和社会康复相结合，物理疗法、运动疗法、营养疗法于一体。②评估与后恢复相结合，循序渐进、动态调整康复计划。③安全性原则，医学检查微创性，恢复措施安全、有效。

中国航天员飞行后恢复概况 包括以下内容。

医学隔离恢复期的医学保障工作 实施严格的检疫制度：持续多天的飞行及空间环境因素的影响，会造成航天员精神疲劳、免疫力低下，实施严格的消毒、隔离、检疫制度，预防传染病非常必要，这是隔离恢复期医监医保工作的一项重要内容。隔离恢复期内，Ⅲ级隔离为返回后第0～7天，Ⅱ级隔离为返回后第8～21天。

动态医学检查与评估：在隔离恢复期实施动态医学检查，主要针对航天员正常返回北京后可能发生的医学问题：立位耐力下降、航天运动病及后遗效应、平衡功能改变、肌肉萎缩及疲劳、人体成分改变、心脏功能下降等生理变化。目的是观察飞行后航天员健康状况变化和恢复情况，并为恢复措施的应用与调整提供支持。

恢复措施：飞行后需要着重关注的问题包括心血管系统、运动系统、前庭平衡功能等多个方面。考虑到航天员的身体安全性要求，结合康复医学中针对相似功能问题的处理方法，拟以安全、有效的运动疗法作为主要手段，以正常返回地面后的前3周为重点，根据机体恢复的过程特点确定阶段性目标。①着陆当天（R0）～着陆第3天（R3）。目标：首先尽快恢复、强化航天员的站立功能，恢复、维持较好的站立平衡；促进航天员的行走功能和行走过程中的平衡功能；加强下肢肌力、促进体液的再分布，达到改善心血管调节功能的目的。措施：仰卧位平衡训练、坐位-站立位起立训练、站立位平衡训练、站立位医疗体操、低强度卧位功率自行车训练、步行训练、行走过程中的平衡训练、游泳、手法放松等。②着陆第4天（R4）～着陆第7天（R7）。目标：进一步恢复航天员的行走功能；加强平衡功能；加强下肢肌力；促进心血管系统、运动系统对地面环境的再适应。措施：仰卧位低-中强度下肢抗阻训练、低强度坐位功率自行车训练、步行训练、平衡训练、游泳、手法放松、桑拿浴、水中平衡训练、水中运动。③着陆第8天（R8）～着陆第21天（R21）。目标：逐渐加大运动量，以增强体质。措施：行走过程中的平衡训练、等速向心收缩-离心收缩交互进行的下肢较大强度的抗阻训练等方式的有氧训练、游泳等。

医学评估的最终目标是在再适应的各个时期决定治疗措施的类型、范围和时间安排。在再适应的急性期（R0～R3天）主要是恢复健康和治疗疾病，包括采取少量肌动活动的轻松生活制度，防止立位紊乱（穿着抗荷服），进行立位训练以逐渐恢复立位耐力，呼吸和肌肉伸缩训练，温水浴，淋浴，放松按摩，镇痛和镇静电刺激以恢复正常睡眠，消除情绪紧张，逐级紫外线暴露的日光浴，腿部肌肉的电刺激，及适当使用药品。接下来的亚急性期（R4～R21天）所采取的措施包括肌动活动的轻松生活制度并逐渐增加训练时间，轻度晨操，控制步速行走，物理疗法，全面放松按摩，在含有饱和二氧化碳的水中洗浴，在游泳池里游泳或在水中做操，腿部肌肉的电刺激，药物疗法，减轻心理压力。

作息制度：航天员在医学隔离恢复期要充分休息，适当安排生理指标的检测及各种恢复措施的实施。

营养：在航天飞行中，由于缺乏运动，消化功能下降。吃一些易消化、高营养、含维生素和微量元素丰富的新鲜食物（见航天员康复期营养）。

中医中药：航天员正常返回后，每天进行中医辨证，采取个体化的中医调理手段。每天为航天员炮制药茶，服用次数不拘，促进航天员恢复。晚上药浴，洗澡时浴盆内放置利于放松、消除疲劳的药物。

心理恢复措施：第一阶段在返回后第1～7天，主要是迅速消除累积性心理疲劳和心理感觉不适；第二阶段在返回后第8～30天，通过更多自由、空闲时间的休息疗养，多样化的文化娱乐活动，更多的家庭、亲友支持使航天员的心理调整到良好状态。

医学恢复疗养期的医学保障工作 在医学隔离恢复期的基础上安排航天员康复疗养。疗养可以消除疲劳、改善生理功能、增强防病抗病的能力。疗养可使航天员精力充沛、体质增强，疾病得到有效的治疗。在疗养院可安排景观治疗、体能锻炼等恢复措施，时间为3～4周。

医学恢复疗养阶段，主要是在后恢复的基础上，继续进行航天员生理功能康复，以提高生理功能储备。主要措施有医疗体育和体力锻炼、步行训练、游泳、水疗法和热疗法、各种形式的按摩和物理放松治疗，矿泉浴。

医学观察期的医学保障工作主要是制定个体化的运动处方，继续指导航天员参加一定强度的体育训练，促进生理储备功能恢复；进行定期的医学询问及观察；全面融入社会生活环境。

俄罗斯航天员飞行后恢复概况 再适应阶段（着陆后2~3周），在发射场康复治疗站或加加林航天员训练中心进行。主要任务是身体系统功能状态的逐步恢复，适应逐渐增加的体育锻炼，一般运动功能、立位耐力、感觉变化的延迟、飞行中疲劳和衰弱的恢复。这个时期的医学恢复措施基于锻炼疗法和体格保守训练，以及肌肉按摩、水疗法和渐进的热疗法。更多重点放在调整工作-休息时的心理状态，恢复过程的心理情绪因素。恢复治疗还包括饮食疗法，以及其他的治疗和恢复措施。

疗养阶段（30~40天）是航天员健康和功能储备的全面恢复治疗期。医学恢复疗养阶段经常在度假胜地进行。恢复措施的基础是医疗体育和体力锻炼、步行训练、游泳、水疗法和热疗法、各种形式的按摩、矿泉浴、作息制度、体力负荷和休息的合理轮流、饮食疗法、心理恢复措施。疗养阶段有航天员家人看望，这对他们心理状态的恢复具有积极影响。

总之，飞行后主要表现为立位耐力下降、心脏功能下降、体液减少、肌肉功能降低、平衡功能下降，此阶段影响到航天员正常生活，需要密切限制航天员各项活动，经过2~3周再适应，基本恢复到飞行前水平，只是平衡功能和肌肉力量个别项目未恢复

至飞行前水平，需要继续恢复。在着陆后3~6个月，大部分身体再适应反应基本恢复正常，航天员可自由活动。但航天员后恢复个体差异较大，需要针对个体具体情况具体分析。

（郭立国）

hángtiānyuán fēixíng hòu shēnglǐ huīfù
航天员飞行后生理恢复（postflight recovery of physiological functions for astronaut） 航天员航天任务飞行返回着陆后，在全面身体功能评估的基础上，分阶段并有针对性地促进生理功能和生理储备功能尽快恢复的措施。

基本内容 从1G环境到失重环境，人体的生理系统不可避免地发生一系列的变化，导致功能降低。这些改变主要是机体适应失重环境的一种适应性改变①神经-前庭系统的调节紊乱：见失重神经系统效应。②体液和电解质改变：见失重内分泌系统效应、失重免疫系统效应。③心血管系统改变：见航天贫血症、立位耐力不良。

上述3个系统的变化在达到

最大值后逐渐下降，处于一种新的、适应失重环境的水平。骨质疏松和肌肉萎缩、辐射效应则随着飞行时间的延长有逐渐增强的趋势，具体变化见空间骨丢失、失重肌萎缩（图）。

航天员飞行后早期再适应反应 分为2种类型 ①类型1：引发功能变化的原因有着陆条件，对航天飞行环境的适应过程未完结及对地面条件的相对不适应：应激反应；前庭自主神经功能紊乱；立位耐力不良；运动协调能力紊乱（运动失调）。②类型2：引起以下改变的原因是长期处于失重环境，对飞行环境已相对适应以及对地面条件的不适应：身体疲劳、衰弱；心血管和心肺功能；肌肉失用性萎缩；骨质疏松；水-电解质代谢改变；血液系统及免疫状态改变。

第一种类型的再适应反应，对完成短期飞行和长期飞行的航天员而言都很典型，持续的时间相对不长，在再适应阶段的第一周基本上消失。第二种类型的再适应反应主要体现在中长期飞行

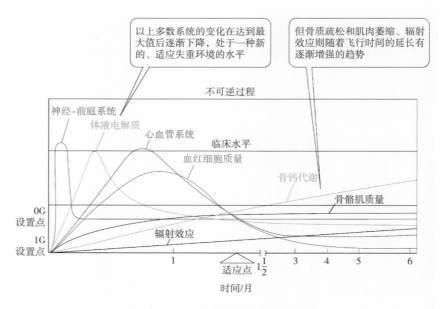

图 微重力环境的生理功能适应过程

的航天员，需要进行更长时间的康复治疗。

航天员飞行后生理功能恢复时间　主要有以下表现。

体重　"水星"、"双子星座"及"阿波罗"航天员（飞行时间8～13天）飞行后体重的丢失为飞行前体重的0.8%～9.1%，苏联航天员资料证明，飞行后体重平均丢失2.5kg（0.8～4.0kg）。中国航天员飞行后体重丢失约为3kg，但很快恢复到飞行前水平。

心血管和心肺功能　"STS-5"～"STS-8"17名航天员（飞行时间5～6天）的资料表明，着陆时，左心室舒张末期容积、心脏每搏量及心脏功能都较飞行前值低得多；心率、平均动脉压及全身血管阻力都明显增高。着陆14天后，同飞行前值比较，17名航天员左心室舒张末期容积指标显著性减小，心率加快7%、射血分数增高7%。美国在"阿波罗"7号～"阿波罗"11号（飞行时间8～10天）和"天空实验室"乘员进行心血管和运动心肺功能检查，结果表明在耗氧量、脉搏、每搏量及心排血量都有相当大降低，心血管系统和运动心肺的反应在3周左右基本恢复正常。载人航天实践已经证明，心血管和心肺系统能很快地、有效地适应失重，但是，返回地球时航天员再适应变化不尽相同，恢复到飞行前状态所需时间也不同。心血管和运动心肺功能恢复变异较大，总的来说，心血管系统和运动心肺功能在3周左右基本恢复正常。

内分泌系统、水与电解质平衡　失重飞行对水盐代谢、肾功能、钙代谢、能量代谢都有一定的影响，但飞行中极少出现明显的临床表现。许多证据表明人在很多方面能很容易地适应失重，以致对返回重力条件的再适应比逗留在失重环境更令人担忧。血管内血容量完全恢复需要3天时间，血液成分恢复以红细胞为依据，需要数周时间。

免疫系统　研究表明，航天综合因素对人体免疫系统有抑制作用，苏联"礼炮"6号、"礼炮"7号及"和平"号空间站连续飞行2～12个月航天员免疫功能变化资料表明，着陆后的最初几天，各项免疫指标减低得相当大，24～30天恢复到飞行前正常水平，但个体差异较明显。

骨骼肌肉系统　肌肉系统与飞行前相比，飞行后航天员对振动（足部）和肌肉刺激的敏感性增加，反射性反应的最大振幅和斜率降低。腱反射恢复到飞行前水平需要9～11天，但对振动的反射性反应幅度和感觉阈值恢复需要6～8周。中长期飞行引起抗重力肌紧张度和强度下降，与飞行前相比，飞行后最大收缩力下降，达到最大收缩力的时间延长，肌肉收缩时肌电图的变化也很大，这些变化持续约8周恢复。俄罗斯、美国资料表明，着陆后1～2个月，神经肌肉功能大部分恢复到正常水平，这些变化的严重性似乎与飞行时间无关，可能与飞行中运动强度、运动量和运动程序的安排有关。研究表明每月飞行骨丢失速率为1%～1.5%，而女性绝经后最初10年每年骨丢失速率为2%～3%，可见航天飞行骨丢失速率较快。骨密度恢复需要较长时间。

总之，再适应急性期需2～3周，此阶段影响到航天员正常生活，需要密切限制航天员各项活动。大部分身体再适应反应在着陆后1～2个月基本恢复正常，航天员可以自由活动。但航天员后恢复个体差异较大，需要针对个体具体情况具体分析。航天员身体功能完全恢复，并达到飞行前生理功能储备水平，具备再次执行航天飞行任务能力，经验为1～1.5年时间。

应用　关于航天员飞行后生理恢复工作组织、内容、方法见航天员飞行后恢复。

（郭立国）

hángtiānyuán fēixíng hòu xīnlǐ huīfù

航天员飞行后心理恢复（post-flight recovery of psychological functions for astronaut）　见航天飞行后心理支持。

（刘　芳）

hángtiān jíbìng

航天疾病（space sickness）　载人航天特殊环境引起航天员出现特殊症状和体征所致疾病。在载人航天中，航天员受到特殊环境如微重力、超重、噪声、异常的温度和湿度、气体压力和成分的变化、振动及冲击等作用，生活空间和规律也与地面不同，这些因素及由此引起的其生理心理改变所致的特殊症状和体征，统称航天疾病。

病因及发病机制　人类进入太空后产生许多生理变化，某些变化的出现无明显规律性，如房性和室性期前收缩、正常菌群的种类和数量改变、某些激素和电解质改变等。这些变化可能与太空特殊因素相关。航天飞行期间航天员可能出现一些常见的医学问题，主要包括前庭功能紊乱、体重丧失、体液头向转移、贫血、心血管功能失调、免疫反应降低、胃排空和胃肠动力性改变、肝脏代谢功能改变及航天运动病，肌肉萎缩及骨丢失等。

临床表现　在航天医学的发

展史上，失重环境中出现最早、达到临床疾病标准的变化是航天运动病。在苏联航天飞行的早期，航天员在轨飞行时出现了定向障碍、全身不适、恶心和呕吐等表现。苏联航天运动病发病率平均为48%，美国的"阿波罗"为35%，"天空实验室"为60%，航天飞机为67%。采用感觉冲突学说等来解释病因。这些感觉不断产生冲突导致典型的症状。但神经冲动的冲突如何转为症状则尚不清楚。

载人航天实践证实，在轨飞行的航天员普遍发生心血管功能失调，主要表现为超重耐力、立位耐力、运动耐力下降。可能与失重引起的血液重新分布、代谢改变、紧张、疲劳和睡眠障碍等因素有关，但心血管系统对微重力环境和飞行后期具有明显的适应性。在航天飞机飞行期间，约有75%的航天员出现了类似航天运动病、头痛、失眠和背痛这样的非紧急医学事件。航天员遇到其他非紧急事件包括小外伤、烧伤、皮肤病、肌肉骨骼问题、呼吸疾病和泌尿生殖问题等。有证据表明，飞行期间有可能发生潜在的紧急医学事件，如潜在的致命的严重心律不齐、冠心病、脑卒中、栓塞、高热、急性炎症、大出血、急腹症、肾结石、传染病等，这一类医学问题属于医学急症，可威胁航天员的健康和安全，一旦发生将导致航天应急飞行状态。另一类紧急医学事件是工程原因造成的应急状态，如急性缺氧、航天减压病、气压性损伤、冷冻损伤、烧伤、急性中毒等。航天减压病是在空间飞行压力环境和微重力环境下产生的具有特有发病规律的一种减压病，出舱活动体能消耗较大、耗氧量

大、关节活动频繁，发生减压病概率增加。轻度表现为瘙痒、蚁走感、肌肉、关节轻微胀痛，或一过性疼痛；中度表现为关节、肌肉中度以上疼痛；重度表现为胸部压迫憋气感、胸骨后灼痛、阵发性咳嗽、呼吸困难或视觉障碍（复视、偏盲、失明等），或出现虚脱、休克症状和体征等。着舱外航天服采取预吸氧制度，执行舱外活动的航天员都没有报告明显的航天减压病。

表1汇总了美俄航天飞行几十年来出现的各种医学问题及其频率。除航天运动病外，航天员出现频率较高的是食欲缺乏、疲劳、失眠等，正在运行的国际空间站和中国几次"神舟"任务中亦很突出。

诊断 目前尚无统一标准。航天运动病的判断可参照表2。其他的病症诊断及判断方法则主要依据相应的临床标准。大部分的医学事件没有达到紧急医学事件的程度，可能的情况下在飞行中只进行了药物治疗，但有证据表

表1 航天飞行可能发生的医学问题（根据发生频率从高到低排序）

序号	医学事件
1	食欲缺乏
2	航天运动病
3	疲乏
4	失眠
5	脱水
6	皮炎
7	背痛
8	上呼吸道感染
9	结膜炎
10	指甲出血（指甲与航天服手套间的摩擦损伤）
11	尿道感染
12	心律失常
13	头痛
14	肌肉劳损
15	腹泻
16	便秘
17	气压损伤性中耳炎
18	屈肢症（减压病造成的肢体疼痛）
19	肺炎（出舱活动造成的肺炎）

表2 航天运动病程度评定标准

分级	评定标准
轻度运动病（1级）	轻度中枢症状，暂时性或头部运动时出现，呕吐及其他症状36~48小时内消失
中度运动病（2级）	相对持久的症状，时轻时重，主要是食欲缺乏，不适，嗜睡，上腹部不适，呕吐不多于2次，轻度影响工作，症状在72小时内消失
严重运动病（3级）	相对持久的症状，时轻时重，除食欲缺乏、胃部不适外，不适和（或）嗜睡明显；不愿做头部运动，呕吐多于2次，工效明显下降，症状持续在72小时以上

明，飞行中也存在无能力治疗航天员疾病的风险。如，曾经出现过由于肾绞痛和心律不齐，航天员不得不返回地球的情况，缩短了在太空停留的时间，并可能影响任务的完成。

防治措施 由于在轨治疗措施及设备有限，目前主要以药物预防和治疗为主。航天运动病一般治疗为闭目静息，限制头部运动，低盐饮食，限制饮水量。药物治疗主要用于发作期，中国"神舟"系列飞船上采取的预防用药为地芬尼多，治疗用药为苯海拉明和异丙嗪。美国航天飞机上多采用联合用药：异丙嗪+麻黄碱/右旋苯丙胺。航天减压病最好的预防方法是对身体加压（如用密闭乘员舱，保持舱内气压以及用加压服进行全身加压），其次是减少氮气在体内的溶解（如预先吸氧排氮）。已经产生减压病后，治疗方法是通过全身加压，如置于加压舱内加压，然后按规定程序减压。睡眠障碍的克服方法只能采取预先适应，并在轨道飞行期间安排较多的适当休息，必要时给予一定的兴奋药或催眠药。美国航天飞机飞行中服用最多的药是睡眠用药，有67%是替马西泮（羟基安定），其他为唑吡坦10%，三唑仑10%及氟西泮（氟安定）。睡眠障碍正成为美国航天员的主要问题。许多催眠药存在严重的副作用。心前区疼痛时应立即停止一切体力负荷，服用血管扩张药。根据医生的指示，采用镇痛药。急腹症发病时用抗生素、镇痛和降温等办法保守治疗，治疗措施应与地面医监人员协商进行。感染性病症，包括上呼吸道感染、鼻窦炎、胃肠炎、泌尿系感染等，治疗措施主要有解除鼻塞、抗感冒药及抗生素，保持

鼻道通畅，发热可用退热药；航天准备阶段要采取各种预防措施，降低咽炎发病率。胃肠炎时应禁食，采用抗生素、解痉镇痛药等治疗。泌尿系感染可服用一个疗程的抗生素治疗，并用镇痛药、解痉药。由于中国尚没有长期航天飞行的经验，参照、借鉴美俄资料研制航天员健康维护、疾病治疗和应急医学保障技术很有必要。航天飞行中部分常见病症及其处理方法见表3。

（徐 冲）

航天中医药（space traditional Chinese medicine and herbs） 用传统中医药原则和方法对抗航天医学问题，维护航天员身体健康，保障航天飞行任务的医学保障措施。

从中医理论入手，运用中医辨证论治的独特优势，在继承传统中医药理论与临床经验基础上，整合中医药研究成果，组织多学科队伍，深入分析航天生理适应以及损伤修复的中医学病因、病机，将中医的理、法、方、药有机结合，在理论的指导下，运用中医药的多系统整体调节的特点，进行辨证论治；对中医治疗有优势、疗效突出的航天医学问题及特色治疗技术进行研究，形成可推广的诊疗方案。进一步从理论机制和实践运用上，研究中国传统医学与航天医学的结合，构建载人航天生理适应的中医药防治的理论框架，建立航天中医药理论体系，为保障航天员的健康及建立具有中国特色的航天医学体系奠定基础，扩大中医药技术的国际影响力，保证航天任务的圆满完成。

表3 航天飞行中常见医学病症的处理方法（部分内容）

病症	病因及处理方法
恶心和呕吐	主要是鉴别和治疗潜在原因，维持足够的体液。如果出现连续呕吐，补充足够的液体非常关键。如果不能饮水，应该考虑给予静脉输液
头痛	可为许多不同的原因引起。在飞行的最初几天，体液头向转移和航天运动病可引起头痛，这些头痛经过简单治疗和适应失重后会完全消失。通常用镇痛药治疗，如对乙酰氨基酚
鼻出血	伤者坐好，头部前倾；在额部及鼻部外敷湿毛巾；用纱布或敷料塞进鼻腔，一般塞至鼻部外形稍膨胀为最宜
眼结膜炎	用无菌纱布浸上水从眼内清除脓性分泌物。用盐酸环丙沙星滴眼液滴眼
眼内异物	有异物进入眼结膜或角膜时，把睫毛翻靠在上眼睑下，把下眼睑向下移动保持2~3秒，放松后轻压眼球。如果无效，把纱布卷紧成一个尖，浸上生理盐水，把异物拭去。然后，涂上磺胺醋酰钠滴眼液等
牙痛	飞行前的口腔检查是预防牙病的重要防护措施。飞行中仍有可能发生急性牙病。应与医生协商治疗方法，可建议服用抗生素和镇痛药
皮肤病	最常见的是皮炎、毛囊炎、疖肿和荨麻疹。皮炎应在皮肤表面涂消炎软膏并贴灭菌胶布或扎无菌绷带。毛囊炎、疖肿的治疗方法是在患处用酒精棉纱条或纱布将肿胀处擦净，用碘酒擦，再涂上抗炎油和灭菌膏。皮肤出现荨麻疹时应服用氯苯那敏等药物
外伤	常见的外伤有表皮擦破和损伤。治疗时要消毒纱布擦净受伤处并用碘酒棉球对伤口精心处理，再用消毒灭菌纱布及绷带包扎。伤口出血时，可用消毒绷带压迫止血或根据医嘱用止血带扎缠

注：《国际空间站医学实施手册》，2006.10

基本内容 人们越来越感到整体调节是航天医学中的重要手段。航天用药大部分以西药为主，只有俄罗斯应用人参提高前庭耐力，正是利用人参适应原样作用，通过整体调节，提高机体对外界不良刺激的抵抗力。加加林航天员训练中心广泛应用草药，并将草药制成口服液，作为个人物品带向空间站，对长期飞行的航天员进行医疗保健，并且常规在长期飞行返回0昼夜口服镇静性质草药。之后服用促进肠道蠕动草药以助消化，并用消除疲劳草药药浴，帮助身体放松。平时根据需要为航天员炮制药茶，调节机体功能。

中国航天医学工作者针对航天医学的特点，首先提出航天医学研究中整体功能和中医系统调节的理论。从中医辨证论治出发，把各种特殊因素引起机体反应的共同特点归纳为"抑制综合征"；对航天不同时相的中医证型有了初步认识：飞行早期属血气上逆的实证，长期飞行属气血不足并气滞血瘀的虚实夹杂证；卧床不同时期各为肾阴虚、阴虚阳亢、脾气虚、血瘀四类证候。其次，将临床上行之有效的中医方剂运用于航天医学问题的预防治疗。根据载人航天的特点，分析航天医学相关问题的成因和机制，结合现代分析手段，研究运用中国传统医学的理论与方法解决航天医学难题的新途径和新方法，取得了一定成绩。

在上述基础上，将中医理论和辨证方法与航天员选拔和医学监督、医学保障工作有机结合，形成航天员中医辨证理论和方法，研制了适应航天员医监医保要求的中药制剂。对航天员身体功能调整发挥作用。

应用 中医药已被广泛运用于中国载人航天实践，其指导思想崇尚中医治未病思想，预防为主，寓治于防，强身固本；方法上彰显中医药的辨证施治、整体调节、个体化诊疗特色优势。

日常中医药保健 根据季节、天气变化以及常见传染病发病的情况，为航天员及其家属配制相应的预防性药物，针对航天员身体功能发生的偏差及时采用中医药调理，针对航天员日常疾病采用中医药治疗。

乘组航天员大负荷训练后的体能恢复 根据每个乘组航天员的个人中医辨证情况，制定乘组航天员中医药个体化保健方案，大负荷训练后分别采取中医推拿、针灸、中药熏洗、中药调理等手段提高航天员的体能，促进其体能的迅速恢复，保障航天员训练按计划实施。

航天飞行任务乘组健康保障 对乘组进行中医药调理。从中医心肾入手，益气养心安神，滋阴补肾活血。提高航天员体能、增强心肺储备、增强心血管调节功能，缓解强化训练期航天员高强度训练引起的疲劳，提高航天员对空间特殊航天环境的适应能力和耐受能力，促进航天生理适应以及损伤修复，有效保障航天员健康，使任务前航天员的身体状态良好；任务中，精力充沛，自我感觉良好，各项生理指标正常。

以下变化可能的因素之一是中国航天员采用了传统中医药①心功能变化：中国乘组航天员返回后一段时间内心功能均有不同程度下降，部分原因是失重飞行引起的血容量减少导致有效循环血量减少引起的心脏泵血功能降低。与其他国家航天员相比，中国乘组航天员心功能变化小、恢复快。②心血管自主神经调节功能变化：短期飞行后，中国乘组航天员心率稳定，未出现欧洲航天员返回后的普遍性心率增加现象；血压稳定，与欧洲航天员相似；心血管自主神经功能变化与欧洲航天员存在差异：一是欧洲航天员飞行后，交感神经和迷走神经张力较飞行前明显下降，经过25天的恢复期，交感神经达到飞行前的水平，迷走神经张力仍然处于较低水平。相乘组航天员返回后，交感神经张力基本稳定，迷走神经张力没有出现下降。二是欧洲航天员飞行后，压力反射敏感度下降，经过25天的恢复期后仍然处于较低张力的水平上。中国乘组航天员返回后，压力反射敏感度无明显变化。

（范全春）

hángtiān yíngyǎng

航天营养（space nutrition） 摄取、消化、吸收和利用食物中的能量和营养素以维持生命活动与健康的综合过程。航天员在执行航天任务期间为了维持生命与健康，保持正常的生理功能和工作能力，每天必须从食物中获得足够的能量和营养物质。航天营养是航天医学的学科组成之一，其研究范围包括：航天特殊环境因素（失重、噪声、振动、昼夜节律改变、辐射和狭小空间等）对机体生理、生化和代谢作用的规律和机制；饮食营养与机体内环境稳定、对外环境反应、适应及耐受能力的关系；机体对饮食营养的需求、合理营养的组织原则、膳食营养素的供给量标准及营养保障措施等。航天营养在营养学领域属特殊营养学的范畴。

人类的整个进化过程都是在地球的重力场中进行的。因此，人体的结构和组成、生理和生化过程以及全部生命活动，都是与地球的重力场相适应的。航天器在太空飞行时地球的重力场接近于零，为微重力状态，又称失重。太空环境对人类而言是一个完全陌生的环境。人进入太空后，为了适应这个全新的环境，机体会发生一系列生理、生化改变，将对机体在太空中的生存和生活带来许多不良影响，有些影响也会干扰机体的营养过程，使机体处于某种程度的营养不良状态。而航天员从太空返回地面重新进入地球重力场后，机体在失重环境中的改变会对航天员的健康构成威胁，还面临一个时间远长于太空飞行的再适应过程。

营养在载人航天中发挥多种作用，包括营养素摄入对保持航天员健康和进餐对心理作用的益处等基本作用。执行较长时间（大于 30 天）的航天任务时，为了保持乘员组的健康和防护失重对机体的不良作用，必须确定特殊营养素的需要量。人类进入太空后所观察到的骨矿物质和肌肉质量的丢失，与飞行时间的长短明显相关，必须对营养和生理学之间的相互关系进行详细调查，最大限度地发挥营养在保障航天员健康中的作用。在保证航天员摄入所需要的营养素的前提下，合理营养将有助于维持航天员的正常生理功能，包括内分泌和免疫系统的功能、骨骼和肌肉的完整性和水合状态。美国航天生物学和医学委员会已经将营养正式列为保证长期载人航天成功的 9 个基本研究领域之一。

简史 航天营养学科的形成和发展与载人航天事业的发展密不可分。1961 年 8 月，苏联发射第二颗载人飞船"东方"2 号，航天员 German Titov 成为在太空进食的第一人。这一事件预示航天飞行营养保障和研究成为必要。1962 年 2 月 20 日航天员约翰·格林乘坐"水星"号太空舱进入地球轨道飞行，是第一位在太空进食的美国人。他们的实践消除了当时人们对在太空失重环境中人能否正常进食、吞咽和消化的顾虑。第一位在太空进餐的女性是苏联女航天员捷列什科娃（Tereshkova），于 1963 年 6 月乘坐"东方"6 号飞船在太空飞行了近 3 天。

美国"双子星座"航天计划 10 次飞行最短时间是 4 小时，最长飞行时间 14 天，期间生命科学研究主要集中在对航天员进行飞行前后的医学检查。随着飞行时间的延长，航天营养的重要性首次受到重视。在"阿波罗"计划期间，完成了一些生理学研究，涉及领域包括内分泌、临床化学、血液学、免疫学、心脏学、运动、应激、营养、骨骼肌肉、前庭神经等。"天空实验室"计划提供了一个轨道实验室用于生命科学研究，主要目的是观察暴露于航天微重力期间人体的生理变化。设计开展了很多实验，对心血管和骨骼肌肉系统、运动生理、临床化学、血液学、神经生理、辐射和环境监测进行研究。其中很多实验成功的要素是收集了大量营养状态和食物摄入数据。航天食品被用作代谢餐，完成了宏量营养素的代谢平衡研究。"天空实验室"计划是唯一的食品系统满足全部营养要求的计划。在这些任务中，美国国家航空航天局（National Aeronautics and Space Administration，NASA）获得了最完整的航天营养数据，这些数据构成了理解航天飞行期间大部分营养素需求的基线。

航天飞机计划由 4 项专门的生命科学计划组成：航天和生命科学 1 号和 2 号（分别在 1991 和 1993）；生命和微重力科学（1994）和神经实验室（1998）。研究内容包括液体和电解质、蛋白质和钙代谢、血液学、心血管和骨骼肌肉系统、神经生理等。在 3 次航天（飞机计划）进行的研究提供了主要的营养信息，仅次于"天空实验室"计划期间收集到的资料。

"联盟"号计划带来了苏联载人航天计划的巨大变化。每次飞行有 2~3 名航天员，任务时间最长达到 237 天。"联盟"号任务进行了为"礼炮"号空间站时代提供基础的生命科学研究。通过飞行前后的广泛检查集中研究了失重对人体的影响，并研发了心理支持措施。膳食用地基实验进行长期的人体进食试验，完成了相关的营养和感官接受性评价工作。苏联 1986 年发射了"和平"号空间站，改写了长期载人航天的历史。"和平"号使命证实人可以耐受 1 年以上的微重力环境。在"和平"号空间站完成了许多科学实验，包括种植植物、营养研究和其他主要的生命科学研究。航天飞机"和平"号联合飞行乘员组分享了美国和苏联提供的食物，两个国家同意衔接包括微生物、风味和接受性评价在内的营养和食品质量标准。

国际空间站计划共有 16 个国家参与，基本研究目的是开发微重力作为一个实验工具，开展分子生物学和细胞培养研究。成员的多样性对营养工作者提出了挑战，因为国际乘员组有各自的饮食爱好和进食习惯。

研究范围 研究对象是航天员，研究的时间范围包括飞行前训练期、航天飞行期和返回地面后的康复期 3 个时间段，以航天飞行期为主。不同时间段对膳食营养有不同要求。

航天员在飞行前的训练期间，工作、学习、体能锻炼和专业技能训练十分紧张，体能消耗很大。在此期间，航天员膳食营养是否科学合理、能否满足航天员对能量和各种营养素的生理需求，直接影响训练效果和身体功能。不仅如此，航天员飞行前的营养状况还可影响航天员在航天初期对失重环境的适应性和对应激的反应性。因此，航天员应进食营养合理的平衡膳食，保证能量和各种营养素的适宜供给，维护航天员身体健康和最佳状态，防止发生营养缺乏和营养过剩等营养不良现象。

航天飞行期膳食营养的重要性与航天飞行的持续时间成正比关系。按飞行持续时间将载人航天人为分为短期、中期和长期航天 3 种类型。几天至 1 个月的飞行为短期，1 个月以上至半年的为中期，半年以上为长期。从理论上说，航天员任何时候都应进食营养合理的平衡膳食。但有时受飞船工程技术条件的限制，如对食品质量和体积的约束、食品储藏和制备装置的条件等，可能会使飞船所携带食品的品种和数量受到限制，使航天食谱难以满足平衡膳食的要求。由于航天失重环境对机体的作用和航天运动病的影响，航天员的食欲缺乏，摄食量减少，也使航天员不能获得正常生理所需的能量和营养素。这对短期航天而言可能不会导致严重的后果，因为只要航天员在飞行前身体保持良好的营养状态，体内会有一定的营养储备，而且发生临床营养缺乏症也需要一个

过程。但对中长期航天飞行，膳食营养不平衡则可能严重危害航天员的身体健康甚至危及航天员的生命。因此，对执行中长期航天任务航天员的膳食营养越来越受到重视，不仅航天食品的种类和数量大大丰富，航天食品伺服装置也越来越完备。航天员可根据自己的口味选择食物，航天食谱能最大限度地满足平衡膳食的要求。为预防进食量不足造成的营养素摄入不足，美国及苏联都在航天食谱中加入了营养强化食品和在食谱之外为航天员提供维生素和微量元素补充品，以保证航天员在能量摄入不足的情况下能获得足够的微量营养素。

研究方法 航天营养学家的工作在本质上分为两大类：一类称之为操作性工作，即临床型的评价，对航天员进行飞行前后营养状态评价；另一类为研究性工作，了解身体对飞行的反应和在失重环境中身体对营养素需要的变化。影响航天员生理和营养代谢的主要环境因素是微重力。同时，载人航天具有高投入、高风险、人数少和工程技术条件限制严格等特点。这使航天营养的研究方法不同于一般的营养研究方法，即很难在真实条件下对确定的对象进行研究，只能用地面模拟失重方法，最常用的是头低位卧床实验。

当前实施的临床营养评价是对所有航天员的一种医学要求，包括收集飞行前后的血和尿样。营养评价提供了一种机会：保证航天员在开始执行任务时处于最佳营养状态，证明飞行期间营养状态的变化，评估着陆后的改变，以促进航天员返回后尽快恢复到正常状态。营养状态评价提供了营养干预的基础，假设营养干预

对维持整个飞行期间的最佳状态是必需的。

为保证航天员获得适宜的营养支持，NASA 营养学家研制了一套综合营养评价方法，包括飞行前后营养状态生化指标的评价及飞行中有限的措施，由于资源限制（如乘员时间、冷藏箱体积），飞行中评价仅限于膳食摄入评价和身体质量测定。膳食摄入评价用食物频率调查表的方式实现的，采用的食物频率调查表为航天员提供了一个简易快捷且相对准确的方法向地面提供膳食摄入信息。主要针对特殊营养素（能量、蛋白质、液体、钠和钙），以减低调查表的复杂性。地面评价可综合考虑，覆盖全部必需营养成分，如身体成分骨骼肌状态、维生素或矿物质。对航天员进行长期飞行期间营养状态评价一直未能实施，原因是在国际空间站任务期间血和尿样难以收集、冷藏和回收。在 NASA 航天计划中研究过的微量营养素只有铁、碘、叶酸和维生素 B_6。飞行后几种营养素的营养状态发生改变受到关注，需要对飞行期间这些营养素的状态进行监测以确定这些营养素是否存在加速消耗或变化的时间进程。除飞行期间对航天员进行营养状态监测，收集飞行中的样本可以更好评价对抗措施（锻炼和药物）的效果。

与其他学科的关系 营养和食品对保持航天员的健康和使某些对抗措施诸如锻炼生效而言是必要的。NASA 关键途径路线图指出了营养和食品研究的重要方面，包括开发和利用基因组学、蛋白质组学研究和其他先进的技术。确定潜在机制必须开展多学科间合作，并将研究成果应用于营养需要量的制定以保证乘员组的健

康和生产力。由于航天飞行研究机会受限，地基模型对了解营养相关的生理变化和潜在机制是必不可少的。这类模型包括传统的细胞培养、动物研究、人体卧床和其他的地基类似研究。与世隔绝的环境诸如在南极洲或加拿大德文岛过冬和密封舱研究，为开展营养研究提供了良好的条件。营养研究的成就需要广泛的模型和包括生理学、生物化学、心理学、食品科学和技术、园艺学和先进的医学技术在内的多学科间的相互合作。

应用 航天飞行特别关注的营养问题包括适宜的能量摄入、适宜的液体摄入以预防脱水和肾结石、适宜的钙摄入以使骨丢失最小化。与预计的需要量相比，航天饮食似乎存在钠和铁过量的问题。设计食品交付系统需包含能提供含推荐水平营养素的食品，提供多品种和多口味以增加食欲。尽管膳食营养干预在防护失重效应中的作用还不像设想的那么确定，但膳食营养不合理无疑会加重失重对机体的不良作用。例如，实际飞行和地面模拟实验时发生的瘦体重（去脂体重）损失可影响机体蛋白质、能量和维生素的需要量。同样，调整能量、蛋白质和矿物质或维生素的摄入量可能减轻失重诱导的组织损伤。事实证明，在航天员飞行前、中、后各个时期，营养在保障航天员的健康中都发挥重要作用。

营养在未来航天计划中的作用取决于任务期限和可利用的食品系统所造成的限制。从营养的观点，食品系统发展的主要目标是研制美味可口、营养全面的航天食品。天基食品系统也必须满足航天器或栖息地的设计标准。使用再生系统生产食品需要仔细研究，以保证航天员得到营养可口的膳食。

航天医学的观察和研究结果表明，航天影响人的很多生理系统，营养的很多方面也受到影响。航天环境因素导致机体营养和物质代谢发生改变，但在某些情况下，膳食营养可用作航天环境因素对机体不良影响的对抗措施。为此，还需要进一步了解营养在健康和机体成分变化中的作用。为保证航天员航天期间的健康，保持和监测营养状态也十分重要。

（白树民）

hángtiān shànshí

航天膳食（space diet）
航天员在航天飞行期间按饮食计划所摄取的食物和饮水。航天员为满足机体生理需要和维持身体健康必须从食物中获取一定量的能量和各种营养，即合理营养。保证航天员获取合理营养的主要办法是提供平衡膳食。食物是能量和营养素的载体，不同的食物按一定的比例和数量搭配即构成平衡膳食。其要求是主副食平衡、动植物性食物平衡、粗细粮平衡、酸碱性食物平衡、能量的出入平衡以及食物的性味平衡。航天膳食的目标是航天员通过膳食获取能量和营养素的质和量符合身体的生理需要，既不过量也不缺乏。饮食计划是根据航天飞行的不同阶段、航天员所执行航天任务的特点和工况所确定的膳食的质和量，具体实施就是制定不同的航天食谱，如食谱食品、储备食品、压力应急食品、舱外活动食品、救生食品等（见航天食品）。不同航天食谱尽管供给的能量和食谱构成不尽相同，但原则上都应满足平衡膳食的要求。航天膳食为航天员提供合理营养的依据是膳食营养素推荐供给量（recommen-

ded dietary allowance，RDA）。

航天员营养素推荐供给量
是制定航天员航天食谱和对航天员进行膳食营养评价的主要依据。当前采用的航天期间航天员营养素需要量标准在很大程度上是通过地基数据和有限的飞行研究数据外推而确定的。随着从航天飞行经验获得更多的知识，需要量将被定期评估以确保定量的可信度。航天员RDA的内容包括能量和六大类营养素的不同项目，不同国家因人种和饮食结构的差异，所制定的航天员RDA的内容和推荐值亦有所差别。膳食纤维对人体尤其是消化道功能的益处也包含在RDA内。必须保证航天飞行不良影响对抗措施不会产生对营养素需要量的继发作用。

平衡膳食和合理营养要求
参照能量需求，提供平衡膳食。

能量 航天员飞行期间的能量消耗与飞行时间的长短有一定的关系，有随飞行时间延长，能量消耗和摄入量逐渐增加的倾向。制定航天员膳食营养素供给量标准应考虑这一因素（见航天能量代谢）。

根据美俄载人航天观测的资料，执行短期航天任务，体重70kg左右的男航天员在舱内生活，每天的能耗不超过10.46MJ（2500kcal），相当于地面成年男子轻体力劳动的能耗水平。制定航天口粮供给量标准还需考虑食物残留量、食物利用率（除去粪尿的能量），在能量需要量的基础上增加10%~15%作为航天口粮的能量供给量标准。例如，按能耗10.46MJ（2500kcal）计，供给量应为11.5~12.0MJ（2750~2875kcal），即11.7MJ（2800kcal）左右。中国短期航天口粮的能量供给量标准为11.3MJ（2700kcal）。

中长期航天飞行时，为延缓和减轻肌肉萎缩和骨质丢失，通常在飞行日程中都安排有运动锻炼。有规律的体育活动可增强航天员的食欲和提高能量摄入量。据观察，每天锻炼 1~2 小时，体重 70kg 的男航天员预期的能量需要量为 12.55MJ（3000 kcal）/d。

蛋白质 为保持机体氮平衡和预防机体蛋白质丢失，需要摄入一定量的优质蛋白。膳食能量至少 10% 应来自蛋白质，蛋白质供能占总能量的 15% 时，表明蛋白质的摄入适宜。供能大于总能量的 15% 会增加尿素氮的生成和排出。美国、俄罗斯航天食品中蛋白质占食物总能量的比为 15%~20%，中国航天食品为 12%~15%（因中国人的饮食以碳水化合物为主，提高蛋白质的供给量航天员不易接受）见航天蛋白质代谢。

脂肪 在供给机体相等能量的前提下，不论按食物的体积或质量计都是使用脂肪最节省。在航天食品的体积和质量都有严格限制的情况下，应多增加脂肪的使用量，美国、俄罗斯载人航天初期都曾使用过脂肪含量占总能量 40% 的航天口粮。但是，高脂肪膳对心血管系统有不利影响，并可能降低高空飞行的耐力（航天飞行初期如胃排空时间延长，可能加重航天运动病的症状）。

对脂肪亦有最低膳食需要量要求。约 2% 的膳食能量由必需脂肪酸提供，如果膳食脂肪供能低于 25%，必需脂肪酸供能应达到 3%。多不饱和脂肪酸：单不饱和脂肪酸：饱和脂肪酸的比例以 1：（1.5~2）：1 为宜。现在美国、俄罗斯航天口粮脂肪供能占总能量的比值一般为 30%~32%，中国航天口粮为 25%~30%（见

航天脂质代谢）。

碳水化合物 中枢神经系统几乎专一性利用葡萄糖为其能源，每天约需 120g。如果血葡萄糖水平低于临界值（约 2mmol/L），大脑功能将严重受损。膳食中缺乏碳水化合物时，肝糖原保持大脑的能源供应，但其总储存量不敷大脑一天之用。肝糖原被全部消耗后，葡萄糖从三酰甘油或蛋白质合成。膳食中碳水化合物的量应充分供给以防止蛋白质分解产能。

碳水化合物摄入量应占总能量的 50% 左右，由复杂碳水化合物的食物提供。简单糖类在总碳水化合物摄入的构成中应低于 10%。中国航天口粮为 52%~55%（见航天碳水化合物代谢）。

关于微重力环境中人对膳食纤维的需要量，研究尚少。在"天空实验室"计划期间，膳食总粗纤维水平为 5~10g/d。1991 年美国国家航空航天局认可的膳食纤维摄入量是 10~15g/d。国际空间站每名乘员总可计算膳食纤维摄入量是 28.5~32.5 g/d。中国航天员膳食纤维的摄入量为 10~15g/d。

水和矿物质 航天和地面模拟失重都观察到机体有水和电解质代谢负平衡的现象，这是机体对重力环境变化的适应性反应，失重初期补充水和电解质对机体有害无益。飞行初期即发生骨钙丢失、肌肉萎缩、红细胞质量减低等现象，尿中钙、磷、钾的排出量增加，粪钙排出也增加。为了防护和减轻上述现象，美俄在航天口粮中适当提高了钙、磷、铁的供给量。骨钙丢失问题仍未解决，尚不清楚钙的摄入量 >800mg/d 是否有利。钙的来源可以是天然食物或柠檬酸钙，对钙

摄入量 <800mg/d 的航天员应服用钙剂。为降低肾结石的发病率，应摄入足量的水，标准为每消耗 1kcal 能量应摄入 1.0~1.5ml 水，每天的饮水量不低于 2000ml（见航天水代谢、航天矿物质代谢）。

维生素 航天对人体维生素代谢的影响还不很清楚，早期航天，美国按地面人群的 RDA 供给标准执行，俄罗斯科学家认为补充多种维生素有助于提高机体对多种有害环境因素的耐力，在较早期的飞行任务中就补充多种维生素，美国后期也补充多种维生素。

执行较长期（90~180 天）飞行任务的航天员应摄入 RDA 水平的维生素。飞行前和飞行期间机体处于高应激水平，维生素 C 的周转率相应升高，推荐采用两倍于 RDA 水平的维生素 C 供给量（100mg/d）。维生素 A 和维生素 B_{12} 在肝中储存很丰富，可满足机体的生理需要。应保证维生素 B_1 和维生素 K 的适宜摄入量，因高能量摄入和锻炼强度增加对机体维生素 B_1 的需要量增加，维生素 K 则与钙和骨代谢有关。为增强骨质保留，应对食物进行强化以提供 RDA 水平的维生素 D（见航天维生素代谢）。

微量元素 航天食品应当提供 RDA 水平的锌、硒和碘以及安全和适宜水平的铜、锰、氟和铁。铁参与体内很多重要的生命过程。铁也催化产生反应性氧核素的反应，与增加非传染性慢性疾病和早衰老的危险有关。因为航天飞行时机体红细胞生成作用下降，血清铁蛋白浓度升高，故禁止补铁，最高摄入水平应保持在男性 RDA 水平（10mg/d）。

营养素补充剂 虽然很多微量营养素可用维生素和矿物质补

充剂供给，但食物应是主要来源，只有在绝对必要时才考虑使用补充剂。天然食物含有其他必需的非营养性物质诸如纤维和类胡萝卜素。摄取天然食物还可提供心理上的益处，这在长期航天任务期间很重要。根据长期航天骨骼可能发生的改变，应鼓励尽可能多地摄入低脂乳制品。乳制品含多种微量营养素诸如维生素 A、维生素 D 和钙。机体维生素 D 储备会逐渐耗尽，膳食维生素 D 的水平可能需要提高或者考虑对航天员采用紫外光照射的措施。如果条件允许，应尽可能多地为航天员提供新鲜水果和蔬菜。

（白树民）

hángtiān néngliàng dàixiè

航天能量代谢 （energy metabolism during spaceflight）

航天飞行期间航天员通过食物摄取能量以维持机体正常生理功能和各项活动对能量需求的过程。

从航天计划开始以来，失重对能量代谢和能量需要的作用就备受关注，这种作用和其他营养问题的重要性与航天飞行的持续时间成比例地增长。随着飞行时间由几十分钟延长到几天，然后延长到数周和数月甚至 1 年以上，营养缺乏和营养过剩的潜在危险加大。能量摄入不能满足航天员的能量需要时，身体就消耗自身的能量储备，可导致体重减轻、肌肉质量损失和体能下降。这些变化在短期航天时可能不明显，但在长期航天时则可能危及生命。

基本内容 成年人的能量消耗主要用于维持基础代谢、体力活动和食物的热效应。在航天失重环境中，机体基础代谢的能耗没有改变，体力活动的能耗和食物的热效应与在地面时不同。

静息代谢率（resting metabolic rate，RMR） 人体在静息状态下的能量消耗速率。受试者距上一次进餐时间>6 小时而<24 小时、未进行剧烈活动、感觉温度适宜，RMR 与基础代谢率（basal metabolic rate，BMR）接近。与地面相比，在太空失重环境中这一部分能耗变化不大。"天空实验室（Skylab）"乘员组（n=6）的 RMR 为 5.5±0.5kJ/min，与飞行前 5.4±0.5kJ/min 和返回后 2 天内的 RMR 为 5.4±0.7kJ/min 相比没有差异，表明 RMR 在失重环境中没有升高。

尚无证据怀疑短期航天微重力对 RMR 有影响。对长期航天，特别是存在严重营养缺乏状况时，BMR 可能下降。航天期间的能量消耗最初是在 1970 年"联盟"号任务根据被氢氧化锂吸收的代谢性二氧化碳估算的，后来，能量消耗通过摄入平衡法和双标记水法测定。

地面失重模型实验的结果与实际航天测定的结果并不一致。据报道长期卧床（7~70 天）BMR 趋于减少，幅度为 2%~22%，减少的原因与肌肉萎缩而造成的肌肉质量减少和体重下降有关。

体力活动能耗（active energy expenditure，AEE） 从事活动所需能量与活动的类型和负荷大小有关。一般认为在失重环境中此项能耗应比地面小，因为在地面上有 40%~50% 的能量用于对抗重力的作用，而在失重环境中则不需要。但亦有人认为人习惯于地面重力环境中的活动，在失重状态下为克服摩擦力和保持身体姿态需额外做功，能耗并不比地面小。"天空实验室"飞行时进行了一系列严格控制条件的研究（自行车功量计，150W 负荷，9 名受试者），结果表明飞行时耗氧量较飞行前低 10% （1.86±0.12L/min vs 2.05±0.12L/min，P<0.05），返回地面后的测定值居中（1.94±0.07L/min），与飞行前和飞行时均无显著不同。与原先预期能耗会增加的结果相反，造成航天飞行时做功能耗降低的原因可能是训练的作用和在失重环境中抬腿不需做功。

失重环境中克服重力做功（如提重物和登高）所需能耗低于地面预期，已被"阿波罗"登月任务在月球表面（其重力为地球的 1/6）测定到的数据所证实。在月球表面行走的能耗比地球上低 40% （510kJ/h vs 850kJ/h）。如按净能量消耗计（即超出 BMR 的能耗），能耗减少达 61% （220kJ/h vs 560kJ/h）。在月球表面进行操作的总能耗下降 49% （950kJ/h vs 1860kJ/h），总活动能耗下降 28% （1150kJ/h vs 1590kJ/h）。整个舱外活动的总能耗下降 41% （960 kJ/h vs 1640kJ/h）。

舱外活动期间的能耗范围从 570kJ/h 至 1.1MJ/h，推测反映了在特殊的舱外活动期间从事工作的强度。但是总的来说，舱外活动期间的能量消耗率轻度下降。在"阿波罗"和"天空实验室"期间平均能量消耗率达到 1MJ/h，但在航天飞机任务期间已降低到至 820kJ/h，可能源于改进舱外航天服设计使之活动性更好以及航天员训练有素。

食物的热效应（thermic effect of food，TEF） 进餐后 RMR 持续 5~6 小时高于 BMR 的能耗，约占总能耗的 6%~10%。应激增加 TEF，但不增加 RMR。如果这是事实，航天期间的总能量消耗（total energy expenditure，TEE）可能增加，尤其在发射后的一段时间内。美国的观察发现，航天期间航天员尿中皮质醇和白介素-6（IL-6）的排出量以及急性期蛋白质的合成都轻度增加。俄罗斯也发现航天期间航天员尿中皮质醇代谢产物以及儿茶酚胺排出增加，这提示存在一个轻度并可能是缓慢的应激刺激。由于缺乏飞行试验资料，估计失重下食物的热效应与地面一致或占膳食能量的10%。

航天任务期间的总能耗　从早期航天起就用各种方法对航天期间的总能耗进行了测定（表），尽管方法不同，但结果保持一致。

"东方"号、"双子星座"号和"礼炮"号等早期航天飞行用二氧化碳产生量计算能耗，平均能耗为9MJ/d。能耗低的原因是航天器内部空间有限，不允许自由活动和锻炼。在以后的飞行任务中能耗增加了10%～30%，原因是这些飞行均安排了较多的身体活动。航天飞机上的航天员，平均体重为73kg，TEE平均为11.8MJ/d，比地面测值约少4%（0.5MJ/d）。

有证据表明，随着飞行时间的延长，能耗水平也随之增加。"天空实验室"3次飞行的时间分别为28、59和84天，与首次飞行相比，航天员在后续任务期间，平均能耗增加了0.5MJ/d（$P=0.05$）。增加最大值发生在失重后的最初两个月，第2个月和第3个月之间的变化只有前两个月的一半。记录表明，航天员在后续飞行期间吃得更多，锻炼的时间更长。进食增加使TEF增加；体力活动增加使能耗增多，造成TEE升高。首次飞行28天，平均每天锻炼13分钟；第2次飞行59天，每天锻炼29分钟；第3次飞行84天，每天锻炼30分钟。以60%最大摄氧量（VO_{2max}）锻炼每分钟增加能耗35～40kJ，这可解释所观察到的能耗增加。在以后的航天任务中，航天员的TEE与地面相比大致相当。男性航天员的平均能耗为12.9±2.6MJ/d，略高于11.8MJ/d的模式。

早期航天能耗偏低是因为舱内活动少，在具有较大空间的航天飞机上居住的航天员其能耗与地面上非常相似。

失重对能量摄入的作用　除了"天空实验室"任务外，航天员的能量摄入一直为8MJ/d左右，低于地面水平。但是"天空实验室"记录到的11～12MJ/d摄入量，较能代表将来长期航天的能量摄入。因为"天空实验室"任务与飞行1天或1周的短期航天相比，受航天运动病短暂作用的影响不大，也不像短期航天计划任务太多，甚至连吃饭的时间都可能挤不出来。这种现象在发射后入轨初期和返回再入前的一段时间特别明显，这时航天员的膳食摄入量一般都非常低。但是，对执行国际空间站1~8次飞行任务的11名航天员的膳食调查发现，在4~6个月的飞行期间平均能量摄入为9.6±2.6MJ/d，相当于世界卫生组织推荐值的80%±21%，表明在失重环境中航天员的能量摄入总体偏低。但有一些航天员能保持摄入预定能量的85%~95%，说明航天期间保证能量摄入是可能的。

中国"神舟"5~7号3次载人飞行，时间1~5天，6名航天员的一般能量摄入为8.4MJ/d左右，相当于世界卫生组织推荐值的72%，与美俄早期航天飞行的能量摄入大致相当。

应用　航天期间的能量需求与地面相比没有明显不同，可用与地面相同的饮食满足，得出这个结论的依据是在失重条件下肠道能量底物的吸收与地面没有差异，故食物的代谢能量在太空与地面是一样的，不需调整。BMR在失重下无法测定，静息能量消耗的测定值在太空与地面无明显不同。相比之下，体力活动的能耗在重力降低时减少，这仅是对负重活动的能耗而言，对一固定负荷做功或锻炼的能耗并不减少。尽管总体水和体脂的改变不可能改变能量需求，但肌肉质量变化有可能降低能量需求。据推测每千克肌肉质量损失降低BMR90kJ/d。不过，长期航天的一个目标是保持肌肉的质量和功能，不必对能量需求进行调整。

表　航天飞行期间总能量消耗的估计值（均值±标准差）

典型飞行任务代号	人数	时间（天）	身体质量（kg）	飞行前TEE（MJ/d）	飞行中TEE（MJ/d）	PAL
"东方"号	4		67	NA	8.0	1.2
"双子星座"号	6	8			9.2	
"联盟"号	2	18	67	NA	9.6	1.4
航天飞机	27			NA	11.3±2.5	
"天空实验室"2	3	28	ca.71	12.4±1.9	11.4±1.4	1.6
"天空实验室"3	3	59	ca.71	12.8±1.6	12.0±0.3	1.7
"天空实验室"4	3	84	ca.71	12.0±1.3	12.5±0.6	1.7
航天飞机	13	11	77	12.4±2.3	11.7±1.9	1.6

PAL：身体活动水平，以计算的BMR的倍数表示；NA：未尝试

在地面上，短期负能量平衡可通过消耗体脂来补偿。相反，长期能量不足导致进行性的体重丢失，体能下降，易疲劳和增加感染易感性。没有理由怀疑航天期间营养状态低下的生理结果与地面有所不同。业已报道，航天期间机体免疫功能下降。长期营养低下造成创伤愈合迟缓，如果航天期间发生创伤将产生问题。

航天员的能量需要取决于乘组成员的个人需要、瘦体重、所执行的体力活动的量。例如，频繁进行舱外活动的航天员比不进行舱外活动的航天员需要更多的食物，因为典型的舱外活动需要耗费更多的体力。对探险级航天任务食品系统的能量需要，依据世界卫生组织的要求进行计算，计算公式如下：

男性：（30 ~ 60 岁）：PAL（1.7）×（11.6W+879）= kcal/d

女性：（30 ~ 60 岁）：PAL（1.6）×（8.7W+829）= kcal/d

式中 W 为体重（单位为 kg）；PAL 为身体活动水平，假定为中等活动水平，范围从 1.0 ~ 2.0。假定航天员的平均体重为 70kg，世界卫生组织模型估计个人将需要摄入能量 10.83MJ/d。

（白树民）

hángtiān dànbáizhì dàixiè

航天蛋白质代谢 （protein metabolism during spaceflight）

航天期间航天员从膳食摄入蛋白质满足自身合成新组织、修复损伤组织、获取能量并将体内蛋白质的分解产物排出体外的过程。包括蛋白质代谢和氨基酸代谢两个方面。

蛋白质代谢 航天对机体生理的影响最一致的重要发现之一是体蛋白丢失。对"双子星座"7号航天员飞行中的调查发现存在负氮平衡。在"联盟"9号、"阿波罗"、"天空实验室"、"礼炮"号及"和平"号的航天员中观察到尿氮排出增多。飞行期间和返回着陆后的多数检测结果以及地面模拟实验均显示，粪氮水平飞行前后无差别，表明蛋白质的消化和吸收正常；血中尿素含量及随尿排泄的尿素、尿酸均增多。尿素及尿酸是蛋白质和核酸的分解代谢产物，都是含氮的物质，在机体处于负氮平衡的情况下，尿中尿素及尿酸排泄增多表明体内蛋白质分解代谢作用增强，体蛋白丢失增多。

航天早期蛋白质合成增加反映了机体对环境突然变化的代谢应激反应，与此相伴随的是急性期蛋白合成、皮质醇和前炎性细胞因子活性的增加。许多卧床实验显示整体蛋白质合成速度下降，原因是不活动肌肉的蛋白质合成减少。航天飞行超过 4 个月后，观察到预期的蛋白质合成下降。

蛋白质代谢与能量代谢关系密切，在地面上能量负平衡的后果是消耗体蛋白（特别是骨骼肌）和储存的体脂。蛋白质损失可导致机体功能削弱和对疾病的易感性增加，延缓伤口愈合。航天飞行期间的这种损失可以影响航天员在飞行中的表现，削弱航天员在再入和着陆的危急阶段正常的行为能力。

营养对策：按营养学理论，机体发生负氮平衡时，纠正办法是提高膳食蛋白质的摄入量。但因航天期间同时发生钙和肌肉的丢失，很难确定蛋白质的摄入量水平。高蛋白质摄入可减慢肌肉丢失，但会增加钙的丢失。故不提倡供给航天员高蛋白质膳食。现在主张按膳食营养素推荐供给量（recommended dietary allowance，RDA）的标准供给优质蛋白质，动物性食物和植物性食物比例以接近 60：40 为宜。

氨基酸代谢 航天膳食调查结果显示，航天员的膳食蛋白质摄入量高于推荐的膳食 RDA 水平，约每天每千克（kg）体重摄入 0.7g 优质蛋白质或体重 75kg 的成年人每天摄入 53g 蛋白质，所以氨基酸缺乏或不足几乎不可能发生。如果发生了氨基酸缺乏，则表明膳食摄入严重不足。因为能量摄入不足，膳食蛋白质将氧化供能。与膳食蛋白质的组成相比，保持适当的食物摄入（能量加蛋白质）更重要。

观察人体氨基酸代谢的常用方法是进行血浆氨基酸分析。对 SLS-2 号 4 名航天员飞行前、中、后所采血样的系统分析发现，在最初适应航天环境之后，尽管蛋白质的摄入下降了 20%，血浆中必需氨基酸，尤其是支链氨基酸的水平仍升高，说明飞行中氨基酸不是限制性的膳食因素。

苏联研究人员发现不同持续时间飞行之后，血浆氨基酸水平下降。随着飞行时间的延长，降低的程度加大。例如，18 昼夜飞行之后，血液中的蛋氨酸、苯丙氨酸、胱氨酸、酪氨酸、甘氨酸、谷氨酸的浓度均降低。49 昼夜的飞行后，多数氨基酸均减少。140 昼夜飞行后，必需氨基酸总含量减少，特别是组氨酸、蛋氨酸及胱氨酸。对 SLS-2 的 4 名航天员血样的分析也发现类似的结果。多次调查数据均显示，在刚返回地面时和在随后一周的恢复期内，血浆蛋氨酸水平下降。SLS-2 的资料还显示，刚返回地面时血浆必需氨基酸的水平下降。对这种现象的解释是返回地面后肌肉再生，蛋白质合成增加，从非组织和血浆氨基酸池中转移氨基酸的速率加快，以供蛋白质合成之需。飞行中血浆氨基酸水平不变或升高，原因是肌肉分解释放出氨基酸。在 SLS-2 飞行期间，尽管蛋白质的摄入减少了 20%，血浆必需氨基酸特别是支链氨基酸的水平仍升高。

飞行后氨基酸可能是一个限制因素。俄罗斯研究人员发现，在一些长期航天飞行后，血浆氨基酸水平下降。最一致的发现是蛋氨酸。在飞行后即刻血浆蛋氨酸水平下降，在着陆后至少持续 1 周甚至更长。这种观察与氨基酸从血浆移出以支持肌肉再生时的蛋白质合成一致。俄罗斯科学家解释飞行 7 天后血浆氨基酸水平下降表明肝脏蛋白质合成不足。

营养对策：对保障航天员返回地面后最初几天的最佳蛋白质合成而言，一些必需氨基酸可能是限制因素。返回地面后的第一天或第二天是恢复期最关键的阶段之一，机体的再适应机制如肌肉蛋白质合成增加和急性期蛋白反应都竞争有限的氨基酸资源。鉴于此，执行长期航天任务的航天员在返回地面前补充氨基酸可能有利。返回地面后，应提供富含优质蛋白质且易消化吸收的饮食。

（白树民）

hángtiān zhīzhì dàixiè

航天脂质代谢（lipids metabolism during spaceflight）

航天期间航天员从膳食摄入脂质满足自身合成新组织、修复损伤组织、获取能量并将体内脂质的分解产物排出体外的过程。

航天失重对机体的脂质代谢有一定影响。短期航天（2～14天）航天员血浆三酰甘油水平轻度升高，返回地面后当天胆固醇

和低密度脂蛋白含量减少，磷脂和非酯化脂肪酸浓度下降。非酯化脂肪酸浓度下降的原因是失重状态下骨骼肌和心肌组织利用其供能，胆固醇水平降低的原因是肾上腺糖皮质激素合成增加。对执行航天飞机 2～10 天任务的 125 名航天员进行脂质代谢指标测定时发现，血中高密度脂蛋白胆固醇明显降低，这是发生心血管疾病的危险因素。

"和平"号空间站上执行较长期（数月至 1 年以上）任务的航天员体内脂肪酶活性升高，脂肪动员过程增强，表现为脂肪组织质量减轻，血浆三酰甘油和非酯化脂肪酸含量相应升高。

航天时航天员自主摄入食物的膳食构成与地面相比属低脂膳食。"阿波罗""天空实验室"和航天飞机的航天员膳食中脂肪占总能量的比例平均为 28%±4%，低于地面的 32%±4%，也低于美国航天员膳食营养素推荐供给量（Recommended Dietary Allowance, RDA）脂肪的供能比 30%～32%。伴随脂肪摄入量下降，碳水化合物供能增加到 58%±5%，蛋白质供能没有变化。发生这种偏移的原因还不清楚，推测可能是可供选择的食品有限；高碳水化合物的食物易制备；航天员的口味改变。

营养对策：航天员 RDA 脂肪的供能比一般都>30%，高于地面人群的膳食营养素参考摄入量脂肪供能比 20%～30% 的水平。造成这种差异的主要原因有　①脂肪供能比高的食物能量密度也高，这可降低能量已定航天食品的质量和体积。②航天食品大多为加工食品，受加工技术的约束，食物构成中动物性食材的比例偏高，提高了航天食品的脂肪含量，并

且是含饱和脂肪酸的脂肪。从以往航天实践看，高脂肪膳食并不受航天员欢迎，从营养学的观点看，高脂肪膳食不利健康，应该将航天膳食脂肪含量降低至合理水平。比较理想的做法是减少动物性食物的用量，用含 ω-3 脂肪酸丰富的海产品替代之。

（白树民）

hángtiān tànshuǐhuàhéwù dàixiè

航天碳水化合物代谢（space carbohydrate metabolism during spaceflight）

航天期间航天员从膳食摄入碳水化合物满足自身能量和代谢需要并将体内碳水化合物的分解产物排出体外的过程。

基本内容　血糖水平是反映机体碳水化合物代谢状态的客观指标。航天失重条件下，血中葡萄糖和胰岛素的浓度随飞行时间的延长而下降。返回地面后出现中度的血糖水平升高，胰岛素分泌增多。血液中碳水化合物无氧酵解的代谢产物如乳酸盐和焦磷酸盐蓄积。根据理论推测，在航天初期的急性失重适应期内，机体能量消耗增加，肌糖原和肝糖原被利用。在航天偏后期，糖原的合成与利用速度减慢，高能磷酸键生成的主要途径（氧化磷酸化）受阻，发生碳水化合物无氧酵解的代偿反应。碳水化合物有氧代谢降低，使氧化和磷酸化作用过程分离，腺苷三磷酸的生成量减少。

在失重和模拟失重条件下，体内参与物质代谢的酶的活性改变。航天初期糖酵解酶（乳酸脱氢酶）的活性增强，三羧酸循环的酶（苹果酸脱氢酶、异柠檬酸脱氢酶）的活性受抑。调查发现，血中参与三羧酸循环的酶活性低于正常生理水平，伴有典型的苹果酸脱氢酶异构酶的重新分布。

这些变化不仅是基本能量生成过程强度减低的特征，也表明在细胞和亚细胞水平上膜的通透性发生了变化。

航天飞行研究提示，微重力环境中导致亚临床糖尿病样改变。对 6 名健康男性受试者进行的地面卧床实验发现，卧床期间血糖水平虽然没有明显变化，但血中的胰高血糖素和胰岛素水平高于自由行走对照期。苏联学者对飞行 4~14 天的航天员飞行前和飞行后第 1 天及第 7 天血胰岛素和非酯化脂肪酸的浓度进行了比较，在返回后 1 天，脂肪酸浓度降低，胰岛素水平升高，且一直保持到飞行后 7 天。血糖水平飞行前后没有明显变化。胰岛素分泌、胰岛素敏感性、葡萄糖耐受、蛋白质和氨基酸代谢的改变支持一种假说：胰岛素对长期航天飞行期间保持肌肉质量发挥本质作用。飞行期间和飞行后的实验以及地基卧床实验均发现微重力条件下观察对象的表现与糖尿病、运动减退和老化的表现有关联。有数据显示，在地基模拟微重力某些效应的细胞培养生物反应器中培养的胰岛朗格汉斯细胞，其肿瘤坏死因子-α 的产生、胰岛素分泌和氨基酸代谢发生改变。将航天飞行研究、地基研究和胰岛朗格汉斯细胞的生物反应器研究综合分析，支持"胰腺不能克服航天飞行期间外周胰岛素抵抗和氨基酸失调"的假设。

应用 与飞行前相比，"天空实验室"、航天飞机飞行乘组的膳食摄入倾向于较高的碳水化合物和较低的脂肪。"天空实验室"乘员组飞行期间的呼吸商显著高于飞行前，提示碳水化合物摄入增加是真实的。这种变化可能与高碳水化合物的食品在航天食谱中占有较大比重有关，特别是含蔗糖的饮料，或者是在繁忙的工作计划中这些食品更容易制备。

理论和实践均表明，提高航天膳食碳水化合物的含量是有利的，但中式航天食品实现这种膳食配比存在技术难度。因为中餐有主副食之分，主食以米面类食物为主，以罐头的形式提供，不可避免会发生淀粉回生现象，米饭回生后就是俗称的夹生饭，只有通过再次加热使之重新糊化才能食用。但是，载人航天器受动力限制，加热能力十分有限，不能完全解决淀粉回生问题，故研制回生率低或罐头以外的米面类航天食品，是中国航天食品研制的主攻方向之一。

（白树民）

hángtiān wéishēngsù dàixiè

航天维生素代谢（vitamin metabolism during spaceflight） 航天期间航天员从膳食摄入维生素满足自身生理需要并将体内维生素的分解产物排出体外的过程。

基本内容 维生素是一大类化学结构与生理功能各不相同的小分子有机物。它们天然存在于食物中，人体不能合成或合成量不能满足机体需要，必须从食物中摄取。维生素在体内不产生能量，也不是构成组织细胞的原材料，但它们是调节物质代谢和维持生理功能所必需的物质，缺乏任何一种都能引起缺乏病。容易发生不足或缺乏的维生素主要有维生素 A、维生素 B_1、维生素 B_2 和维生素 C 等。维生素不足或缺乏的主要原因有 ①食物供给不足；②烹调加工不当使之损失或破坏过多；③机体需要相对增加；④机体吸收利用能力降低等。现有观测资料表明，在航天飞行期间，机体维生素代谢发生了一些与地面不同的变化，主要表现为体内出现了一些维生素含量不足的现象。造成这种现象的原因在上述 4 种情况中，前两种与航天食品有关，后两种与机体在航天环境中的代谢改变有关。此外，还与航天辐射环境有一定的关系。维生素根据其溶解性的不同分为脂溶性和水溶性维生素两大类，在航天飞行期间，两类维生素都发生了不同程度的代谢变化。

脂溶性维生素 包括维生素 D、维生素 E、维生素 K 等多种维生素。

维生素 D 维生素 D 在体内主要参与机体钙磷代谢，与骨骼和牙齿健康密切相关。在航天失重环境中，机体骨钙丢失增加，造成骨质疏松和血钙水平升高，骨折和肾结石形成的风险增加。血液中的 25-OH-D_3 水平反映身体维生素 D 的储存情况。航天飞行期间缺乏紫外线照射，加之乘员组维生素 D 摄入量减少，降低身体维生素 D 的储存量，如同在 84 天"天空实验室"和 115 天"和平"号任务所观察到的那样。可是，尽管"天空实验室"任务期间每天膳食补充 500U 的维生素 D，仍观察到航天员血中维生素 D 水平轻度降低。在"和平"号任务期间还观察到维生素 D 的活性形式 1,25-(OH)$_2$-D_3 水平下降，不过这些降低发生在维生素 D 储存显著性变化之前。据信 1,25-(OH)$_2$-D_3 的减少与继发于甲状旁腺激素（parathyroid hormone，PTH）的生成减少有关，而不是消耗增加。对航天飞机搭载的航天实验室-2 任务乘组血液维生素 D 代谢产物进行了调查，虽然在飞行前存在很大的可变性，但在飞行中没有变化。

长期飞行后身体维生素 D 的

储备通常是降低的，即便服用了维生素 D 补充剂也无济于事，提示飞行期间维生素 D 的代谢发生改变。在"和平"号空间站和国际空间站（International Space Station，ISS）4~6 个月的飞行期间和返回地面时，航天员血清 25-OH-D$_3$ 的浓度比飞行前低 32%~36%。维生素 D 调节钙磷代谢，维生素 K 作为 γ-谷氨酸羧化酶的辅酶参与骨钙素的形成，都对维护骨骼健康具有重要意义。这些维生素在长期飞行期间水平降低的原因和后果需深入研究。维生素 D 状态指示物 25-OH-D$_3$ 着陆后较飞行前减少 25%，维生素 D 的活性形式 1,25-(OH)$_2$-D$_3$ 着陆后并无改变。

皮肤暴露于 290~315nm 紫外线 20 分钟，皮肤中的 7-脱氢胆固醇可合成胆钙化醇。后者在肝转变成 25-羟胆钙化醇，然后在肾脏转变成 1,25-二羟胆钙化醇 [1,25-(OH)$_2$-D$_3$]，促进肠道钙的吸收和钙结合蛋白的合成，调节涉及钙内稳基因转录。人们一直担心航天器内低水平的光照可能不足以促进胆钙化醇的合成。短期航天补充多种维生素胶囊似有必要，在地面上补充维生素 D 能增加骨骼钙含量。维生素 D 活性降低的另一潜在因素是 PTH 分泌减少。钙从骨骼流出造成血清钙升高，可被甲状旁腺内的钙感受器感知，引起 PTH 的分泌下降。卧床实验期间 PTH 活性降低，引起尿钙排出增加和 25-羟胆钙化醇在肾脏转变成 1,25-(OH)$_2$-D$_3$ 的效率下降。因此，肾脏生成 1,25-(OH)$_2$-D$_3$ 减少可致钙吸收效率下降。这种正常的综合生理反应的净效果是平稳地实现骨骼质量的选择性降低以适应新的环境。不幸的是，这种适应

后的状态不利于健康，需要采取外部措施加以对抗。增加 PTH 和维生素 D 是减少骨骼重吸收的另外途径，因为两者都对骨骼具有同化作用。航天期间测定 PTH 和维生素 D 尚无肯定结果。飞行后 PTH 增加和降钙素减少。

维生素 E　ISS 的航天员血清 γ-生育酚水平下降 46%，但 α-生育酚不变。维生素 E 是机体抗氧化机制的重要成分，在防护空间辐射和氧化应激损伤中发挥积极作用。

维生素 K　有两种形式：叶绿基甲萘醌（维生素 K$_1$）和甲萘醌（维生素 K$_2$），其差别是所附着的异戊二烯的数目不同。维生素 K 催化一系列钙结合蛋白质翻译后的羧基化作用，其中之一是骨钙素。骨钙素是一种分化后成骨细胞所产生的非胶原蛋白。骨钙素未羧基化就不能结合到骨的羟基磷灰石。动物实验结果显示，后肢去负荷大鼠喂服甲萘醌能够减轻骨丢失。对航天员补充维生素 K 预防骨丢失的效果进行了观察，MIR-95 飞行 180 天，其中有一名航天员，从飞行第 86 天至 130 天期间补充维生素 K。在飞行前 72 天，其血清低羧化骨钙素的百分数（22.5%）较飞行前（14.5%）升高。补充维生素 K 以后的第 125 天降低至 9%，在停止补充的第 130 天时又升高至 20%，并保持这个浓度直到飞行结束（146 天时为 18%，178 天时 20%）。返回地面后 30 天时，Uoc 的百分数为 8%，并保持这个浓度至返回后 90 天。这表明在航天期间机体维生素 K 的代谢发生变化，膳食摄入不足和（或）需求量增加，导致血清 Uoc 的含量升高。对在 ISS 飞行 4~6 个月的航天员的检查发现，其血清维生素 K$_1$ 飞

行后比飞行前减少 42%。

水溶性维生素　包括维生素 B$_1$（维生素 B$_1$）、维生素 B$_6$（维生素 B$_6$）、烟酸、叶酸和维生素 B$_{12}$ 等。

维生素 B$_1$　维生素 B$_1$ 缺乏对神经系统具有明显作用。轻度缺乏可以出现诸如不适、易激惹、精神恍惚和睡眠不佳等症状。维生素 B$_1$ 的最低需要量按消耗能量计为 0.4mg/1000kcal（1kcal = 4.184kJ），不管摄取多少能量，每天不应低于 0.8mg。对人和动物食物的研究发现维生素 B$_1$ 是 B 族维生素中最易受辐射破坏的维生素之一。长期航天的膳食中应含有大于膳食营养素推荐供给量的维生素 B$_1$。对在 ISS 飞行 4~6 个月的航天员的检查发现，其定性 RBC 转酮醇酶数据在正常范围。

维生素 B$_6$　研究失重对维生素 B$_6$ 的影响最特殊的方法是检测卧床对尿中 4-吡啶酸排出的影响。体内 70%~80% 的维生素 B$_6$ 存在于肌肉，主要与磷酸化酶有关，肌肉代谢变化预期会影响到维生素 B$_6$。17 周卧床实验受试者尿中 4-吡啶酸的排出量显著增加。

VB$_6$ 影响软骨基质的生成。碱性磷酸酶（alkaline phosphatase，ALP）是骨和维生素 B$_6$ 代谢的重要因素。无机磷酸盐是 ALP 的竞争性抑制物。研究证明，血清无机磷酸盐在临床观察范围内的变动将显著改变 ALP 的活性。因此，血浆维生素 B$_6$ 数据的解释在同时测定 ALP 和无机磷酸盐的情况下最有效。超过 6 天的飞行，尿中草酸钙的饱和度增加，维生素 B$_6$ 缺乏与草酸盐排出增加有关，这可能增加结石形成的危险。

另外，维生素 B$_6$ 是芳香族氨基酸脱羧酶的辅因子，在来源于

酪氨酸和苯丙氨酸的神经递质的生物合成中发挥重要作用。维生素 B$_6$ 缺乏可能增加色氨酸的神经毒性代谢产物如 3-羟犬尿酸的浓度，后者可以启动氧化应激，它的作用会因太空辐射暴露增强而放大。维生素 B$_6$ 还常被用作妊娠妇女的抗呕剂，虽然对其效力还有争议，但研究者提出补充维生素 B$_6$ 可能对减轻航天运动病有一定益处。

　　烟酸　作为烟酰胺腺嘌呤 = 核苷酸（NAD）的成分参与 ADP-戊糖的转移反应，该反应与 DNA 损伤的代谢指令和反应有关。航天暴露于离子辐射预期会增加 DNA 损伤，使烟酸这一功能特别重要。每天摄入的食物可获得性烟酸 40% 来自预先形成的烟酸，60% 来自色氨酸。这样，VB$_6$ 和 VB$_2$ 都对机体的烟酸状态产生影响，锌（通过与类固醇激素受体相互作用）和铁（通过血红素合成）也影响烟酸状态。观察发现，NAD 随膳食烟酸摄入情况变化，而烟酰胺腺嘌呤 = 核苷酸磷酸（NADP）保持相对恒定，可以用红细胞 NAD/NADP 比值作为烟酸状态的指标，比值<1.0 指示烟酸可能不足。但是，NAD/NADP 比值短期内的变化并不伴随任何临床症状。尿中 N-甲基烟酰胺的排出量似乎更能反映膳食烟酸摄入情况，而不是组织中烟酸的储存状态。

　　叶酸　长期飞行造成航天员体内叶酸水平下降。"和平"号和 ISS 飞行 4~6 个月后，航天员血红细胞叶酸盐的浓度明显下降，由飞行前正常值的上限降低至下限，降低约 22%。航天时发生 DNA 损伤，航天员叶酸营养状况不良使情况更糟，因为叶酸可帮助修复损伤的 DNA。在评价的水溶性维生素中，红细胞叶酸浓度降低 20%。

　　抗氧化维生素　指在体内具有清除自由基和抗氧化功能的维生素，如维生素 C、维生素 E 和维生素 A 的前体类胡萝卜素。虽然使用抗氧化维生素作为对抗辐射的保护性措施被反复提议，但关于抗氧化剂对超高能量辐射的保护作用仍无飞行和地面观察的数据。在理论上，抗氧化维生素能否提供对抗辐射的预防作用一直受到质疑。自由基清除剂对高传能线密度辐射基本无效，因为所产生的电离作用是高能粒子对随机分子的直接击中，而不是通过产生水辐解产物的间接作用。

　　应用　现有资料表明，在航天飞行期间机体出现了一些维生素水平下降的现象。维生素是调节物质代谢和维持生理功能所必需的物质，任何一种维生素的水平下降都可能危害健康。机体获得维生素的主要途径是膳食摄入，肠道细菌也能合成可被机体利用的部分维生素。迄今为止的大多数航天飞行观察结果都表明航天员的进食量低于预定的数值，这势必造成多种维生素摄入不足；对多次航天飞行的观察还表明，航天期间航天员都发生了程度不同的肠道菌群失调，即微生态失调（见航天肠道微生态）。这也使肠道细菌合成维生素的能力下降。为了预防航天员可能发生的维生素营养不良，现在通行的做法是每天为航天员提供维生素补充剂，航天员的维生素膳食营养素推荐供给量也在地面人群膳食营养素参考摄入量的基础上提高 25%。

（白树民）

hángtiān shuǐ dàixiè

航天水代谢（water metabolism during spaceflight）

航天飞行期间航天员体内水在内外环境因素作用下的动态变化过程。

　　基本内容　如同在地面上一样，航天时体内水必须处于精细调控的水平。但是，航天时这种调控发生了变化。影响人体液体需要量的因素有失重、体成分、膳食、锻炼习惯和睡眠周期的变化、应激、周围环境温度和湿度条件等，航天使航天员暴露于所有这些因素。

　　体水变化　为了解航天失重对机体水盐代谢的影响，美国对执行"阿波罗"号、"天空实验室"、航天飞机和"和平"号空间站任务的航天员，进行了的身体总质量（total body mass，TBM）和总水量（total body water，TBW）的测定（表）。

　　返回地面时航天员的 TBW 减少，其原因可能是 TBM 丢失或饮食摄入能量和液体不足，而不是失重对 TBW 的独特作用。除个别情况外，航天期间身体质量减少 1~3kg。长期航天飞行个别航天员身体质量损失 8~10kg，但是在飞行后期，丢失的质量可部分恢复。TBW 变化一直与 TBM 变化一起研究。例如，12 名"阿波罗"航天员 TBW 减少，如果将他们的 TBW 变化用 TBM 变化校正，则航天对 TBW 没有影响。"天空实验室"的 9 名航天员中有 6 人丢失 TBM 和 TBW，但其他 3 人在 84 天的飞行期间 TBM 和 TBW 不变。航天液体研究如此复杂的原因是能量和液体摄入不足所造成的体重丢失。航天飞机航天员摄入正常的能量和液体，体重减轻很少，TBW 下降只有 0~2%，这使失重对 TBW 的特异作用很难评价。综合各方面的资料，可以得出如下结论：①航天时 TBM 和 TBW 通常是减少的；②TBW 的变化范围

表　航天飞行期体液变化与飞行前测定值的比较

任务	人数	身体总水量	细胞外液	血浆容量	身体总质量
"阿波罗"号	12	16	1	--	-5
"天空实验室"	9	1.3~-4.4	7.2~-10.2	-15~-10	-5~1
航天飞机	20	-3~0	-14~-10	-17~-10	-5~0
"和平"号	5	-15~-5	-8~-7	-10~-9	-12~-4

注：除了"天空实验室"和航天飞机空间实验室外，大多数身体水分和质量的研究都是基于飞行前和返回着陆当天的测定结果。

从<1%~>10%，取决于能量摄入和液体平衡。

细胞外液和血浆容量　与 TBW 不同，细胞外液和血浆容量在航天时几乎总是减少的，两者均减少 10%~15%，并在飞行的头两周后保持这种水平直至返回地面。这提示在飞行的第 1 周或第 2 周内体内形成了新的平衡。一直认为利尿是造成细胞外液和血浆容量减少的原因，但航天飞机生命科学 1 号和 2 号（SLS-1，SLS-2）的资料表明，飞行的最初几天尿量并不增加。7 名航天员飞行前尿量是（2561±1473）ml/d，水摄入量（3234±731）ml/d，在飞行第 1 天，尿量是（1519±859）ml/d，从饮食摄入的液体是（1061±292）ml/d。而且，血浆和尿中的抗利尿激素（antidiuretic hormone，ADH）含量与飞行前相比升高或没有改变，进一步说明利尿不是血浆容量和细胞外液减少的原因，尿量减少主要与液体摄入量减少有关，可能是因为航天员不感到口渴（头部充血）。另外，一些航天员在发射前故意脱水，以避免穿着航天服时排尿的麻烦。这些资料都支持细胞外液减少与液体摄入减少有关而不是液体丢失增加。

细胞外液与细胞内液　航天飞行的最初几天肾小球滤过率和肌酐清除率高于飞行前水平；液体摄入减少（低于飞行前 500~

1500ml）；尿量减少和 ADH 增加，这些均表明体内液体平衡的改变主要与膳食摄入有关。心房钠尿肽低于飞行前的水平，可能是因为中心静脉压降低的结果。飞行第 1 天循环蛋白质减少约 14%，在两周的飞行期仍略低于飞行前水平。据推测细胞外液的渗透压下降与细胞外液的水分向细胞内液转移有关，这就解释了细胞外液和血浆容量明显减少而 TBW 的变化不大的原因，是暴露于失重时细胞内液增加。

应用　航天时航天员 TBW 减少伴血容量下降的现象在航天时可能会影响航天员的心脏功能，返回地面时也会影响航天员对地球重力的再适应能力。目前采取的对抗措施是鼓励航天员在飞行期间尽量多饮水，养成定时定量饮水的习惯，而不是感到口渴了再饮水。结束飞行返回地面前，口服 1L 生理盐水扩充血容量，避免或减轻返回地球重力场时出现的立位不耐症。

（白树民）

hángtiān kuàngwùzhì dàixiè

航天矿物质代谢（mineral metabolism during spaceflight）　航天期间航天员体内矿物质在外环境因素作用下的动态变化过程。

基本内容　在人体组成的各元素中，除碳、氢、氧和氮主要以有机化合物的形式存在外，其余统称为矿物质。按其占体重百

分比的高低和每日需要量的多少，矿物质又分为常量元素和微量元素两大类。矿物质是构成人体组织的重要成分，并参与维持和调节细胞内外液的渗透压，维持身体内环境酸碱平衡，维持神经肌肉兴奋性。它作为酶的辅基，激素、维生素、蛋白质和核酸的构成成分或激活剂，在身体的物质代谢和生理、生化活动中发挥重要作用。人体不能合成矿物质，必须通过食物和饮水获取身体所需的矿物质。受航天环境因素（主要是失重）的影响，航天员的矿物质代谢发生与地面完全不同的变化。

常量元素代谢　包括钙、镁、钠、钾等。

钙　人体内 99% 的钙以羟基磷灰石的形式存在于骨骼和牙齿，航天期间钙代谢的突出变化是骨骼脱钙导致骨质丢失和肠钙吸收降低、粪钙和尿钙排出增加，造成钙代谢负平衡。

在 1997 德国"和平"号任务上对航天员进行了一项研究，飞行中膳食钙和维生素 D 的摄入量分别控制在 1200mg/d 和 16μg/d。用锶吸收分数法测定的肠钙吸收从飞行前的 17% 下降到飞行中的 4%。血浆中甲状旁腺激素水平下降。最终，慢性骨钙丢失将导致以骨量减少、骨骼结构退化为特征的骨质疏松，使骨脆性增加和易骨折。

航天员是健康的中年人，具有强健的骨骼，能够承受 5%~10% 的骨丢失。但是，对为期 2.5~3 年的火星探险飞行，骨骼如持续以每月 1%~1.5% 的速度丢失，损失量将高达 30%~50%，这是不能接受的，是阻碍人类火星之旅的主要障碍之一。绝经后妇女的骨质疏松与空间骨丢失的

差别在于前者是病理性的，后者则是在航天失重环境中一些骨骼承重缺失的正常生理反应。即便如此，骨丢失也会使得航天员一旦重新受力易发生骨折。即使钙摄入量低，尿钙排出也升高。在航天期间航天员膳食摄入量普遍降低的情况下，很难对骨丢失对抗措施的效果进行评价。

航天食品倾向于高钠。饮食含钠量高也可造成钙的少量丢失。高水平的氯化钠促进尿钙丢失。啮齿动物后肢悬吊实验发现高钠膳食促进尿钙排泄。以市售倾向于高钠的食品为基础的航天膳食含钠量高。

镁 人体内的镁 60%～65% 存在于骨骼和牙齿，是骨骼细胞结构和功能所必需的元素，并可影响骨的吸收。航天飞行和卧床实验均观察到尿镁排泄量减少的现象。航天飞行 4～6 个月后，尿镁排出量减少 45%。55% 的乘组成员尿镁浓度低于临床范围的下限（3.0mmol/d）。卧床 60 天或 90 天后，尿镁排出量减少 30%，卧床期间，尿镁排出量与膳食镁摄入量不存在关联。尿镁排出量减少可能是长期航天的关注点，因为镁在抑制草酸钙肾结石形成中发挥作用，而且对心血管健康至关重要。尿镁排出量减少的原因是否与膳食镁摄入和肠镁吸收改变抑或与骨骼代谢改变有关，值得进一步探讨。

钠 体内液体平衡与电解质钠和钾的代谢密切相关。"天空实验室"乘员组飞行前和飞行中的钠摄入量都为（5.29±1.0）g/d，一些"天空实验室"航天员血浆钠降低（6%），反映为克分子渗透压轻度下降（4%）。尿钠水平可反映膳食钠的摄入情况。血浆肾素活性或血管紧张素形成在所有受试者中都是可变的，飞行第 1 天降低，第 8 天和第 12 天升高。几次观察发现航天时血浆醛固酮水平降低。即便血浆肾素活性水平可变，醛固酮水平下降提示航天期间机体不保留钠。

地面卧床模拟失重的研究发现，高膳食钠摄入时体内血浆肾素活性和醛固酮水平降低，尿钠排出增加。模拟失重对钠的自身稳定没有影响。这些观察结果证实航天时钠的自身稳定不发生变化。

航天时过量摄入钠可能有问题，因为钠在肾脏与钙竞争重吸收，可加速骨钙丢失。人体调查发现，尿钠排出量与尿钙排出量正相关。膳食钠摄入量高时，需摄入更多的钙才能维持体钙平衡，反之亦然。航天时骨周转率加快，钙丢失增加，尿液浓缩，增加了尿草酸钙结石形成的危险。基于这个理由，航天期间膳食钠的膳食营养素推荐供给量（RDA）包括了一个上限值 3500mg/d，由于航天食品都是用盐调味，航天员的钠摄入量常常高于上限值，美国航空与航天局和俄罗斯联邦航天局正在研制不用钠盐调味的航天食品。

钾 钾的体内平衡与肌肉损失有关，肌肉损伤和萎缩引起尿钾水平升高。应激促进蛋白质代谢。航天飞机飞行资料表明，所有受试的航天员尿皮质醇水平升高，表明应激和蛋白质代谢与钾的体内平衡有关系。

飞行时血钾水平高于飞行前，但升高的幅度均在正常值范围内。"阿波罗"和"天空实验室"飞行对总体钾水平进行了观察，"阿波罗" 7 号～15 号乘员组 9 名航天员中有 7 人总体钾减少了 3%～10%，膳食钾的摄入量为（1865±563）mg/d。因体钾丢失，"阿波罗" 16 号和 17 号的乘员组膳食钾摄入提高到（2823±466）mg/d，并每天补充钾 560mg。随着高钾摄入，钾丢失减少 47%。同时，"阿波罗" 16 号和 17 号的航天员与以前的"阿波罗"航天员相比具有较低的醛固酮水平，这可能是尿钾丢失减少的原因。"天空实验室"乘员组膳食钾的摄入量为（3909±612）mg/d，9 名航天员中有 5 人尿钾排出量高于飞行前，但尿醛固酮水平升高只有两人。

航天飞机航天员膳食钾的典型摄入量为 2000～3000mg/d，进食量较少时钾的摄入量也较低。对 7 名膳食钾摄入量接近 3000mg/d 的航天员研究发现，他们的血醛固酮水平和尿钾水平均低于飞行前，总能量摄入也基本正常。他们的体重和总水量的检测资料提示，飞行中没有发生肌肉的损耗。因此，有必要对保持肌肉质量、抑制肌肉损伤和增加膳食钾摄入量做进一步的研究。但现在还没有充分的证据证明，飞行时的钾摄入量应高于地面膳食营养素参考摄入量（DRI）3500mg/d 的水平。

微量元素代谢 包括铁、锌、铜、碘、氟、锰、硒等。

铁 1967 年发现"双子星座" 5 号的航天员循环血红细胞数量（或总体积）比发射前降低。对"双子星座"、"阿波罗"、航天飞机和"和平"号空间站航天员的研究证实了这些观察。执行"和平"号任务的航天员飞行 115 天以后，红细胞质量为飞行前测定值的 93%。执行短期航天飞机任务的航天员，红细胞质量以每天 1% 的速度减少。对 8～14 天航天飞行前和飞行后血液分析的结果显示，飞行后循环中的血红细胞的体积较飞行前减小 10%～15%。

航天飞机生命科学 1 号和 2 号（SLS-1，SLS-2）两次飞行获得资料表明，循环中血红细胞数目减少的原因是选择性除去新生成的血红细胞。观察发现失重条件下血中促红细胞生成素水平下降。这种由肾生成的激素是骨髓制造血红细胞的正常信号。有研究指出，促红细胞生成素降低到某一阈值时，吞噬细胞（可能位于脾中）捕获循环中的血红细胞并破坏之，由此造成血中血红细胞数目减少。

因为铁没有明显的排出途径，体内铁量主要受肠铁吸收率的控制。影响铁吸收的主要因素是储存铁的量（负作用）和血红细胞生成活性即血红细胞生成的数量（正作用）。航天时，储存铁量增加和血红细胞生成活性轻度下降使铁吸收减少，每天从体内丢失的少量铁主要是脱落的表皮和肠道上皮。长期航天期间，表皮和肠细胞的含铁量可能少量增加，铁吸收轻度下降，两者合并减少总体铁储存。这种减少将妨碍或阻止返回重力环境后适宜血红细胞质量的重建。

血清铁蛋白水平在短期航天结束时高于飞行前水平。长期航天（>100 天）的资料也证明血清铁蛋白水平在着陆后早期是升高的。"和平"号空间站乘员组的资料表明，长期飞行血清铁蛋白增加更多。铁储存的持续增加也可能与肌肉质量减少和相关联的含铁肌红蛋白的分解代谢有关。体内铁储存增加，增强了氧化损伤的危险性，这种作用对辐射暴露增加的探险有着重要意义。一些研究还表明，铁储备增加还与冠状动脉和其他动脉硬化有关。

锌　用地面卧床模拟失重模型观察了锌、铜代谢的情况。连续卧床 17 周，膳食锌摄入量（13.8±0.7）mg/d，受试者粪锌排出增加，呈锌负平衡。90% 的体锌存在于肌肉（约 60%）和骨骼（约 30%），卧床时出现的锌负平衡可能是肌肉和骨骼的降解所致。随着重新行走后这些组织的恢复，出现了锌正平衡。国际空间站的航天员飞行 4～6 个月后，血清锌水平有下降的趋势（$P=0.06$）。

生长大鼠进行的动物实验表明，飞行 14 天后与地面对照相比，承重骨和非承重骨的锌含量均显著降低。地面模拟失重导致生长大鼠股骨干锌浓度明显下降。

失重对免疫系统的一个重要作用是造成 T 淋巴细胞数量减少和功能受损，锌缺乏与 T 淋巴细胞的类似变化有关联。失重条件下免疫功能改变的原因不清楚，现在还没有证据表明与缺锌有关。

铜　大约 40% 的体铜存在于肌肉中，推测卧床导致的肌萎缩会造成铜负平衡。但是 17 周的卧床实验发现，铜平衡不受影响，重新行走后甚至升高。卧床前正常行走期的铜平衡是（1.05±0.49）μmol/d，卧床期非显著性增加到（1.87±0.49）μmol/d，重新行走时，则升高至（3.70±0.69）μmol/d，造成这种现象的原因还不清楚。

碘　美国将碘作为杀菌剂加入航天饮用水，航天飞行时航天员碘的摄入量一般在 0.25～1.0mg/d 之间。据报道每天摄碘 2.0mg 就被认为是过量或具有潜在危害，摄入量在 0.1～0.2mg/d 之间被认为是在安全的上限范围内（世界卫生组织，1996）。日本人海产品消费量大，碘的摄入量

相应也高，每天达几毫克，甚至高达 30mg/d，但甲状腺的功能保持正常。初步研究表明，航天员碘摄入量增加与甲状腺激素改变之间没有关系。膳食碘摄入量增加可使尿碘排出量增加。3 名在国际空间站飞行了 4～6 个月的航天员在返回地面时，尿碘浓度高于正常临床范围的上限（3.6μmol/d），据认为与乘坐航天飞机返回时饮用了碘化水有关。

"天空实验室"饮用水含碘量高至 36mg/L，碘化钾与碘的摩尔比为 2：1。研究发现"天空实验室"航天员血浆三碘甲腺原氨酸（T_3）下降，而甲状腺素 T_4 和促甲状腺激素水平升高，这些激素浓度变化的代谢后果还未知。

氟　氟主要存在于牙齿和骨骼，推测失重条件下骨丢失也会导致氟丢失。研究发现补充氟（10mg/d）不能防止卧床期间受试者的钙丢失，这是因为失重条件下骨丢失的机制是骨重吸收增加而不是骨形成减少。氟影响成骨细胞的活性和骨形成，补氟不能减轻卧床受试者的骨丢失。

锰　锰作为金属酶的功能成分参与体内各种代谢活动，包括碳水化合物合成和抗氧化活性（锰-SOD）。航天时由于高能粒子暴露（主要是质子），航天员处于较高的氧化应激状态。地面放射性作业人员的暴露极限剂量是每年 0.05Sv（5rem）。航天员的限量是地面上的 5 倍，为每年不超过 0.25Sv。航天员在一次任务中所接受的最大照射剂量为 0.17Sv。较高的辐射暴露会提高机体氧化应激势能，锰的抗氧化能力可对防护机体过氧化损伤发挥作用。

硒　对在国际空间站飞行 4～6 个月的航天员的检查发现，与飞行前相比，着陆时血清硒水平

下降。

应用 骨钙丢失造成骨质疏松是制约载人航天长期飞行的主要原因之一，钙代谢一直都是航天营养学的研究重点。为纠正航天期间的钙代谢负平衡采取了许多营养干预措施，包括提高膳食钙和维生素 D 的供给量，补充维生素 K、镁和锌等，但都不能完全奏效，还必须考虑营养因素以外的干预措施。

钠因为与心血管系统功能和钙代谢的关系越来越受到航天医学工作者的关注。低钠膳食是航天食品的发展趋势，选择钠盐以外的调味品是关键。中式航天食品的含盐量普遍高于西式，降低中式航天食品的含盐量对航天食品研制提出了新的挑战。

铁是另一种受到关注的无机盐。航天期间循环血中红细胞破坏增加，血红素释放出的铁在体内蓄积，加大了机体的铁负荷。航天食品中动物性食品的比重偏大，往往造成航天食品的铁含量高于航天员 RDA 的水平，进一步加重了航天员机体的铁负荷。铁有诱发氧化应激的作用，机体过高的铁负荷有可能造成机体氧化损伤。降低航天食谱的铁含量也是航天食品研制的重要内容。

失重条件下锌丢失与肌肉和骨降解有关，但补锌不能防止锌丢失，故飞行期间不需要补充。返回地面后，应提供能满足锌和其他营养素的 RDA 要求的良好饮食，促进骨骼和肌肉的恢复。

与短期航天相比，长期和超长期航天飞行后航天员体内的脂质过氧化物明显增多。这些发现支持给航天员补充抗氧化营养素（维生素 C、维生素 E 和胡萝卜素），至少对执行较长期飞行的航天员应该补充。在这种补充物中加入锌和锰可能会更有利，因为这两种微量元素都能发挥抗氧化剂的功能。

（白树民）

hángtiānyuán yíngyǎng píngjià
航天员营养评价（nutritional assessment for astronaut） 通过膳食营养有关的数据分析发现可能影响航天员健康的膳食不合理因素并予以干预的方法。膳食营养有关的数据通常通过膳食调查、体格检查与生化检查等方法获得。

基本方法 包括膳食调查和营养状况检查。

航天员膳食调查 航天员营养状况评价的基本组成部分。膳食营养调查可了解航天员每日所摄取的能量和各种营养素的数量和质量，判定满足航天员每日膳食营养素供给量标准的程度。它也可成为一项独立的工作，用以了解航天员膳食的组成情况。

称重法 常用方法，又称称量法，通过称量每餐各种食物食用量，计算能量和营养素摄入量。此法能较准确反映航天员的膳食摄取情况，但费力费时。用此法调查时间不宜太长，以 3 天为宜。航天员应按平时的饮食习惯就餐，航天员就餐实行分餐制，就餐后，剩饭菜和餐具由膳食调查人员处理。分为收集资料、整理资料和分析资料 3 个步骤。

营养素分析检测 将航天员实际摄入的所有食物留样，重复出现的同样食物只在第一次出现时留样（如米饭、馒头），每种食物取样 200g 左右，由调查人员带回实验室，于冰箱中冷冻保存待测。对需要检测的样品，按国家标准方法进行食品中水分、灰分、蛋白质、脂肪和膳食纤维等的测定。

化学分析法 评估个体膳食营养素摄入量时，考虑到了食物加工、烹调过程中有关营养成分的变化，能最可靠得出食物中各种营养素的实际摄入量。

称重法和化学分析法相比，称重法计算所得结果中能量和脂肪的理论摄入量（计算值）增加，蛋白质的理论摄入量减少。化学分析法测定脂肪含量要比称重法膳食调查计算的脂肪含量少，主要原因是食用植物油为膳食脂肪的一个重要来源，称重法膳食调查时把食物作为一个混合物计算，膳食调查分析软件计算时认为植物油平均分配到混合物中，但在食用食物的实际过程中，食用植物油主要存在于食物汤汁中，而食物汤汁一般是不会被食用的，因此化学分析法脂肪测定结果低于称重法膳食调查计算值。蛋白质采用化学分析法的检测结果后，膳食调查中蛋白质的摄入量增加，其主要原因是蛋白质主要存在于食物中的固型物中，和食用植物油主要存在于食物汤汁中刚好相反，因此化学分析法蛋白质测定结果高于膳食调查计算值。膳食中脂肪的摄入减少，蛋白质的摄入增加，因脂肪的能量密度在 3 大供能营养素中最大，因此主要产热营养素采用化学分析法的检测结果后，能量的摄入量也相应减少。

航天员营养状况检查 开展航天员营养调查工作时应同时进行航天员身体营养状况检查，观察航天员有无营养缺乏病体征及体内营养素的营养状况。包括体格检查和实验室生化检查两部分。

体格检查 一般分两个步骤，先做一般体格检查，后做营养缺乏病体征检查。

航天员正常体形的维持，受膳食营养因素、遗传因素和环境因素的影响，其中营养因素更加突出，故常将人的体重、身高和皮褶厚度等作为评价营养状况的综合观察指标。

营养缺乏病体征常见于皮肤、五官、骨骼、神经系统、循环系统和呼吸系统等，营养缺乏病的诊断，如果有某种营养缺乏的症状群，诊断并不困难。孤立的一个体征，可能确系某种营养素缺乏的表现，也可能完全与营养无关，下结论应慎重，正确的诊断应结合膳食调查、生化检查以及必要的治疗试验，综合性地判断。

生化检查　航天员营养水平检验借助于生物化学手段以发现体内蛋白质、脂肪、矿物质和维生素等营养素的营养状况。评价营养状况的生化测定方法基本上可分为　①测血液中营养成分的浓度；②测尿中营养成分排出的速率；③测尿中营养成分的代谢产物；④测血或尿中来源于营养素摄取量不足或低于限度以下时出现的异常代谢产物；⑤测定与营养素摄取量有关的血液成分或酶的活性；⑥进行负荷、饱和及核素实验。在营养调查中，实验室生化测定的结果，结合膳食调查与体格检查材料，对评价航天员的营养状态是很有价值的。

航天员营养干预　通过对航天员膳食营养调查、体格检查和生化检查等结果的综合分析，可对航天员营养状况进行全面评价。营养干预是为了保证和提高航天员营养水平、改善营养状况而采取的诸多营养措施，包括食物合理搭配的指导、食品营养强化和保健食品研制等。

航天员膳食营养调查是分析航天员每人每日膳食中营养素的摄取量，确定这些营养素的摄取量是否满足航天员地面训练的需要，作为评价航天员营养状况的基础资料；体格检查是检查航天员的生长发育情况及营养缺乏病的体征，判断航天员的营养和生长发育状况；生化检查是测定航天员的血液、排泄物或身体其他成分中所含有的各种营养素、营养素代谢物或其他化学成分的变化，评定膳食中营养素的水平、吸收和利用情况。如膳食营养调查结果显示脂肪摄取量偏高，部分航天员肱三头肌、肩胛下及脐部左侧 1cm 处皮褶厚度之和大于 40mm，且生化检查结果甘油三酯偏高，表明部分航天员膳食脂肪摄入过量，导致体内脂肪代谢紊乱，建议减少食物脂肪的摄入。如航天员有某种维生素缺乏的临床体征，膳食营养调查结果也显示摄入不足，可通过负荷试验验证其营养状态。如确系摄入不足，建议增加富含此种维生素食物的摄入或补充维生素丸。

（朱德兵）

hángtiānyuán kāngfùqī yíngyǎng

航天员康复期营养（convalescent nutrition of astronaut）

航天员完成飞行任务返回地面后的康复期间实施的营养保障工作。飞行后的康复过程对航天员健康非常重要，包括对地球环境的再适应和航天机体变化的恢复，康复效果和恢复程度与康复期间的膳食营养密切相关。失重的重要生理效应主要包括神经系统、心血管系统、骨骼系统、肌肉系统、免疫系统、血液系统的改变，肠道微生态改变也不容忽视。因此，航天员从太空返回地面后，结合飞行任务特点以及航天员营养代谢和生理状态变化结果，制定科学合理的膳食及饮食制度，对促进航天员身体的康复有重要意义。

工作要求：在康复期的不同阶段，从现代营养学和传统医学食疗食养两方面对航天员的营养进行保障。

工作内容：航天飞行期间会引起机体体液和电解质的绝对丢失，航天员在返回到地球后，会出现明显的心血管功能失调，主要表现为超重耐力、立位耐力和运动耐力下降。返回当天，以补充水和电解质为主，帮助恢复血容量和体重，提高航天员着陆后的立位耐力。

乘组航天员完成飞行任务后，在医学隔离恢复阶段和恢复疗养阶段，对其进行全面的营养健康检查，了解其营养状况，制定康复期间的膳食，饮食应清淡、易消化，饮食制度上提倡少量多餐的原则。制定原则依据航天员膳食营养素推荐摄入量（地面）及中国居民平衡膳食宝塔。航天员在飞行期间发生肌肉失用性萎缩，为促进其肌肉的恢复可适当提高膳食蛋白质的供给量。

工作方法：针对飞行后航天员存在骨丢失现象，康复期的饮食在保证充足的维生素和蛋白质的供应下，要有目的地增加富含钙和维生素 D 的食物或摄入钙制剂，并限制碳酸饮料的摄入，以促进其骨质恢复。

由于太空飞行过程中空间环境对消化系统的影响，便秘现象较普遍。返回地面初期，除适当增加航天员的膳食新鲜果蔬量外，也可用微生态制剂以在较短时间内纠正其便秘现象。

航天员经历失重飞行后，其身体总体呈现偏虚的特点。中国传统医学历来有"药食同源、医养同理"之说。因此，在康复期可用中医药理论指导此阶段食谱的制定，以阴阳学说为总指导原则，选择食物材料时应注重性味理论、脾胃理论和气血理论。

（黄贱英）

hángtiānyuán xùnliànqī yíngyǎng

航天员训练期营养（nutrition during astronaut training）

航天员地面训练期间实施的营养保障工作。科学合理的膳食营养不仅能满足航天员日常地面训练期间机体对能量和各种营养素的生理需求，而且能直接影响其学习训练效果和身体功能。航天员飞行前的营养状况还可影响其在飞行中对失重环境的适应性和对应激的反应性。

工作要求：针对航天员不同训练特点给予恰当的营养指导，维护营养健康，保持其训练效果和身体功能。航天员训练分为一般训练和专项训练。据此，航天员营养可分为一般训练期间膳食营养和专项训练期间膳食营养。营养指导原则依据航天员膳食营养素推荐摄入量（地面）及中国居民平衡膳食宝塔。一般训练期间的航天员营养是针对航天员日常训练期间不同的训练科目和训练强度进行。同时要兼顾航天员个体状况进行个性化营养指导。针对不同飞行任务特点，航天员需进行不同的专项训练，内容包括模拟失重水槽训练、航天服试验舱训练、出舱程序训练模拟器训练、飞行程序训练模拟器训练、前庭功能训练、超重训练等。专项训练强度较一般训练更大，此期间工作、学习、体能锻炼和专业功能训练十分紧张，体能消耗非常大，机体易出现疲劳，膳食营养除要满足其能量和各种营养素需求外，还需具有抗疲劳的效果。另外，根据特殊训练的人体能量营养素代谢变化分析，前两项和前庭功能训练还需要制定特殊营养保障计划。

工作方法：专项训练期间的膳食营养指导基于对现场训练过程的直接调研，包括持续时间、运动负荷、个体实际感觉等资料。据此制定相应的营养指导方案，包括提出特殊训练的能量需求、膳食禁忌、饮食建议、烹饪说明和烹饪要求，制定食谱，并在训练前对航天员进行膳食营养指导并提供营养咨询。根据各特因训练项目特点和负荷制定任务专项训练食谱。例如，模拟失重水槽训练期间饮食供给原则：高能、高维生素和高矿物质，易消化，禁食产气食物和碳酸饮料。潜水训练前 1~2 天，可进食高蛋白、高碳水化合物、低脂肪类食物。潜水训练当天饮食宜清淡，训练前 2~3 小时进食碳水化合物丰富、脂肪和蛋白质少的食物，不得饱食；训练期间可进食含糖点心，出水后饮用温热糖盐饮料，如抗疲劳功能饮料和偏碱性的矿泉水；训练前后可供给含糖点心。在低压氧舱训练期间，饮食供给遵循低产气及清淡原则，食物烹调多用蒸煮，少用煎炸的方法；进食应细嚼慢咽，防止在胃肠内产生及吞入过多气体。训练前 48 小时应进食低产气的食物，避免高脂膳食构成，以免增加减压时的危险，严禁饮酒。针对前庭功能训练特点，训练当天应减少脂肪供应量，增加维生素 B_6 和维生素 B_3 含量多的食物。

（黄贱英）

hángtiān chángdào wēishēngtài

航天肠道微生态（space intestinal microbial ecology）

在空间飞行特殊环境下机体肠道微生物菌群之间及微生物与机体相互作用的关系。载人航天实践及相关科学研究证明，航天飞行特因环境对人体的各个生理系统都有明显的影响，其中包括对航天员肠道微生态的影响。航天飞行时内外环境的变化，影响到宿主与微生物、微生物之间的相互作用，导致肠道微生态的改变，引起肠道菌群的变化。

研究在航天特因环境下肠道微生态的构成和功能，菌群与宿主之间相互影响、相互作用的微生态现象及其内在规律，以及预防和对抗措施，是航天肠道微生态学的核心，也是预防和纠正肠道微生态失调、研发相应微生态制剂和航天功能食品必要的理论基础。以此理论为依据，根据未病预防、无病保健的指导思想，合理采用功能食品对抗措施、提高航天员的健康素质，提高航天员对内、外环境的适应能力。

20 世纪 70~80 年代，苏联最早对航天环境下肠道微生态进行了研究，分别以地面模拟、搭载生物卫星的动物、执行不同时期任务的航天员等为对象。美国也对执行任务的航天员肠道菌群做了不同程度的观察研究。早期着眼于致病菌，预防致病菌引发内源性和外源性感染。随着微生态理论的发展应用，对机体菌群认识的深入，从预防致病菌为主转移到以维持和促进益生菌为主。

基本内容 包括微生态平衡及失调。

人体肠道微生态平衡 人体消化道内栖息着约 30 属 500 种细菌，数量约 10^{14}，大部分寄居于结肠，构成一个复杂的微生物群体，保持着微生态平衡状态。微生态平衡是在长期历史进化过程中形成的，正常情况下，肠道微生态与宿主处于相对稳定的动态平衡，人体得以保持健康。此时人体的微生物群称为正常菌群。正常微生物群与宿主关系密切，宿主的营养与免疫都不能脱离其正常微生物群的作用，生理学意义有：①生物拮抗，正常菌群通过营养竞争、代谢产物等方式拮抗病原菌使之不能定居；②营养作用，参与物质代谢、营养转化和合成；③免疫作用，能促进机体免疫器官的发育成熟，也可持续刺激机体免疫系统发生免疫应答，产生的免疫物质能对具有交叉抗原组分的病原菌有某种程度的抑制或杀灭作用。

肠道菌群各有其定居的环境及数量比例关系，其种类、数量及定居部位构成了肠道微生物环境。若机体受到各种因素的影响，内环境改变超出正常范围，则肠道菌群平衡被打破，形成微生态失调而导致疾病，原来的正常菌群就变为条件致病菌。

航天肠道微生态失调 在空间飞行特殊环境因素的影响下，肠道内正常菌群发生的定量和（或）定性的异常变化，主要是定量变化，故又称比例失调。一部分细菌数量减少；另一部分细菌过度生长，造成某些部位的正常菌群在组成和数量上的异常变化。

航天员在发射前几天的待飞时期，肠道微生态就已出现菌群紊乱的变化，但发射后航天飞行初期这种变化更明显。双歧杆菌数量急剧减少，改变的模式不随任务时间长短而改变。航天员从太空返回地球时，其体内绝大部分共生菌群已损失，其中双歧杆菌和乳酸杆菌变化最大。在所有参加航天飞行的航天员均出现单向性及单型性的微生态失调，主要表现为以双歧杆菌和乳酸杆菌为代表的防御菌群数量下降甚至消失，大肠埃希菌、梭状芽胞杆菌、变形杆菌、假单胞菌和其他条件致病菌数量增加；降低了肠道的屏障功能，增加了对条件致病菌的易感性。

在与空间飞行有关的影响菌群失调的因素中，失重是机体受到的主要影响因素。失重因素导致消化道功能的改变主要包括运动减少、分泌活动改变和黏膜形态功能改变。消化液分泌的数量和性质决定结肠内容物的组成，决定胃肠道微生物群的培养介质。双歧杆菌和乳酸杆菌的数量减少与这些改变有关。生物屏障的削弱及定植力的削弱或许是上述菌群改变的结果。因此，在航天飞行时，人体内环境发生较大改变，人体的肠道微生态平衡被打破，形成肠道微生态失调。肠腔内容物组成、肠道黏膜形态改变的同时，肠蠕动减弱、滞留增强和肠内容物转移速度改变增强了屏障功能的紊乱。

噪声、狭小空间、恐惧和疲劳（体力上和心理上的）等因素也不可避免地作用于航天员的身体，使航天员处于一种慢性应激状态。在一系列影响航天员肠道菌群的因素中，精神应激、运动减少、身体载荷增加、改变气体环境和微小气候的隔离环境及特殊饮食等因素在肠道微生态失调的形成中都发挥一定的作用，神经精神应激因素起主要作用，导致参与维持生态屏障完整的双歧杆菌和乳酸杆菌数量减少。

在空间特因环境下，肠道菌群失调对航天员健康不利。在航天飞行中肠道微生态出现非特异微生态失调反应，表现为保护性微生物群的数量减少，直至消失，构成自身微生物菌群的条件致病菌增多、致病性增加。

肠道某些细菌能产生腐败物、细菌毒素、致癌物等，这些物质有害人体，有益菌如双歧杆菌、乳酸杆菌等控制着包括上述细菌在内的肠道有害菌的生长繁殖，消除其有害作用。在受到航天环境因素影响时，有益菌减少，有害菌增多，肠道菌群平衡状态被破坏，产生有害作用；一些条件致病菌，一旦情况异常，其数量就可能会增加以至暴增，引发一些自身感染性疾病。人类空间飞行对机体抵抗感染有不利的影响，航天员在执行任务过程中和着陆返回地面后均可发生感染，微生态失调程度扩大化。航天员长时间处于肠道微生态失调状态，可能导致微生态失调反应加重，双歧杆菌等有益菌的下降，大肠埃希菌、芽胞梭菌、变形杆菌等（条件）致病菌的增加。而且，因肠道黏膜屏障功能下降，肠道通透性增加，降低了自身的防御能力，增加对条件致病菌的易感性，易发生内源性感染。

肠道微生态失调不仅改变了航天员肠道固有菌群的组成，对肠道的分泌功能及蛋白质、脂肪、碳水化合物和矿物质等的代谢和吸收也会产生不良影响，造成体内环境紊乱和失调，甚至出现脂肪泻、营养吸收不良、贫血、低蛋白血症和过敏反应等。

应用 航天员肠道微生态防护包括飞行期间的微生态失调预防以及返回地面后肠道微生态平衡重建。在空间因素解除后，促进肠道微生态快速恢复到正常水平。加强飞行前、飞行中以及返回后航天员微生态保健措施，促进航天员肠道菌群向更加有利于宿主健康的生理性组合转变，可提高对抗航天飞行中微生态失调的效果。

预防措施主要是补充和扶持人体生理性微生物特别是益生菌，充实和坚固膜菌群，提高定植阻力，拮抗致病微生物及条件致病微生物，并通过生理作用、抗氧化及抗变异作用、免疫刺激作用等，帮助人体发挥机体调节、机体防御功能，达到预防和治疗疾病等目的。预防措施对执行任务前后航天员肠道微生物菌群的防护具有积极的作用。为防止微生态失调，飞行前和飞行中口服双歧杆菌制品是最为有效的方式，直接补充肠道正常生理性细菌，有效阻止航天极端条件下微生态失调，有维持微生态动态平衡的作用。

根据微生态学原理，研究开发适用于航天领域的微生态保健制剂主要为益生剂、益生元、合生元3类。某些天然食物成分如螺旋藻、松花粉等在一些模拟航天因素的应用研究中，显示具有良好的调整和预防微生态失调的效果。中药作为微生态制剂的研究也发现冬虫夏草、人参、枸杞子、阿胶、刺五加和五味子等有促进双歧杆菌生长的作用，不仅能调理阴阳、扶正祛邪，还能调整肠道微生态，在航天保健食品中有广阔的应用前景。

（雷浪伟）

hángtiān shípǐn

航天食品（space food） 载人航天器携带的供航天员在航天飞行工况下食用的食品。无论是按小时计的短期飞行，还是按月、按年计的长期飞行，都由地面携带和补给食品。从苏联/俄罗斯"礼炮"号到"和平"号，从美国的"水星"号到现在的国际空间站的长期飞行中，都由运货飞船或航天飞机定期补给食品。在未来的长期载人航天计划（月球基地、火星基地）中，随着飞行时间的延长和航天员人数的增加，携带和定期补给食品将成为沉重的经济和技术负担，空间生物再生食品系统将成为发展的必然趋势。

航天食品的构成和功能取决于航天飞行期的长短、飞船工程的限制条件和任务的复杂程度，应与特殊的空间环境和飞船工程设计要求相适应，最大限度地满足航天员生理、心理及功能保健要求，为任务的顺利完成提供能量、营养和功能保障。航天食品的特点一是安全零缺陷、营养平衡、品种多样、食用方便，力求质量轻、体积小、易制备、废弃物少；二是航天食品的效能高，所谓高效能是指日膳食供给的能量、水能比、营养平衡、特定保健功能、感官接受性、消化吸收利用率、体质比及装运、在轨使用、餐后处理的效率与安全可靠等全过程的综合性能反映。应包括4个方面：①单位质量食品所含能量即能量密度、营养素含量及其配比合理、适宜的水能比等；②食品的特定保健功能、良好的感官接受性及消化吸收利用效率；③不可食部分所占比例及体积质量比；④组装运输模式的优化、在轨使用能耗时耗与方便可靠性、餐后处理的安全与效率等。

发展历程 自尤里·加加林第一次航天飞行开始，航天食品研究取得了巨大成就。美国、苏联/俄罗斯早期的航天食品以半流质食品为基本特征，随着飞行任务的需要及条件的改善逐步研发"一口吃"食品、脱水食品、复水食品、软罐头食品、硬罐头食品、辐照食品、冷冻食品、冷藏食品等。食品包装也从管状、方块形发展到可用餐具从开放式容器中取食。通过技术革新提高了食品的多样性，如热稳定的软罐头食品、中水分食品和辐照食品。提出了长期航天飞行时的营养需求，为食品发展开拓了新的思路，如航天食品必须考虑低铁、低钠和高钾的要求等。尽管随着食品加工技术的进步，食品种类不断增加，但是大部分航天员飞行后都有营养供应不足的表现。

以美国为例可见航天食品发展的艰难历程。为满足"水星"号和"双子星座"号飞船工程设计的严格要求，在"水星"号和"双子星座"计划的短期飞行中，食品种类比较单一。因飞行器的食物贮存能力有限，为减少排泄物，促进了低纤维食品的开发。后来，随着飞行时间的延长，航天食品进一步发展，但此时的设计原则多是考虑水分的供给模式。在"阿波罗"号飞船上，水作为燃料电池的副产物可充足供给，由此脱水食品得到广泛应用。但当水是从地面运往太空再进行复水时，脱水食品的优势则大大降低。因此，研究人员又为"天空实验室"设计了更复杂的食品系统，"天空实验室"食品系统是载人航天中最先进的食品系统，包括冷冻冷藏箱，丰富了食品的多样性，提高了可接受性。在航天飞机上，由于电能和质量、体积的限制排除了冷冻冷藏箱和微波炉的使用。航天飞机与"和平"号空间站联合飞行计划中，使用的是美国和俄罗斯共同提供的航天食品。国际空间站将利用太阳能电池帆板发电，部分水来自空间站回收的再生水，航天食品由多个国家共同提供，可使用微波炉加热冷冻食品，大大改善了航天食品的可接受性。

在不同的任务阶段，组成食谱食品的类型和品种也有所不同，这与当时对航天食品的认识程度、食品加工技术水平、任务的复杂程度和飞船的载荷能力及功能有关。早期的短期飞行中，没有加热、冷冻冷藏设施，食品的类型和品种相对较单一。随着航天食品的发展和飞行时间的延长，逐步淘汰了感官接受性不好的食品，不断改进和发展新型食品包装，组成食谱食品的类型和品种也发生了相应变化，如复水食品与饮料、罐头食品（又称热稳定食品）、自然型食品、中水分食品、辐照食品、新鲜食品、冷冻冷藏食品和调味品等，未来建立月球、火星基地及深空探测任务中还应包括生物再生食品。

研究范围　航天食品工程是将现代食品科学和食品工程的基本原理和技术用于航天食品及包装的设计、研制、加工工艺、生产过程的质量控制与安全管理等的综合性应用学科。包括：研究航天食品的加工工艺，为适应航天员在太空失重条件下方便地生活，又必须满足航天器对食品质量、体积、能耗、寿命、安全性、可靠性等工程条件限制的要求，航天食品的加工工艺与普通食品相比有其特殊性，充分运用现代高新技术是其重要的研究手段，如冷冻干燥技术、辐照杀菌技术等，航天食品加工工艺研究本身又能促进技术创新，如超高压杀菌技术、质构调整技术等；研究航天食品包装的工程化技术，作为营养承载体的航天食品要在太空失重环境下储藏、使用，又耐受航天器工程条件的种种限制，这就要求航天食品包装在工程化技术上有新的突破，如质量轻、体积小、操作方便可靠、安全性高等；研究航天食品生产过程质量控制和食品安全管理体系、标准、措施和方法，如生产过程的良好操作规范、食品安全管理的核心技术危害分析和关键控制点

（HACCP）、食品安全风险评估标准和方法等。针对航天食品的高效能，其研究范围主要集中在以下5个方面　①物质能量代谢需求是基础，建立代谢舱开展不同时间、不同负荷下的代谢特征研究，并需在轨开展试验验证。②开展不同个体水能比的下限研究，并需在轨开展试验验证。③在轨持续开展味嗅觉变化规律及与食品感官接受性的相关关系、不同食物的消化吸收利用效率及食品的特定保健功能等研究。④开展新型食品包装特别是可食性包装材料在航天食品中的应用研究。⑤组装运输模式的优化、在轨使用能耗时耗与方便可靠、餐后处理的安全性与效率等。

围绕航天员能在太空健康生活、高效工作这一终极目标，又满足工程条件的各项限制要求，经过多年的研究和实践，航天食品工程学科的研究范围重点集中在航天食品工艺学、航天食品包装工程技术、航天食品质量控制与安全管理技术等领域。

研究方法　航天食品有其特殊性，除满足安全、营养、方便、多样的基本要求外，它经过装卸、运输、贮存以及飞船起飞、轨道运行、返回着陆（救生食品）等过程，为确保航天食品的安全可靠，必须通过环境试验正确地评估。常用的研究方法有　①地面温度循环试验。其目的是通过模拟航天食品在贮存、转运、试验和发射准备期间的地面温度环境及其变化，检验包装对航天食品的保护能力。②振动试验。其目的是模拟航天食品及包装在航天环境中可能受到各种振动的影响，以评价食品及包装承受振动的能力。振动是复杂而又随机的，它伴随着整个航天发射、飞行及返

回全过程，是对航天食品及包装产生破坏性影响的因素之一。此外，还有冲击、快速泄/复压等环境试验。

短期和中长期近地轨道载人航天飞行，航天食品采用从地面携带或定期运送模式。但未来长期飞行如建立月球基地、火星探索等，必须从地面携带大量的供维持生命的物质如食物、水、氧气，同时在长期飞行中会产生大量的废物需处理。因此对于长期载人飞行，现有的供给方式就不适用了，食品系统必然从现有的供给方式向依靠生物再生食品系统过渡，以保障长期飞行任务的需要。

（陈　斌）

hángtiān shípǐn lèixíng

航天食品类型（types of space food）　载人航天器携带的供航天员在不同条件下食用的食品类型。按心理学要求，航天员最好进食在地面上已习惯的食品；考虑到生理学因素，航天员应进食营养合理、卫生安全的食品；根据载人飞船工程学和环境限制的要求，航天员应进食质量轻、体积小、进食操作简单的食品，加工形状、包装、储存性能和进食方法应符合航天使用的要求。

根据加工和保藏方法分类　航天食品的终极目标是航天员能像在地面的家中一样进食自己熟悉的食品。目前，各国航天食品根据加工和保藏方法，可分为下列类型。

罐头食品　又称热稳定食品，指密封在容器内经高温或超高压杀菌处理而制成的食品。根据容器不同可分为硬罐头（如马口铁罐、整盖拉开式铝罐和铝管等）食品和软罐头食品，根据食用方法可分为加热罐头食品和不加热

（即食）罐头食品。

罐头食品的内容物均为适宜高温杀菌食品原材料，包括畜、禽、鱼、谷物、果品、蔬菜、酱类、色拉和布丁等，室温下可长期保存。罐头容易打开，可用勺或叉直接从罐内取食。由于以上优点，罐头食品在航天食品中占有很大比例。

脱水食品 用干燥技术（主要为冷冻干燥）去除食品原料中的水分后形成的食品（水分含量通常在5%以下）。根据食用方法分为复水和不复水两种。美国将加水复原后食用的食品称复水食品。冷冻干燥食品加工时温度低，可最大限度保留食品原有的色、香、味及营养价值，一些不适宜热加工的食品原料可采用此加工方式。脱水食品有质量轻、耐储藏、复水快等优点。航天饮料多采用脱水方式加工，复水后饮用。

中水分食品 部分脱水即食食品，即食品中水分降到可抑制微生物生长而能有效保藏的一类食品，常见的有果酱、蜜饯、果脯和肉脯等。中水分食品实际上就是部分脱水而可溶性固形物的浓度高到足以束缚住残余水分的一些食品，能抑制细菌和真菌生长而不至于短期内腐败变质。其水分含量通常在15%~30%之间。该类食品的水分活度不足以控制酶的活性，还会产生霉变，必须设法加以控制。中水分食品在室温下贮藏，不需冷藏，包装简便，食用前不需要处理，接受性较好。

自然型食品 食用前不需要进一步加工处理、保持食品原有形态的食品，如坚果、糖果、小点心等即食食品。

辐照食品 用放射源（如^{60}Co、^{137}Cs）产生的射线杀菌的即食食品，如牛排、牛肉丁、火腿、熏火鸡、月饼、面包和早餐蛋卷等，常温保藏有较好的稳定性。国际原子能机构、世界卫生组织和联合国粮农组织的辐照食品卫生安全性联合专家委员会确认：总平均剂量不超过10kGy辐照的任何食品，对人体不会造成任何危害。

压缩食品 用压缩技术将熟化食品原料体积缩小、密度提高后形成的食品，可直接食用，如压缩饼干和压缩果蔬片。

保健食品 能增强机体对航天不良环境因素耐受能力的食品。对短期飞行，保健食品的功能以增强机体的应激适应能力为主；对长期飞行，功能以增强机体对失重和空间电离辐射的耐受能力为主。

冷冻冷藏食品 用低温保藏食品，冷藏温度一般为-2~15℃，冷冻食品以-18℃为最适用。载人航天器需有冷冻冷藏设备，才能携带此类食品。

新鲜食品 新鲜的水果、蔬菜、面包等。载人航天器都携带少量经特殊保鲜处理的新鲜食品，在飞行初期（前3天内）食用。美国在发射场制备飞行首餐（新鲜三明治），由航天员随身携带，供飞行入轨后前6小时内食用。新鲜食品均为即食食品。

根据用途分类 各类航天食品进行组合，可适应航天员在不同工作和生活条件下进食。分以下几种情况。

食谱食品 在轨道正常飞行期间提供给航天员食用的食品。它不仅要满足航天员对食品的生理要求，还要尽可能地满足心理和感官要求，符合航天员的饮食习惯和爱好。食谱食品占有的质量和体积最大，品种和类型最多。

储备食品 航天员遇意外情况需延长飞行时食用的食品。其使用条件与食谱食品相同，类型与食谱食品的类型基本一致，但储存期短的食品（如新鲜食品）和需要特殊贮藏的食品（如冷冻冷藏食品）除外。

救生食品 航天员返回着陆（或水面）后等待救援期间食用的食品。救生食品在返回后食用，不必符合失重时的进食要求，但必须考虑地面可能出现的各种气候条件下的进食要求，如海上或沙漠。要求质量轻、体积小和能量密度高。中国救生食品为压缩食品和自然型食品。

压力应急食品 在压力应急时，航天员穿航天服进行应急飞行期间食用的食品。该食品必须和航天服相匹配，类型包括早期的铝管半流体罐头食品和现采用的软包装饮料。

舱外航天食品 航天员穿舱外航天服进行舱外活动期间食用的食品，必须在舱外航天服内配备流质和固体供食装置。流质供食器由复合塑料薄膜袋、导管和安全阀组成，可装饮料或饮用水。固体供食器实际上是一个弹性尼龙口袋，内装长条形即食食品。

（金 磊）

hángtiān yíngyǎngsù bǔchōngjì
航天营养素补充剂（space nutritional supplements） 为补充太空作业人员所需营养素，以一种或数种经化学合成或从天然动植物中提取的营养素为原料制成的产品。从广义范围来讲，航天营养素补充剂主要包括必需氨基酸、维生素、矿物质、功能因子等。

基本内容 长期航天飞行期间，航天员处于营养素失衡状态，如蛋白质代谢负平衡，尿钙排泄增加，体内维生素A、维生素D、维生素E摄入和贮存量降低等，如果不及时对出现的营养素失衡状态予以干预，势必会对航天员的健康产生不利影响。另外，在长期航天飞行过程中，失重、辐射、心理应激等因素直接或间接对航天员的健康造成严重威胁。航天医学研究表明，失重等航天特因环境对机体多个生理系统如骨骼肌肉系统、心血管系统、神经内分泌、消化系统等产生了消极影响，导致航天员机体发生骨质疏松、肌肉萎缩、贫血、胰岛素抵抗、食欲缺乏、便秘等一系列的问题，严重影响航天员的工作效率和身心健康，针对航天飞行环境带来的健康问题做出了大量研究并提出了相应的对抗措施。营养干预从保障航天员营养健康的角度出发，而且已证明作为其他对抗措施如阻抗训练等实施的有效支持，亦相对经济、安全、方便。基于上述考虑，航天营养素补充剂成为航天医学工作者研究的方向之一。

应用　航天营养素补充剂研制进展起步较早，在苏联"和平"号空间站以及美国早期的"天空实验室"3号、"天空实验室"4号飞行任务中，就曾经使用过复合维生素片剂，其目的是为了改善航天员机体的维生素和矿物质代谢，并且与抗航天运动病药物归为同一类，其营养干预的目的并不十分成熟。但随着航天科学技术的飞速发展，美国、俄罗斯等国均在载人航天领域取得了突破并正在火星飞行等深空探索领域方面进行大量的研究，营养素补充剂的研制也越来越多，其主要种类为复合维生素和矿物质补充剂，更多的研究方向为对抗失重性肌萎缩、骨丢失、辐射等，如美国国家航空航天局（National Aeronautics and Space Administra-

tion，NASA）在"天空实验室"任务期间对航天员进行氨基酸补充剂研究，观察其和阻抗训练对骨骼肌蛋白代谢的联合作用，并对其理想服用时间进行了验证，另外施泰因，比奥洛，谢菲尔德，博厄等先后进行了大量必需氨基酸补充剂对骨骼肌蛋白代谢的改善作用进行了研究。在此基础上，费兰多通过人体卧床实验等研究发现，服用必需氨基酸补充剂联合碳水化合物的摄入可提高骨骼肌蛋白的合成作用以及功能，另外，2008年有专家通过尾吊大鼠实验发现铬苯丙氨酸盐 [Cr(D-phe)$_3$] 对抗失重肌萎缩和胰岛素抵抗效果良好；在空间骨丢失方面，NASA生物医学研究中心斯科特·史密斯等进行了维生素D补充剂的研究：例如，在国际空间站4~6个月的飞行以及84天的"天空实验室"等任务中，对航天员进行了维生素D补充剂服用效果观察，但效果并没有达到预期。另外据报道，115天的"和平"号空间站航天员也使用了维生素D补充剂（具体剂量未见报道）也不能有效解决的血清维生素D降低的问题。针对此种情况，2002年，美国相关学者提出体格锻炼和营养素补充联合对抗骨丢失的计划，仍未见有关资料报道。另外2010年邦尼特等报道，ω-3脂肪酸尤其是二十碳五烯酸对大鼠骨丢失也有一定的防护作用；在抗辐射补充剂研究方面，肯尼迪等证明硒蛋氨酸盐可能会通过DNA修复机制抵抗重离子辐射导致的有害生物学效应。NASA与AmeriSciece公司合作，经过长达4年的研制，于2009年在STS-125和STS-127飞行任务中，使用并验证了两种营养素补充剂，正在国际空间站中做进一

步安全有效性方面的实验验证，这两种补充剂分别为ω-3脂肪酸和复合维生素制剂，目的主要是针对航天员长时间舱外作业高辐射暴露而设计的。中国载人航天发展起步较晚，航天营养学方面尚缺乏系统深入的研究，关键是还没有掌握航天员在轨飞行期间营养代谢研究的第一手资料，因此在航天营养素补充剂研制方面相对较少，但亦做了一些初步探索性研究：如航天钙补充剂，以及叶酸、维生素B$_6$对抗尾吊大鼠同型半胱氨酸代谢紊乱方面的研究等，中国航天营养素补充剂的研究任重道远。

虽然美国及苏联/俄罗斯在航天营养素补充剂方面做出了不少研究，但前期的研究发现，单一营养素补充，如维生素D、钙的补充并不能取得理想的效果。这说明航天环境因素对机体的影响是多方面的，如失重条件下机体骨钙代谢涉及机体的消化、神经内分泌等多个系统，单纯补充维生素D或者钙并不能有效改善失重骨钙代谢状况，必须综合考虑各种对抗措施的共同作用。有文献报道负重锻炼可能会刺激营养素更有效地发挥作用。NASA有关学者建议将营养干预与阻抗训练等其他干预措施的联合作用列入研究计划。

（李红毅）

hángtiān shípǐn bāozhuāng

航天食品包装（space food packaging）　确保经地面储运、飞船起飞、轨道飞行和返回着陆等特殊环节的航天食品既要性能不变又要方便使用而采用的包装技术与形式。

航天食品包装要求　防护性是航天食品与普通民用食品对包装的共同要求，包装设计时应根

据食品本身的性质选择包装材料和进行包装设计。例如，饼干类、冻干水果类食品，应选择高阻湿性材料；含油脂较多的食品，如坚果类、糕点类食品，应选择高阻氧性材料。此外，航天环境是一个不同于地面的特殊环境，其环境因素受失重、振动、冲击、加速度、辐照和光线等共同作用，航天食品包装应能耐受这些的作用。操作方便、安全是对航天食品包装的另一个要求。食品在被食用过程中，航天员应无需过多处理包装材料，同时，应提供有效和方便打开包装的方法；对需重复使用的包装，应提供再次关闭和打开包装的方法或装置，防止食品外泄；对需复水的食品或饮料，需保证在注水过程中水不泄漏；对有拉环、盖子或其他容易打开的包装，应按正常使用时不会引起航天员受伤的要求设计。

航天食品包装形式 随着载人航天技术的发展不断进步。按航天食品的性能、使用方法等可分为复水食品包装、罐头食品包装、自然型食品和中水分食品包装、调味品包装、食品及饮水包等。

复水食品包装 复水食品指在地面经脱水处理、空间加水复原后食用的食品。受飞船质量和体积等因素的限制，复水食品在目前的航天食品体系中占有重要地位。由于复水食品包装既要满足在加水复原过程中不能出现泄漏的要求，又要满足方便航天员操作及使用的要求，因此，复水食品包装是航天食品包装中结构较为复杂的包装形式之一。

罐头食品包装 罐头食品指将食品或食品原料经过预处理、装入容器、密封和加热杀菌后制成的食品。这种食品能长期保持稳定，可在飞船中直接加热食用。罐头食品包装形式有金属罐、蒸煮袋、铝管等形式（图）。

自然型食品和中水分食品包装 主要为软包装，根据内部所装食品种类的不同可以采用不同材料。

调味品包装 根据所装食品的特性不同，调味品包装形式一般选用软管或复合膜袋等。

食品及饮水包 根据不同使用工况，为将不同的航天食品或饮用水按航天食谱的设计组装在一起而采用的包装形式。食品及饮水包一般由纤维织物和内部支撑物缝制而成。为保证安全，食品及饮水包外表面的布料应有阻燃功能，对着陆后需用到的救生食品及饮水包，外表面的布料除了具有阻燃功能外，颜色还选用醒目的橘红色。

航天食品包装试验 航天食品在最终食用前，要经过储存、运输、装船、飞船上升、飞船入轨等一系列过程。为保证整个过程航天食品及包装的安全可靠性，需在地面建立一套用以评价确认航天食品包装是否能够耐受各种航天环境因素的性能试验体系。试验项目包括包装材料性能试验、包装容器性能试验、环境试验、非金属材料试验、航天工效学评价和接口匹配性试验。

（孙京超）

hángtiān shípǐn ānquán

航天食品安全（safety of space food） 航天特因环境下航天员在规定的进食方式和食谱指导下正常合理的摄入航天食品，不会损害航天员健康的规定和保障。特因环境包括过载、振动、冲击、失重、座舱泄/复压和着陆/溅水等。航天食品无毒、无害，符合在航天特因环境下食用应有的营养要求，对人体健康不造成任何急性、亚急性或者慢性危害。

基本内容 因受航天特因环境影响，航天食品安全包含食用安全和使用安全两方面。食用安全指的是使用一定的技术手段监控、分析、评价和预防影响食品安全的三大污染因素：生物性污染、化学性污染和物理性污染，实现航天食品从原辅材料到生产加工、贮存、运输和装载使用前各环节的安全可靠（见航天食品污染）。使用安全指的是满足航天特因环境下使用的对航天食品的特殊要求。例如：航天食品无不可食部分（如骨、刺等）；航天食品及包装能够耐受航天各种环境因素的作用，包括过载、振动、冲击、失重和座舱泄/复压等，包装不应破裂或泄漏，块状即食食品不应碎裂或掉屑；航天食品包装开启或进餐过程中不得产生食

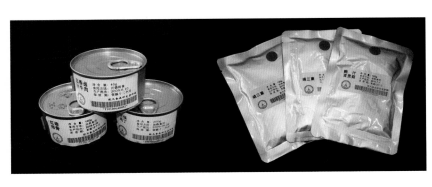

图　罐头食品包装形式

物碎屑（掉渣）、汤汁飘逸及液体泄漏等现象；复水过程及复水后水及食品不得溢出或渗漏；航天食品及包装满足食品卫生要求，在舱温下储存应保证微生物学安全。航天食品安全保障主要从食品安全标准、生产过程安全与质量控制及食品安全评价方法等几方面进行。

航天食品安全标准　航天食品不同于地面食品，受航天特因环境影响有其特殊的安全需求。首先航天食品原材料标准中对各类化学污染物、微生物等均进行了严格的规定，例如果蔬中农药残留最大残留限量应满足 GB 2763 规定，对于未制定残留执行标准的农药，其含量均不得超过 0.01ppm。采购的食品原材料按照标准复检合格后方可用于生产。航天食品成品标准更是有不同于地面标准的特殊性。例如，考虑到航天特因环境易造成的骨钙丢失，航天食品严格限制了 Na 和 Fe 的含量。中国的航天食品安全标准也不同于 NASA。NASA 的 JSC 16888 航天飞行微生物控制计划里对航天食品（尤其是非热稳定食品）及在轨制备过程中微生物进行了严格的规定，这主要是由于西餐冷食为主，容易引起微生物超标事件。

生产过程安全与质量控制　航天食品生产过程安全与质量控制主要依赖于基于 HACCP 和 ISO9000 的一体化管理体系。危害分析与关键控制点（hazard analysis and critical control point, HACCP）食品安全管理体系最早就起源于 NASA 用于航天食品安全的质量控制。它是鉴别、评价和控制对食品安全至关重要的危害的一种体系，具有科学、高效、经济、可靠的特点。NASA 与陆军内

蒂克（Natick）实验室和美国皮尔斯伯里（Pillsbury）公司共同研发了 HACCP 系统，并于 19 世纪 60 年代初在皮尔斯伯里公司率先应用。HACCP 系统的食品安全控制措施贯穿于从原材料、生产过程到产品的整个过程，而不是完全依赖于终产品的检验这一缺乏效率的措施，因此 HACCP 系统对食品安全提供了预防性和经济有效的途径。食品微生物污染是影响乘员健康甚至危及乘员生命安全的主要因素，尽管在原材料选择、洁净操作、高温高压灭菌等方面来保证使食品受到最少的微生物污染，然而，食品中仍可以有活的微生物，食品要在飞行前进行活微生物检验。2006 年 NASA 约翰逊航天中心微生物学实验室报告，在过去的几年里，共有 14 款产品包括冻干食品、鸡肉沙拉、虾等因不能满足飞行食品规范的微生物学要求而未被批准用于航天飞机和国际空间站飞行。因此在对食品进行卫生控制的时候重点应考虑其微生物方面。HACCP 系统，就是基于这一考虑而出现的，其应用最终扩展到化学和物理危害方面。是一个基于预防的食品卫生控制系统，其目的是阻止潜在的食品卫生危害的发生。它是迄今以来人们发现的最有效的保障食品安全的管理方法。NASA 要求航天食品生产企业在执行 HACCP 的同时还应在食品加工和包装过程中遵循良好操作规范（good manufacturing practices，GMP）、卫生标准操作程序（sanitation standard operation procedures，SSOP）。到目前为止，美国在执行太空飞行任务期间尚无一例食品中毒事件。这归功于对航天食品严格的产品要求，包括严格的产品安全标准以及对食品

生产企业严格的生产加工要求（HACCP、GMP、SSOP）。中国的航天食品安全管理体系应走一体化管理路线，在 ISO9000 质量管理体系基础上引入 HACCP 食品安全管理体系，既满足航天型号任务的要求，又符合食品的特殊性。

航天食品安全评价方法　航天食品安全评价可分为食用安全评价和使用安全评价。食用安全评价主要是通过风险评估方式实现。先收集航天食品安全信息，识别航天食品中可能存在的化学和生物污染物，描述这些污染物对航天食品的危害，测试分析航天食品中残留的化学和生物污染物，对污染物进行风险评估，通过评估结果评价航天食品安全状况，对当前的航天食品安全状况进行描述并采取相应的安全管理措施，采取措施后再次评价航天食品安全状况。使用安全性评价主要是评价航天环境对食品的影响及食品对航天环境的影响。运用的评价手段包括食品性能试验（储存性能、卫生性能、掉渣/掉屑性能等）、包装性能试验、环境试验、接口匹配性试验及工效学评价等。

应用　中国的航天食品安全以"零缺陷"、"零失误"为目标，将 ISO-HACCP 有机结合形成一体化管理体系，通过对航天食品研制各个环节的危害分析和关键控制点确定，对食品中可能存在的化学污染物安全限量及联合毒性的研究，形成了系列航天食品安全管理规范、标准和技术要求，实施了航天食品安全评估，确保了历次载人飞行任务的圆满成功。航天食品在生产过程中严格执行原材料标准、食品成品标准 GJB4992《航天食品卫生标准》。航天食品安全 ISO-HACCP

管理体系贯穿于航天食品的各个环节,包括:①设计控制:形成产品设计规范。工艺设计明确各工序要求及技术参数,设置质量控制点;确定生产设备技术状态,提出专用设备和工装具的种类和要求;进行安全可靠性设计;进行研制试验、可靠性试验、鉴定试验等验证研制产品;通过品尝实验、训练等确认航天食品感官接受性。②工艺控制:形成了工艺文件和工艺卡,细化了工艺实施的技术要求。在工艺文件中明确了各类产品的 CCP,并形成了危害分析工作单与 HACCP 计划表,对各项 CCP 提出控制及验证措施并进行控制及验证。③采购控制:编制航天食品原辅材料与包装材料采购要求,并严格依据要求执行。通过实地考察、质量体系考核、产品检验、试验等质量稳定性确认后确定合格供方,并编制航天食品与包装原辅材料供方名录,严格按照名录进行采购。④生产控制:采购回来的原辅材料经检验合格后入库,生产前出库原辅材料进行复检合格后方转入生产阶段,加工过程严格按照航天食品生产卫生规范执行。⑤检验控制:设置专职检验师对航天食品实行从原辅材料到成品的全程跟产和检验。终产品的检验采取自检和第三方权威检测机构相结合的方式进行。随着载人航天后续空间站、载人登月、深空探测等任务的陆续启动,航天食品的安全控制也应从地面确保交付产品安全的控制手段逐渐过渡到对在轨生产和加工的航天食品的安全控制。

(于燕波)

hángtiān shípǐn wūrǎn

航天食品污染(contamination of space food) 航天食品生产、加工、贮存、运输到食用的全过程中,混进有害或有毒的生物性、化学性和物理性物质的现象。

基本内容 分为生物性污染、化学性污染和物理性污染。

生物性污染 包括有害微生物及其毒素、寄生虫及其虫卵和昆虫等。来源及影响主要包括:①致病菌主要来自患者、带菌者和病畜、病禽等。致病菌及其毒素可通过空气、土壤、水、食具、患者的手或排泄物污染食品。被致病菌及其毒素污染的食品,特别是动物性食品,如食用前未经必要的加热处理,会引起沙门菌或金黄色葡萄球菌毒素等细菌性食物中毒。食用被污染的食品还可引起炭疽、结核和布鲁菌病(波状热)等传染病;②真菌广泛分布于自然界。受真菌污染的农作物、空气、土壤和容器等都可污染食品。部分真菌菌株在适宜条件下,能产生有毒代谢产物,如黄曲霉毒素和单端孢霉毒素,对人畜都有很强的毒性。微生物含有可分解各种有机物的酶类。这些微生物污染食品后,在适宜条件下大量生长繁殖,食品中的蛋白质、脂肪和糖类,可在各种酶的作用下分解,使食品感官性状恶化,营养价值降低,甚至腐败变质;③污染食品的寄生虫主要有绦虫、旋毛虫、华支睾吸虫和蛔虫等。污染源主要是患者、病畜和水生物。污染物一般是通过患者或病畜的粪便污染水源或土壤,然后再使家畜、鱼类和蔬菜受到感染或污染。粮食和各种食品的贮存条件不良,容易滋生各种仓储害虫。

化学性污染 包括生产、生活和环境中的污染物,如农药、兽药、有毒金属、多环芳烃化合物等,来源及影响主要包括①农用化学物质的广泛应用和使用不当。②使用不合卫生要求的食品添加剂。③使用质量不合卫生要求的包装容器,造成容器上的可溶性有害物质在接触食品时进入食品,如陶瓷中的铅、聚氯乙烯塑料中的氯乙烯单体。④工业无序排放所造成的环境污染也会通过食物链危害人体健康。有些污染物有致突变、致癌、致畸作用。与食品有关的致突变物有苯并(a)芘、滴滴涕(DDT)、狄氏剂和烷基汞化合物等。有些食品污染物可诱发癌症。例如,以含黄曲霉毒素 B_1 的发霉玉米或花生饲养大鼠,可诱发肝癌。与食品有关的致癌物有多环芳烃化合物、芳香胺类、氯烃类、亚硝胺化合物、无机盐类(某些砷化合物等)和生物烷化剂(如高度氧化油脂中的环氧化物)等。

物理性污染 食品生产加工过程中的杂质超过规定的含量,或食品吸附、吸收外来的放射性核素所引起的食品质量安全问题。来源及影响主要包括 ①来自食品产、储、运、销的污染物,如粮食收割时混入的草籽、液体食品容器池中的杂物、食品运销过程中的灰尘及苍蝇等。②食品掺假造假,如粮食中掺入的沙石、肉中注入的水、奶粉中掺入大量的糖等。③食品的放射性污染,主要来自放射性物质的开采、冶炼、生产、应用及意外事故造成的污染。其危害主要是放射性物质对人体内各种组织、器官和细胞产生的低剂量长期内照射效应。主要表现为对免疫系统、生殖系统的损伤和致癌、致畸、致突变作用。

预防措施 航天食品的原辅材料均来源于生产/生活的环境,所以不可避免地会接触到某些污染物。尤其是化学污染物中的重金属几乎是不能避免的。主要的措施是严格采购控制、原辅材料验收、生产加工过程及成品检验过程,使航天食品所含的污染物含量控制在允许的范围之内,满足航天食品卫生安全标准的要求。关键环节是把好原辅材料采购和验收关,确保食品源头安全。航天食品的原辅材料卫生安全标准极其严格。采购厂家要经过实地考察、质量体系考核、产品检验、试验等环节层层筛选,确定原辅材料确实符合加工航天食品的要求后,将该厂家纳入合格供方,并定期或不定期进行跟踪检查。采购的原辅材料要经过检验合格方予验收(见航天食品安全要求)。

(于燕波)

hángtiān shípǐn ānquán yāoqiú

航天食品安全要求 (requirements for the safety of space food)

满足航天食品无毒、无害,符合航天飞行的营养需求,不对航天员身体健康造成任何危害,不能发生任何食源性疾病的规定。

基本内容 包括食用安全要求和使用安全要求。

食用安全要求 营养安全、卫生安全、达到一定的可食率,营养素满足航天飞行的要求。航天食品首先从原料来源、生产加工、安全评价各环节进行了规范,要求原料来源明确、过程受控、产品安全可靠,并建立可追溯性制度。航天食品原料供应商应进行资质审查,生产加工过程符合良好操作规范、卫生标准操作程序的基础上,建立危害分析和关键控制点体系。

航天食品原料中污染物限量应满足《食品安全国家标准 食品中污染物限量》(GB 2762)要求,真菌毒素限量应满足《食品安全国家标准 食品中真菌毒素限量》(GB 2761)要求,农药最大残留限量满足《食品安全国家标准 食品中农药最大残留限量》(GB 2763)要求,农药残留无执行标准的,其含量均不得超过0.01mg/kg。兽药残留按相关国家规定执行。

航天食品除应有相应的色、香、味等感官品质外,还应无骨、刺、核等残渣。油脂品质符合酸值、过氧化值、羰基值等指标的限量规定。这类指标对控制食品品质、延长食用周期具有重要意义。污染物铅、镉、汞、铬、锡、砷、苯并(a)芘、N-二甲基亚硝胺等指标不超过规定限量。食品添加剂符合《食品安全国家标准 食品添加剂使用标准》(GB 2760)。微生物指标按某类食品的要求执行,致病菌不得检出,罐头食品满足商业无菌要求,不得有胀罐现象。

使用安全要求 航天食品内包装应圆角设计、包装开启或进餐过程中不得产生食物碎屑(掉渣)、汤汁飘逸及液体泄漏等要求、块状即食食品不应碎裂或掉屑、可多次加热的要求、阻燃性要求、密封强度要求、泄/复压要求包装能够耐受飞船各种环境因素的作用,包括过载、振动、冲击、失重和乘员舱泄/复压等,包装不应破裂或泄漏等。

应用 航天食品安全各项要求被用作评价的依据与标准。包括食用安全性评价和使用安全性评价。

食用安全性评价 包括:对航天食品所含的化学污染物和生物污染物的风险评估。①化学污染物风险评估:主要是针对农药残留、兽药残留、重金属、食品添加剂、天然毒素及其他化学性污染物;②生物污染物风险评估:主要是针对食品中的病原菌、真菌、病毒和寄生虫等。

食用安全性评价方法为风险分析,其流程为:收集航天食品安全信息→识别航天食品中可能存在的化学和生物污染物→描述这些污染物对航天食品的危害→测试分析航天食品中残留的化学和生物污染物→对污染物进行风险评估→通过评估结果评价航天食品安全状况→对当前的航天食品安全状况进行描述→采取相应的安全管理措施→再次评价采取措施后的航天食品安全状况。此流程的关键环节在于风险评估,风险评估是一个基于科学的过程,是对危害产生的已知或潜在健康不良影响的科学评价,它是风险分析的基础。风险评估包括4个步骤 ①危害识别:识别可能产生健康不良效果并且可能存在于某种或某类特定食品中的生物、化学和物理因素。②危害描述:对食品中可能存在的生物、化学和物理因素有关的健康不良效果的性质进行定性和(或)定量评价。③暴露评估:对通过食品的可能摄入和其他有关途径暴露的生物、化学和物理因素的定性和(或)定量评价。航天食品食用安全暴露评估目前采用的是检验检疫食品安全管理用的食品安全指数法,即以食品安全指数评价食品中的各种化学污染物的总体危害程度;④风险描述:根据危害识别、危害描述和暴露评估,对某一给定人群的已知或潜在健康不良效果的发生可能性和严重程度进行定性和(或)定量的估计,其中包括伴随的不确定性。

使用安全性评价 包括①评价航天环境对食品的影响:航天食品及包装是否能够耐受航

天各种环境因素。②评价食品对航天环境的影响：航天食品进餐过程是否会污染舱内环境，如食物碎屑（掉渣）、汤汁飘逸及液体泄漏、食品垃圾污染等。

评价方法包括：食品性能试验（部分）、包装性能试验、环境试验、接口匹配试验及工效学评价等。①食品安全性能试验：有储藏性能、卫生学性能及产品掉渣/掉屑测试。储藏性能是根据产品的生产方式、包装形式、杀菌方式以及影响产品性能的因素等将产品分为三大类并按类进行，其中罐头食品在满足 $F \geqslant 6.0$ 且产品为商业无菌的情况下，置于 37℃ 环境下保温 7 天后进行微生物检验；低水分、低脂肪的饼干保质期按照 GJB1858《野战食品贮存期预测办法　干制谷物类食品》执行；冻干类食品按照冻干果蔬加速储藏试验方法实施。卫生学性能测试按照航天食品卫生安全标准执行；产品掉渣/掉屑测试是对经过振动和冲击环境试验测试后的各类航天食品状态进行检验，检验产品在此环境下是否掉渣、掉屑、断裂。②包装性能试验：包括为航天食品提供安全、可靠的包装，所有装船食品包装类型需通过耐压强度试验、耐跌落强度试验、热封强度试验及密封试验四种试验测试评价合格后方可使用。③环境试验：包括振动试验、冲击试验、快速减压试验和老化试验。振动试验有两种形式：第一次采用正弦扫描试验，第二次采用随机试验。冲击试验为每个轴向 3 次冲击。快速减压试验是对食品及包装进行快速减压和复压。试验后，观察所有的试验样品内/外包装有无撕裂、破损现象，食品有无碎裂现象。老化试验是将带包装的食品

按照规定的温度和湿度变化规律持续储存 302 小时后，测定包装性能是否有变化。各种试验均按照舱载产品环境试验条件进行；④接口匹配试验：主要评价的是航天食品与环境控制和生命保障分系统的食品加热装置、餐盘、复水枪等的接口匹配性状况；⑤工效学评价：包括评价包内三餐的束缚方式、每餐食品名称标识、单机食品使用方便性、整包组装方式，以确保航天员在取食航天食品过程中的操作安全性及方便性。

（雷浪伟　于燕波）

hángtiān yǐnshuǐ

航天饮水（space potable water）

用特殊方法制备、封存于特制容器中、供航天员执行航天任务期间饮用的水。

航天饮用水对于航天员的重要性仅次于氧气，航天员身体脱水即使只有几个百分点也会导致生理状态改变，脱水超过 10% 会明显损害器官和系统的功能，甚至导致死亡。在航天员体力活动相对较少的情况下，身体每天大约需要 2.0~2.5L 水。

载人航天任务对航天饮用水的要求是饮用安全和长保质期。为保证航天员在轨飞行期间饮用水的卫生安全和防止二次污染的发生，需对航天饮用水进行消毒处理。银离子作为饮用水消毒剂，具有无腐蚀性、残留时间长且消毒后无色无味，是理想的航天饮用水消毒剂。中国载人航天飞行计划使用电解银离子作为饮水箱储水和救生饮用水的消毒剂。

银离子消毒的安全性　银是微量元素，少量摄入对人体无害，如摄入过多，银可能和某些溶解性物质循环于血液中，可引起银沉着。有研究表明，人长期每天

摄入 400μg 银，可引起银沉着症，但这种银沉着对机体并无害处。泰勒等计算出摄入银产生银沉着的最小剂量是 0.9g，以每天摄入含银 0.15mg/L 的水 2L 计算，则需要 10 年左右时间才有可能发生银沉着。苏联大鼠的毒理学研究表明饮用含银量 20mg/L 的饮用水 6 个月及饮用含银量 50mg/L 的饮用水 1 个月才能检出银在某些组织中的蓄积。作者研究表明小鼠饮用银离子浓度 0.20~0.60mg/L 的饮用水 1 个月不会引起组织病理学异常及银在组织中蓄积，说明短期饮用含银量稍高的饮用水是安全的。

研究人员对失重条件下肠道微生态的研究表明，在失重条件下可能会发生航天员肠道微生态失调的情况，银离子作为航天饮用水消毒剂，其灭菌作用是否会加重失重条件下肠道微生态的失调是必须研究的课题。初步的研究表明，银离子能减少模拟失重条件下大鼠肠道中厌氧菌的含量，并有剂量效应关系。因此在航天食品中添加一些益生元、益生菌等，对于调整失重和饮用加银水所致航天员的微生态失调具有重要的意义（见航天饮水安全要求）。

银离子和供水系统结构材料的相容性　航天供水系统一般采用铝质结构材料。铝是一种活泼金属，铝和银离子直接接触将导致铝和银离子发生置换反应，铝溶出和银离子的吸附，从而影响水质理化性状和银离子的消毒效果。因此，需对供水系统内壁进行涂覆处理，以阻断内壁材料和水中银离子的直接接触。根据不同涂覆材料和涂层的厚度对含银离子饮用水的试验结果，要求所使用涂层的厚度不要影响储水中

银离子的杀菌效力，并且不能改变储水在储存期内的理化性状和感官指标。

长保质期航天饮用水研究
美国及苏联在早期的短期载人航天时都采用银离子作为航天饮用水的消毒剂，适量浓度的银用于饮用水消毒具有快速、消毒效果好、持续时间长的特点，适用于航天饮用水的消毒，中国的短期载人航天也使用定量电解银离子技术作为航天饮用水箱储水的消毒技术。对于中长期载人航天，由于定量加银技术不能满足航天饮用水长期保存的要求，美俄的航天饮用水消毒技术有了相应的改进和改变，俄罗斯在"和平"号空间站采用动态电解银技术以满足饮用水长期保存的需要，而美国在航天飞机和国际空间站则采用加碘技术。俄罗斯"和平"号空间站的储水箱采用电解银离子作为饮用水消毒剂，银离子消毒剂的浓度为 0.5mg/L，饮用水的保质期可达 360 天，国际空间站的储水箱饮用水保质也采用相同的消毒剂和消毒浓度。美国航天飞机饮用水箱采用碘作为饮用水消毒剂，碘消毒剂的浓度为 0.5~20mg/L，饮用水的保质期可达 30 天以上。

为保证航天员在轨飞行期间饮用水的卫生安全和防止二次污染的发生，需对航天饮用水进行消毒处理，中国中长期载人航天的目标是建立长期自主飞行短期有人照料的小型空间站，由于载人飞船有效载荷的限制，需用无人飞船先将生活必需品（航天饮用水和航天食品等）送入空间站，这与俄罗斯对空间站的运货飞船定期补给技术和美国航天飞机定期往返补给技术有所不同，由于航天饮用水先期送入空间站，要

求航天饮用水的储存保鲜期长达 2 年，美俄中长期载人航天饮用水的储存期达不到此要求，并且动态加银和加碘需要较高的技术和硬件支持，因此美俄的航天饮用水消毒技术不适用于中国中长期载人航天饮用水的消毒，需要研究新的航天饮用水消毒技术。

消毒剂的缓释技术是在事先预定的一段时间内，消毒剂与载体（通常为高分子聚合物）相结合的活性化学物质以受控方式（包括扩散、渗透等）释放，从而达到某一指定目标的方法或技术。缓释技术是 20 世纪 50 年代兴起的一门新兴交叉学科，内容涉及有机化学、高分子科学、生物学、药物学、医学和化学工程学等方面，其最早应用于农业生产，目前在医药领域已有广泛的应用。银离子作为航天饮用水消毒剂，具有杀菌剂量低、高效、持续时间较长的特点，缓释技术释放又具有控制活性物质浓度、使活性物质得到缓慢释放等诸多优点。因此，将含银离子与具有控制释放功能的载体以一定方式相结合，制成含银离子缓释消毒剂用于航天饮用水的消毒杀菌保质，银离子消毒剂缓释技术可以使航天饮用水中的银离子长期保持在比较稳定有效的低剂量范围内，银离子缓释技术在中长期载人航天的饮用水消毒处理上将有广泛应用前景。

（朱德兵）

hángtiān yǐnshuǐ ānquán yāoqiú

航天饮水安全要求（requirements for the safety of space portable water） 针对航天员在轨饮用水的安全而提出的与航天员饮用水消毒、卫生、生产加工、储运等环节相关的要求。

基本内容 航天饮水安全要

求主要涵盖消毒要求、卫生要求和生产加工要求。

航天饮水消毒要求 针对航天饮水消毒提的相关要求，以保障航天饮水具有覆盖航天员执行飞行任务全周期的保质期且不对航天员的健康造成危害。根据国内外文献报道，银离子消毒剂具有低浓度有效、作用速度快、可长时间持续残留浓度、消毒副产物少、毒性低等优点，适用于航天饮水的消毒。中国航天饮水消毒采用的就是银离子消毒技术。

航天饮水卫生要求 与航天饮水水质相关的卫生指标要求。研究者针对航天员饮用水的银离子消毒方法、检测方法、饮用水卫生指标安全限值、原料水要求、输配水设备和贮存容器要求开展了研究工作，形成中国国家军用标准《航天员饮用水卫生标准》（GJB4991）。该标准主要内容包括 ①航天员饮用水采用银作为消毒剂，根据在轨飞行任务时间调整添加浓度，银离子消毒安全浓度不得超过 0.5mg/L。②建立了快速、准确的低银离子浓度检测方法——离子选择性电极法，适于航天员饮用水在发射现场加注检测。③确定了航天员饮用水的 4 项感官性状指标限值、11 项一般化学指标、8 项毒理学指标及 2 项细菌学指标的安全限值。④确定了航天员饮用水的原料用水应符合国家标准《生活饮用水卫生标准》（GB5749）的规定，航天员饮用水的贮存和输配水装置应符合国家标准《生活饮用水输配水设备及防护材料的安全性评价标准》（GB/T 17219）要求。

航天饮水生产加工要求 ①原料要求：航天饮水制备工艺为先对生活饮用水进行纯化后再加银离子消毒制备而成。航天饮

水生产前应对原料用水按照 GB 5749 的规定进行全项检验。②车间洁净度要求：航天饮水的灌装车间的空气清洁度应达到 10000 级，且灌装局部空气清洁度应达到 100 级，或者灌装车间的空气清洁度整体应达到 1000 级要求。③包装材料要求：包装材料应符合国家有关标准的卫生要求，灌装前必须严格清洗、消毒。④人员要求：加工人员应保持良好的个人卫生，进入车间前应穿戴整洁的工作服、工作帽、工作鞋，佩戴口罩、手套，工作服应盖住外衣，头发不得露于帽外。⑤标识要求：航天饮水应标识产品代号、生产日期、容量、银离子浓度以及保质期等。⑥储运要求：航天饮水应贮存在干燥、通风良好的场所，应避光保存。不得与有毒、有害、有异味、易挥发、易腐蚀的物品同处贮存和运输，运输时应避光，避免雨淋。

应用 航天饮水安全要求关注于航天员的饮水健康，满足航天员在轨飞行任务需求，确保了历次飞行任务的圆满完成。短期飞行任务消毒用的银离子初始浓度要求 ≤0.30mg/L，长期飞行任务消毒用的银离子初始浓度要求 ≤0.50mg/L。美国航天饮水早期用氯消毒，但由于氯具有蒸气压高、转移困难、对某些结构材料有腐蚀作用，且能与某些微量有机成分反应产生致癌物质和二次污染物质等缺点，从"天空实验室"起就停止使用，而改用碘来消毒。苏联/俄罗斯用电解银溶液作为航天饮水消毒剂，在"联盟"号阶段，饮水水质标准中银的限定浓度为 0.20mg/L，在空间站阶段为 0.50mg/L，这个改变和飞行期延长有关。上述限量实际上是对加注水而言，在储存期间，由于结构材料对银有吸附作用，航天饮水中银的浓度会逐渐降低。"联盟"号飞船电解银离子的初始浓度为 0.20±0.02mg/L；"联盟" 3、4、5 号飞行 3 天返回后，饮水中银离子的终浓度为 0.09mg/L；"联盟" 6、7、8 号飞行 5 天后最终浓度为 0.06 mg/L。俄罗斯"和平"号空间站饮用水、国际空间站俄罗斯提供的服务舱饮水银离子浓度限值为 0.5mg/L，保质期 3.5 年。中国航天饮水制备的工艺和采用的技术（包括水箱结构和涂层材质）与俄罗斯基本一致，因此长期飞行任务采用俄罗斯的银限值，以满足长期飞行任务需求。面向后续飞行任务在轨回收的冷凝水、尿液等再生水的安全要求将是后续研究重点。

（于燕波）

索　引

条目标题汉字笔画索引

说　明

一、本索引供读者按条目标题的汉字笔画查检条目。

二、条目标题按第一字的笔画由少到多的顺序排列，按画数和起笔笔形横（一）、竖（丨）、撇（丿）、点（、）、折（乛，包括丁乚く等）的顺序排列。笔画数和起笔笔形相同的字，按字形结构排列，先左右形字，再上下形字，后整体字。第一字相同的，依次按后面各字的笔画数和起笔笔形顺序排列。

三、以拉丁字母、希腊字母和阿拉伯数字、罗马数字开头的条目标题，依次排在汉字条目标题的后面。

二　画

人工重力（artificial gravity）　112

三　画

下体负压（lower body negative pressure，LBNP）　111

四　画

太空本体感觉特性（proprioceptive characteristics in space）　158

太空自行车功量计（space cycle ergometer）　110

太空听觉特性（auditory characteristics in space）　156

太空视觉特性（visual characteristics in space）　155

太空跑台（space treadmill）　109

五　画

失重飞机训练（parabolic flight training）　198

失重内分泌效应（effects of weightlessness on endocrine system）　96

失重心血管效应（effects of weightlessness on cardiovascular system）　86

失重生理效应对抗防护（countermeasures against physiological effects of weightlessness）　105

失重生理效应研究方法（research methods of weightless physiological effects）　100

失重生理效应（physiological effects of weightlessness）　83

失重动物模型（animal model of microgravity）　103

失重血液重新分布（blood redistribution under weightlessness）　89

失重肌萎缩（weightlessness-induced muscle atrophy）　94

失重免疫效应（effects of weightlessness on immune system）　98

失重状态下中性体位（neutral body posture in weightlessness）　152

失重骨丢失（weightlessness-induced osteopenia）　92

失重神经系统效应（effects of weightlessness on nervous system）　95

立位耐力不良（orthostatic intolerance）　91

头低位卧床（head-down bed rest）　102

六　画

在轨锻炼（on-orbit exercise）　107

任务航天员选拔（astronaut crew selection）　186

血液重新分布适应性训练（blood redistribution adaptation training）　196

企鹅服（penguin suit）　110

七　画

抛物线飞行（parabolic flight）　102

八 画

环境控制与生命保障系统（environmental control and life support system，ECLSS） 13

受控生态生命保障系统（controlled ecological life support system，CELSS） 14

空间电离辐射（space ionization radiation） 47

空间生物节律（space circadian rhythm） 116

空间发育生物学（space developmental biology） 130

空间时间生物学（space chronobiology） 113

空间环境细胞学效应（cytological effects under space environment） 120

空间组织工程（tissue engineering in space） 126

空间细胞学效应模拟技术（simulation technology for cytological effects of space flight） 127

空间细胞培养（space cell culture） 124

空间辐射生物效应（biological effect of space radiation） 46

空间辐射防护（space radiation protection） 51

空间辐射剂量学（space radiation dosimetry） 48

空间辐射剂量监测（montioring of space radiation dose） 50

空间睡眠失调（space sleep disturbance） 117

空间微流控芯片技术（space microfluidic chip technology） 125

细胞回转器（clinostat） 128

九 画

前庭功能训练（vestibular function training） 195

十 画

载人航天器工效学要求（ergonomic requirements for spacecraft） 18

载人航天器医学要求（medical requirements for spacecraft） 16

载人航天器（manned spacecraft） 11

载人航天（human spaceflight；manned space flight） 5

乘员冲击响应（crewmember response to impact） 72

乘员振动响应（crew responses to vibration） 70

乘员舱压力应急（depressurization emergency in crew cabin） 41

乘员舱有害气体污染（gaseous contamination in crew cabin） 54

乘员舱冲击测量（measurement of crew cabin impact） 74

乘员舱冲击效应（impact effect of crew cabin） 71

乘员舱污染物监测（contaminants monitoring in crew cabin） 55

乘员舱污染物控制（contaminants controlling in crew cabin） 55

乘员舱振动效应（crew cabin vibration effect） 68

乘员舱致病微生物（pathogenic microorganisms in crew cabin） 231

乘员舱噪声环境（noise environment in crew cabin） 64

乘组-地面人际交互作用（crew-ground interactions） 182

乘组异质性（crew heterogeneity） 179

乘组凝聚力（crew cohesion） 180

舱外作业能力（extravehicular operating ability） 175

舱外作业路径规划（operational road planning in extravehicular activity） 177

舱外活动生理（physiology of extravehicular activity） 42

舱外活动辅助工具（assist tools for extravehicular activities） 177

舱外活动辅助装置（assist device in extravehicular activities） 176

舱外活动（extravehicular activity） 174

航天工效学（space ergonomics） 146

航天飞行中心理支持（psychosocial support for astronauts during spaceflight） 144

航天飞行后心理支持（psychological support after spaceflight） 145

航天飞行安全心理（psychology of spaceflight safety） 146

航天飞行医学监督（medical monitoring for spaceflight） 216

航天飞行前心理支持（psychological support before spaceflight） 144

航天中医药（space traditional Chinese medicine and herbs） 241

航天水代谢（water metabolism during spaceflight） 253

航天心理应激（psychological stress in space） 134

航天心理学（space psychology） 132

航天心理适应（psychological adaptation to space

flight） 137

航天生物信息学（space bioinformatics） 128

航天失重生理学（space weightlessness physiology） 81

航天耳气压功能（ear baric function in space） 40

航天吸氧排氮（space preoxygenation） 44

航天远程医学（space flight telemedicine） 219

航天运动病（space motion sickness） 85

航天医学工程（space medicoengineering） 25

航天医学设备（space medical facilities） 27

航天医学监督技术（space medical monitoring technology） 218

航天医学循证研究（evidence-based study on space medicine，EBSSM） 31

航天医学（space medicine） 1

航天员人体尺寸特性（physical dimensions of astronaut） 150

航天员人体测量（astronaut anthropometry） 148

航天员工作负荷（workload of astronauts） 160

航天员下体负压检查（lower body negative pressure test for astronaut） 226

航天员飞行任务规划（astronaut flight mission layout） 23

航天员飞行后心理恢复（postflight recovery of psychological functions for astronaut） 239

航天员飞行后生理恢复（postflight recovery of physiological functions for astronaut） 238

航天员飞行后恢复（astronaut postflight recovery） 236

航天员手动控制（manual control by astronauts） 171

航天员认知特性（cognitive characteristics of astronaut） 159

航天员心理卫生（mental hygiene for astronaut） 142

航天员心理支持（psychological support for astronaut） 143

航天员心理训练（astronaut psychological training） 200

航天员心理表象训练（astronaut imagery training） 202

航天员心理放松训练（astronaut psychological relaxation training） 202

航天员心理选拔（psychological selection for astronaut） 190

航天员心理咨询（counseling for astronaut） 141

航天员心理健康评估（mental health assessment for astronaut） 139

航天员心理健康（mental health of astronaut） 138

航天员可靠性（reliability of astronaut） 162

航天员生物力学特性（biomechanics of astronaut） 151

航天员生理功能检查（physiological test in a space-simulating environment for astronaut） 222

航天员生理选拔（physiological selection for astronaut） 189

航天员立位耐力检查［orthostatic tolerance（OT）test for astronaut］ 225

航天员头低位检查［head-down tilt（HDT）for astronauts］ 224

航天员训练期营养（nutrition during astronaut training） 259

航天员训练（astronaut training） 191

航天员发射场待发段紧急撤离训练（astronaut urgent retreat training in launch preparation phase of launch-site） 211

航天员自主出舱训练（astronaut independence egress training） 212

航天员运动心肺功能检查［cardiopulmonary exercise test（CPET）for astronaut］ 227

航天员医学选拔（medical selection for astronaut） 187

航天员医学保障（medical support for astronaut） 229

航天员医学监督（astronaut medical monitoring） 214

航天员医学检查（astronaut medical examination，AME） 222

航天员医学鉴定（astronaut medical certification） 221

航天员体质训练（astronaut physical training） 199

航天员作业能力训练（astronaut work ability training） 207

航天员临床选拔（clinical selection for astronaut） 188

航天员-显示器适配性（astronaut-display suitability） 166

航天员选拔（astronaut selection） 183

航天员狭小隔离环境适应性训练（astronaut narrow surrounding and society isolation adaptation training） 205

航天员特性（astronauts characteristics in space）152

航天员乘组心理相容性训练（astronaut crew psychological compatibility training）203

航天员乘组（astronaut crew）179

航天员-舱载计算机交互（astronaut-computer interaction）172

航天员-航天器功能分配（assignment of tasks between astronauts and spacecraft）173

航天员-航天器关系（relationship between astronauts and spacecraft）164

航天员-控制器适配性（astronaut-controller suitability）169

航天员营养评价（nutritional assessment for astronaut）257

航天员检疫（astronaut quarantine）230

航天员救生训练（astronaut rescue training）208

航天员救生装备训练（astronaut rescue outfit training）213

航天员野外生存训练（astronaut field subsistence training）210

航天员康复期营养（convalescent nutrition of astronaut）258

航天员跳伞训练（astronaut parachutetraining）206

航天员（astronaut）178

航天低压生理反应（physiological response to low pressure in space）38

航天低氧生理反应（physiological response to hypoxia in space）39

航天肠道微生态（space intestinal microbial ecology）259

航天饮水安全要求（requirements for the safety of space portable water）270

航天饮水（space potable water）269

航天环境因素复合效应（combined effects of environmental factors during spaceflight）75

航天环境医学（space environmental medicine）33

航天环境适应性训练（space environment adaptation training）193

航天环境热舒适性（thermal comfort in space environment）60

航天环境（space environment）8

航天矿物质代谢（mineral metabolism during spaceflight）254

航天贫血症（space anemia）97

航天服工效学要求（ergonomics requirements for space suit）22

航天服医学要求（medical requirements for space suit）20

航天服温度环境（thermal environment in space suit）62

航天服（space suit）19

航天实施医学（space operational medicine）214

航天细胞分子生物学（space cellular and molecular biology）118

航天细胞生物学实验技术（experimental technology of space cell biology）122

航天毒理学（space toxicology）52

航天药物（space drugs）233

航天药箱（space medical kit）235

航天重力生理学（space gravitational physiology）78

航天食品包装（space food packaging）264

航天食品污染（contamination of space food）267

航天食品安全要求（requirements for the safety of space food）268

航天食品安全（safety of space food）265

航天食品类型（types of space food）262

航天食品（space food）261

航天活动人际关系（interpersonal relationship in spaceflight）181

航天脂质代谢（lipids metabolism during spaceflight）250

航天高温应激（heat stress in space flight）61

航天疾病（space sickness）239

航天通话效果评价（speech communication assessment in spacecraft）67

航天能量代谢（energy metabolism during spaceflight）247

航天营养素补充剂（space nutritional supplements）263

航天营养（space nutrition）242

航天减压病（space decompression sickness）45

航天蛋白质代谢（protein metabolism during spaceflight）249

航天维生素代谢（vitamin metabolism during spaceflight）251

航天超重生理学（space hyper-gravity physiology）78

航天温度生理学（space thermal physiology）58

航天感知错觉（spatial illusion of sensory perception） 135

航天碳水化合物代谢（space carbohydrate metabolism during spaceflight） 250

航天器内空间布局（spacecraft layout） 165

航天器乘员舱大气环境生理（atomspheric physiology of crew cabin） 36

航天器舱内装饰（decoration in spacecraft） 168

航天器舱内照明（illumination in spacecraft） 168

航天噪声防护（space noise prevention） 67

航天噪声环境效应（noise effects in spacecraft） 65

航天噪声测量（spacecraft noise measurement） 66

航天膳食（space diet） 245

预备航天员选拔（astronaut candidate selection） 185

十 二 画

超重耐力训练（hypergravity tolerance training） 194

超重耐力（hypergravitation tolerance） 80

赋形缓冲减振座垫（impact and vibration alleviation contour cushion） 70

十 四 画

静水压（hydrostatic pressure） 88

模拟失重水槽训练（weightlessness-simulating water tank training） 197

条 目 外 文 标 题 索 引

A

animal model of microgravity（失重动物模型） 103

artificial gravity（人工重力） 112

assignment of tasks between astronauts and spacecraft（航天员-航天器功能分配） 173

assist device in extravehicular activities（舱外活动辅助装置） 176

assist tools for extravehicular activities（舱外活动辅助工具） 177

astronaut（航天员） 178

astronaut anthropometry（航天员人体测量） 148

astronaut candidate selection（预备航天员选拔） 185

astronaut crew（航天员乘组） 179

astronaut crew psychological compatibility training（航天员乘组心理相容性训练） 203

astronaut crew selection（任务航天员选拔） 186

astronaut field subsistence training（航天员野外生存训练） 210

astronaut flight mission layout（航天员飞行任务规划） 23

astronaut imagery training（航天员心理表象训练） 202

astronaut independence egress training（航天员自主出舱训练） 212

astronaut medical certification（航天员医学鉴定） 221

astronaut medical examination，AME（航天员医学检查） 222

astronaut medical monitoring（航天员医学监督） 214

astronaut narrow surrounding and society isolation adaptation training（航天员狭小隔离环境适应性训练） 205

astronaut parachutetraining（航天员跳伞训练） 206

astronaut physical training（航天员体质训练） 199

astronaut postflight recovery（航天员飞行后恢复） 236

astronaut psychological relaxation training（航天员心理放松训练） 202

astronaut psychological training（航天员心理训练） 200

astronaut quarantine（航天员检疫） 230

astronaut rescue outfit training（航天员救生装备训练） 213

astronaut rescue training（航天员救生训练） 208

astronaut selection（航天员选拔） 183

astronaut training（航天员训练） 191

astronaut urgent retreat training in launch preparation phase of launchsite（航天员发射场待发段紧急撤离训练） 211

astronaut work ability training（航天员作业能力训练） 207

astronaut-computer interaction（航天员-舱载计算机交互） 172

astronaut-controller suitability（航天员-控制器适配性） 169

astronaut-display suitability（航天员-显示器适配性） 166

astronauts characteristics in space（航天员特性） 152

atomspheric physiology of crew cabin（航天器乘员舱大气环境生理） 36

auditory characteristics in space（太空听觉特性） 156

B

biological effect of space radiation（空间辐射生物效应） 46

biomechanics of astronaut（航天员生物力学特性） 151

blood redistribution adaptation training（血液重新分布适应性训练） 196

blood redistribution under weightlessness（失重血液重新分布） 89

C

cardiopulmonary exercise test（CPET）for astronaut（航天员运动心肺功能检查） 227

clinical selection for astronaut（航天员临床选拔） 188

clinostat（细胞回转器） 128

cognitive characteristics of astronaut（航天员认知特性） 159

combined effects of environmental factors during spaceflight（航天环境因素复合效应） 75

contaminants controlling in crew cabin（乘员舱污染物控制） 55

contaminants monitoring in crew cabin（乘员舱污染物监测） 55

contamination of space food（航天食品污染） 267

controlled ecological life support system, CELSS（受控生态生命保障系统） 14

convalescent nutrition of astronaut（航天员康复期营养） 258

counseling for astronaut（航天员心理咨询） 141

countermeasures against physiological effects of weightlessness（失重生理效应对抗防护） 105

crew cabin vibration effect（乘员舱振动效应） 68

crew cohesion（乘组凝聚力） 180

crew heterogeneity（乘组异质性） 179

crew responses to vibration（乘员振动响应） 70

crew-ground interactions（乘组-地面人际交互作用） 182

crewmember response to impact（乘员冲击响应） 72

cytological effects under space environment（空间环境细胞学效应） 120

D

decoration in spacecraft（航天器舱内装饰） 168

depressurization emergency in crew cabin（乘员舱压力应急） 41

E

ear baric function in space（航天耳气压功能） 40

effects of weightlessness on cardiovascular system（失重心血管效应） 86

effects of weightlessness on endocrine system（失重内分泌效应） 96

effects of weightlessness on immune system（失重免疫效应） 98

effects of weightlessness on nervous system（失重神经系统效应） 95

energy metabolism during spaceflight（航天能量代谢） 247

environmental control and life support system, ECLSS（环境控制与生命保障系统） 13

ergonomic requirements for spacecraft（载人航天器工效学要求） 18

ergonomics requirements for space suit（航天服工效学要求） 22

evidence-based study on space medicine, EBSSM（航天医学循证研究） 31

experimental technology of space cell biology（航天细胞生物学实验技术） 122

extravehicular activity（舱外活动） 174

extravehicular operating ability（舱外作业能力） 175

G

gaseous contamination in crew cabin（乘员舱有害气体污染） 54

H

head-down bed rest（头低位卧床） 102

head-down tilt（HDT）for astronauts（航天员头低位检查） 224

heat stress in space flight（航天高温应激） 61

human spaceflight（载人航天） 5

hydrostatic pressure（静水压） 88

hypergravitation tolerance（超重耐力） 80

hypergravity tolerance training（超重耐力训练） 194

I

illumination in spacecraft（航天器舱内照明） 168

impact and vibration alleviation contour cushion（赋形缓冲减振座垫） 70

impact effect of crew cabin（乘员舱冲击效应） 71

interpersonal relationship in spaceflight（航天活动人际关系） 181

L

lipids metabolism during spaceflight（航天脂质代谢） 250

lower body negative pressure, LBNP（下体负压） 111

lower body negative pressure test for astronaut（航天员下体负压检查） 226

M

manned space flight（载人航天） 5

manned spacecraft（载人航天器） 11

manual control by astronauts（航天员手动控制） 171

measurement of crew cabin impact（乘员舱冲击测量） 74

medical monitoring for space flight（航天飞行医学监督）216

medical requirements for space suit（航天服医学要求）20

medical requirements for spacecraft（载人航天器医学要求）16

medical selection for astronaut（航天员医学选拔）187

medical support for astronaut（航天员医学保障）229

mental health assessment for astronaut（航天员心理健康评估）139

mental health of astronaut（航天员心理健康）138

mental hygiene for astronaut（航天员心理卫生）142

mineral metabolism during spaceflight（航天矿物质代谢）254

montioring of space radiation dose（空间辐射剂量监测）50

N

neutral body posture in weightlessness（失重状态下中性体位）152

noise effects in spacecraft（航天噪声环境效应）65

noise environment in crew cabin（乘员舱噪声环境）64

nutrition during astronaut training（航天员训练期营养）259

nutritional assessment for astronaut（航天员营养评价）257

O

on-orbit exercise（在轨锻炼）107

operational road planning in extravehicular activity（舱外作业路径规划）177

orthostatic intolerance（立位耐力不良）91

orthostatic tolerance（OT）test for astronaut（航天员立位耐力检查）225

P

parabolic flight（抛物线飞行）102

parabolic flight training（失重飞机训练）198

pathogenic microorganisms in crew cabin（乘员舱致病微生物）231

penguin suit（企鹅服）110

physical dimensions of astronaut（航天员人体尺寸特性）150

physiological effects of weightlessness（失重生理效应）83

physiological response to hypoxia in space（航天低氧生理反应）39

physiological response to low pressure in space（航天低压生理反应）38

physiological selection for astronaut（航天员生理选拔）189

physiological test in a space-simulating environment for astronaut（航天员生理功能检查）222

physiology of extravehicular activity（舱外活动生理）42

postflight recovery of physiological functions for astronaut（航天员飞行后生理恢复）238

postflight recovery of psychological functions for astronaut（航天员飞行后心理恢复）239

proprioceptive characteristics in space（太空本体感觉特性）158

protein metabolism during spaceflight（航天蛋白质代谢）249

psychological adaptation to space flight（航天心理适应）137

psychological selection for astronaut（航天员心理选拔）190

psychological stress in space（航天心理应激）134

psychological support after spaceflight（航天飞行后心理支持）145

psychological support before spaceflight（航天飞行前心理支持）144

psychological support for astronaut（航天员心理支持）143

psychology of spaceflight safety（航天飞行安全心理）146

psychosocial support for astronauts during spaceflight（航天飞行中心理支持）144

R

relationship between astronauts and spacecraft（航天员－航天器关系）164

reliability of astronaut（航天员可靠性）162

requirements for the safety of space food（航天食品安全要求）268

requirements for the safety of space portable water（航天饮水安全要求） 270

research methods of weightless physiological effects（失重生理效应研究方法） 100

S

safety of space food（航天食品安全） 265

simulation technology for cytological effects of space flight（空间细胞学效应模拟技术） 127

space anemia（航天贫血症） 97

space bioinformatics（航天生物信息学） 128

space carbohydrate metabolism during spaceflight（航天碳水化合物代谢） 250

space cell culture（空间细胞培养） 124

space cellular and molecular biology（航天细胞分子生物学） 118

space chronobiology（空间时间生物学） 113

space circadian rhythm（空间生物节律） 116

space cycle ergometer（太空自行车功量计） 110

space decompression sickness（航天减压病） 45

space developmental biology（空间发育生物学） 130

space diet（航天膳食） 245

space drugs（航天药物） 233

space environment（航天环境） 8

space environment adaptation training（航天环境适应性训练） 193

space environmental medicine（航天环境医学） 33

space ergonomics（航天工效学） 146

space flight telemedicine（航天远程医学） 219

space food（航天食品） 261

space food packaging（航天食品包装） 264

space gravitational physiology（航天重力生理学） 78

space hyper-gravity physiology（航天超重生理学） 78

space intestinal microbial ecology（航天肠道微生态） 259

space ionization radiation（空间电离辐射） 47

space medical facilities（航天医学设备） 27

space medical kit（航天药箱） 235

space medical monitoring technology（航天医学监督技术） 218

space medicine（航天医学） 1

space medicoengineering（航天医学工程） 25

space microfluidic chip technology（空间微流控芯片技术） 125

space motion sickness（航天运动病） 85

space noise prevention（航天噪声防护） 67

space nutrition（航天营养） 242

space nutritional supplements（航天营养素补充剂） 263

space operational medicine（航天实施医学） 214

space potable water（航天饮水） 269

space preoxygenation（航天吸氧排氮） 44

space psychology（航天心理学） 132

space radiation dosimetry（空间辐射剂量学） 48

space radiation protection（空间辐射防护） 51

space sickness（航天疾病） 239

space sleep disturbance（空间睡眠失调） 117

space suit（航天服） 19

space thermal physiology（航天温度生理学） 58

space toxicology（航天毒理学） 52

space traditional Chinese medicine and herbs（航天中医药） 241

space treadmill（太空跑台） 109

space weightlessness physiology（航天失重生理学） 81

spacecraft layout（航天器内空间布局） 165

spacecraft noise measurement（航天噪声测量） 66

spatial illusion of sensory perception（航天感知错觉） 135

speech communication assessment in spacecraft（航天通话效果评价） 67

T

thermal comfort in space environment（航天环境热舒适性） 60

thermal environment in space suit（航天服温度环境） 62

tissue engineering in space（空间组织工程） 126

types of space food（航天食品类型） 262

V

vestibular function training（前庭功能训练） 195

visual characteristics in space（太空视觉特性） 155

vitamin metabolism during spaceflight（航天维生素代谢） 251

W

water metabolism during spaceflight（航天水代谢）

253

weightlessness-induced muscle atrophy （失重肌萎缩）
94

weightlessness-induced osteopenia （失重骨丢失） 92

weightlessness-simulating water tank training （模拟失重
水槽训练） 197

workload of astronauts （航天员工作负荷） 160

内 容 索 引

说 明

一、本索引是本卷条目和条目内容的主题分析索引。索引款目按汉语拼音字母顺序并辅以汉字笔画、起笔笔形顺序排列。同音时，按汉字笔画由少到多的顺序排列，笔画数相同的按起笔笔形横（一）、竖（丨）、撇（丿）、点（、）、折（乛，包括丁乛乚等）的顺序排列。第一字相同时，按第二字，余类推。索引标目中夹有拉丁字母、希腊字母、阿拉伯数字和罗马数字的，依次排在相应的汉字索引款目之后。标点符号不作为排序单元。

二、设有条目的款目用黑体字，未设条目的款目用宋体字。

三、不同概念（含人物）具有同一标目名称时，分别设置索引款目；未设条目的同名索引标目后括注简单说明或所属类别，以利检索。

四、索引标目之后的阿拉伯数字是标目内容所在的页码，数字之后的小写拉丁字母表示索引内容所在的版面区域。本书正文的版面区域划分如右图。

a	c	e
b	d	f

A

"阿波罗" 计划　243c

阿夫杰耶夫　6c

阿姆斯特朗　160b

艾伦·巴特利特·谢波德（Alan Bartlett Shepard, 1923~1998）　178f

爱德温·奥尔德林　5c

碍视炫光　169c

氨基酸代谢（航天）　249e

暗适应（视觉）　156b

奥尔德林　201b

B

靶心率　228b

白延强　32c

百分位数（航天员人体测量）　149d

保健食品　263c

报警显示器　167e

暴发性高空缺氧　39d

贝尔宁（Berning）　137e

贝希特尔（Bechtel）　137e

背-胸向超重（-Gx）耐力　80e

被动控制方式（航天服热防护）　63d

被动前庭功能训练　195d

本体错觉　136d

本体感受器　159a

鼻出血（航天）　241d

变重力细胞离心机　123c

标准差（航天员人体测量）　149d

标准化访谈（航天心理学）　133c

表达性领导　181f

表象　202f

波利亚科夫　6c

不舒适眩光　169c

不锈钢瓶采样法（乘员舱污染物）　55c

C

蔡翘　58d

舱门设计　166c

舱内毒物危害水平分级标准　57a

舱内非金属材料卫生学要求　55f

舱内航天服　19e，20c，22c

舱内航天服试验舱　29e

舱内化学污染物最大容许浓度（spacecraft maximum allowable concentrations for contaminants，SMAC$_s$）　55f

舱内污染物（cabin contaminants）　54d

舱内压力应急救生服　19e

舱外扶手　177a

舱外航天服　19e，20a，22e，176a

舱外航天服热防护生理　43e

舱外航天服试验舱　29c

舱外航天食品　263e

舱外活动程序训练仿真器　31a

舱外活动辅助工具包　177c

舱外活动辅助工具箱　177c

舱外活动辅助工具（assist tools for extravehicular activities）　177b

舱外活动辅助装置（assist device in extravehicular activities）　176d

舱外活动工效学　175b

舱外活动热环境特点及防护措施　43f

舱外活动生理（physiology of extravehicular activity）　42a

舱外活动（extravehicular activity）　174c

舱外机动单元（extravehicular maneuvering unit, EMU）系列舱外航天服　20a

舱外作业路径规划（operational road planning in extravehicular activity）　177e

舱外作业能力（extravehicular operating ability）　175f

操作力　151f

侧向超重（±Gy）及耐力　81a

测控与通信系统（载人航天器）　12f

测验法（航天员心理健康评估）　140b

查尔斯·斯科特·谢林顿（Charles Scott Sherrington）　158f

长保质期航天饮用水研究　270a

长期性空间站　11d

长期载人航天　244b

肠道微生物环境　260a

超日节律（ultradian rhythm）　113f

超重　9f，78b

超重防护措施　79c

超重环境仿真设备　28a

超重耐力检查（航天员生理选拔）　189e

超重耐力体质训练　200d

超重耐力训练（hypergravity tolerance training）　194c

超重耐力（hypergravitation tolerance）　80a

超重耐受限度　79b

超重生理效应　79a

超重生理效应机制　79a

超重细胞学效应　123b

超重与高温　77c

超重与振动　77c

陈杰　101b

称量法（航天员膳食调查）　257d

称重法（航天员膳食调查）　257d

乘员舱表面微生物控制　233a

乘员舱冲击测量地面模拟试验　74c

乘员舱冲击测量无人航天飞行试验　74d

乘员舱冲击测量载人航天飞行试验　74e

乘员舱冲击测量综合空投试验　74d

乘员舱冲击测量（measurement of crew cabin impact）　74c

乘员舱冲击效应（impact effect of crew cabin）　71e

乘员舱大气污染物的净化　57d

乘员舱大气污染物控制　38a

乘员舱大气压力环境　37e

乘员舱环境仿真设备　29d

乘员舱环境微生物监测与控制　232e

乘员舱水微生物控制　233a

乘员舱微生物监测　232e

乘员舱微生物控制　232f

乘员舱温度环境　37f

乘员舱污染物监测（contaminants monitoring in crew cabin）　55b

乘员舱污染物控制（contaminants controlling in crew cabin）　55e

乘员舱污染物离线监测（off-line measurement）技术　55b

乘员舱污染物在线监测（on-line measurement）技术　55d

乘员舱压力应急（depressurization emergency in crew cabin）　41c

乘员舱有害气体污染（gaseous contamination in crew cabin）　54c

乘员舱噪声环境（noise environment in crew cabin）　64d

乘员舱振动效应（crew cabin vibration effect）　68c

乘员舱致病微生物（pathogenic microorganisms in crew cabin）　231e

乘员冲击响应（crewmember response to impact）　72f

乘员振动响应（crew responses to vibration）　70a

乘员支持系统（载人航天器）　13a

乘组-地面人际交互作用（crew-ground interactions）　182c

乘组凝聚力（crew cohesion）　180e

乘组强凝聚力　180e

乘组异质性（crew heterogeneity） 179c
持续来源的舱内污染物 54d
冲击 10b, 17d
冲击防护 73f
冲击假人 35f
冲击试验用假人 75a
冲击响应 73a
出舱活动技术训练 208a
出舱活动训练 198b
出舱支持系统（载人航天器） 13a
储备食品 263d
穿脱航天服训练（失重飞机） 199c
垂直式水刹车冲击塔 28f
磁屏蔽法（空间亚磁或弱磁环境） 123f
催化氧化（catalyse oxidation）（乘员舱大气污染净化） 57f

D

大脑不同区域兴奋点转移放松训练 202d
大气成分 37a
大气过滤（gas filtration）（乘员舱大气污染净化） 58b
大气环境（atmospheric environment） 8c
大气密度 8d
大气温度 8d
大气压 8d
大腿加压套带 106d
代谢学说（噪声损伤听觉系统） 66a
带电粒子 47e
单人飞船 11c
单项系统训练设备（航天员） 30f
单样本流加式回转器 128c
道格拉斯气袋法（航天员运动心肺功能检查） 228c
德康（Decamps） 137f
低热负荷 62c
低压舱法（hypobaric chamber method） 40f
低压防护生理 42b
低压缺氧耐力检查（航天员生理选拔） 189f
低压温度试验舱 30b
低氧与超重 77b
低氧与低温 77a
低氧与高温 76f
低氧与振动 77b

地磁捕获辐射 48c
地基实验 2f
地基研究方法（航天毒理学） 53f
地面电离辐射剂量学 49e
地面试验中的适应进程模型（adaptation stage model） 137e
地面温度循环试验（航天食品） 262d
地面吸氧排氮法 45c
地面噪声测试 67b
地-气系统辐射 8f
地球捕获辐射 9b
地球反照辐射 8f
地球辐射带 48c
碘（航天） 256d
电磁波 9f
电离辐射损伤机制 47c
电离辐射与超重 76d
电离辐射与低氧 76e
电梯错觉 137d
电液振动台 29b
电源系统（载人航天器） 12f
电子屏式显示器更新速率 167b
电子屏式显示器显示速度 167b
电子屏式显示器响应快慢 167b
调查法（航天医学研究） 3e
定向能力训练（失重飞机） 199b
定向自主运动 137c
"东方" 3 号 220a
"东方" 4 号 220a
动力超调 73c
动物空间实验研究设备 31c
动物模拟失重方法 100f
动物实验法（超重生理学） 79d
毒性综合指数（toxicity index for each toxicological group of compounds, T_{grp}） 56d
短臂离心机 107a
短波 9f
短期载人航天 244b
短期载人航天飞行 86f
锻炼措施（失重生理效应对抗防护） 105c
对接机构（载人航天器） 13a
多功能便携式显示控制系统 169f
多人飞船 11c
多任务舱外活动 174d

多样本双轴向非流加式回转器　128d

E

俄罗斯国家标准规定的舱内噪声容许限值　65d

俄罗斯航天员　179f

俄罗斯航天员飞行后恢复　236f，238a

俄罗斯航天员飞行后疗养阶段　238b

俄罗斯航天员飞行后再适应阶段　238a

俄罗斯航天员吸氧排氮方法　45d

恶心（航天）　241d

耳气压功能检查　40f

耳气压伤　41a

二级休息制度（航天员训练）　229f

二氧化碳排出量　227f

F

发育生物学　130e

烦扰效应　66c

反射眩光　169c

返回舱药箱　236c

返回舱座椅设计　166c

泛照明　168f

范·艾伦　48a

范艾伦辐射带（Van Allen belts）　9d

范·艾伦（Van Allen）辐射带　48c

方位知觉　160a

防爆电梯紧急撤离　211e

防噪声耳塞　35b

仿真失重水槽　28c

访谈法（航天工效学）　148c

访谈法（航天心理学）　133b

飞船技术训练　207e

飞船内环境仿真舱　29e

飞船应急返回过载曲线体验　195b

飞船着陆缓冲系统　71a

飞轮抗阻力锻炼装置　108f

"飞天"舱外航天服　20c

飞行乘组选拔　186a

飞行乘组训练　193a

飞行程序与任务模拟训练　192f，208d

飞行后感染　230e

飞行后再选拔　185a

飞行前感染　230e

飞行实验室　103b

飞行试验舱　199a

飞行手册培训　208d

飞行中常规医学监测　217a

非电离辐射的生物效应　47b

非电离辐射损伤机制　47c

非甲烷挥发性有机物（non-methane volatile organic compounds，NMVOC$_s$）　56e

非结构性访谈（航天心理学）　133c

非稳态噪声　10b

非再生式环控生保技术　13f

非职业航天员　178f

费俊龙　7a

分隔池法（模拟部分失重效应方法）　101e

风速要求（载人航天器热环境设计）　59a

冯·卡曼线　8e

氟（航天）　256e

辐射假人　35f

辐照食品　263b

辅助任务　161f

负压筒　111e

复合护听器　67d

复水食品　263a

复水食品包装　265b

赋形缓冲减振座垫（impact and vibration alleviation contour cushion）　70f

G

钙（航天）　254e

钙稳定模型　3d

盖尔曼·季托夫（Gherman Titov）　85b

干浸试验装置　28e

干浸水法（人模拟失重方法）　101c

感觉冲突学说（航天运动病）　85c

感染性病症（航天）　241b

高级抗阻力锻炼装置　106b

高空减压病　45f

高空胃肠胀气　38d

高能电磁辐射　47f

高温工效耐受时间　62d

高温耐受时间　62c

高温生理耐受时间　62c

高温习服　62d

高温与振动　77d

高氧　43b

高氧症预防 43b

高氧症（hyperoxia） 43b

戈壁野外生存训练 210e

隔离室训练 205d

个别访谈（航天员心理咨询） 142b

个人急救药箱 236c

个体作业场所 165b

个性测验（航天员心理选拔） 191a

工具性领导 181f

工作绩效 161f

古申（Gushin） 138b

固定基训练仿真器 30f

关节活动度 152a

关节型减压病 46e

观察法（航天心理学） 133a

观察法（航天医学研究） 3e

观察分析法（超重生理学） 79d

惯性矩 151e

罐头食品 262f

罐头食品包装 265c

光对视觉作业的影响 168e

光辐射 9e

光亮度 168d

光源色表 168e

光源显色性 168e

归纳 160c

轨道舱药箱 236c

轨道站 11a

国际标准化组织工效学委员会 161a

国际空间站 6d，12b，13c，243f

国际空间站药箱 236a

国际空间站医学系统 217a

国际 Cochrane 协作网 32b

过度刺激学说（航天运动病） 85c

H

海上紧急情况下自主出舱 212e

海上救生装备训练 213e

海上野外生存训练 210f

海上一般情况下自主出舱 212e

海上自主出舱训练 213a

海鹰（Orlan）系列舱外航天服 20a

寒区野外生存训练 210f

航海医学 4b

航空减压病关节表现 46b

航空减压病呼吸表现 46b

航空减压病混合表现 46c

航空减压病皮肤表现 46b

航空减压病中枢神经表现 46c

航天肠道微生态失调 260a

航天肠道微生态（space intestinal microbial ecology） 259d

航天肠道微生物比例失调 260b

航天常量元素代谢 254e

航天超重生理学（space hyper-gravity physiology） 78a

航天蛋白质代谢（protein metabolism during spaceflight） 249b

航天低压缺氧耐力检查 223f

航天低压生理反应（physiological response to low pressure in space） 38c

航天低氧生理反应（physiological response to hypoxia in space） 39c

航天动力学因素 193d

航天毒理学（space toxicology） 52c

航天耳气压功能检查 223f

航天耳气压功能（ear baric function in space） 40c

航天返回后的医学保障 230b

航天飞机 6a，12d

航天飞机计划 243e

航天飞行安全心理（psychology of spaceflight safety） 146b

航天飞行按需医监 216d

航天飞行定期医监 216c

航天飞行工程师 178f

航天飞行后的医学监督 216a

航天飞行后心理支持（psychological support after spaceflight） 145d

航天飞行前的医学保障 229f

航天飞行前的医学监督 215f

航天飞行前心理支持（psychological support before spaceflight） 144c

航天飞行实时医监 216c

航天飞行医学监督（medical monitoring for space flight） 216b

航天飞行中的心理适应进程（space adaptation stage） 138a

航天飞行中的医学保障 230a

航天飞行中心理支持 (psychosocial support for astronauts during spaceflight) 144f

航天分析毒理学 (space analgtical toxicology) 53d

航天服操作训练 198b

航天服的工作压力选择 43e

航天服工程技术 26e

航天服"工效保证"工作压力 42d

航天服工效学要求 (ergonomics requirements for space suit) 22d

航天服"工效允许"工作压力 42d

航天服工作热环境 63a

航天服工作压力工程学考虑 43c

航天服内热环境 63c

航天服热防护 63c

航天服热防护设计生理学依据 63f

航天服温度环境 (thermal environment in space suit) 62f

航天服医学要求 (medical requirements for space suit) 20f

航天服"最佳"工作压力 42c

航天服 (space suit) 19e

航天负荷生理功能检查 223a

航天感知错觉 (spatial illusion of sensory perception) 135f

航天高温应激 (heat stress in space flight) 61d

航天各有害环境因素的暴露限值 34e

《航天工效学》 147a

航天工效学评价 147f

航天工效学评价标准 148a

航天工效学 (space ergonomics) 146f

航天管理毒理学 (space regulatory toxicology) 53d

航天环境仿真技术 27d

航天环境仿真设备 28a

航天环境个人监测 34c

航天环境急性效应 34b

航天环境监测 34c

航天环境控制与生命保障工程技术 26b

航天环境热舒适性 (thermal comfort in space environment) 60d

航天环境适应性常规性训练 193f

航天环境适应性体验性训练 193f

航天环境适应性训练设备 30d

航天环境适应性训练 (space environment adaptation training) 193d

《航天环境医学基础》 33d

航天环境医学监测仪器 34d

航天环境医学模拟法 35e

航天环境医学实验法 35c

航天环境医学效应 34a

航天环境医学 (space environmental medicine) 33b

航天环境因素复合效应 (combined effects of environmental factors during spaceflight) 75b

航天环境因素监测 34b

航天环境因素耐力检查 223e

航天环境因素选拔 193e

航天环境远期效应 34b

航天环境 (space environment) 8a

航天活动平板检查 223c

航天活动人际关系 (interpersonal relationship in spaceflight) 181c

航天疾病 (space sickness) 239e

航天驾驶员 178e

航天减压病 (space decompression sickness) 45d

航天矿物质代谢 (mineral metabolism during spaceflight) 254d

航天脑功能 EEG-ET 检查 223d

航天能量代谢 (energy metabolism during spaceflight) 247a

航天贫血症 (space anemia) 97e

航天器舱内光源评定 168d

航天器舱内环境光评价 168d

航天器舱内照明 (illumination in spacecraft) 168d

航天器舱内织物装饰 168c

航天器舱内装饰颜色 168a

航天器舱内装饰 (decoration in spacecraft) 168a

航天器乘员舱 165e

航天器乘员舱大气环境生理 (atomspheric physiology of crew cabin) 36f

航天器乘员舱设备布局 166b

航天器乘员舱作业空间设计 166b

航天器工程设计工效学要求 147d

航天器工效学评价技术 27c

航天器内环境因素 193d

航天器内空间布局 (spacecraft layout) 165e

航天器人机界面 147e

航天人工环境 8b

航天任务期间的总能耗 248a

航天膳食摄入评价 244e

航天膳食（space diet） 245c

航天生理功能检查 221f

航天生物毒理学（space biological toxicology） 53c

航天生物系统建模和仿真技术（space biosystem modeling and simulation technology） 219d

航天生物信息学（space bioinformatics） 128e

《航天生物学和医学基础》 1d

航天生物医学传感技术（space biomedical sensor technology） 219a

航天生物医学工程技术 26f

航天生物医学工程学 219a

航天生物医学图像处理技术（space biomedical image processing technology） 219c

航天生物医学信号测量与处理技术（space biomedical signal measurement and processing technology） 219b

航天生物医学遥测技术（space biomedical telemetry technology） 219c

航天失重生理学（space weightlessness physiology） 81b

航天实施医学（space operational medicine） 214a

航天食品安全标准 266a

航天食品安全评价方法 266e

航天食品安全性能试验 269a

航天食品安全要求（requirements for the safety of space food） 268a

航天食品安全（safety of space food） 265e

航天食品包装试验 265d

航天食品包装形式 265b

航天食品包装性能试验 269b

航天食品包装要求 264f

航天食品包装（space food packaging） 264f

航天食品工程 262a

航天食品工效学评价 269c

航天食品化学性污染 267d

航天食品环境试验 269b

航天食品接口匹配试验 269c

航天食品类型（types of space food） 262e

航天食品生产过程安全与质量控制 266b

航天食品生物性污染 267c

航天食品食用安全 265f

航天食品食用安全性评价 268d

航天食品食用安全要求 268b

航天食品使用安全 265f

航天食品使用安全性评价 268f

航天食品使用安全要求 268d

航天食品污染（contamination of space food） 267b

航天食品物理性污染 267e

航天食品（space food） 261b

航天适应综合征（space adaptation syndrome） 85a

航天水代谢（water metabolism during spaceflight） 253d

航天碳水化合物代谢（space carbohydrate metabolism during spaceflight） 250e

航天特因环境防护技术 27a

航天特因适应性检查 221f

航天体水变化 253e

航天通话效果评价（speech communication assessment in spacecraft） 67f

航天微量元素代谢 255f

航天维生素代谢（vitamin metabolism during spaceflight） 251c

航天温度生理学（space thermal physiology） 58c

航天吸氧排氮（space preoxygenation） 44e

航天细胞分子生物学（space cellular and molecular biology） 118e

航天细胞生物学实验技术（experimental technology of space cell biology） 122c

航天心理适应（psychological adaptation to space flight） 137d

航天心理学基础与心理健康教育 201e

航天心理学（space psychology） 132a

航天心理应激反应 135a

航天心理应激（psychological stress in space） 134d

航天训练仿真技术 27d

航天遥医学 219e

航天药物（space drugs） 233b

航天药箱（space medical kit） 235b

《航天医学工程学发展 60 年》 147a

《航天医学工程学 60 年》 33e

航天医学工程研究所 33d

航天医学工程（space medicoengineering） 25a

航天医学环境评价技术 27b

航天医学监督技术（space medical monitoring technology） 218c

航天医学鉴定不合格 221b

航天医学鉴定合格 221b

航天医学鉴定暂不合格 221b

航天医学设备（space medical facilities） 27e

航天医学循证方法 33a

航天医学循证研究（evidence-based study on space medicine，EBSSM） 31e

航天医学（space medicine） 1a

航天饮水安全要求（requirements for the safety of space portable water） 270d

航天饮水生产加工要求 270f

航天饮水卫生要求 270e

航天饮水消毒要求 270e

航天饮水（space potable water） 269c

航天营养素补充剂（space nutritional supplements） 263f

航天营养学家 244c

航天营养与食品工程技术 27b

航天营养（space nutrition） 242f

航天应激源 134f

航天有害环境因素防护 34e

航天诱导环境 8b

航天员-舱载计算机交互技术 172d

航天员-舱载计算机交互（astronaut-computer interaction） 172b

航天员-舱载计算机人机交互工效学设计 172e

航天员操作力测量 151f

航天员肠道微生态防护 260f

航天员乘组心理相容性训练（astronaut crew psychological compatibility training） 203e

航天员乘组选拔 186a

航天员乘组（astronaut crew） 179c

航天员的形态参数 147b

航天员二级传染病预防隔离制度 231c

航天员发射场待发段紧急撤离 211d

航天员发射场待发段紧急撤离训练（astronaut urgent retreat training in launch preparation phase of launchsite） 211d

航天员反应素质 200b

航天员飞行程序 24e

航天员飞行程序设计 24e

航天员飞行后恢复（astronaut postflight recovery） 236d

航天员飞行后检疫 231d

航天员飞行后生理功能恢复时间 239a

航天员飞行后生理恢复（postflight recovery of physiological functions for astronaut） 238c

航天员飞行后心理恢复（postflight recovery of psychological functions for astronaut） 239e

航天员飞行后早期再适应反应 238e

航天员飞行前检疫 231c

航天员飞行任务 24a

航天员飞行任务规划（astronaut flight mission layout） 23d

航天员飞行手册 24f

航天员飞行手册设计 24e

航天员飞行中检疫 231d

航天员赋形缓冲减振座垫 35b

航天员感知特性 147c

航天员个体防护 35a

航天员工作程序训练 198c

航天员工作负荷（workload of astronauts） 160f

航天员关节活动参数 147b

航天员海上自主出舱 212d

航天员航天环境因素耐力和适应性选拔 189e

航天员-航天器功能分配（assignment of tasks between astronauts and spacecraft） 173c

航天员-航天器关系（relationship between astronauts and spacecraft） 164b

航天员航天生理功能鉴定 221e

航天员合理营养 245c

航天员合理营养要求 245e

航天员基本条件选拔 185d

航天员基础理论训练 192c

航天员季度医学检查 215c

航天员检疫（astronaut quarantine） 230d

航天员健康状态预测 217d

航天员结合性心理训练 201f

航天员救生 208f

航天员救生训练（astronaut rescue training） 208f

航天员救生装备训练（astronaut rescue outfit training） 213b

航天员康复期营养（convalescent nutrition of astronaut） 258d

航天员可靠性（reliability of astronaut） 162d

航天员-控制器适配性（astronaut-controller suitability） 169d

航天员立位耐力检查［orthostatic tolerance（OT）test for astronaut］ 225c

航天员立姿人体尺寸 150c

航天员临床选拔（clinical selection for astronaut） 188b

航天员临床医学检查 222b

航天员临床医学鉴定 221f

航天员临飞前医学鉴定 221d

航天员陆上自主出舱 212d

航天员敏感性训练 204d

航天员脑力负荷 161d

航天员脑力负荷辅助任务测量法 161f

航天员脑力负荷生理指标测量法 161f

航天员脑力负荷主观测量法 161e

航天员脑力负荷主任务测量法 161e

航天员年度医学检查 215b

航天员年度医学鉴定 221c

航天员平衡膳食 245d

航天员平衡膳食要求 245e

航天员潜水训练 198a

航天员轻装潜水 198b

航天员人际交往技能训练 204a

航天员人体参数 147b

航天员人体测量（astronaut anthropometry） 148f

航天员人体尺寸非接触测量 150e

航天员人体尺寸接触测量 150e

航天员人体尺寸特性（physical dimensions of astronaut） 150a

航天员人体几何特性测量 149c

航天员人体力学特性测量 149c

航天员人体形态参数测量 149c

航天员认知特性（cognitive characteristics of astronaut） 159d

航天员任务期检疫 231c

航天员三级传染病预防隔离制度 231c

航天员膳食调查 257c

航天员社会支持技能训练 205b

航天员生理功能检查（physiological test in a space-simulating environment for astronaut） 222e

航天员生理选拔（physiological selection for astronaut） 189c

航天员生物力学参数 147b

航天员生物力学特性测量 151c

航天员生物力学特性（biomechanics of astronaut） 151b

航天员手部人体尺寸 150d

航天员手动控制（manual control by astronauts） 171a

航天员水上自主出舱 212d

航天员特殊体质训练 200a

航天员特性（astronauts characteristics in space） 152f

航天员体力负荷 161c

航天员体力负荷工作分析测定 161c

航天员体力负荷生化方法测评 161d

航天员体力负荷生理指标测评 161c

航天员体力负荷主观评定 161d

航天员体质训练（astronaut physical training） 199d

航天员跳伞训练（astronaut parachutetraining） 206d

航天员通信头戴 35b

航天员头部人体尺寸 150b

航天员头低位检查［head-down tilt（HDT）for astronauts］ 224c

航天员狭小隔离环境适应性训练（astronaut narrow surrounding and society isolation adaptation training） 205e

航天员下体负压检查（lower body negative pressure test for astronaut） 226d

航天员-显示器适配性（astronaut-display suitability） 166e

航天员协作训练 204f

航天员心理表象感觉意识训练 203c

航天员心理表象控制性训练 203c

航天员心理表象清晰性训练 203c

航天员心理表象训练（astronaut imagery training） 202f

航天员心理放松训练（astronaut psychological relaxation training） 202a

航天员心理健康评估（mental health assessment for astronaut） 139f

航天员心理健康维护 132e

航天员心理健康（mental health of astronaut） 138f

航天员心理外界支持 144a

航天员心理卫生（mental hygiene for astronaut） 142f

航天员心理选拔（psychological selection for astronaut） 190b

航天员心理训练（astronaut psychological training） 200e

航天员心理支持（psychological support for astronaut） 143a

航天员心理咨询（counseling for astronaut） 141c

航天员休假疗养 230c

航天员选拔标准 184a

航天员选拔技术 26b

航天员选拔与训练技术 26b

航天员选拔原则 184b

航天员选拔（astronaut selection） 183e

航天员训练技术 26b

航天员训练期检疫 231b

航天员训练期营养（nutrition during astronaut training） 259a

航天员训练设备 30b

航天员训练现场的医学保障 229d

航天员训练现场的医学监督 215e

航天员训练（astronaut training） 191b

航天员野外生存 210b

航天员野外生存单项技能训练 210d

航天员野外生存基础知识学习 210d

航天员野外生存训练场地保障 211a

航天员野外生存训练气象保障 211b

航天员野外生存训练装备器材保障 211b

航天员野外生存训练（astronaut field subsistence training） 210b

航天员野外生存医疗救护保障 211b

航天员野外生存综合训练 210d

航天员一般生理选拔 189c

航天员一般体质训练 200a

航天员一般性心理训练 201e

航天员一级传染病预防隔离制度 231b

航天员医监医保技术 26c

航天员医学保障（medical support for astronaut） 229a

航天员医学监督（astronaut medical monitoring） 214f

航天员医学检查（astronaut medical examination, AME） 222a

《航天员医学鉴定标准》 222a

《航天员医学鉴定标准（试行稿）》 221f

航天员医学鉴定（astronaut medical certification） 221a

航天员医学选拔标准 187d

航天员医学选拔（medical selection for astronaut） 187b

航天员饮食计划 245d

《航天员饮用水卫生标准》（GJB4991） 270e

航天员营养干预 258b

航天员营养评价（nutritional assessment for astronaut） 257c

航天员营养素推荐供给量 245e

航天员营养状况检查 257f

航天员有效载荷操作训练 193a

航天员运动心肺功能检查［cardiopulmonary exercise test（CPET）for astronaut］ 227d

航天员在轨生活制度设计 24c

航天员在轨作息制度设计 24c

航天员直升机空中悬吊营救训练 209f

航天员质心测量 151e

航天员专业性心理训练 201e

航天员自身微生物监测与控制 233a

航天员自我心理支持 143e

航天员自主出舱 212c

航天员自主出舱训练（astronaut independence egress training） 212c

航天员足部人体尺寸 150d

航天员作业能力训练（astronaut work ability training） 207c

航天员坐姿人体尺寸 150d

航天员座垫 70f

航天员（astronaut） 178a

航天远程医学（space flight telemedicine） 219e

航天运动病程度评定标准 240d

航天运动病（space motion sickness） 85a

航天运动负荷超声心动图检查 223b

航天运动心电图检查 223c

航天噪声 64d

航天噪声测量系统 66f

航天噪声测量（spacecraft noise measurement） 66e

航天噪声烦扰效应 66c

航天噪声防护（space noise prevention）　67c

航天噪声工效影响　66d

航天噪声环境效应（noise effects in spacecraft）　65c

航天噪声容许限值　65b

航天噪声听觉效应　65e

航天噪声通话效应　66b

航天脂质代谢（lipids metabolism during space-flight）　250b

航天中人体健康状态　217d

航天中医药（space traditional Chinese medicine and herbs）　241c

航天重力生理学（space gravitational physiology）　78a

航天专业技术训练　192f，207d

航天自然环境　8a

"和平"号空间站　6c，12d，13c，220b，243f

亨利·贝克勒尔　47f

恒重力细胞离心机　123c

红外辐射　9f

红细胞破坏增加（航天）　98b

红细胞生成减少（航天）　98b

红细胞调节模型　3d

呼吸面罩　35b

呼吸模型　3d

呼吸调节训练　202c

呼吸型减压病　46e

化学分析法（航天员膳食调查）　257d

化学抗辐射药物　52a

化学吸附（chemical adsorption）（乘员舱大气污染）　57e

化学吸收（chemical reaction）（乘员舱大气污染净化）　58b

话音装置　165a

环境控制和生命保障试验舱　29f

环境控制与生命保障系统（environmental control and life support system，ECLSS）　13e

环境模拟技术　3b

环境医学监测（航天飞行）　217b

环控生保系统（载人航天器）　13e

环转运动　152a

回收着陆系统（载人航天器）　12f

回转器　28f

会谈法（航天心理学）　133c

混合法（空间亚磁或弱磁环境）　123f

混合室法（航天员运动心肺功能检查）　228e

混合照明　169a

火星环境　10f

火星"妊娠测试"装置　126a

霍尔丹（Haldane）　45f

J

机械损伤学说（噪声损伤听觉系统）　66a

肌肉电刺激　106e

肌肉渐进性放松训练　202d

基因芯片　129a

急腹症（航天）　241b

急性辐射损伤　47a

急性高空缺氧　39d

急性缺氧代偿反应　39e

急性照射（空间电离辐射）　48e

计划内舱外活动　174d

计划外舱外活动　174d

计算　160d

计算机辅助训练器（航天员）　30e

记忆　160b

记忆表象　203a

加加林航天员训练中心　242a

加加林航天员训练中心航天员大队　178b

家庭访谈（航天员心理咨询）　142a

贾司光　37d

钾（航天）　255d

假人（乘员舱冲击测量）　74c

减压安全限　42f

减压病　45e

减压病过饱和安全系数　42f

减压病预防　42e

减压气泡　46a

间断性抗阻力锻炼装置　109a

间接观察法（航天心理学）　133a

交叉耦合加速度试验　86b

交感神经-肾上腺髓质系统应激反应　202a

交会对接（航天器）　172a

交会对接技术训练　208b

交会对接手控训练器　31c

脚动控制器　169f

脚限制器　176f

阶梯减压吸氧排氮法　45c

拮抗作用（antagonism）（航天环境因素） 75e

结构性访谈（航天心理学） 133c

捷列什科娃 179a，243c

紧急撤离综合演练 212a

进食与饮水训练（失重飞机） 199c

近距离求救联络装备训练 213d

近日节律 113e，117a

近日生物节律 118a

近身作业空间 165b

浸水试验 101c

浸水试验装置 28e

精神分析方法（航天员心理咨询） 142d

景海鹏 7a

静水压（hydrostatic pressure） 88b

静态心功能检查（航天员生理选拔） 189d

静息代谢率（resting metabolic rate，RMR）（航天） 247b

镜面眩光 169c

救生食品 263e

救生训练设备（航天员） 30d

救生装备综合演练 213e

局部照明 168f

觉醒 117c

K

卡纳斯（Kanas） 182f

凯利（Kelly） 182f

抗荷服（模拟部分失重效应方法） 101e

抗氧化维生素 253c

抗运动病药物 85e

抗重力服 106d，110f

科罗廖夫 185c，206f

可达域 152b

可听度区域 157b

空间电离辐射生物效应 47a

空间电离辐射损伤效应 47a

空间电离辐射（space ionization radiation） 47e

空间定向错觉 135f

空间发育生物学（space developmental biology） 130b

空间非电离辐射 47a

空间辐射 46f

空间辐射防护（space radiation protection） 51a

空间辐射剂量监测（montioring of space radiation dose） 50a

空间辐射剂量学主动测量方法 49c

空间辐射剂量学（space radiation dosimetry） 48f

空间辐射生物剂量监测技术 50d

空间辐射生物效应（biological effect of space radiation） 46f

空间辐射数值剂量计算技术 50e

空间辐射物理剂量被动测量法 50d

空间辐射物理剂量测量技术 50c

空间辐射物理剂量主动测量法 50c

空间辐射主动防护 51f

空间环境细胞学效应（cytological effects under space environment） 120f

空间生命科学 4a

空间生物节律的非光性导引 118d

空间生物节律的光性导引 118a

空间生物节律（space circadian rhythm） 116c

空间生物学 4b

空间失定向错觉 154c

空间时间工效学 115c

空间时间生物学（space chronobiology） 113e

空间实验设备 31c

空间实验室与空间站技术训练 207f

空间睡眠失调（space sleep disturbance） 117b

空间微流控芯片技术（space microfluidic chip technology） 125e

空间位置知觉改变 136f

空间细胞培养辅助实验技术 125a

空间细胞培养环境条件建立技术 124f

空间细胞培养医学实验技术 125a

空间细胞培养装置 31d

空间细胞培养（space cell culture） 124c

空间细胞学效应地基模拟技术 123a

空间细胞学效应模拟技术（simulation technology for cytological effects of space flight） 127e

空间细胞样本处理技术 122f

空间细胞样品制备技术 122e

空间运动病 85a

空间站对接与组建训练 198d

空间站环境控制和生命保障试验舱 30a

空间站声学测试 67b

空间站在轨噪声 65a

空间知觉 160a

空间知觉改变（space perception） 136f

空间姿势知觉改变　137a

空间组织工程技术　124a

空间组织工程（tissue engineering in space）　126d

空中客车 A-300　199a

控制器　164e

控制器编码　170a

控制器分类　169d

控制器设计　169f

控制器阻力　170a

控制-显示比　170a

库帕　171d

快速减压试验（航天药箱）　236b

L

拉力器　30d，105d

类比　160c

冷冻冷藏食品　263c

冷黑环境　8f

冷凝（condensation）（乘员舱大气污染净化）　58b

冷色调　168b

离心机训练　195b

离心机运行模块（国际空间站）　112e

"礼炮"号　218f，220b

"礼炮"号空间实验室　12b

"礼炮" 1 号　5f

"礼炮" 6 号　5f

"礼炮" 7 号　5f

"礼炮" 7 号空间站　179d

理查德·S·拉扎勒斯（Richard S Lazarus，1922~2002）　134e

力量参数　151f

力量锻炼　108e

立位耐力不良（orthostatic intolerance）　91b

立位耐力检查（航天员生理选拔）　190a

立位倾斜试验　225d

立位旋转床　196e

"联盟"号计划　243e

亮度　168a

亮度比　169a

亮度计　168d

列昂诺夫（Leonov，1934~）　179a

列别杰夫　180e，181e，183b，200f

零重力公司　103c

领地行为　180f

刘伯明　7a

刘旺　7c

刘洋　7c，179c

陆军内蒂克（Natick）实验室　266b

陆上返回舱倾倒状态下自主出舱　212d

陆上返回舱直立状态下自主出舱　212d

陆上自主出舱训练　212f

露西德　6c

罗伯特·米利肯　47f

罗斯内（Rosnet）　137f

M

麦道公司　180a

麦克唐纳·道格拉斯公司　180a

脉动性心血管模型　3d

慢回转器　100f

慢性辐射损伤效应　47b

慢性照射（空间电离辐射）　48d

每口气法（航天员运动心肺功能检查）　228e

美国国家航空航天局　32b，162e，197f

美国国家航空航天局马歇尔空间飞行中心　197e

美国航天员　179f

美国航天员吸氧排氮方法　45d

美国"空间探索新计划"　120d

美国梅森大学公共政策学院　32c

美国首批航天员选拔　185c

美国约翰逊航天中心的毒理学工作组　56b

美国 NASA 航天器舱内噪声容许限值　65c

美国 NASA 约翰逊航天中心的毒理学工作组　56f

镁（航天）　255a

锰（航天）　256f

猕猴头低位模拟失重法　104e

密闭生态实验系统（closed ecological experimental facility，CEEF）　15c

密封舱　12e

明适应（视觉）　156b

模拟部分失重效应方法　100e

模拟法（航天医学研究）　2f

模拟飞船上升、返回过载曲线训练　195b

模拟失重方法　100e

模拟失重水槽训练（weightlessness-simulating water tank training）　197d

模拟失重与超重　76a

模拟实验法（航天心理学） 133f

目标飞行器组合体训练仿真器 31a

目标心率 228b

N

钠（航天） 255b

耐力锻炼 108a

耐力素质训练 200b

南大西洋辐射异常区 9d

囊斑 96b

脑功能检查（航天员生理选拔） 189e

内收 152a

内收外展 152a

能量代谢量 161c

能量代谢率（energy metabolic rate） 44b

尼尔·阿姆斯特朗 5c

尼尔·奥尔登·阿姆斯特朗（Neil Alden Armstrong，1930~2012） 179b

捏鼻鼓气法（咽鼓管通气） 40e

捏鼻吞咽法（咽鼓管通气） 40f

聂海胜 7a

啮齿类动物尾部悬吊法 104c

"凝视"现象 180c

暖色调 168b

暖体假人 35f

O

欧洲空间研究与技术中心（European Space Research and Technology Center，ESTEC） 15b

呕吐（航天） 241d

偶发来源的舱内污染物 54f

P

庞诚 58d

抛物线飞行（parabolic flight） 102f

"喷气机时差综合征"（jet lag syndrome） 117f

盆-头向（-Gz）效应及耐力 80f

皮埃尔·布朗夏尔（Pierre Blanchard） 218d

皮尔斯伯里（Pillsbury）公司 266c

皮肤病（航天） 241d

皮肤温度 61f

皮肤型减压病 46d

皮温 44c

平均体温 44d

平均照度均匀度 169a

平均值（航天员人体测量） 149c

平行秋千检查 86b

平行秋千训练 196a

平移控制（航天器） 171f

Q

齐尔考夫斯基（Konstantin Tsiolkovsky） 112c

奇比斯 111e

企鹅服（penguin suit） 110e

气哽 46c

气味等级评分值（乘员舱） 55f

气温要求（载人航天器热环境设计） 58f

气闸舱 175d

前庭功能不对称学说（航天运动病） 85d

前庭功能检查（航天员生理选拔） 189f

前庭功能选拔 86a

前庭功能训练（vestibular function training） 195c

前庭习服训练 86d

潜望镜 167f

轻度运动病（航天） 240d

轻型减压病 46d

倾斜床 28d

清晰度指数 68a

驱动点机械阻抗 70c

屈 152a

屈伸运动 152a

屈肢痛（航空减压病） 46b

全气采样法（乘员舱污染物） 55c

全姿态显示器 167d

缺氧症 42c

R

热带丛林野外生存训练 210e

热积 44d

热控系统（载人航天器） 12e

热舒适 60e

热舒适指数 I_{COM} 61d

热稳定食品 262f

热债 44d

热真空舱 30b

人的失误（human error） 162d

人的作业空间 165b

人工大气环境（artificial atmospheric environment）

16d

人工辐射源　48a

人工重力（artificial gravity）　112c

人机功能关系　164b

人机界面的设计　164e

人机空间关系　165a

人机信息关系　164d

人机作用力关系　165d

人际交往　204a

人模拟失重方法　101b

人体肠道微生态平衡　259f

人体代谢产热率　44b

人体代谢率　44b

人体高温耐受限值　62b

人体空间实验研究设备　31c

人体平均皮肤温度　64a

人体缺氧反应不完全代偿区　39

人体缺氧反应代偿区　39f

人体缺氧反应的生理限值　39e

人体缺氧反应危险区　40a

人体缺氧反应无症状区　39e

人体缺氧反应障碍区　39f

人体试验法（超重生理学）　79d

人系统整合标准（NASA-STD-3000）　146f

认知重建方法（航天员心理咨询）　142b

任务飞行程序模拟训练　208e

任务负荷指数（NASA Task Load Index，NASA-TLX）量表　161b

任务航天员选拔（astronaut crew selection）　186a

任务型领导　181f

S

萨基特（Sackett DL）　32b

萨莉·克里斯滕·莱德（Sally Kristen Ride，1951～2012）　179b

三级休息制度（航天员训练）　229f

色调　168a

色视野　155e

沙漠野外生存训练　210e

闪光临界融合频率　156d

上肢可达域　152b

设备限制器　176e，177a

社会支持　205b

射频辐射　9f

摄氧量　227f

伸　152a

身体基本素质检查（航天员生理选拔）　189d

身体限制器　176d

身体质量测量仪　31b

神经前庭模型　3e

"神舟"飞船　11e，12b

"神舟"号飞船无人飞行试验　18b

沈羡云　101a

生物反馈训练　196b

生物节律　113e

生物芯片　126b

生物信息学　128e

生物再生式环控生保技术　14b

生物再生式生保系统（bio-regenerative life support system，BLSS）　14e

生物制剂防护药物　52a

声波　66f

声级计　67a

声压　66f

声音　66e

声音频率的听觉响应特性　157c

声音强度的听觉响应特性　157a

失明眩光　169c

失能眩光　169c

失重动物模型（animal model of microgravity）　103e

失重对能量摄入的作用　248d

失重对人体高温耐力的影响　62d

失重飞机　199a

失重飞机训练飘浮体验　199b

失重飞机训练一般体验　199b

失重飞机训练（parabolic flight training）　198e

失重骨丢失（weightlessness-induced osteopenia）　92e

失重环境仿真设备　28c

失重环境模拟技术　3a

失重肌萎缩（weightlessness-induced muscle atrophy）　94a

失重免疫效应（effects of weightlessness on immune system）　98f

失重内分泌效应（effects of weightlessness on endocrine system）　96d

失重神经系统效应（effects of weightlessness on

nervous system) 95b

失重生理效应对抗防护（countermeasures against physiological effects of weightlessness） 105a

失重生理效应研究方法（research methods of weightless physiological effects） 100c

失重生理效应（physiological effects of weightlessness） 83f

失重试验飞机 28d

失重心血管效应（effects of weightlessness on cardiovascular system） 86e

失重血液重新分布（blood redistribution under weightlessness） 89e

失重因素对航天员体温调节的影响 59b

失重与低氧 76b

失重与电离辐射 75f

失重与高温 76d

失重与高氧 76c

失重状态下中性体位（neutral body posture in weightlessness） 152c

失重（weightlessness） 9f

"时差效应"（jet-lag effect） 117f

时间紊乱型运动错觉 136f

时间压缩 137b

时间知觉 160b

时间知觉改变 137b

实验法（航天心理学） 133f

实验法（航天医学研究） 2e

实验室实验法（航天心理学） 133f

实验室实验（航天工效学） 148b

食品及饮水包 265c

食谱食品 263d

食物的热效应（thermic effect of food，TEF）（航天） 247f

使用防爆电梯紧急撤离训练 212a

使用逃逸滑道紧急撤离训练 211f

试验性空间站 11c

视动训练 196a

视后现象 156d

视觉报警显示器 167f

视觉的光适应 156a

视觉的空间特性 155c

视觉的时间特性 156a

视觉的颜色特性 156e

视觉显示器 167a，172f

视觉显示器设计原则 166f

视力 155e

视敏度 155e

视野 155c

适应 140a

手动控制器 169e

受控生态生保技术 14b

受控生态生保系统 14e

受控生态生保系统国际研究中心（苏联） 14f

受控生态生命保障系统（controlled ecological life support system，CELSS） 14e

输入／输出紊乱型运动错觉 136e

鼠尾部悬吊法 101a

束缚带 69e

束缚系统 69e，72e，74a

数据管理系统（载人航天器） 12f

数学分析心率（航天飞行） 217d

数学模型法（航天医学研究） 3c

双眼视野 155c

"双子星座"航天计划 243c

水溶性维生素 252e

水上紧急情况下自主出舱 212e

水上救生装备训练 213e

水上野外生存训练 210f

水上一般情况下自主出舱 212e

水上自主出舱训练 213a

"水星"号飞船 171c

睡眠 117b

睡眠障碍（航天） 241b

思维 160c

斯坦福圆环 112d

苏联科学院生物物理研究所 14f

T

太空本体感觉特性（proprioceptive characteristics in space） 158f

太空电离辐射（space ionizing radiation） 8f

太空飞行 178a

太空非电离辐射（space non-ionizing radiation） 9e

太空跑台（space treadmill） 109c

太空热环境（space thermal environment） 8e

太空视觉特性（visual characteristics in space） 155a

太空碎片（space debris） 10d

太空听觉特性（auditory characteristics in space） 156f

太空游客 178b

太空自行车功量计（space cycle ergometer） 110c

太阳爆发 9d

太阳常数 8e

太阳粒子辐射 9d

太阳宇宙线 9d

太阳质子事件 9d

谈话法（航天心理学） 133b

汤普森（Thompson） 90a

糖酵解 94e

逃逸滑道紧急撤离 211d

逃逸救生训练塔 30e

体力活动能耗（active energy expenditure，AEE）（航天） 247d

体能训练设备（航天员） 30b

体温调节模型 3d

体验训练法（航天员飞行前心理支持） 144e

体液沸腾 38f

体液干预措施（失重生理效应对抗防护） 105c

体重 151d

天地往返载人运输工具 11a

天基实验 2f

天基实验技术体系（航天细胞分子生物学） 119f

天基细胞学实验技术 122d

天基研究方法（航天毒理学） 53f

"天空实验室"计划 243d

"天空实验室"空间站 183d

天空实验室（Skylab） 5f

天然辐射源 48a

调味品包装 265c

跳伞 206d

铁（航天） 255f

听谷（dip） 66a

听觉的空间感知特性 157e，158d

听觉声音屏蔽 157c

听觉声音掩蔽 157c

听觉显示界面 165a

听觉显示装置 165a

听力最大耐受阈限曲线 157b

听阈曲线 157a

通风服 63e

通风液冷服系统 63e

通路紊乱型运动错觉 136f

通气量 228c

通信质量评估标准 68b

铜（航天） 256d

头倒位耐力检查（航天员生理选拔） 190a

头低位耐力检查 224c

头低位卧床（head-down bed rest） 102a

头高位倾斜测试 92c

头-盆向超重（+Gz） 194e

头-盆向超重（+Gz）耐力 80e

头-盆向超重（+Gz）训练 195a

头痛（航天） 241d

投射测验法（航天心理学） 133e

投射测验（航天员心理选拔） 191a

兔头低位倾斜法 101a，104e

推进系统（载人航天器） 12f

脱水（模拟部分失重效应方法） 101d

脱水食品 263a

W

外伤（航天） 241d

外展 152a

王亚平 7c

威肯斯 161d

微波 9f

微流星体（micrometeoroid） 10c

微全分析系统 126b

微阵列芯片 126b

微重力记忆 122a

微重力细胞学效应 121c

微重力细胞学效应研究 123b

维生素 251d

维生素 B_1 252e

维生素 B_6 252e

维生素 D 251e

维生素 E 252c

维生素 K 252c

温度代偿范围 62c

温度失代偿范围 62c

温度试验 86c

温度舒适范围 62b

稳态噪声 10b

问卷法（航天工效学） 148c

沃尔特·布拉德福·坎农（Walter Bradford Cannon）（1871~1945年） 134e

沃利耶（Rivolier） 137e

卧床实验 101b

污染比值 56d

污染源控制（乘员舱） 57a

无人飞船 11b

无氧阈 228a

物理化学再生式环控生保技术 14a

物理吸附（physical adsorption）（乘员舱大气污染） 57d

物体表面温度要求（载人航天器热环境设计） 59b

晤谈法（航天心理学） 133b

X

吸附剂采样法（乘员舱污染物） 55c

吸附剂采样管 55c

吸氧排氮方案 45a

吸氧排氮技术 45c

硒（航天） 256f

细胞回转器（clinostat） 128a

细胞内液（航天） 254b

细胞外液（航天） 254a

细胞张力整合模型 121e

下丘脑-垂体-肾上腺皮质应激反应 202b

下体负压测试 92c

下体负压裤 111e

下体负压耐力检查（航天员生理选拔） 189f

下体负压装置 106c

下体负压（lower body negative pressure，LBNP） 111b

显示器 164d

现场实验（航天工效学） 148b

限制动物活动法 104d

线圈补偿法（空间亚磁或弱磁环境） 123f

线性声级 67a

相对热舒适 60f

相对湿度要求（载人航天器热环境设计） 59a

相加作用（addition）（航天环境因素） 75e

响度感觉 157e

想象表象 203a

消毒剂的缓释技术（航天饮水） 270c

小组咨询（航天员心理咨询） 142a

协同作用（synergism）（航天环境因素） 75e

心理安全岛放松训练 202d

心理封闭 183c

心理负荷 162a

心理社会支持 143b

心理适应不良 140a

心理相容 203e

心理训练设备（航天员） 30d

心排血量 228a

心前区疼痛（航天） 241b

芯片实验室（lab-on-a-chip） 125e

锌（航天） 256c

新鲜食品 263d

"星座"工程（美国） 120d

行为训练方法（航天员心理咨询） 142c

行走技能训练（失重飞机） 199b

胸-背向超重（+Gx） 194d

胸-背向超重（+Gx）耐力 80d

胸-背向超重（+Gx）训练 195a

虚拟现实训练仿真器 31b

悬浮颗粒物采样（乘员舱污染物） 55d

悬浮颗粒物的在线监测 55e

旋内 152a

旋外 152a

旋转床法（模拟部分失重效应方法） 101e

旋转室（模拟部分失重效应方法） 101e

旋转运动 152a

眩光 169b

眩光源 169c

血管迷走性晕厥型立位耐力不良 92b

血管学说（噪声损伤听觉系统） 66a

血浆容量（航天） 254a

血浆容量减少（航天） 98a

血液重新分布适应性常规性训练 197a

血液重新分布适应性检查（航天员生理选拔） 190a

血液重新分布适应性任务前训练 197a

血液重新分布适应性训练（blood redistribution adaptation training） 196c

血液重新分布体质训练 200d

血液再分配学说（航天运动病） 85c

训练期航天员选拔 184e

Y

压力舱 12e

压力应急食品 263e

压缩食品 263c

牙痛（航天） 241d

亚日节律（infradian rhythm） 113f

咽鼓管 40c

咽鼓管通气方法 40e

烟酸 253a

严重运动病（航天） 240d

颜色饱和度 168a

眼结膜炎（航天） 241d

眼内异物（航天） 241d

演绎 160c

杨利伟 6f，179b

氧脉搏 228b

药代动力学模型 3e

野外生存装备训练 213e

叶酸 253b

液冷服 63e

液压式振动台 29b

一般照明 168f

一级休息制度（航天员训练） 229f

伊尔-76 103b

医疗操作训练（失重飞机） 199c

医学检查及航天实施医学研究设备 31b

仪表与照明系统（载人航天器） 12f

移置作用 183b

意大利航天局 31d

音响报警器 165a

银河宇宙辐射 9b，48a

银河宇宙线 48a

银离子 269d

银离子消毒剂 270e

营养素分析检测（航天员膳食调查） 257d

应激反应 134d

应激生理反应 202a

应激心理反应 202b

应急舱外活动 174d

应急飞行医监技术 217f

应急救生系统（载人航天器） 13a

应急生命保障试验舱 29f

应急与故障飞行程序训练 208e

永久性空间站 11d

永久性听力损失 66a

永久性听阈偏移（permanent threshold shift，PTS）

66a

尤里·阿列克谢耶维奇·加加林（Yuri Alekseyevich Gagarin，1934~1968） 178f

尤里·加加林 5c

有效声压 66f

有效视野范围 155e

有效载荷技术训练 208d

有效载荷系统（载人航天器） 13a

有氧代谢 94e

有源消声耳罩 67d

宇宙辐射 47e

宇宙医学及工程研究所 33d

语言可懂度 68a，158b

语言可懂度得分 68a

语音清晰度 68a

预备航天员选拔（astronaut candidate selection） 185b

远距离求救联络装备训练 213d

约翰·格林 5c，243c

约翰·赫舍尔·格伦（John Herschel Glenn，1921~） 179a

约翰·韦恩·梅森（John Wayne Mason，1924~2014） 134e

月尘毒理学 54b

月球环境 10e

晕厥前综合征 226b

运动超声心动图检查（航天员生理选拔） 189e

运动基训练仿真器 31a

运动觉 159a

运动吸氧排氮法 45c

运动心肺功能检查（航天员生理选拔） 189d

Z

在轨锻炼（on-orbit exercise） 107d

在轨声学测试 67b

载荷专家 178f

载人冲击环境仿真设备 28f

载人低压舱 29d

载人飞船 13b

载人飞船训练仿真器 31a

载人航天工程概论训练 207e

载人航天器乘员舱内环境的毒理学特征（toxicological features in crew module of spacecraft） 53b

载人航天器冲击医学要求 17d

载人航天器单机级层面工效学要求　18c
载人航天器单机级工效学评价　19d
载人航天器电离辐射医学要求　17e
载人航天器非电离辐射医学要求　17f
载人航天器工程设计防护　34f
载人航天器工效学评价　19d
载人航天器工效学要求（ergonomic requirements for spacecraft）　18c
载人航天器过载医学要求　17c
载人航天器结构系统　12e
载人航天器热环境设计医学要求　58e
载人航天器湿度医学要求　16f
载人航天器温度医学要求　16f
载人航天器系统级层面工效学要求　18f
载人航天器系统级工效学评价　19d
载人航天器氧分压医学要求　16d
载人航天器医学评价　18a
载人航天器医学要求（medical requirements for spacecraft）　16a
载人航天器有害气体医学要求　17a
载人航天器噪声医学要求　17b
载人航天器振动医学要求　17b
载人航天器总压医学要求　16d
载人航天器（manned spacecraft）　11a
载人航天任务乘员组分工　24b
载人航天任务乘员组组成　24b
载人航天（human spaceflight；manned space flight）　5b
载人空间环境仿真设备　29b
载人离心机　28a
载人运输飞船返回段噪声　65a
载人运输飞船轨道段噪声　64f
载人运输飞船上升段噪声　64e
载人振动实验设备　29a
载人振动台　29a
暂时性听力损失　66a
暂时性听阈偏移（temporary threshold shift，TTS）　65e
早期航天适应综合征　233c
噪声　10b，66e
噪声性聋（noise-induced deafness）　66a
噪声性听力损伤（noise induced hearing loss，NIHL）　65e
增益紊乱型运动错觉　136e

翟志刚　7a，179b
张晓光　7c
赵里昱（Chiew Lee Yih）　178d
照度计　168d
照明分布　168f
真空屏蔽隔热防护服　63d
振动病理效应　69d
振动的生理效应　68f
振动试验（航天食品）　262d
振动试验（航天药箱）　236b
振动心理反应　69a
振动（vibration）　10a
蒸汽胸　38f
正常飞行程序训练　208e
正常菌群　259f
正常热舒适　60e
支持型领导　181f
知觉　160a
脂溶性维生素　251e
直肠温度　61f
直接观察法（航天心理学）　133a
直接眩光　169c
直立性心动过速综合征型立位耐力不良　92b
直射眩光　169c
职业航天员　178f
制导导航和控制系统（载人航天器）　12e
制定航天服压力制度医学要求　21e
质量　151d
质量参数　151c
质量屏蔽防护方法　51d
质量甄别能力减弱　137c
质量中心　151d
质心　151d
质心参数　151d
中等热负荷　62c
中度运动病（航天）　240d
中耳气压伤　39a
中国的航天食品安全　266f
中国的载人航天飞行活动　6e
中国航天医学　1f
中国航天医学工程技术　25b
中国航天员飞行后恢复　236e，237a
中国航天员飞行后医学隔离恢复阶段　236e
中国航天员飞行后医学观察阶段　236e

中国航天员飞行后医学恢复疗养阶段 236e

中国航天员科研训练中心 33d

中国航天员科研训练中心人因工程国防重点实验室 162f

中国航天员吸氧排氮方法 45e

中国航天员心理选拔 190e

中国神舟系列飞船短期飞行（小于 10 天）舱内噪声容许限值 65d

中国首批预备航天员选拔 185c

中国载人航天器 13e

中期载人航天 244b

中式航天食品 251c

中枢神经型减压病 46e

中水分食品 263b

中水分食品包装 265c

中性浮力仿真器 28c

中性体位的视轴 155c

重力 78a

重力加速度 78a

重症减压病 46d

昼夜节律（circadian rhythm） 10d

主报警灯（视觉报警显示器） 167f

主动控制方式（航天服热防护） 63d

主动前庭功能训练 195d

主任务 161f

注意 159f

转移与抛接物体训练（失重飞机） 199c

转动惯量参数 151e

转椅检查 86a

转椅训练 195f

姿态控制（航天器） 171f

紫外辐射 9f

自陈问卷法（航天心理学） 133e

自然对流 59c

自然实验法（航天心理学） 133f

自然型食品 263b

自然型食品包装 265c

自身或周围事物运动错觉 136e

自行车功量计（cycle ergometer with vibration isolation system，CEVIS） 110d

自主神经功能障碍型立位耐力不良 92b

综合舱外活动 174d

综合评估法（航天员心理健康评估） 140d

综合训练仿真器（航天员） 30f

总声压级 67a

总体作业空间 165c

组合体试验舱 30a

最低照度均匀度 169a

最佳视野范围 155e

最小可辨别视角 155e

作业域布局 165a

坐椅休息（模拟部分失重效应方法） 101d

拉丁字母

A 声级 67a

AL-7B 型舱外航天服 20a

Armstrong 45f

Aschoff 118b

Aschoff 法则 118c

Berry 182f

Bert 45f

"BIOS" 计划 14f

BIOS-3 14f

Billingham 64c

Blomqvist 87b

Bonnet N 264d

Brown 118b

Buckey 87e，90e

Convertino 90e

Dickey 90e

Engelka 90f

Feng Dong 264c

Ferrando 264c

Fisher 98f

German Titov 243c

Gordon Cooper 91c

Gundel A 117d

Guyton 模型 3d

Harrison 125f

Haythorn 180f，181f

Ingber 121e

Johnson 87b

Jones 227e

Jongbloed 45f

Junod 226d

Jurkat 细胞 122a

Kanas 181b

KC-135 103a

Kennedy　264d

Lamb　111d

Lebedev　181c

Lombard 效应　68a

Mallis　114c

Manz　125f

Matsuo　108c

Miquel　131a

NASA　266b

NASA-STD-3000（1995）　157a，159e

NASA-STD-3001　155b，157a，158b，159e，161b

Palinkas　181a

PMV　61b

Pourcelot　87c

PPD　61b

Santy　143b

Scott smith　264c

Smith　181f

Stevens　111d

Stowe　99d

T 组训练　204d

Tabony　121e

Taylor　180f，269e

"T-7A" 生物火箭实验项目　218d

Vaernes　180e

"Vega-A" 医监仪　220a

Veloergometer　110d

Walford　180f

Wally Schirra　91c

Wasserman　227e

Webb　45d

Weber　227e

Wilke　91a

Wolfe　181c

Zvezda 公司　110e

希腊字母

α 医监仪　216f

β 医监仪　216f

γ 医监仪　216f

阿拉伯数字

1 级航天运动病　240d

1G 重力环境　78b

2 级航天运动病　240d

2 人乘组　181e

3 级航天运动病　240d

3 人乘组　181e

"3K" 背景辐射　8f

罗马数字

Ⅰ 型减压病　46c

Ⅱ 型减压病　46c

本卷主要编辑、出版人员

执行总编　谢　阳

编　　审　孙　海

责任编辑　左　谦

文字编辑　李亚楠

索引编辑　张　安

名词术语编辑　宋　玥　傅保娣

汉语拼音编辑　聂沛沛

外文编辑　顾良军

参见编辑　李亚楠

责任校对　李爱平

责任印制　陈　楠

装帧设计　雅昌设计中心·北京